河南省“十四五”普通高等教育规划教材
全国高等医药院校教材
高等学校课程思政样板课程建设教材
供基础、临床、预防、口腔、影像、护理等专业用

人体解剖学

RENTI JIEPOUXUE

（第3版）

郭志坤　付升旗　主编

河南科学技术出版社
·郑州·

图书在版编目（CIP）数据

人体解剖学 / 郭志坤，付升旗主编. — 3版. —郑州：河南科学技术出版社，2022.8
ISBN 978-7-5725-0852-3

Ⅰ. ①人… Ⅱ. ①郭… ②付… Ⅲ. ①人体解剖学—医学院校—教材 Ⅳ. ①R322

中国版本图书馆CIP数据核字（2022）第116976号

出版发行：河南科学技术出版社
地址：郑州市郑东新区祥盛街27号 邮编：450016
电话：（0371）65788613 65788629
网址：www.hnstp.cn
选题策划：范广红
责任编辑：马晓薇
责任校对：董静云
封面设计：张 伟
责任印制：朱 飞
印 刷：河南省环发印务有限公司
经 销：全国新华书店
开 本：787 mm × 1 092 mm 1/16 印张：26.25 字数：606千字
版 次：2022年8月第3版 2022年8月第1次印刷
定 价：89.00元

本书编写人员名单

主　编： 郭志坤　付升旗

副主编： 金东洙　文小军　常玉巧

编　者：（以姓氏笔画为序）

王　省（新乡医学院）

文小军（新乡医学院）

付升旗（新乡医学院）

刘恒兴（新乡医学院）

杨昌辉（焦作同仁医院）

陆富生（河南科技大学）

范锡印（新乡医学院）

金东洙（河南大学）

郭志坤（新乡医学院）

常　成（郑州大学）

常玉巧（新乡医学院）

绘　图： 杨昌辉

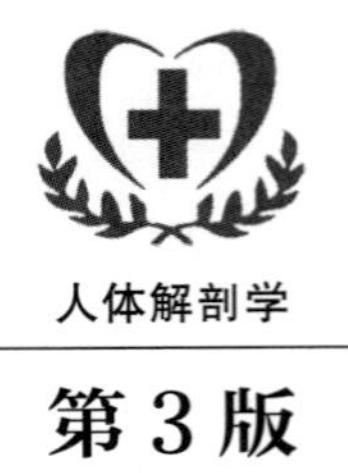

第 3 版

前言

《人体解剖学》自 2015 年出版以来，已在河南省高等医学院校广泛使用，受到广大读者的一致好评，认为该书特色鲜明，层次清晰，定位明确，易教易学，实用性强，是一本密切联系我国医学教育实际的好教材。2020 年，本教材成为河南省“十四五”普通高等教育规划教材重点立项项目，同时获得首届河南省教材建设奖二等奖，为提升教材质量提供了重要的政策支持，也坚定了我们继续打造精品教材的信心。为此，我们调整编委，修正前版错误，继续编撰第 3 版。

第 3 版的编写原则仍然是：遵循医学教育规律，按照教学大纲目标要求，注重科学性、系统性，将知识的稳定性和先进性相结合，将解剖学结构与临床应用相互渗透，注重实践学习，注重学生能力的培养。我们对第 2 版教材的部分内容做了删减和补充，以突显教材的简明性；对全书插图的风格进行统一，使其图文并茂；补充和修改了数字解剖学内容，使之更加适合信息化教学的需要。同时，为提升“三全”育人效果，根据教育部《高等学校课程思政建设指导纲要》的精神，在各章节内以直接融入和二维码两种形式融入了课程思政元素，增加了课程思政教学案例，可供学习相关解剖知识时使用。

随着我国医学教育的不断改革和人们对健康的新需求，教材需要不断改革创新。同时，任何教材都是众多专家、教授对科学知识的总结和教学经验的体现，但由于本教材编写非出自一人之手，各章节内容仍可能存在高下长短，渴望同行专家、广大读者继续给予无私帮助，使其再度提高。

郭志坤　付升旗

2022 年 1 月 26 日

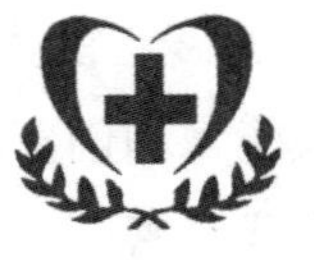

人体解剖学

第 1 版

前 言

河南省“十二五”普通高等教育规划教材《人体解剖学》是在汇集河南省多所高校医学专业教学经验的基础上及我国“5+3”医学教育体制改革的进程中应运而生的。贯彻落实《国家中长期教育改革和发展规划纲要（2010—2020 年）》和《河南省教育厅关于加强普通高等学校教材建设的若干意见》的文件精神，进一步深化教育部和河南省“十二五”普通高等教育本科教材建设的理念，紧密围绕“大力加强教学工作，切实提高教学质量”的主题，以服务人才培养、实现“编写精品教材”为目标，以提高教材质量为核心，坚持传授知识、培养能力、提高素质协调发展，更加注重能力培养，着力提高大学生的学习能力、实践能力和创新能力，全面推进素质教育。

本教材的主要特色：读者定位明确，学术层次定位清晰，让学生在学习好人体基本结构的同时，加强理论与实际相结合，基础与临床双向渗透，既有深度又有广度，深入浅出地使学习者循序渐进地学习并认识这门课程的本质，打开视窗，开阔视野，全面促进能力培养和素质教育。

读者对象定位。本教材的特定读者对象是已受过高中阶段教育、继续接受本科阶段教育的医学生。编写内容从学生的入学水平出发，紧紧围绕培养对象的就业和继续深造的实际需要，力求做到系统性、科学性及先进性的统一，强化突出基本知识、基本理论和基本临床操作技能的培养。强调密切结合临床，编出特色，满足本科医学各专业的教学需要。

学术层次定位。本教材是基于五年制临床医学等专业本科生所用教材，遵循教学大纲的目标要求，兼顾理论联系实际的原则，突出基础医学与临床应用的有机结合，客观科学地描述人体各个器官系统的组成，主要详述器官的位置、形态、结构和功能，兼顾基础医学和临床应用的新进展、新技术的介绍。

基础与临床结合定位。知识来源于实践，能力来自实践，素质更需要在实践中养成。各个实践教学环节对于培养学生的实践能力和创新能力尤其重要，对于大学生成长至关重要。本教材注重基础医学教学和临床实践紧密结合，实现基础理论、基本知识、基本技能的融合。每章后列出“思考题”，密切结合临床；每章有与临床解剖相关的“知识链接”模块，突出临床基本技能操作。力求做到“基础服务于专业，专业服务于培养目标的实际需要”。

严谨科学定位。科学性是自然科学类教材的灵魂。在编写中本教材力求做到：①概念清楚，定义准确，结构严谨，论述严密，学术观点正确，逻辑性强，充分体现科学精神和科学思维方法。②数据翔实无误，尤其注意数值和计量单位的准确性。③先进性和创新性。教材内容从整体上反映现代理论和技术的发展状况，适当反映新成果、新技术。内容编排与表现形式上有创新、有特色，有利于培养学生的创造性思维。④经典性和权威性。本教材注重反映本学科最基本、最稳定、最具经典性的内容。

全书共约70万字，分为六篇。第一篇运动系统，共3章；第二篇内脏学，共7章；第三篇脉管系统，共2章；第四篇感觉器，共2章；第五篇神经系统，共5章；第六篇内分泌系统，共1章。系统阐述了人体各器官系统的结构功能，内容去粗取精，结构严谨，字斟句酌，概念清楚，图片清晰准确，图文一致。渗透医学人文理念，坚定医学生遵守《希波克拉底誓言》和南丁格尔精神的信念，将早临床、多临床、反复临床的目标深深扎根于医学生的教育和学习中。

2014年8月3日，河南省“十二五”普通高等教育规划教材《人体解剖学》编写会在新乡医学院成功召开。本次会议明确细化了本教材的编写指导思想、编写提纲，详细阐述了《人体解剖学》教材编写的思路，强调密切结合临床，编出特色，满足本科临床医学等专业的教学需要。2015年2月6日，又在新乡医学院召开定稿会，对互审后的初稿文字及图片进行了认真的讨论，达成共识。最后，主编郭志坤教授、臧卫东教授及付升旗教授、杨昌辉教授对全书书稿进行了技术处理，杨昌辉制作和审校了全书的插图。本教材在编写过程中参考了大量的国内外书籍和资料，并引用了其中的部分图表，凝聚了前人和同行的劳动结晶，在此表示衷心的感谢！

由于编者水平有限，编写时间紧、任务重，教材中如出现疏漏或不严谨、不恰当之处，恳请专家、同行和广大读者批评指正，多提宝贵意见，以便再版时修订完善，使其成为医学精品教材，更好地服务于广大医学生和读者。

郭志坤　臧卫东　谨识

2015年4月20日

目 录

第二篇　内脏学

第三篇　脉管系统

第四篇 感觉器

第五篇 神经系统

绪论

一、人体解剖学的任务

人体解剖学 human anatomy 是研究正常人体形态结构、发生、发展规律的科学，是重要的医学基础课之一，是医学生的必修课程。学习人体解剖学的任务在于理解和掌握人体各系统器官的形态结构、位置毗邻及其功能和临床意义，为学习其他基础医学和临床医学课程奠定坚实的基础。正常人体器官的形态结构是判断其异常的标准，因此只有掌握正常人体的形态结构，才能正确把握人体的生理功能和病理变化、正确判断人体的正常与异常、区别生理与病理状况，否则就不可能对疾病做出正确的判断与治疗。因此，人体解剖学是一门重要的医学基础课。毛泽东说："恩格斯在说到医学的时候，也非常重视解剖学，医学是建筑在解剖学基础上的。"可见解剖学是学习医学各学科不可动摇的基石。

二、人体解剖学的分科

人体解剖学属于形态科学，广义的解剖学包括**细胞学 cytology**、**胚胎学 embryology**、**组织学 histology** 和**人体解剖学 human anatomy**。解剖一词是指用刀分割、剖开的意思，学习和研究人体形态结构的最基本方法就是暴露、观察、描述。由于研究角度、方法和目的不同，人体解剖学衍生出许多分科方法。人体解剖学最通用的分科是将其分为**系统解剖学 systematic anatomy**、**局部解剖学 topographic anatomy** 和**断层解剖学 sectional anatomy**。系统解剖学是按照人体器官功能系统阐述人体器官形态结构的科学，包括运动系统、消化系统、呼吸系统、泌尿系统、生殖系统、脉管系统、感觉器、神经系统和内分泌系统九大系统。一般所说的人体解剖学就是系统解剖学。系统解剖学是学习其他解剖学的基础。局部解剖学是按照人体的局部分区，研究各区域内器官和结构的形态、位置、毗邻关系和层次结构的科学。人体可分为十大局部，分别是头部（包括颅部和面部）、颈部（包括颈部和项部）、背部、胸部、腹部、盆会阴部（后四部又合称为躯干部）及左、右上肢和左、右下肢。断层解剖学是运用切片和断层成像技术研究人体层面形态结构的科学。

系统解剖学、局部解剖学和断层解剖学主要用肉眼观察机体的宏观结构，又称为**宏观解剖学 macroanatomy**，即**大体解剖学 gross anatomy**。细胞学、胚胎学和组织学主要用显微镜观察机体的细微结构，又称为**微观解剖学 microanatomy**。人体解剖学依据研究方法和目的的不同还可分为若干门类。如运用 X 线技术研究人体器官形态结构的 **X 线解剖学 X-ray anatomy**，研究神经形态与功能的**神经解剖学 neuroanatomy**，密切联系手术的**临床解剖学 clinical anatomy**，密切联系体育运动的**运动解剖学 locomotive anatomy**，专门介绍体表结构的**表面解剖学 surface anatomy**，与体操、绘画等艺术有关的**姿势解剖学**

posture anatomy 等。

三、人体解剖学的发展史

解剖学是西方医学的奠基石。人们在很早以前就对人体结构有所认识。公元前 3000 年左右，埃及富人已实行尸体干化法，用香料药品涂抹尸体，制作“木乃伊”，将遗体永久保存。这对于认识人体构造有很大帮助，而且成为现代研究古代病理学的宝贵材料。古希腊著名医生希波克拉底（前 460—前 377）最早对解剖结构进行过记载，他认为人有两个心室和两个心房。他对骨、关节、骨骼肌等都有研究，在他的医学著作中对头骨做了正确的描述。世界古代史上伟大的哲学家、科学家和教育家亚里士多德（前 384—前 322）对动物做了大量的解剖观察和比较，是解剖学的先驱。在他的《动物志》一书中详细记载了大量动物解剖学资料，指出多数动脉和静脉是伴行的，是血液循环的中心，并把神经和肌腱区分开来。不过亚里士多德的解剖资料仅限于动物，由于宗教和伦理的约束，他从来没有解剖过人体，因此对人体解剖不甚了解。对人体结构的描述主要是通过动物解剖推断出来的，因此错误较多，如他认为心脏是人的重要思想器官。

西方有较大影响的解剖学家应当是古希腊医学家希罗菲勒斯（前 335—前 280）。他是第一位系统研究脑和脊髓的人，曾清晰地描述了脑是神经系统的中心器官和智慧所在，他首次将大脑和小脑分开，并准确地描述了大脑某些部位的血液供应。他发现小肠的起始段约为 12 个指头并列的长度，命名为十二指肠。他还命名了“前列腺”“睫状体”“视网膜”“乳糜管”和“淋巴”，研究了肝、胰、子宫和输卵管等。解剖论著较完整的当推古罗马盖伦（约 129—199）的《医经》和《论解剖程序》。盖伦既重视理论知识，也很重视实际经验。由于当时禁止解剖人体，所以他所解剖的多是猪和猴，错误较多，如他认为左心壁比右心壁厚也比右心壁重，是为了控制垂直位置；动脉壁是致密的，是为了更好地保持动脉壁内的微小气体不散出等。即便如此，他仍发现了许多前人未知的现象，尤其是在骨骼肌、脑神经、心血管方面曾进行活体解剖实验。对呼吸、脉搏的机械作用和大脑、脊髓、肾、胸部、腹部器官的功能也有研究。他认为食物在胃肠中被消化成乳糜，被吸收至肝，而后形成血液，再由血管流出营养全身，变成筋肉，认为肝是血管系统的中心。十五六世纪欧洲文艺复兴时期，科学艺术的春天到来，促进了解剖学蓬勃发展，如达·芬奇（1452—1519）解剖过 30 多具尸体，用蜡灌注人体管道，从而探明血管的走行，证明血管起源于心脏。他将空气吹入肺，证明空气不是由呼吸道进入心。他制作的人体骨骼解剖学图谱，描绘精细正确，是一部时代巨著。

维萨里（1514—1564）是西方现代解剖学的奠基人。他亲自从事人的尸体解剖，进行细致的观察。他在巴黎求学时，曾偷过绞刑架上的犯人尸体，还曾把一个死人头骨藏在大衣内带进城，甚至带领学生盗过墓。由于他对人体结构的认真研究，最终在 1543 年出版了《人体的构造》这一本开拓性的解剖学巨著，全书共 7 册，遵循解剖的顺序系统地记述了人体器官和系统的形态结构，对流行的一些错误论点予以纠正。维萨里为医学的发展开辟了新路，奠定了人体解剖学的科学基础。

17 世纪，哈维（1578—1657）利用动物实验证明了血液循环的原理，首次提出心血管是一套封闭的管道系统。他开创了动物研究的新思路，为生理学发展成为一门独立的学

科开辟了道路，使生理学从解剖学中划分出去。

马尔皮基（1628—1694）用显微镜观察到蛙的微循环血管，证明动脉和静脉连通，为微循环学说的建立提供了形态学基础。他在动物和植物微细结构的研究中，总结出了动植物均由细胞构成，为组织学从解剖学中派生出来并形成一门新学科奠定了基础。

19世纪，达尔文（1809—1882）的《物种起源》（1859年）、《人类的由来及性选择》等巨著问世。以后达尔文用了20年的时间收集资料，以充实他的物种通过自然选择进化的学说，并阐述其后果和意义。达尔文建立了崭新的人类起源和进化的理论，使探索人体形态结构的工作有了正确的遵循并走上了科学发展的道路，其影响一直在延续。恩格斯将“进化论”列为19世纪自然科学的三大发现之一（其他两个是细胞学说、能量守恒转化定律）。

20世纪电子显微镜问世，其广泛应用于细胞的亚微结构与三维构筑的研究，使形态科学研究达到细胞和亚细胞水平并进而步入分子水平。形态学科随着新技术的不断进步和创新方法的不断出现而不断发展，形成了宏观解剖学、微观解剖学和超微结构解剖学3个标志不同的阶段。

宏观解剖学的发展并没有因为微观解剖学和超微结构解剖学的出现而停止，相反随着科学技术的发展、研究方法的改进，解剖学以更快的速度发展。X线计算机断层成像术（computed tomography，CT）技术的产生和推进应用，带动了断层解剖学的发展；随着计算机科学和技术的发展，数字解剖学应运而生；人体铣削技术的出现，实现了全身和主要组织和器官的计算机三维可视化。而应用力学原理分析骨骼的形态结构，应用流体力学原理研究心血管的形态结构等，都随着医学的发展对解剖学提出新的要求，并同时促进了解剖学的发展。器官移植外科的发展，推动了对心的内部结构、心段、肺段、肝段、肾段和脾段等器官及其功能的研究。3D打印技术的出现，使人体器官的表面结构和内部构造得以详尽了解，解剖学和临床应用结合得更加紧密，更有可操作性。

20世纪30年代组织化学技术的应用，尤其是20世纪70年代免疫组织（细胞）化学技术的广泛推广，对解剖学的研究起到了极大的推动作用。随着分子生物学技术的发展，20世纪诞生了原位分子杂交技术、激光共聚焦显微镜技术，使人体解剖学的研究层次由整体、器官、组织和细胞水平提升到了分子水平。

四、我国人体解剖学的发展历程

在我国悠久的文化历史长河中，传统医学对人体解剖的记载较早。在春秋战国时代，《黄帝内经》记载“若夫八尺之士，皮肉在此，外可度量切循而得之，其尸可解剖而视之……”。“唇至齿长九分，口广二寸半。齿以后至会厌，深三寸半，大容五合。舌重十两，长七寸，广二寸半。咽门重十两，广一寸半，至胃长一尺六寸。胃纡曲屈，伸之，长二尺六寸，大一尺五寸，径五寸，大容三斗五升。小肠后附脊，左环回日迭积，其注于回肠者，外附于脐上，回运环十六曲，大二寸半，径八分分之少半，长三丈二尺。回肠当脐左环，回周叶积而下，回运环反十六曲，大四寸，径一寸寸之少半，长二丈一尺。广肠传脊，以受回肠，左环叶脊上下，辟大八寸，径二寸寸之大半，长二尺八寸。肠胃所入至所出，长六丈四寸四分，回曲环反，三十二曲也”。这里描述的“小肠”应为今时解剖学

的十二指肠、空肠，“回肠”应为回肠、结肠上段，“广肠”应为乙状结肠、直肠。其中的“丈”“尺”“寸”等单位合公制长度单位多少尚不清楚。这些对人体结构详细的描述，足以证明两千多年前我国医学家已经有尸体解剖的工作记录。

秦汉时代的《汉书·王莽传》曾有记载，［新］王莽天凤三年（16年），王莽令太医尚方与巧屠一起解剖被处死刑者公孙庆的尸体，不仅度量其五脏，而且“以竹筳导其脉，知其终始，云可以治病”。这是我国古代人体解剖工作者对世界医学的重要贡献。三国时期名医华佗不仅擅长医术，还对人体结构有较深入的了解，能用麻醉剂进行外科手术。

晋代针灸得到空前发展，王叔和著《脉经》，皇甫谧著《甲乙经》，在这些著作中有许多内脏度量衡的记载。宋代王惟一铸铜人，分脏腑十二经，旁注腧穴，可视为早期人体模型。

两宋时代，曾有尸体解剖的记载和《存真图》的绘制。宋慈著《洗冤集录》（1247年），他通过验尸描述记载了大量的解剖学知识，对全身骨骼和胚胎的记载尤为详细，并附有检骨图。

清代道光年间，王清任（1768—1831）编著《医林改错》（1830年）一书。他亲自解剖观察30余例尸体，描述了人体各器官系统的形态结构；对骨骼和内脏的记载非常详细，对古医书中的错误做了订正。书中对脑的看法，如“灵机记性不在心在脑”“听之声归于脑”“两目即脑汁所生，两目系如线，长于脑，所见之物归于脑”等论述都与现代医学的认识相近。但在《医林改错》中也存在越改越错之处，如认为动脉为行气之管道等。

虽然我国古代的解剖学研究开始较早，成果显著，但由于长期受封建社会制度的约束，科学技术发展滞后，没有得到快速发展，所获得的解剖资料多不完整、不系统，没有形成独立的科学体系。中国近代第一代西医黄宽（1829—1878），曾于清咸丰七年（1857年）在英国的爱丁堡大学获得理学博士学位，归国后在南华医学校承担解剖学、生理学和外科学教学。他在1867年亲自解剖一具尸体进行教学。光绪七年（1881年）清朝在天津开办了医学馆，光绪十九年（1893年）更名为北洋医学堂，教授课程中开设《人体解剖学》。至此，在我国解剖学才成为一门独立的科学，但发展仍然很慢。

我国的现代解剖学是在19世纪由西欧传入之后发展起来的。西医的传入、医学院校和医院的开建、解剖学课程的开设，促使我国建立了一支由中国人自己组成的人体解剖学的教师队伍。中华人民共和国成立以前，解剖学工作者仅80余人，现在已发展成为一支集教学、科研、学科建设于一体，人数众多、水平较高、朝气蓬勃的学术队伍。目前，我国解剖学界在解剖学教材建设、研究水平、国际交流与合作等诸多方面均取得了卓越成就。

扫码看
课程思政

五、人体解剖学标准姿势和基本术语

解剖学基本术语是国际上统一认可的标准术语，是正确描述人体器官的位置关系和形态结构的依据。而解剖学的基本术语、轴、面等的描述，又是建立在人体标准姿势基础上进行的，因而标准姿势、方位术语、轴和面等是医学生必须掌握的内容。

（一）解剖学姿势

解剖学姿势 anatomical position 又称为标准姿势，为身体直立，两眼向前方平视，两

腿并拢，足尖向前方，上肢下垂于躯干两侧，掌心向前方。无论人体处于何种位置，如直立位、仰卧位、俯卧位、侧卧位或倒立位，均应按照解剖学姿势描述方位。

（二）方位术语

1. 上 superior 和下 inferior 是描述部位高低的术语。近头者为上或**颅侧 cranial**，近足者为下或**尾侧 caudal**。如口位于鼻的下方等。

2. 前 anterior 和后 posterior 近腹侧者为前或**腹侧 ventral**，近背侧者为后或**背侧 dorsal**。

3. 内侧 medial 和外侧 lateral 近正中矢状面者为内侧，远者为外侧。这是描述各部位与正中面相对距离的位置关系。

4. 内 internal 和外 external 是描述空腔器官相互位置关系的术语。近内腔者为内，远腔者为外。这里要注意内、外与内侧、外侧的区别。

5. 浅 superficial 和深 deep 以体表为准，近表面者为浅，远离表面者为深。

对四肢的描述通常采用下列术语：

近侧 proximal 和**远侧 distal**，近躯干者为近侧（相当于上），远离躯干者为远侧（相当于下）。由于前臂内侧有尺骨、外侧有桡骨，小腿内侧有胫骨、外侧有腓骨，故上肢的内侧为**尺侧 ulnar**，外侧为**桡侧 radial**；下肢的内侧为**胫侧 tibial**，外侧为**腓侧 fibular**。另外，手的前面为**掌侧 palmar**，手的后面为背侧。足的下面为**跖侧 plantar**，足的上面为背侧。

（三）轴和面

依据解剖学姿势，人体任何部位均可设置为 3 个互相垂直的轴和面。

1. 轴 是描述关节运动时的术语（绪图 -1）。

垂直轴 vertical axis 为上、下方向垂直于地平面的轴。

矢状轴 sagittal axis 为前、后方向垂直于垂直轴的轴。

冠状轴 coronal axis 为左、右方向垂直于上述两轴的轴。

2. 面（绪图 -1）

矢状面 sagittal plane 为按照前后方向将人体切为左、右两部分的切面。其中正中矢状面将人体分为左、右对等的两半。

冠状面 coronal plane 为左、右方向将人体切为前、后两部分的切面。

水平面 horizontal plane 又称为横切面，为与垂直轴垂直将人体分为上、下两部分的切面。

此外，对器官而言，与其长轴平行的切面，称为**纵切面 longitudinal section**；与长轴垂直的切面，称为**横切面 transverse section**。

六、人体器官的变异、异常和畸形

人体器官的形态、位置存在个体差异，通常把统计学上占优势的形态学现象称为**正常 normal**。人体解剖学里描述的器官结构属于正常形态结构。有些人某些器官的形态、位置、构造、大小与正常者不完全相同，但与正常值比较接近，不影响其生理功能，称为**变异 variation**。若超出一般变异范围，统计学上出现率极低甚至影响其正常生理功能者，

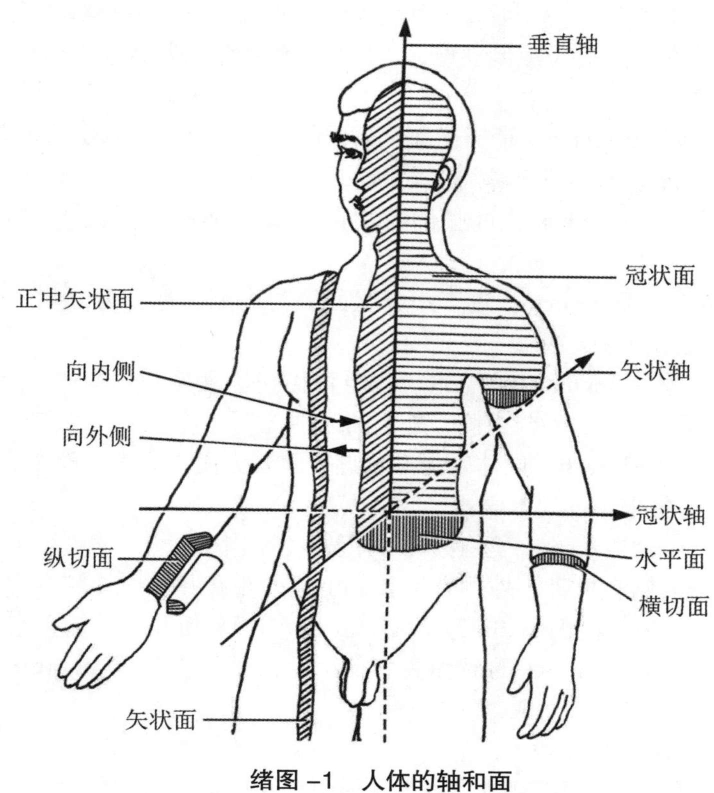

绪图 –1　人体的轴和面

称为**异常 abnormal** 或**畸形 malformation**。

七、人体解剖学的学习方法

人体解剖学属于形态科学，名词繁多是其主要特点之一。如何发现其规律，结合自己的学习习惯，探讨出较为理想的学习方法，是初学者常遇到的困难。其实解剖学名词有很强的科学规律性，很多名词都与器官的形状、大小、作用、方位等有关。如果不求甚解、死记硬背，既难于记忆又容易混淆。只有顾名思义，仔细观察，认真描述，才能深刻理解体会，举一反三。因此在观察和理解基础上加强记忆是学好解剖学的重要方法之一。

学习解剖学应利用辩证唯物主义、历史唯物主义的观点去分析问题和解决问题。以下 4 个观点是学习解剖学的基本观点。

1. 进化发展的观点　人类经过亿万年由低等动物进化而来，人类的形态结构与动物有很多相同和相似之处。从种系进化上看，由无脊椎到有脊椎，由有鳃有尾到无鳃无尾。从个体发生上看，人是由单细胞到多细胞、简单组织到发育成各个复杂器官系统的过程。现代人类仍在不断地变化与发展，社会因素和自然因素也深刻地影响人体形态的发展与变化。在这些进化、演变、发生、发育过程中，人体的一些器官位置、形态结构可以出现变异和畸形。

2. 形态和功能相互联系的观点　人体任何器官的形态结构都与其行使的功能相一致。形态特征在一定程度上决定功能，功能又能反作用于形态而使其重塑。如经常锻炼者的骨

和骨骼肌会变得粗壮，长期卧床会导致肌萎缩、骨质疏松。

3. 局部与整体统一的观点 人体虽然由不同的器官和系统组成，但通过神经系统和体液调节，相互协调，相互联系，是一个密不可分的有机整体。故学习解剖结构时，要考虑到该结构在人体整体中的地位。掌握此观点，不仅有助于学习，还有助于今后在诊断疾病时不至于头痛医头、脚痛医脚。

4. 理论联系实际的观点 学习人体形态结构是为深入了解各器官的功能和诊治疾病奠定基础。因此，在观察形态时，要理论联系实际，重视观察实物标本、模型、图表、三维动画和活体观察等方法，有时需要结合机体功能和疾病案例，以便加深理解，增强记忆。

（新乡医学院　郭志坤）

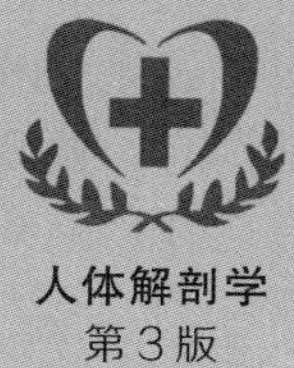

人体解剖学
第3版

第一篇 运动系统

运动系统 motor system 由骨、骨连结和骨骼肌组成，占成人体重的60%~70%，在神经系统的支配下，对身体起着运动、支持和保护作用。全身各骨以不同形式连接形成骨骼，构成人体的支架，支持体重，保护内脏，赋予人体基本形态，并为骨骼肌提供了附着点。在运动系统中，骨起杠杆作用，关节是运动的枢纽，骨骼肌是动力器官，也就是说骨骼肌是运动的主动部分，骨和骨连结是运动的被动部分。

第一章 骨 学

第一节 总 论

骨 bone 是以骨组织为主体构成的一种器官，具有一定形态和构造，坚硬而有弹性，有丰富的血管和神经，能不断地进行新陈代谢和生长发育，并具有改建、修复和再生的能力。经常锻炼可促进骨骼系统的良好发育和生长，长期不用则可导致骨质疏松和萎缩。

一、骨的分类

成人有206块骨，除6块听小骨属于感觉器外，其余骨按照部位可分为颅骨、躯干骨、上肢骨和下肢骨（图 1–1）。其中颅骨 23 块（不包括 6 块听小骨），躯干骨 51 块，二者合称为中轴骨；上肢骨 64 块，下肢骨 62 块，二者合称为四肢骨，亦称为附肢骨。按照形态可将骨分为四类（图 1–2）：

1. 长骨 long bone 分布于四肢，呈长管状，分为一体两端。体又称为骨干，为中间较细部分，骨质致密，内部的空腔，称为**髓腔 medullary cavity**，容纳骨髓。体的表面有 1 ~ 2 个血管出入的孔，称为滋养孔。两端膨大部分，称为**骺 epiphysis**，有光滑的关节面，被覆有关节软骨，与相邻关节面构成关节。骨干与骺相连接的部分，称为干骺端。

2. 短骨 short bone 一般呈立方体，多成群分布于连接牢固并有一定灵活性的部位，如腕骨和跗骨。短骨常有多个关节面。

3. 扁骨 flat bone 呈板状，主要构成颅腔、胸腔和盆腔的壁，起保护作用，如颅盖骨和肋骨。

4. 不规则骨 irregular bone 形状不规则，如椎骨。有些不规则骨内有与外界相通的腔，称为**含气骨 pneumatic bone**，如上颌骨。

此外，位于某些肌腱内的小骨，称为**籽骨 sesamoid bone**，其体积一般较小，在运动中起减小摩擦和改变肌牵引方向的作用。髌骨是人体最大的籽骨。

骨的表面由于受肌的牵引和血管、神经的穿通，以及附近器官的接触等影响，可形成不同的形态，如突起（棘、结节、粗隆、嵴、髁等）、凹陷（窝、压迹、切迹等）、空腔（管、窦、小房、裂孔等）等。

二、骨的构造

骨由骨膜、骨质和骨髓构成，并有血管和神经分布（图 1–2、图 1–3）。

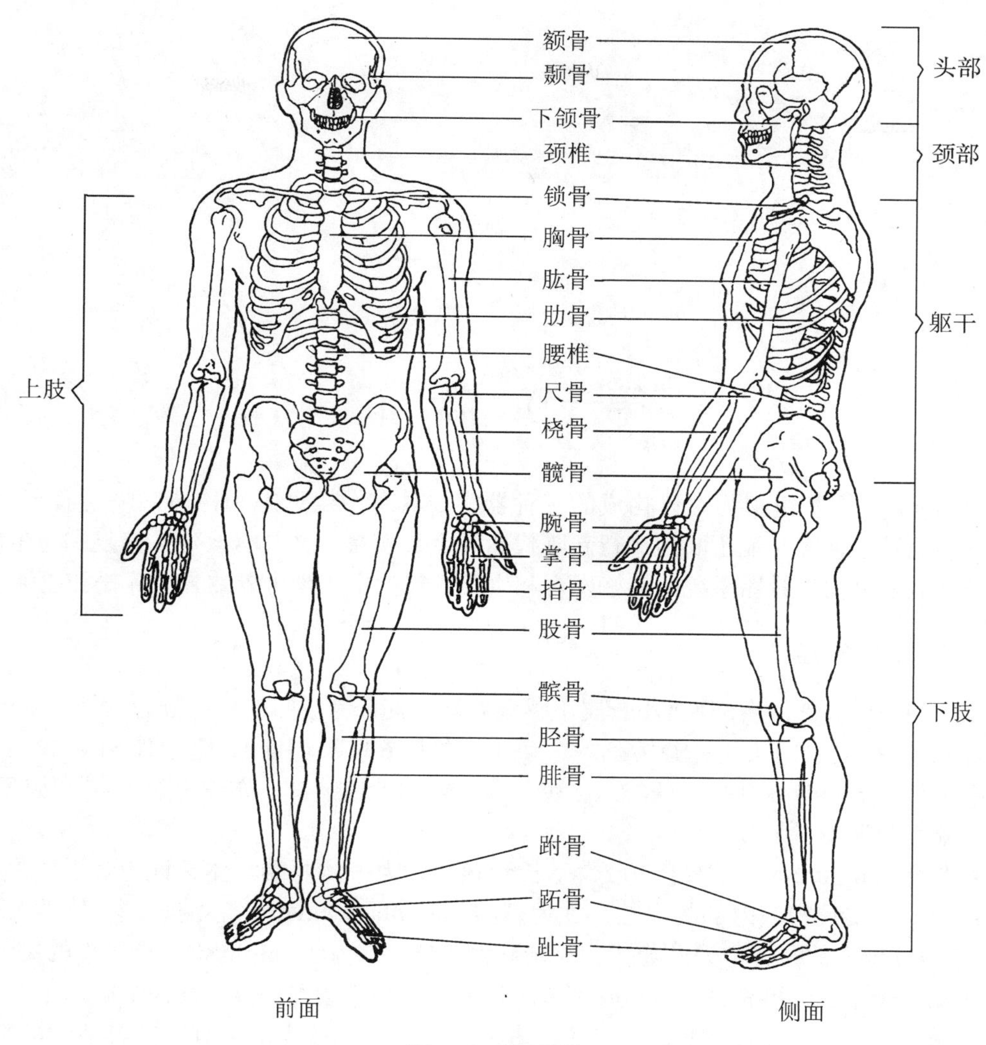

图 1–1　全身骨

1. 骨膜 periosteum　由纤维结缔组织构成，除关节面外，被覆于新鲜骨的表面，含有丰富的神经、血管和淋巴管，对骨的营养、再生和感觉有重要作用。骨膜可分为内、外两层：外层致密，有许多胶原纤维束穿入骨质，使之固着于骨面；内层疏松，也称为形成层。髓腔和骨松质的网眼内也衬着一层菲薄的结缔组织膜，称为骨内膜。骨膜的内层和骨内膜有分化成骨细胞和破骨细胞的能力，具有产生新骨质、破坏原骨质和重塑骨的功能。幼年期骨膜功能非常活跃，以促进骨的生长；成年时相对静止，可维持骨的生理状态。一旦骨发生损伤，如骨折，骨膜成骨功能又重新活跃，以促进骨折的修复愈合，故在骨折的复位和手术过程中应尽量避免损伤骨膜，以免造成骨折愈合困难和发生骨坏死。

2. 骨质 bone substance　由骨组织构成，按照结构可分为骨密质和骨松质。**骨密质 compact bone** 质地致密，抗压、抗扭曲性强，分布于骨的表面。**骨松质 spongy bone** 呈海绵状，由相互交织的骨小梁排列形成，配布于骨的内部。骨小梁的排列方向与骨所承

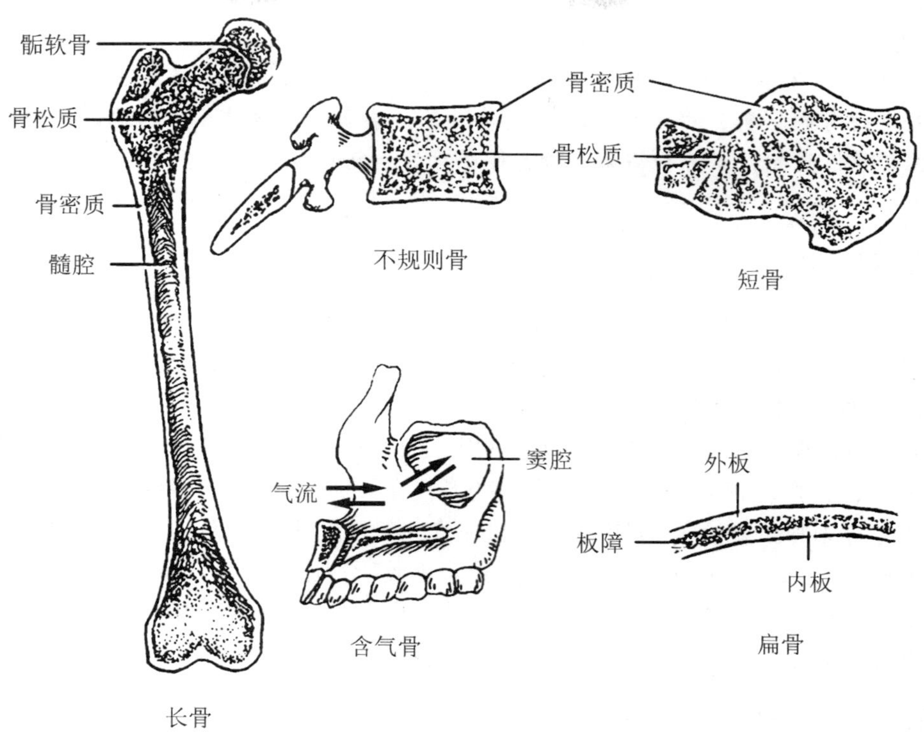

图 1–2 骨的形态及内部结构

受的压力和张力的方向平行，因而骨能承受较大的重量。扁骨的骨密质配布于表层，称为外板和内板。外板厚而坚韧，富有弹性；内板薄而松脆，故颅盖骨骨折多见于内板。骨松质配布于中间，称为**板障 diploë**，有板障静脉通过。短骨和长骨的骨骺，外周是薄层的骨密质，内部为大量的骨松质。

3. 骨髓 bone marrow 为充填于髓腔和骨松质间隙内的软组织，分为红骨髓和黄骨髓。**红骨髓 red bone marrow** 含有不同发育阶段的红细胞和其他幼稚型血细胞，呈红色，有造血和免疫功能。胎儿和幼儿的骨髓均为红骨髓。5 岁以后，长骨骨干内的红骨髓逐渐被脂肪组织代替，呈黄色，称为**黄骨髓 yellow bone marrow**，失去造血能力。但在慢性失血过多或重度贫血时，部分黄骨髓能转化为红骨髓，恢复造血功能。

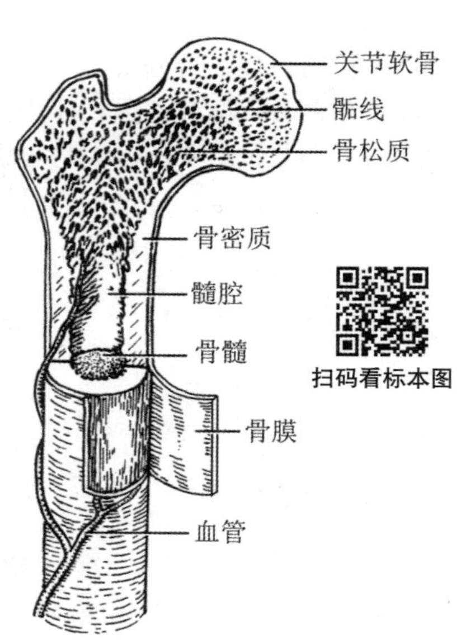

图 1–3 长骨的构造

知识链接

在椎骨、髂骨、肋骨、胸骨等的骨松质内终生存在红骨髓，临床上常在胸骨或髂骨等处进行骨髓穿刺，用于血细胞形态学检查、造血干细胞培养、细胞遗传学分析和病原生物学检查等，以协助临床诊断、观察疗效和判断预后。

三、骨的化学成分和物理性质

骨由有机质和无机质构成。有机质主要是骨胶原纤维束和黏多糖蛋白等，构成骨的支架，赋予骨以弹性和韧性。无机质主要是磷酸钙和碳酸钙，使骨坚硬挺实。脱钙骨（去除无机质）仍具有原骨的形状，但柔软有弹性；煅烧骨（去除有机质）虽然形状不变，但脆而易碎。骨内两种成分的比例，随年龄的增长而发生变化。幼儿时期骨的有机质和无机质各占一半，故弹性较大、柔软，易发生变形，在外力作用下不易骨折或折而不断（亦称为青枝骨折）。成年人骨有机质和无机质的比例约为3 ∶ 7，骨具有较大的硬度和一定的弹性。老年人的骨无机质所占比例变大，同时因激素水平下降，影响钙、磷的吸收和沉积，骨质呈现多孔性，骨组织的总量减少，表现为骨质疏松症，此时骨的脆性较大，易发生骨折。

扫码看
课程思政

四、骨的可塑性

骨的形态在整个生长发育过程中受内、外环境的影响，不断发生变化。影响骨生长发育的因素有神经、内分泌、营养、疾病及其他物理、化学因素等。神经系统调节骨的营养过程，功能加强时，可促使骨质增生，使骨坚韧粗壮；反之，骨质则变得疏松。内分泌对骨的发育有很大作用，如果成年之前，垂体生长激素分泌亢进，促使骨过快、过度生长，形成巨人症；若分泌不足，则发育停滞，形成侏儒症。维生素A、维生素D对骨的正常生长和钙磷代谢起着重要作用。此外，加强锻炼可促进骨的生长发育，长期对骨的不正常压迫，如儿童的不正确姿势可引起骨变形。骨折后，折断处有骨痂形成。骨折愈合的初期，骨痂颇不规则，经过一定时间的吸收和改建，可基本恢复原有骨的形态结构。

第二节　中轴骨

中轴骨包括躯干骨和颅骨。

一、躯干骨

躯干骨包括24块椎骨、1块骶骨、1块尾骨、1块胸骨和12对肋骨，共51块。它们分别参与脊柱、骨盆和胸廓的构成。

（一）椎骨

幼年时为32或33块，分为颈椎7块、胸椎12块、腰椎5块、骶椎5块、尾椎3 ～ 4块，成年后5块骶椎融合成1块骶骨，3 ～ 4块尾椎融合成1块尾骨。

1. 椎骨的一般形态　椎骨 vertebrae 由前方短圆柱形的椎体和后方呈弓形板状的椎弓组成。

椎体 vertebral body 位于椎骨的前方，呈短圆柱状，是椎骨负重的主要部分，表面为一层较薄的骨密质，内部为骨松质，上、下面皆粗糙，借椎间盘与邻近椎骨相接。椎体后面微凹陷，与椎弓共同围成**椎孔 vertebral foramen**。各椎孔上下贯通，构成容纳脊髓的**椎管 vertebral canal**。

椎弓 vertebral arch 是呈弓形的骨板，其前端与椎体连接的部分较细，称为**椎弓根 pedicle of vertebral arch**，椎弓根的上、下缘各有一个切迹，分别称为椎上、下切迹。椎骨叠连时，上位椎骨的椎下切迹和下位椎骨的椎上切迹围成**椎间孔 intervertebral foramen**，有脊神经和血管通过。椎弓根向后内侧扩展为较宽阔的骨板，称为**椎弓板 lamina of vertebral arch**。由椎弓发出 7 个突起：①**棘突 spinous process**，1 个，由椎弓后面正中伸向后方或后下方，尖端可在体表扪及。②**横突 transverse process**，1 对，伸向两侧。③**关节突 articular process**，2 对，在椎弓根与椎弓板接合处分别向上、下方突起，即上关节突和下关节突，相邻关节突构成关节突关节。

2. 各部椎骨的形态特征

（1）**颈椎 cervical vertebra**：椎体较小，横断面呈椭圆形（图 1–4）。上、下关节突的关节面几乎呈水平位。第 3 ～ 7 颈椎体上面侧缘向上方突起，称为**椎体钩 uncus corporis vertebrae**，椎体钩与上位椎体下面的两侧唇缘相接形成钩椎关节，如椎体钩过度增生肥大，可使椎间孔狭窄，压迫脊神经，产生颈椎病的症状和体征。颈椎的椎孔较大，呈三角形。横突有孔，称为**横突孔 transverse foramen**，有椎动脉和椎静脉通过。第 6 颈椎横突末端前方的结节特别隆起，称为颈动脉结节，有颈总动脉经其前方。当头部出血时，可用手指将颈总动脉压于此结节，进行暂时止血。第 2 ～ 6 颈椎的棘突较短，末端分叉。

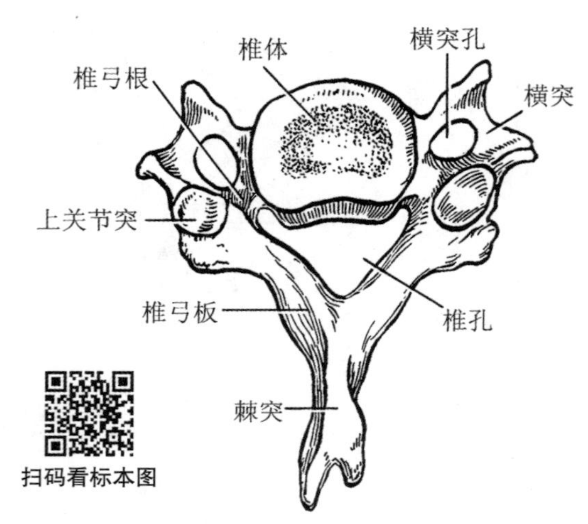

图 1–4　颈椎（上面）

第 1 颈椎又称为**寰椎 atlas**（图 1–5），呈环状，无椎体、棘突和关节突，由前弓、后弓和侧块组成。前弓较短，后面正中有齿突凹，与枢椎的齿突相关节。侧块连接前、后弓，上面各有一个椭圆形关节面，与枕髁相关节；下面有圆形关节面，与枢椎的上关节面相关节。后弓较长，上面有横行的椎动脉沟，有椎动脉通过。

第 2 颈椎又称为**枢椎 axis**（图 1–6），椎体向上方伸出一个**齿突 dens**，与寰椎的齿突凹相关节。齿突原为寰椎椎体，在发育过程中脱离寰椎而与枢椎椎体融合。

第 7 颈椎又称为**隆椎 prominent vertebra**（图 1–7），棘突长，末端不分叉，活体易于触及，常作为计数椎骨序数的标志。

（2）**胸椎 thoracic vertebra**：椎体自上向下逐渐增大，横断面呈心形（图 1–8）。其

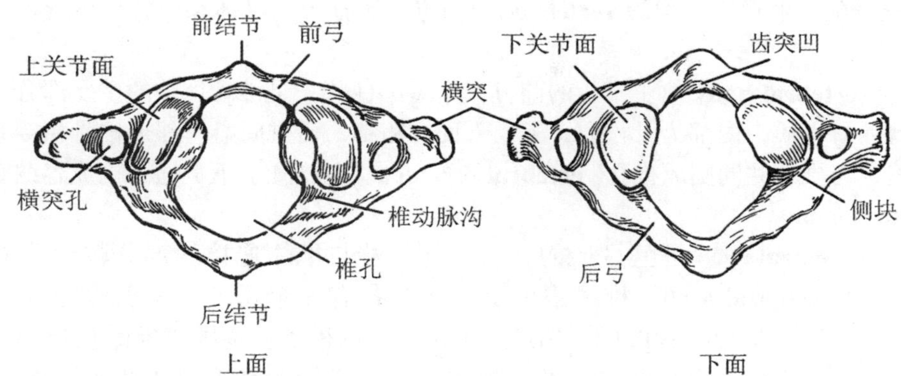

图 1–5　寰椎

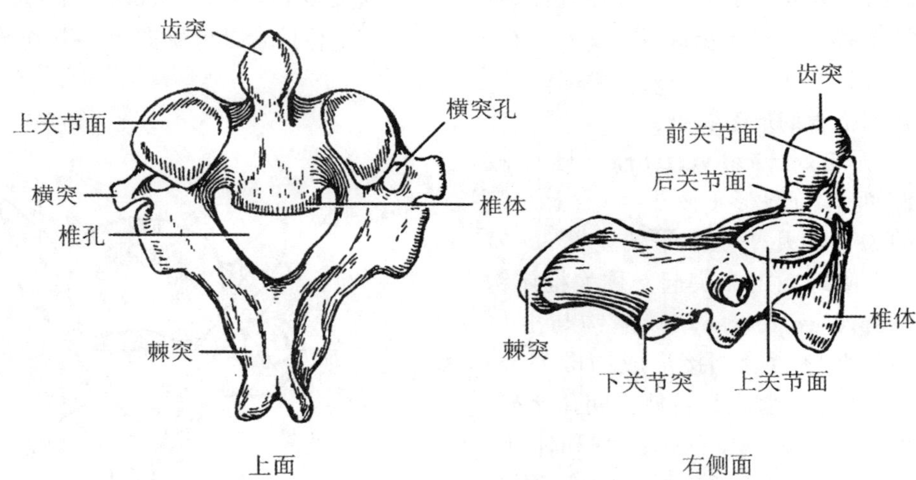

图 1–6　枢椎

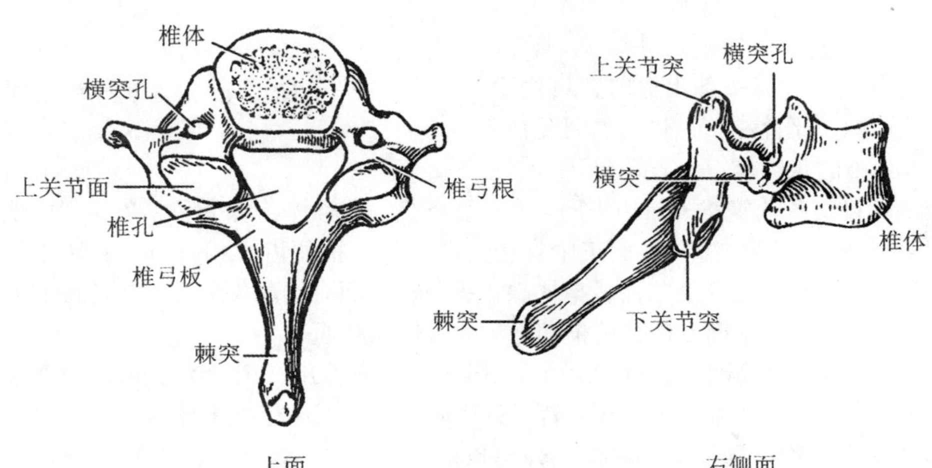

图 1–7　隆椎

矢状径较横径略长，上部胸椎体近似颈椎，下部胸椎体近似腰椎。在椎体两侧面后部的上缘和下缘处，有呈半圆形的浅凹，分别称为上、下肋凹，与肋头相关节。在横突末端前面，有横突肋凹与肋结节相关节。关节突的关节面几乎呈冠状面，上关节突关节面朝向后方，下关节突的关节面朝向前方。棘突较长，向后下方倾斜，各相邻棘突呈叠瓦状排列。

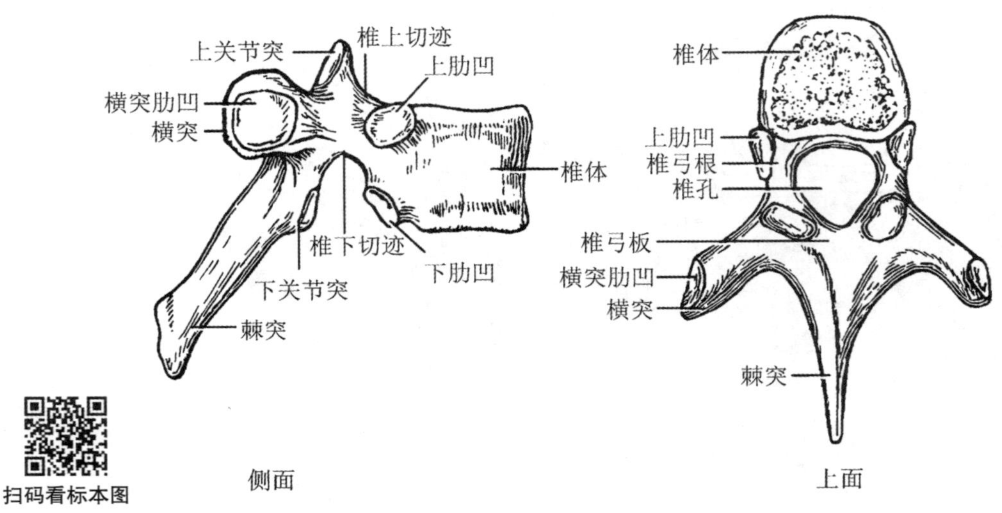

图 1-8 胸椎

（3）**腰椎 lumbar vertebra**：椎体粗壮，横断面呈肾形，椎孔呈卵圆形或三角形（图 1-9）；上、下关节突粗大，关节面几乎呈矢状面；棘突扁而短，呈板状，水平伸向后方，各棘突之间的间隙较宽，临床上可在此处做腰椎穿刺术。

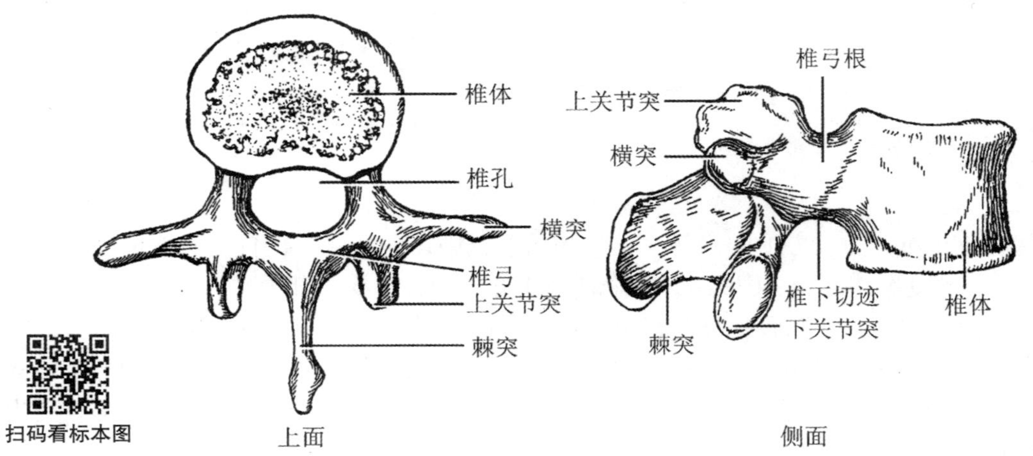

图 1-9 腰椎

（4）**骶骨 sacrum**：由 5 块骶椎在 17 ~ 23 岁时融合形成，呈三角形（图 1-10），底向上，尖向下，盆面（前面）凹陷，上缘中部向前方隆凸，称为**岬 promontory**，盆面中部有 4 条横线，是椎体融合的痕迹，横线两端有 4 对骶前孔。背面粗糙隆凸，正中线上有骶正中嵴，嵴外侧有 4 对骶后孔。骶前、后孔均与骶管相通，有骶神经前、后支通过。骶

管向上方连通椎管，下端的开口，称为**骶管裂孔 sacral hiatus**；裂孔两侧有向下方突出的**骶角 sacral cornu**，骶管麻醉时常以骶角作为标志。骶骨外侧部呈上宽下窄，上部有耳状面与髂骨的耳状面构成骶髂关节，耳状面后方的骨面凹凸不平，称为骶粗隆。骶骨参与形成骨盆的后壁，向上方连第 5 腰椎，向下方接尾骨。

（5）**尾骨 coccyx**：由 3 ~ 4 块退化的尾椎融合形成（图 1–10）。向上方接骶骨，下端游离为尾骨尖，跌倒或撞击可能导致尾骨骨折。

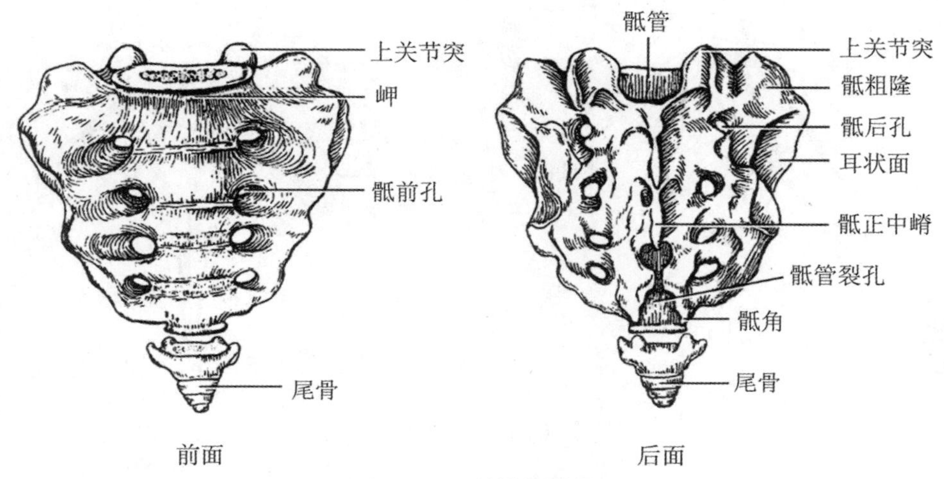

图 1–10　骶骨和尾骨

知识链接

各部椎骨之间的形态变化是逐渐过渡的，在过渡处常发生变异，如第 1 骶椎不与其他骶椎融合，形成第 6 腰椎，则称为骶椎腰化；反之，如第 5 腰椎与骶骨融合，则称为腰椎骶化，这类变异常可导致慢性腰痛。

（二）胸骨

胸骨 sternum 为长方形的扁骨，位于胸前壁正中，前凸后凹，自上而下可分为胸骨柄、胸骨体和剑突三部分（图 1–11）。胸骨柄上宽下窄，上缘中部为颈静脉切迹，两侧有锁切迹与锁骨相连接。胸骨柄外侧缘上部接第 1 肋软骨。胸骨柄与体连接处微向前方突起，称为**胸骨角 sternal angle**，可在体表触及，两侧平对第 2 肋软骨，是计数肋的重要标志。胸骨体呈长方形，外侧缘接第 2 ~ 7 肋软骨。**剑突 xiphoid process** 扁而薄，形状变化较大，下端游离。

（三）肋

肋 ribs 由肋骨和肋软骨组成，共 12 对。第 1 ~ 7 对肋前端直接与胸骨连结，称为真肋，其中第 1 对肋与胸骨柄间为软骨结合，第 2~7 对肋与胸骨构成微动的胸肋关节；第 8 ~ 10 对肋不直接与胸骨相连，称为假肋，肋前端借肋软骨与上位肋软骨依次相连，形成**肋弓 costal arch**；第 11、12 对肋前端游离于腹壁肌层中，称为浮肋。

1. 肋骨 costal bone 属于扁骨，分为肋骨体和前、后端（图 1-12），前端稍宽，与肋软骨相接。后端膨大，称为肋头，有关节面与胸椎上、下肋凹相关节。肋头的外侧稍细，称为肋颈，肋颈外侧的粗糙突起，称为肋结节，与相应的胸椎横突肋凹相关节。肋骨体长而扁，分为内、外面和上、下缘。内面近下缘处有**肋沟 costal groove**，有肋间神经和血管走行。肋骨体的后部急转处，称为**肋角 costal angle**。

第 1 肋骨扁宽而短，分为上、下面和内、外缘，无肋角和肋沟。内缘的前部有前斜角肌结节，为前斜角肌附着处。其前、后方分别有锁骨下静脉和锁骨下动脉经过的压迹（沟）。

第 2 肋骨为过渡型。第 11、12 肋骨无肋结节、肋颈、肋角。

2. 肋软骨 costal cartilage 位于各肋骨的前端，由透明软骨构成。

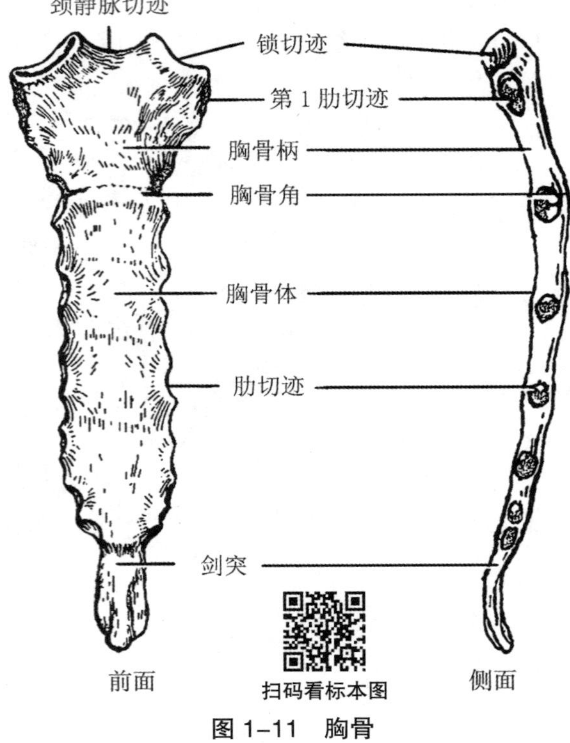

图 1-11 胸骨

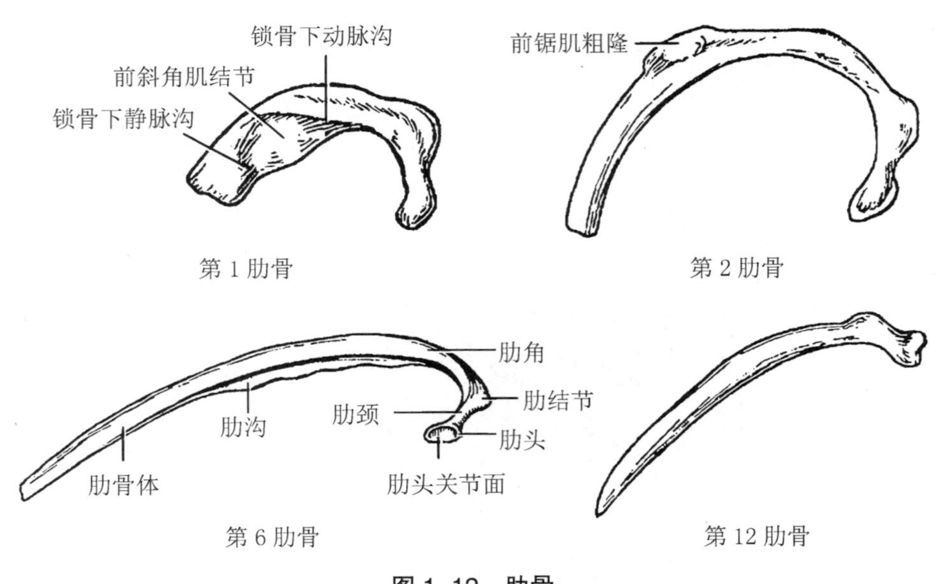

图 1-12 肋骨

二、颅

颅骨有 23 块（中耳的 3 对听小骨未计入）（图 1-13、图 1-14），彼此借关节或缝形

成颅 **skull**，保护与支持脑、感觉器及构成消化和呼吸系统的起始部。以眶上缘、颧弓、外耳门至乳突的连线为界，将颅分为后上部的脑颅和前下部的面颅。

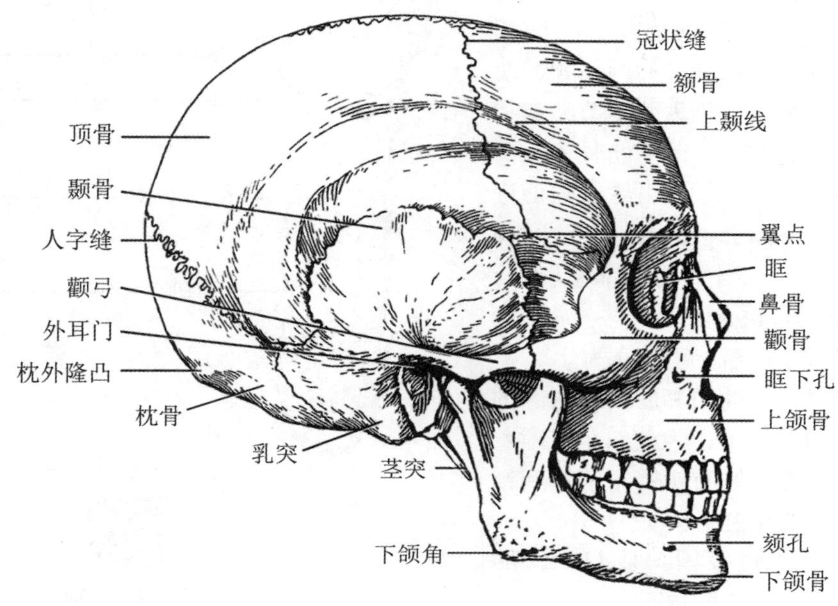

图 1–13　颅侧面观

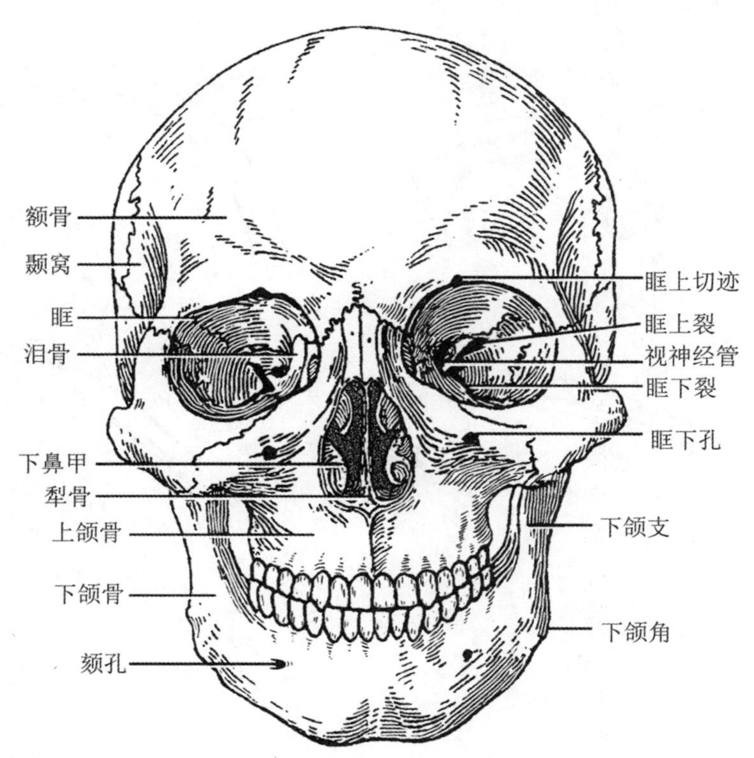

图 1–14　颅前面观

（一）脑颅骨

由8块脑颅骨组成。其中不成对的有额骨、筛骨、蝶骨和枕骨，成对的有颞骨和顶骨，参与构成颅腔。蝶骨位于颅底的中央，额骨在前方，枕骨在后方，两侧为颞骨。额、枕、颞骨都有一部分向上方弯曲，组成颅腔的前、后和侧壁，并和上方的顶骨共同构成颅盖。筛骨只有一小部分参与颅底的组成，其余部分参与构成鼻腔。

1. 额骨 frontal bone　位于颅的前上方，分为三部分（图1–15）。①额鳞：是贝壳状的扁骨，内含有空腔为额窦，开口于中鼻道。其前外侧有圆形突起，左右各一，称额结节。②眶部：为向后方伸的水平位薄骨板，构成眶上壁。③鼻部：位于两侧眶部之间，呈马蹄铁形，与筛骨和鼻骨连接，缺口处为筛切迹。

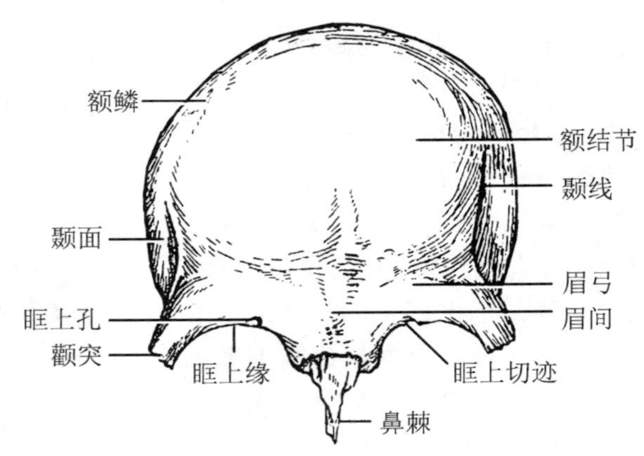

图1–15　额骨（前面）

2. 筛骨 ethmoid bone　为脆弱的含气骨（图1–16）。位于两眶之间，参与构成鼻腔上部、鼻腔外侧壁和鼻中隔。筛骨冠状切面呈“巾”字形，分为三部分。①筛板：是多孔的水平骨板，构成鼻腔的顶，板的前部有向上方伸出的骨嵴，称为鸡冠，其两侧有多个筛孔。②垂直板：自筛板中线下垂，居正中矢状位，构成骨性鼻中隔上部。③筛骨迷路：位于垂直板两侧，其内由菲薄骨片围成的许多小腔为筛窦。迷路内侧壁上有上、下两个卷曲的骨片，即上鼻甲和中鼻甲。迷路外侧壁骨质极薄，构成眶的内侧壁，称为眶板。

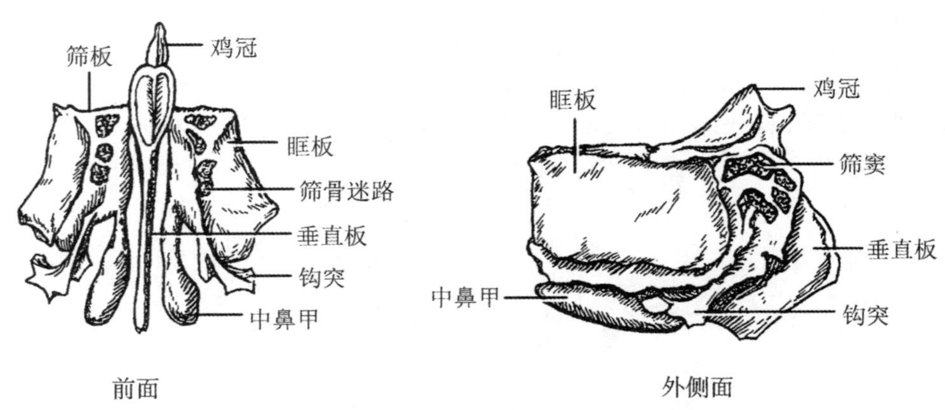

图1–16　筛骨

3. 蝶骨 sphenoid bone　形似展翅的蝴蝶，位于颅底中央，按照形态可分为蝶骨体、大翼、小翼和翼突四部分（图1–17、图1–18）。①蝶骨体：为中间部的立方形骨块，内含有蝶窦，窦分隔为左、右两半，分别向前方开口于蝶筛隐窝；体的上面呈马鞍

状，称为蝶鞍，其中央凹陷为**垂体窝 hypophysial fossa**。②大翼：自蝶骨体两侧伸出，向外上方扩展，分为凹陷的大脑面、前内侧的眶面和外下方的颞面。颞面借颞下嵴分为上、下两部，上部为颞窝的一部分，下部构成颞下窝的顶。大翼根部自前内侧向后外侧可见**圆孔 foramen rotundum**、**卵圆孔 foramen ovale** 和**棘孔 foramen spinosum**，分别有重要的神经和血管通过。③小翼：为三角形薄板，从蝶骨体的前上部发出。其上面为颅前窝的后部，下面构成眶上壁的后部。小翼与体的交界处可见**视神经管 optic canal**。两视神经管内口之间有交叉前沟连通。小翼与大翼间的裂隙为**眶上裂 superior orbital fissure**。④**翼突 pterygoid process**：自蝶骨体与大翼连接处下垂，向后方敞开形成内侧板和外侧板。翼突根部有一条呈矢状贯通的细管，称为**翼管 pterygoid canal**，向前方通入翼腭窝。

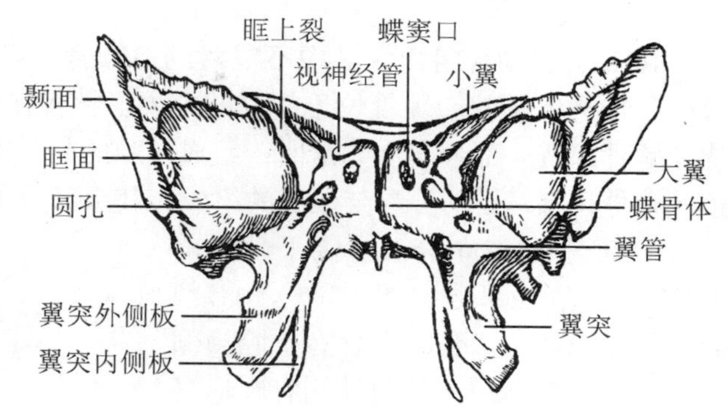

图 1–17　蝶骨（前面）

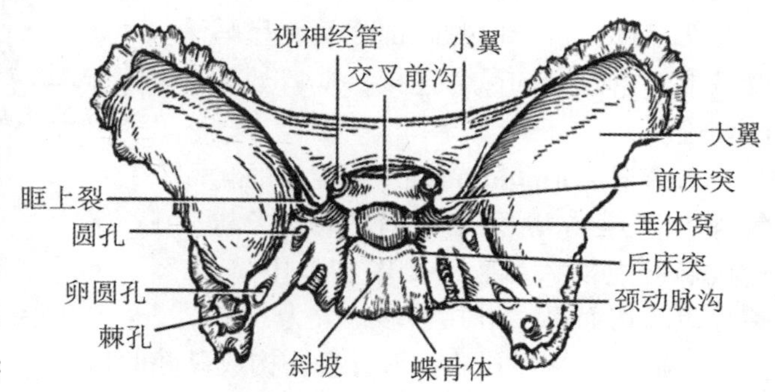

图 1–18　蝶骨（上面）

4. 颞骨 temporal bone　位于颅的两侧，参与颅底和颅腔侧壁的构成，形状不规则，以外耳门为中心分为三部分（图 1–19、图 1–20）。①鳞部：位于外耳门的前上方，呈鳞片状。内面有脑回的压迹和脑膜中动脉沟；外面光滑，前下部有向前方伸的颧突，与颧骨的颞突构成颧弓。颧突根部下面的深窝，称为**下颌窝 mandibular fossa**，窝前缘的横行突起，称为**关节结节 articular tubercle**。②鼓部：位于下颌窝后方，为弯曲的骨片，构成外

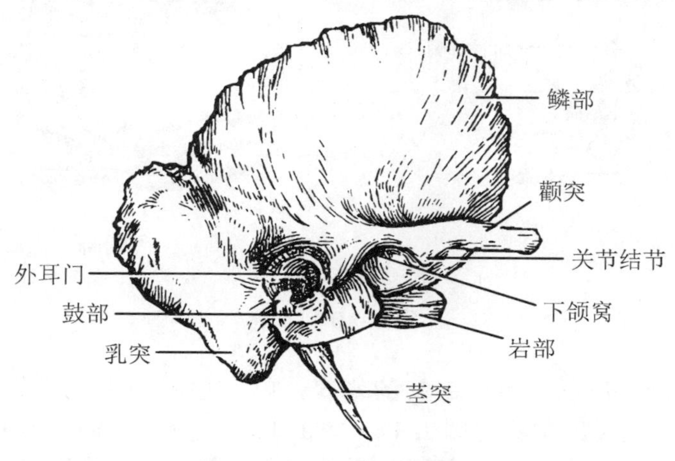

图 1–19　颞骨（外面）

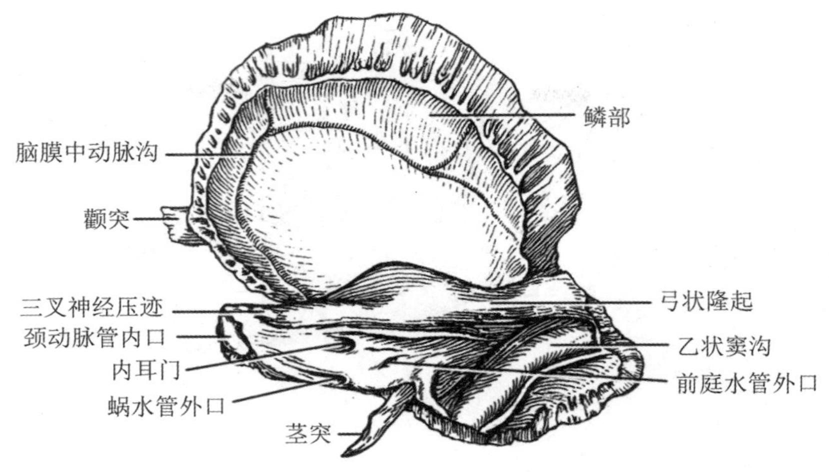

图 1–20　颞骨（内面）

耳道的前、下、后壁。③岩部：呈三棱锥形，尖指向前内侧，紧邻蝶骨体，底与颞鳞、乳突部相接。岩部前面朝向颅中窝，中央有弓状隆起，隆起外侧较薄的部分，称为鼓室盖，近尖端处有光滑的三叉神经压迹。后面的中央部可见**内耳门 internal acoustic pore**，通入内耳道。下面凹凸不平，中央有颈动脉管外口，向前内侧通入颈动脉管，开口于颞骨岩部尖端，称为颈动脉管内口。颈动脉管外口后方的深窝为颈静脉窝，其后外侧的细长骨突，称为**茎突 styloid process**。岩部后部肥厚的突起，位于外耳门后方，称为**乳突 mastoid process**，其内的含气小腔隙，称为乳突小房。茎突根部与乳突之间的小孔，称为茎乳孔。

5. 枕骨 occipital bone　位于颅的后下部，呈勺状。前下部有**枕骨大孔 foramen magnum**。枕骨借此孔分为四部分：前部为基底部，后部为枕鳞，两侧为侧部。侧部的下方有椭圆形关节面，称为枕髁。枕骨大孔后方有枕外嵴延伸至枕外隆凸，隆凸向两侧延伸为上项线。

6. 顶骨 parietal bone　外隆内凹，呈四边形，位于颅顶中部，左右各一。

（二）面颅骨

由 15 块面颅骨组成。成对的包括上颌骨、腭骨、颧骨、鼻骨、泪骨和下鼻甲，不成对的有犁骨、下颌骨和舌骨。面颅骨连接构成眶、骨性鼻腔和骨性口腔。

1. 下颌骨 mandible　为最大的面颅骨，分为一体两支（图 1–21）。①下颌体：为弓状板状，有上、下两缘和内、外两面。下缘圆钝，为下颌底；上缘构成牙槽弓，有容纳下颌牙根的牙槽。体外面正中前凸形成颏隆凸，其前外侧面有**颏孔 mental foramen**；内面正中有两个小棘，称为颏棘，为骨骼肌的附着处，其下外侧的椭圆形浅窝为二腹肌窝。②下颌支：为体后部伸向上后方的方形骨板，其外面的后下部粗糙，称为咬肌粗隆。下颌支上端有两个突起，前方的称为冠突，后方的称为髁突，两突之间的凹陷为下颌切迹。

髁突上端的膨大为**下颌头 head of mandible**，与下颌窝相关节，下颌头下方较细处为下颌颈。下颌支后缘与下颌底相交处，称为**下颌角 angle of mandible**。下颌支内面的中央有**下颌孔 mandibular foramen**，孔的前缘有伸向上后方的骨突，称为下颌小舌。

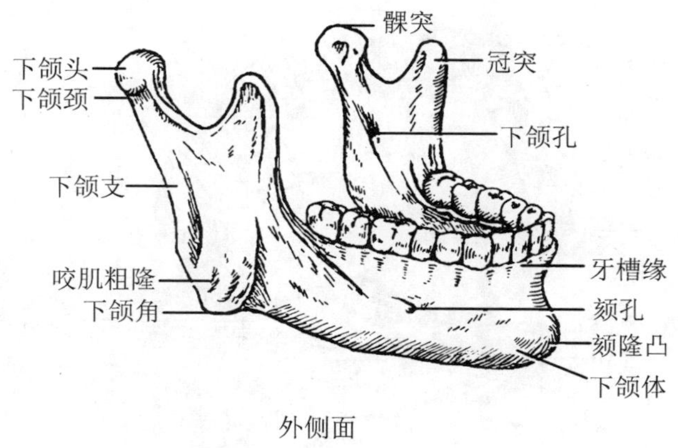

外侧面

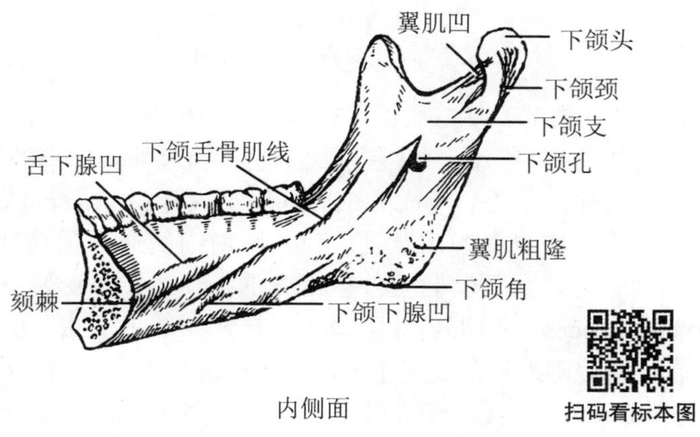

内侧面

扫码看标本图

图 1–21　下颌骨

2. 舌骨 hyoid bone　位于下颌骨下后方，呈马蹄铁形（图 1–22）。中间部称为舌骨体，向后外侧延伸的长突为大角，向上方的短突为小角。大角和舌骨体都可在体表扪及。

3. 犁骨 vomer　为斜方形骨板，组成骨性鼻中隔后下部。

4. 上颌骨 maxilla　成对，位于面颅中央，可分为一体四突（图 1–23）。上颌体内含有上颌窦，分为前面、颞下面、眶面和鼻面。前面的上部有**眶下孔 infraorbital foramen**，

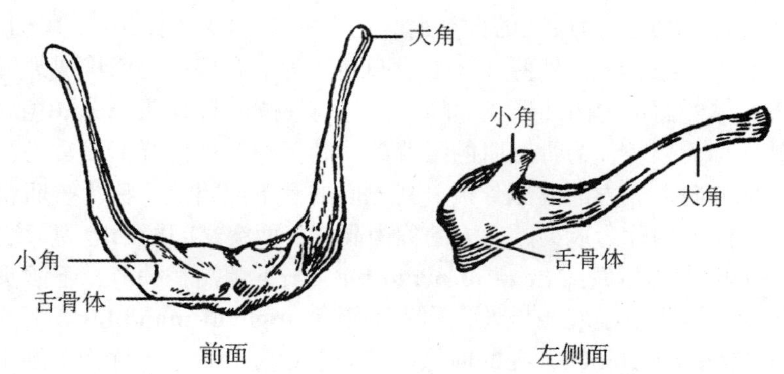

前面　　左侧面

图 1–22　舌骨

孔下方凹陷，称为尖牙窝；颞下面朝向后外侧，中部有小的牙槽孔；眶面构成眶的下壁，有矢状位的眶下沟，向前下方连于眶下管，开口于眶下孔；鼻面构成鼻腔外侧壁，后部有较大的上颌窦裂孔，通入上颌窦，前部有纵行的泪沟。额突突向上方，接额骨、鼻骨和泪骨。颧突伸向外侧，接颧骨。**牙槽突 alveolar process** 由上颌体向下方伸出，其下缘有牙槽，容纳上颌牙根。腭突由上颌体向内侧水平伸出，在中线与对侧腭突结合，组成骨腭的前部。

5. 腭骨 palatine bone 成对，呈"L"形（图 1–24），位于上颌骨腭突与蝶骨翼突之间。可分为水平板和垂直板两部，水平板组成骨腭的后部，垂直板构成鼻腔外侧壁的后部。

6. 鼻骨 nasal bone 为成对的长条形小骨片，上窄下宽，构成鼻背的基础。

7. 泪骨 lacrimal bone 为菲薄的方形小骨片，位于眶内侧壁的前部。向前方接上颌骨额突，向后方连筛骨眶板。

8. 下鼻甲 inferior nasal concha 为薄而卷曲的小骨片，附于上颌体和腭骨垂直板的鼻面。

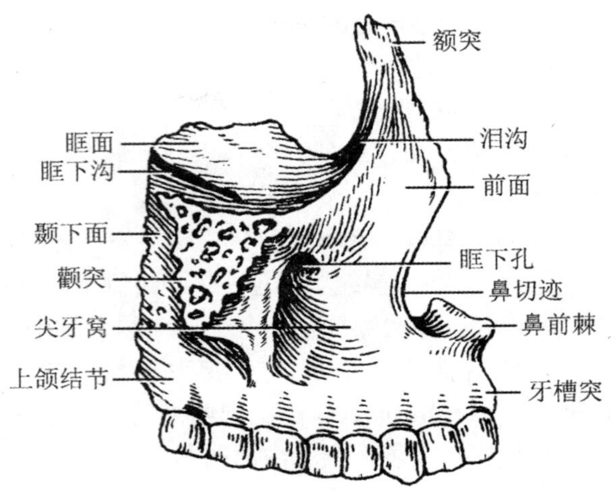

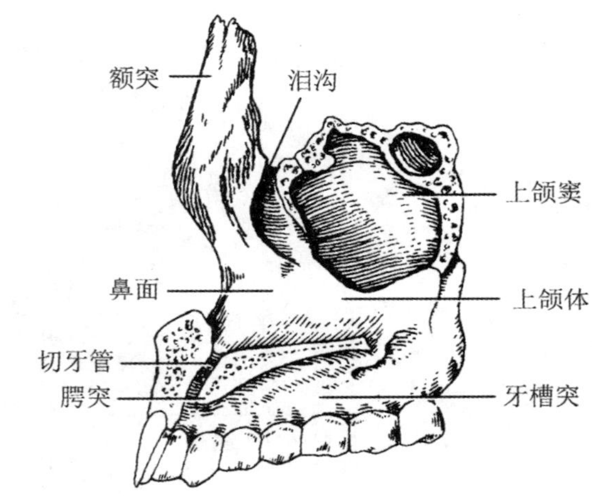

图 1–23 上颌骨

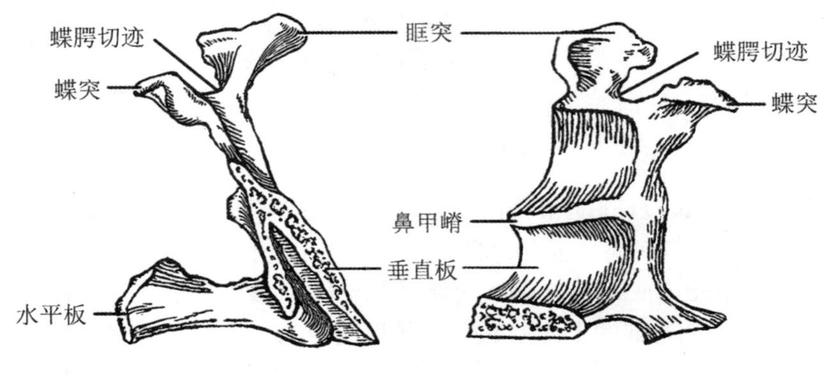

图 1–24 腭骨

9. 颧骨 zygomatic bone 位于眶的外下方，呈菱形，形成面颊的骨性突起。颧骨的颞突向后方接颞骨的颧突，构成颧弓。

（三）颅的整体观

除下颌骨和舌骨外，颅骨借缝和软骨牢固结合成一个整体。全颅的形态特征对临床应用极为重要。

1. 颅顶面观 呈卵圆形，前窄后宽，光滑隆凸。顶骨的中央最隆凸处，称为顶结节。额骨与两侧顶骨连接构成冠状缝，两侧顶骨连接为矢状缝，两侧顶骨与枕骨连接成人字缝。矢状缝后部两侧常有一个小孔，称为顶孔。

2. 颅后面观 可见人字缝和枕鳞。枕鳞中央最突出部，称为**枕外隆凸 external occipital protuberance**；隆凸向两侧的弓形骨嵴为上项线，其下方有与之平行的下项线。

3. 颅底内面观 颅底内面凹凸不平，自前向后有3个呈阶梯状加深的陷窝，分别称为颅前窝、颅中窝、颅后窝（图1–25）。各颅窝中有诸多孔、裂，大都与颅底外面相通。

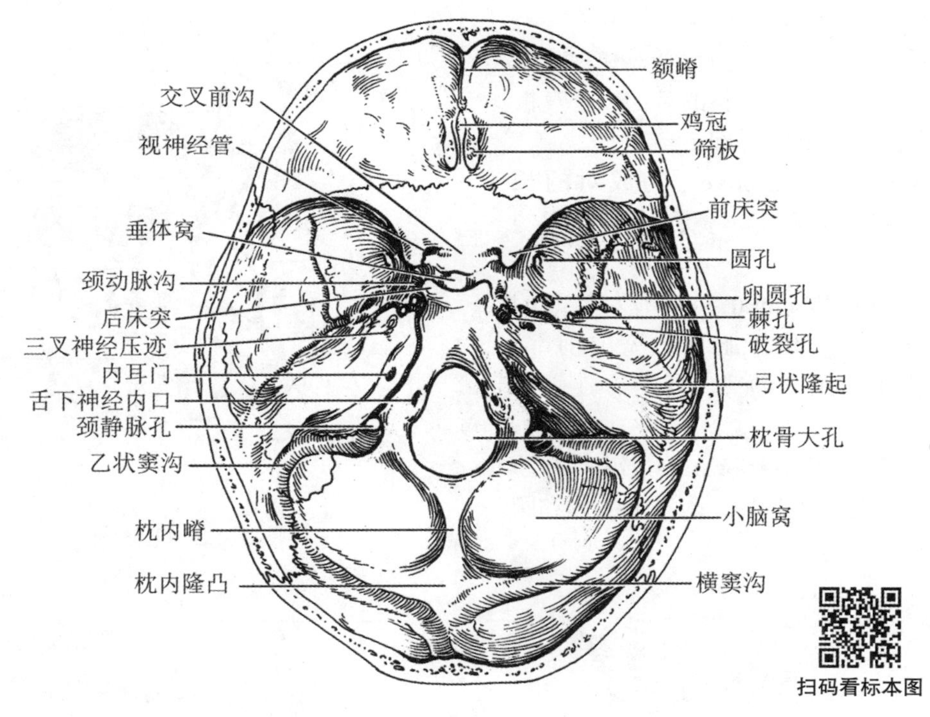

图1–25 颅底内面

（1）**颅前窝 anterior cranial fossa**：位置最高，由额骨眶部、筛骨筛板和蝶骨小翼构成。正中线上自前至后有额嵴、盲孔、鸡冠等结构。筛板上有**筛孔 sieve hole** 通鼻腔。

（2）**颅中窝 middle cranial fossa**：由蝶骨体及大翼、颞骨岩部等构成。中间狭窄，两侧宽广，以颞骨岩部的上缘及鞍背与颅后窝分界。中央是蝶骨体，上面有**垂体窝 hypophysial fossa**，窝前外侧有**视神经管 optic canal**，通入眶腔，管口外侧有突向后方的前床突。垂体窝前方圆形的骨隆起为鞍结节，后方横位的骨隆起是鞍背，鞍背两侧角向上方突起为后床突。垂体窝和鞍背统称为蝶鞍，其两侧的浅沟为颈动脉沟，沟向前外侧

到达**眶上裂 superior orbital fissure**；沟后端的孔为**破裂孔 foramen lacerum**，位于颞骨岩部尖端与蝶骨体之间，可连通颈动脉管内口。蝶鞍两侧，由前内侧向后外侧依次有**圆孔 foramen rotundum**、**卵圆孔 foramen ovale** 和**棘孔 foramen spinosum**。脑膜中动脉沟自棘孔向外上方走行。弓状隆起与颞鳞之间的薄骨板为鼓室盖，岩部尖端有一个浅窝，称为三叉神经压迹。

（3）**颅后窝 posterior cranial fossa**：位置最深，主要由枕骨和颞骨岩部后面构成。窝中央有**枕骨大孔 foramen magnum**，孔前上方的平坦斜面，称为斜坡。孔的前外缘有**舌下神经管内口 internal orifice of hypoglossal nerve canal**，孔的后上方可见“十”字形隆起，其交汇处为枕内隆凸。由此向上方延续为上矢状窦沟，该沟向下方续于枕内嵴，向两侧续于横窦沟，横窦沟转向前下方续于乙状窦沟，其末端终于颞骨岩部与枕骨之间的不规则状裂隙，称为**颈静脉孔 jugular foramen**。颞骨岩部后面有向前内的开口，即**内耳门 internal acoustic pore**，通入内耳道。

知识链接

颅前窝骨折常累及额骨眶部和筛骨，引起的出血经鼻孔流出，或流进眶内。骨折处脑膜破裂时，脑脊液可经筛板、额窦或筛窦由鼻孔流出，成为脑脊液鼻漏，空气也可经此逆行进入颅腔内形成颅内积气。筛板及视神经管骨折可引起嗅神经和视神经损伤。

颅中窝骨折常累及颞骨岩部的鼓室盖，脑膜和鼓膜均破裂时，脑脊液经中耳由鼓膜裂孔流出形成脑脊液耳漏；如鼓膜完好，脑脊液则经咽鼓管流往鼻咽部，常合并脑神经损伤。

4. 颅底外面观 颅底外面高低不平，神经、血管通过的孔裂甚多（图 1–26）。由前向后可见：由两侧牙槽突合成的牙槽弓，以及由上颌骨腭突与腭骨水平板构成的骨腭，骨腭正中有腭中缝，其前端为切牙孔，通入切牙管。骨腭近后缘的两侧有腭大孔。骨腭以上，鼻后孔被鼻中隔后缘（犁骨）分成左、右两半，鼻后孔两侧的垂直骨板即翼突内侧板。在翼突外侧板根部的后外侧可见较大的卵圆孔和较小的棘孔。鼻后孔后方的中央可见枕骨大孔，孔前方为枕骨基底部，与蝶骨体直接结合（25 岁以前借软骨结合）；孔两侧有椭圆形关节面的枕髁，髁的前外侧稍上方有舌下神经管外口；髁的后方有不恒定的髁管开口。枕髁的外侧，枕骨与颞骨岩部交界处有不规则的颈静脉孔，其前方的圆形孔为颈动脉管外口。颈静脉孔的后外侧有细长的茎突，茎突根部后方有茎乳孔。颧弓根部的后方为下颌窝，与下颌头相关节，窝前缘的隆起为关节结节。蝶骨、枕骨基底部和颞骨岩部汇合处，围成不规则的破裂孔，活体为软骨所封闭。

5. 颅的侧面观 由额骨、蝶骨、顶骨、颞骨和枕骨构成（图 1–13），还可见到面颅的颧骨和上、下颌骨。侧面中部有外耳门，其后方为乳突，前方为颧弓，二者在体表可摸到，颧弓将颅侧面分为上方的颞窝和下方的颞下窝。

颞窝 temporal fossa 的上界为上颞线，起自额骨与颧骨相接处，弯向上后方，经额骨、顶骨，再转向下前方到达乳突根部。颞窝前下部较薄，在额骨、顶骨、颞骨、蝶骨汇

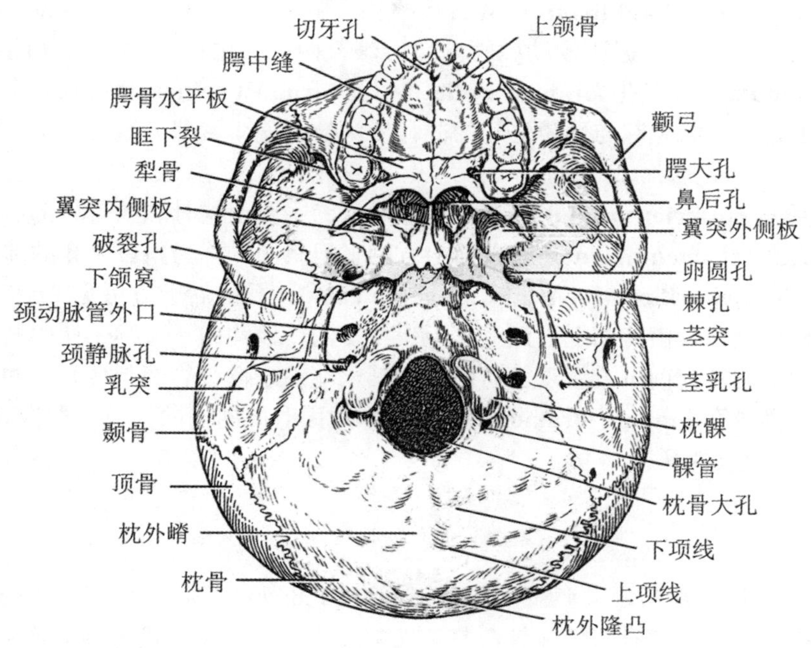

图 1–26　颅底外面

合处最为薄弱，构成“H”形的小区，称为**翼点 pterion**，位于颧弓中点上方两横指（或 3.5 ~ 4.0 cm）处。其内面常有血管沟，脑膜中动脉前支由此沟通过。此处骨板薄弱，骨折时易伤及该动脉，形成硬膜外血肿。

颞下窝 infratemporal fossa 位于颧弓平面以下，是上颌骨体和颧骨后方的不规则腔隙，容纳咀嚼肌和血管、神经等，向上方与颞窝相通。窝前壁为上颌骨体和颧骨，内侧壁为翼突外侧板，外侧壁为下颌支，下壁和后壁缺如。此窝向上方借卵圆孔和棘孔与颅中窝相通，向前方借眶下裂通眶，向内侧借上颌骨与蝶骨翼突之间的翼上颌裂通翼腭窝。

翼腭窝 pterygopalatine fossa 位于上颌骨体与蝶骨翼突、腭骨之间的狭窄腔隙（图 1–27），经孔、裂或骨性管道分别与颅腔、眶腔、鼻腔和口腔相交通。

6. 颅的前面观　可见额骨和面颅诸骨，面部中央为梨状孔，向后方通鼻腔。孔的外上方为眶，下方为由上、下颌骨围成的骨性口腔（图 1–14），分为额区、眶、骨性鼻腔和骨性口腔。

（1）额区：为眶以上的部分，由额鳞组成。两侧可见隆起的额结节，结节下方有与眶上缘平行的弓形隆起，称为眉弓，其内侧

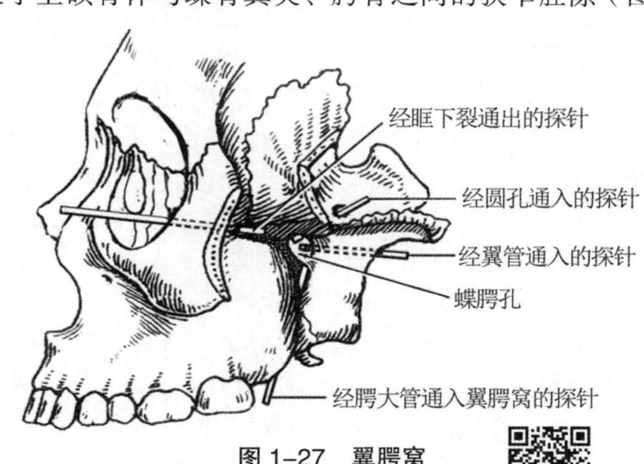

图 1–27　翼腭窝

扫码看标本图

部的深面有额窦。左、右眉弓间的平坦部，称为眉间。眉弓和眉间都是重要的体表标志。

（2）**眶 orbit**：为底朝前外侧，尖伸向后内侧的一对四棱锥形空腔，可分为上、下、内侧、外侧壁（图 1-28），容纳眼球及附属结构。

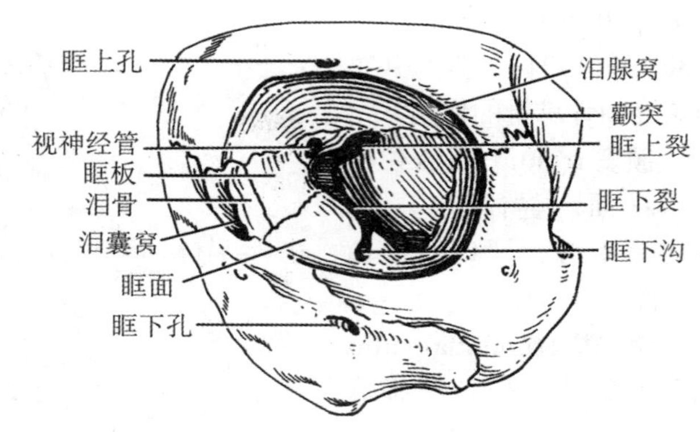

图 1-28　眶（左侧，前面）

眶底即眶口，略呈四边形，向前下外侧倾斜。眶上缘中、内侧 1/3 交界处有眶上孔或眶上切迹，眶下缘中部的下方有眶下孔。眶尖指向后内侧，尖端有一个圆形孔，即**视神经管口 orifice of optic nerve**，通入颅中窝。上壁由额骨眶部和蝶骨小翼构成，与颅前窝相邻，前外侧部有一个深窝，称为**泪腺窝 lacrimal gland fossa**，容纳泪腺。内侧壁最薄，自前向后由上颌骨额突、泪骨、筛骨眶板和蝶骨体组成，与筛窦和鼻腔相邻。前下部有一个长圆形窝，容纳泪囊，称为**泪囊窝 lacrimal sac fossa**，此窝向下方经**鼻泪管 nasolacrimal canal** 通鼻腔。下壁主要由上颌骨构成，壁下方为上颌窦。下壁和外侧壁交界处的后部，有**眶下裂 inferior orbital fissure** 向后方通入颞下窝和翼腭窝，裂中部有向前走行的眶下沟，该沟向前方导入眶下管，管开口于眶下孔。外侧壁较厚，由颧骨和蝶骨大翼构成。外侧壁与上壁交界处的后部有**眶上裂 superior orbital fissure**，向后方通入颅中窝。眶下壁和内侧壁骨质较薄弱，是眶腔骨折最常累及的部位。

（3）**骨性鼻腔 bony nasal cavity**：为顶窄底宽的狭长腔隙，位于面颅中央，介于两眶和上颌骨之间，由犁骨和筛骨垂直板构成的骨性鼻中隔将其分为左、右两半。

鼻腔顶主要由筛骨的筛板构成，有筛孔通颅前窝。筛板薄而脆，外伤时易骨折，为鼻部手术的危险区。底由上颌骨腭突和腭骨水平板组成的骨腭构成，前端有切牙管通口腔。外侧壁自上而下可见 3 个向下方弯曲的突出骨片，分别称为上、中、下鼻甲，每个鼻甲下方为相应的鼻道，称为上、中、下鼻道（图 1-29），各鼻甲与鼻中隔之间的共同狭窄腔隙，称为总鼻道。上鼻甲后上方与蝶骨之间的窄隙，称为**蝶筛隐窝 sphenoethmoidal recess**。中鼻甲后方有蝶腭孔，通向翼腭窝。下鼻道前上方有鼻泪管开口，位于下鼻甲附着处下方。鼻腔前方开口，称为梨状孔；后方开口，称为鼻后孔，通鼻咽。

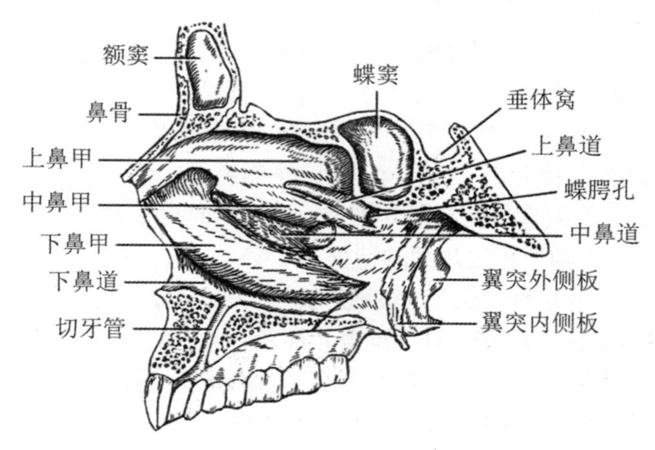

图 1-29　骨性鼻腔外侧壁

（4）**鼻旁窦 paranasal sinus**：是额骨、筛骨、蝶骨和上颌骨内含气的骨腔，位于鼻

腔周围并开口于鼻腔（图1-30、图1-31），具有共鸣和减轻颅骨重量的作用。

额窦 frontal sinus 位于眉弓深面，左右各一，窦口向后下方，开口于中鼻道前部。

筛窦 ethmoidal sinus 也称为筛小房，位于筛骨迷路内，呈蜂窝状，分为前、中、后筛窦。前、中筛窦开口于中鼻道，后筛窦开口于上鼻道。

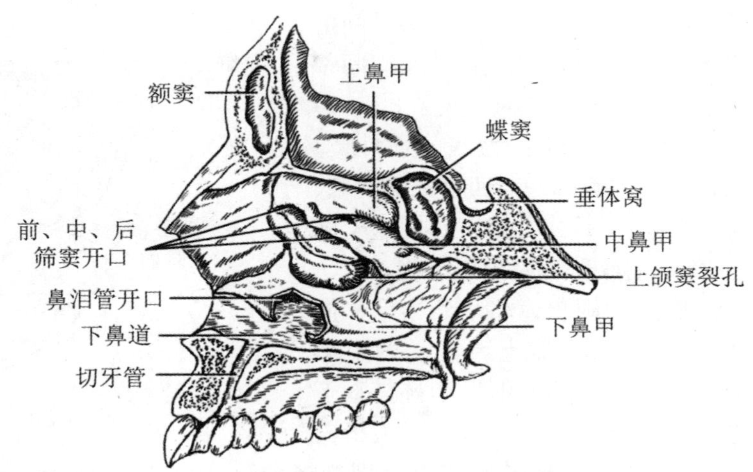

图1-30 鼻腔外侧壁（切除部分鼻甲）

蝶窦 sphenoidal sinus 位于蝶骨体内，被内板隔成左、右两腔，多不对称，向前方开口于蝶筛隐窝。

上颌窦 maxillary sinus 最大，位于上颌骨体内。窦顶为眶下壁；底为上颌骨牙槽突，与上颌牙根毗邻；前壁的凹陷处为尖牙窝，骨质最薄；内侧壁即鼻腔外侧壁，有窦的开口通入中鼻道。窦口高于窦底，故窦内积液时直立位不易引流。

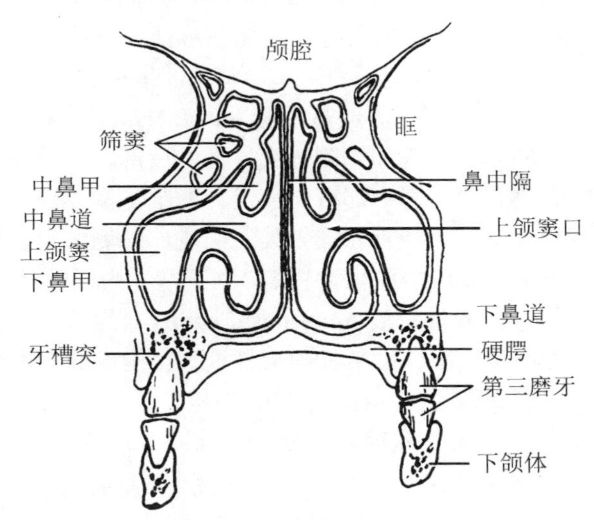

图1-31 鼻腔的冠状切面

（5）**骨性口腔 oral cavity**：由上颌骨、腭骨和下颌骨围成。顶即骨腭，其前方的正中有切牙孔，后方的两侧有腭大孔和腭小孔。前壁和外侧壁由上、下颌骨牙槽突及牙围成，向后方通咽，底由软组织封闭。

（四）新生儿颅的特征

胎儿时期由于脑和感觉器官发育早，而咀嚼和呼吸器官尤其是鼻旁窦尚不发达，因此脑颅远大于面颅。新生儿面颅占全颅的1/8，而成人为1/4，额结节、顶结节和枕鳞都是骨化中心部位，发育明显，从颅顶观察，新生儿颅呈五角形（图1-32）。额骨正中缝尚未愈合，额窦尚未发育，眉弓及眉间不明显。颅顶各骨尚未完全发育，骨缝间充满纤维组织膜，在多骨交接处，间隙的膜较宽大，称为**颅囟 cranial fontanelles**。**前囟（额囟）anterior fontanelle** 最大，呈菱形，位于矢状缝与冠状缝相接处。**后囟（枕囟）posterior fontanelle** 位于矢状缝与人字缝汇合处，呈三角形。另外，还有位于顶骨前下角的蝶囟和顶骨后下角的乳突囟。前囟在出生后1～2岁时闭合，其余各囟均于出生后不久闭合。新生儿颅的上、下颌骨不发达，下颌角呈钝角。鼻旁窦尚未发育，乳突不明显，口、鼻显得较小。

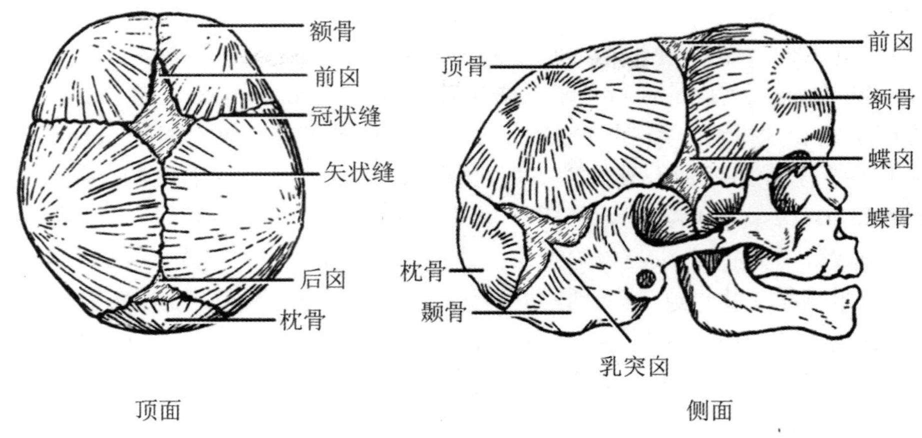

图 1–32　新生儿颅

第三节　四肢骨

四肢骨包括上肢骨和下肢骨。上、下肢骨分别由与躯干相连接的肢带骨和能自由活动的自由骨两部分组成。上肢骨每侧 32 块，共 64 块；下肢骨每侧 31 块，共 62 块。由于人类直立，上肢摆脱了支撑功能，成为灵活的运动器官，因而上肢骨形体轻巧，有利于劳动；而下肢骨粗壮强大，起着支持和移动的功能。

一、上肢骨

（一）上肢带骨

1. 锁骨 clavicle　呈“S”形弯曲，横架于胸廓前上方，全长可在体表扪及（图 1–33）。内侧端粗大，称为胸骨端，有关节面与胸骨柄相关节；外侧端扁平，称为肩峰端，有小关节面与肩胛骨的肩峰相关节。内侧 2/3 凸向前方，呈三棱形；外侧 1/3 凸向后方，呈扁平形。锁骨的上面光滑，下面粗糙，形似长骨，但无骨髓腔。锁骨骨折多发生在锁骨的中、外侧 1/3 交界处。锁骨是上肢骨中唯一与躯干骨构成关节的骨，呈杠杆状支撑肩胛骨，使其离开胸壁，以保证上肢的灵活运动。

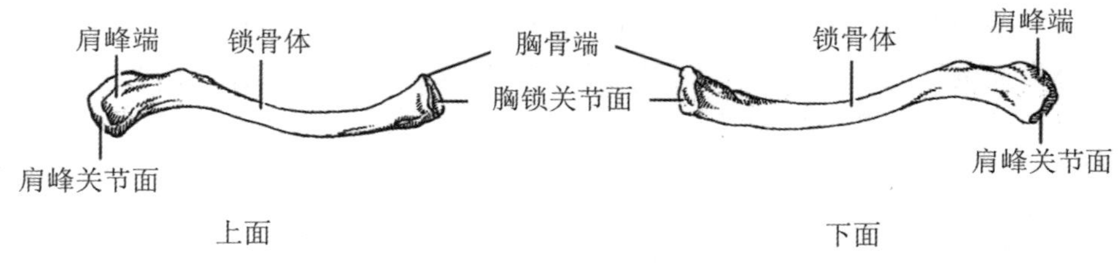

图 1–33　锁骨

2. 肩胛骨 scapula 为三角形扁骨，贴于胸廓后外侧的上部，介于第2~7肋之间（图1–34）。可分为两面、三缘和三角。前面或肋面与胸廓相对，为一个大浅窝，称为**肩胛下窝 subscapular fossa**。后面的横行骨嵴，称为**肩胛冈 spine of scapula**，冈上、下方的浅窝，分别称为冈上窝和冈下窝。肩胛冈向外上方延伸的扁平突起，称为**肩峰 acromion**，与锁骨肩峰端相接。上缘短而薄，外侧部有肩胛切迹，更外侧有伸向前方的指状突起，称为**喙突 coracoid process**。内侧缘薄而锐利，因邻近脊柱，又称为脊柱缘。外侧缘肥厚邻近腋窝，称为腋缘。上角为上缘与内侧缘汇合处，平对第2肋。下角为内侧缘与外侧缘汇合处，平对第7肋或第7肋间隙，为计数肋的标志。外侧角为外侧缘与上缘汇合处，最肥厚，朝向外侧的梨形浅窝，称为**关节盂 glenoid cavity**，与肱骨头相关节，关节盂的上、下方各有一个粗糙隆起，分别称为盂上结节和盂下结节。肩胛冈、肩峰、肩胛骨下角、内侧缘和喙突都可在体表扪及。

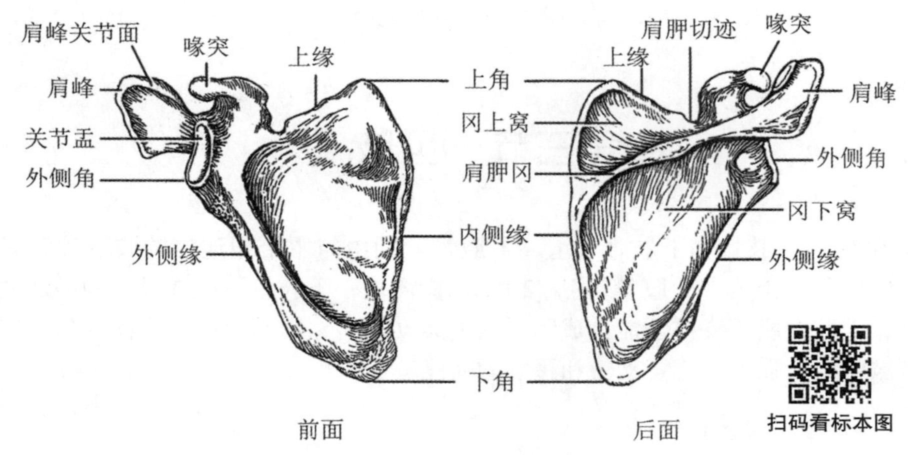

图 1–34 肩胛骨

（二）自由上肢骨

1. 肱骨 humerus 位于臂部的长骨，分为一体两端（图1–35）。

上端有朝向上后内侧呈半球形的**肱骨头 head of humerus**，与肩胛骨的关节盂相关节，肱骨头周围的环状浅沟，称为**解剖颈 anatomical neck**，肱骨头的外侧和前方有隆起的大结节和小结节，大、小结节向下方分别延伸为大结节嵴和小结节嵴，两结节间的纵沟称为结节间沟。上端与肱骨体交界处稍细，称为**外科颈 surgical neck**，较易发生骨折。

肱骨体上半部呈圆柱形，下半部呈三棱柱形，中部外侧面有粗糙的三角肌粗隆，后面中部有一条自内上方斜向外下方的浅沟，称为**桡神经沟 sulcus for radial nerve**，桡神经和肱深动脉沿此沟经过，肱骨中部骨折可伤及桡神经。内侧缘近中点处有开口向上方的滋养孔。

下端较扁，外侧部前面有半球状的**肱骨小头 capitulum of humerus**，与桡骨头的关节凹相关节，肱骨小头前上方为桡窝；内侧部有滑车状的**肱骨滑车 trochlea of humerus**，与尺骨的滑车切迹相关节，滑车前上方可见冠突窝，后上方为鹰嘴窝，伸肘时容纳尺骨鹰嘴；小头外侧和滑车内侧各有一个突起，分别称为**外上髁 lateral epicondyle** 和**内上髁 medial epicondyle**。内上髁后方的浅沟称尺神经沟，尺神经由此经过。下端与体交界处，

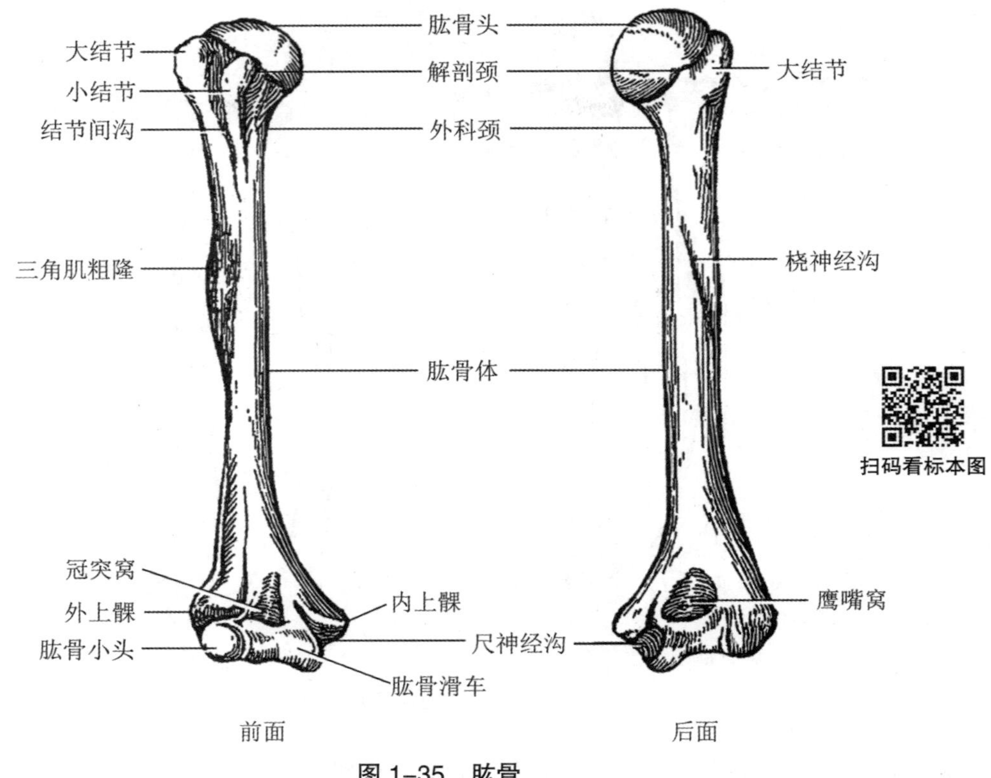

图 1-35 肱骨

即肱骨内、外上髁稍上方，骨质较薄弱，受暴力可发生肱骨髁上骨折。肱骨大结节和内、外上髁均可在体表扪及。

知识链接

肱骨外科颈位于肱骨大结节、小结节移行为肱骨干的交界处，解剖颈下方 2 ~ 3 cm，有腋神经和血管经过，此处由骨松质向骨密质过渡且稍细，是力学薄弱区，骨折较为常见，各种年龄均可发生，老年人较多，肱骨外科颈骨折移位较严重，有合并血管、神经损伤的可能，应特别注意。

2. 桡骨 radius 位于前臂外侧部，分为一体两端（图 1-36）。上端膨大称为**桡骨头 head of radius**，头上面的关节凹与肱骨小头相关节；其周围的环状关节面与尺骨的桡切迹相关节；桡骨头下方略细，称为桡骨颈，颈的内下方有突起的桡骨粗隆。桡骨体呈三棱柱形，内侧缘为薄锐的骨间缘（又称为骨间嵴），与尺骨的骨间缘相对，外侧面中点的粗糙面为旋前圆肌粗隆。下端前凹后凸，外侧向下方突出，称为**桡骨茎突 styloid process of radius**，下端内侧面有关节面，称为尺切迹，与尺骨头相关节，下面有腕关节面与腕骨相关节。体表可触及桡骨茎突和桡骨头。

3. 尺骨 ulna 位于前臂内侧，分为一体两端（图 1-36）。上端粗大，前面有一个大的凹陷，称为**滑车切迹 trochlear notch**，与肱骨滑车相关节，切迹后上方的突起为**鹰嘴**

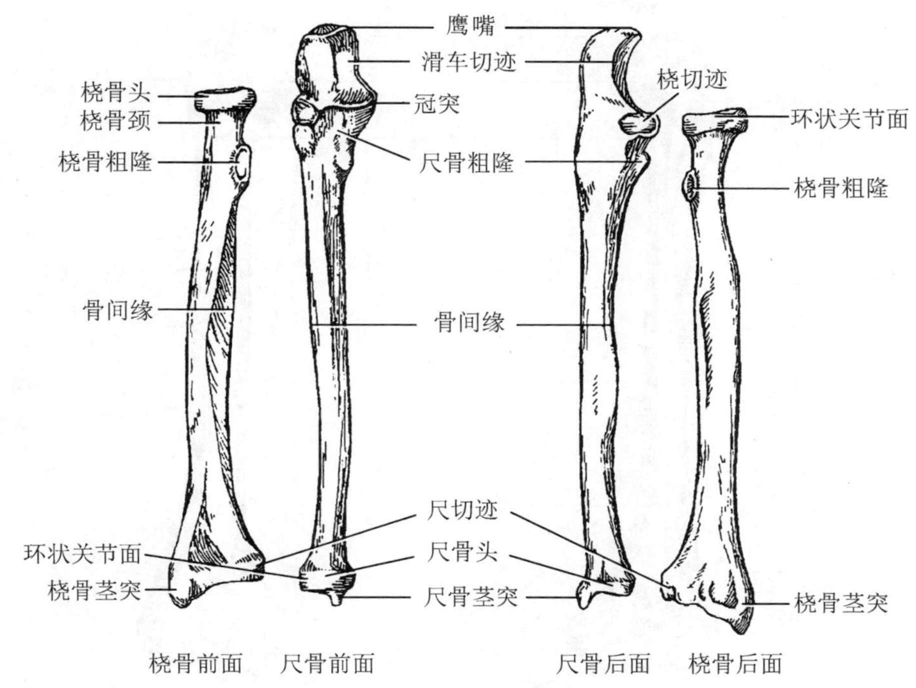

图 1–36　桡骨和尺骨

olecranon，前下方的突起为冠突。冠突外侧面有桡切迹，与桡骨头的环状关节面相关节，冠突下方的粗糙隆起，称为尺骨粗隆。尺骨体上段粗、下段细，外侧缘锐利，为骨间缘，与桡骨的骨间缘相对。下端为**尺骨头 head of ulna**，其前、外、后面有环状关节面与桡骨的尺切迹相关节，下面光滑，借三角形的软骨盘与腕骨分隔。尺骨头后内侧的锥状突起，称为**尺骨茎突 styloid process of ulna**。生理情况下，尺骨茎突比桡骨茎突高约 1 cm。鹰嘴、尺骨头和茎突均可在体表扪及。

4. 手骨　包括腕骨、掌骨和指骨（图 1–37）。

（1）**腕骨 carpal bones**：属于短骨，共 8 块，排成近侧、远侧列。近侧列由桡侧向尺侧分别为**手舟骨 scaphoid bone**、**月骨 lunate bone**、**三角骨 triquetral bone** 和**豌豆骨 pisiform bone**；远侧列为**大多角骨 trapezium bone**、**小多角骨 trapezoid bone**、**头状骨 capitate bone** 和**钩骨 hamate bone**。8 块腕骨构成一个掌面凹陷的腕骨沟。各骨相邻的关节面形成腕骨间关节。手舟骨、月骨和三角骨近侧端形成的椭圆形关节面，与桡骨腕关节面和尺骨下端的软骨盘构成桡腕关节。腕骨骨折多由间接暴力引起，以手舟骨骨折最为多见。

（2）**掌骨 metacarpal bones**：5 块。由桡侧向尺侧依次为第 1 ~ 5 掌骨。近端为掌骨底，接腕骨；远端为掌骨头，接指骨；中间部为掌骨体。第 1 掌骨短而粗，其底有鞍状关节面，与大多角骨的鞍状关节面相关节，握拳时，掌骨头显露于皮下。

（3）**指骨 phalanges of fingers**：属于长骨，共 14 块。拇指有 2 节，分为近节和远节指骨，其余各指为 3 节，分别为近节指骨、中节指骨和远节指骨。每节指骨的近端为底，中间部为体，远端为滑车。远节指骨远端掌面粗糙，称为远节指骨粗隆。

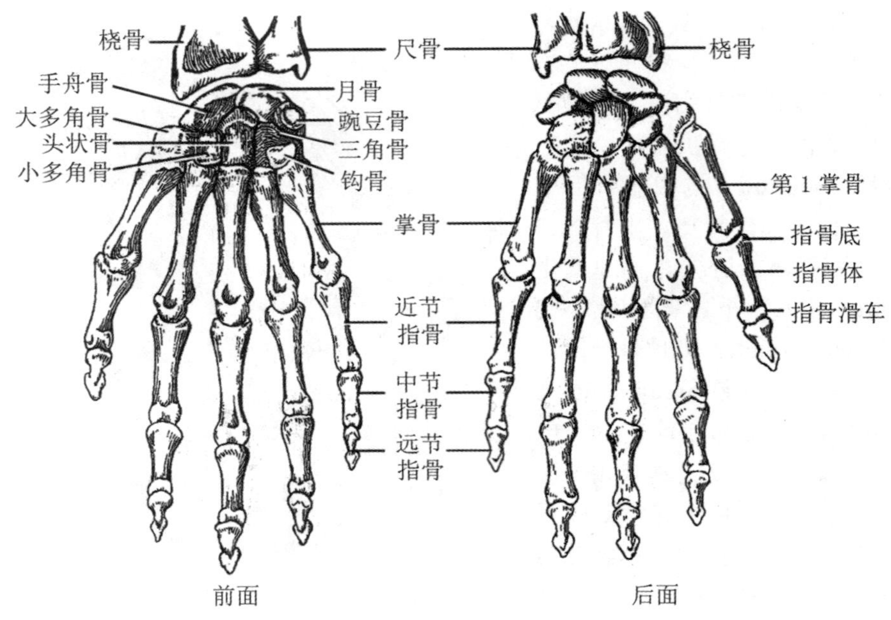

图 1–37 手骨

二、下肢骨

（一）下肢带骨

髋骨 hip bone 为不规则骨，上部扁阔，中部窄厚，位于躯干下端的两侧（图 1–38、图 1–39）。外侧面有一个深窝为髋臼，前下部有一个大孔为闭孔。左、右髋骨与骶、尾骨构成骨盆。髋骨由髂骨、坐骨和耻骨组成，早期为软骨结合，16 岁左右完全骨化融合。

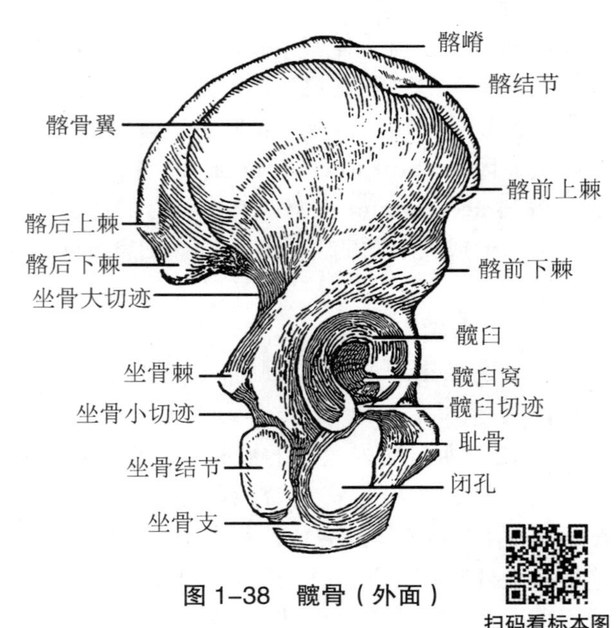

图 1–38 髋骨（外面）

扫码看标本图

1. 髂骨 ilium 构成髋骨的后上部，分为肥厚的髂骨体和扁阔的髂骨翼。髂骨体构成髋臼的上 2/5，髂骨翼上缘肥厚，形成弓形的**髂嵴 iliac crest**。两侧髂嵴最高点的连线约平第 4 腰椎棘突，是计数椎骨的标志。髂嵴前端为**髂前上棘 anterior superior iliac spine**，后端为**髂后上棘 posterior superior iliac spine**。髂前上棘后方 5 ~ 7 cm 处，髂嵴外唇向外突起，称为**髂结节 tubercle of iliac crest**。在髂前、后上棘的下方各有一个薄锐突起，分别称为髂前下棘和髂后下棘。髂骨翼内面的浅窝，称为髂窝，为大骨盆的侧壁；髂窝下界有圆钝骨嵴，称为**弓状线**

arcuate line。髂窝的后方有耳状面与骶骨的耳状面相连结。耳状面后上方有髂粗隆与骶骨借韧带相连。髂骨翼外面，称为臀面，有臀肌附着。

2. 坐骨 ischium　构成髋骨后下部，分为坐骨体和坐骨支。坐骨体组成髋臼的后下 2/5，后缘有突起的**坐骨棘 ischial spine**，下方为**坐骨小切迹 lesser sciatic notch**，坐骨棘与髂后下棘之间为**坐骨大切迹 greater sciatic notch**。坐骨体下后部向前、上、内侧延伸为较细的坐骨支，其末端与耻骨下支结合。坐骨体与坐骨支移行处的后部粗糙的隆起，称为**坐骨结节 ischial tuberosity**，是坐位时体重的承受点，为坐骨最低部，可在体表扪及。

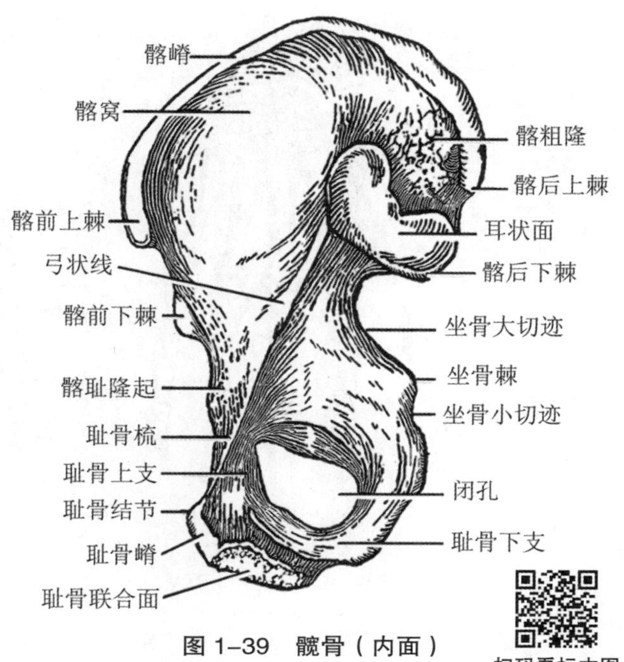

图 1-39　髋骨（内面）

3. 耻骨 pubis　构成髋骨前下部，分为耻骨体和上、下支。耻骨体组成髋臼的前下 1/5，与髂骨体的结合处骨面粗糙隆起，称为髂耻隆起，由此向前内侧伸出耻骨上支，其末端急转向下方，成为耻骨下支。耻骨上支上面的锐嵴，称为耻骨梳，向后方移行于弓状线，向前方终于**耻骨结节 pubic tubercle**。耻骨结节到中线的粗钝上缘为耻骨嵴，可在体表扪及。耻骨上、下支相互移行处内侧的椭圆形粗糙面，称为耻骨联合面。两侧耻骨联合面借纤维软骨相接，构成耻骨联合。耻骨下支伸向后下外侧，与坐骨支结合。耻骨与坐骨共同围成**闭孔 obturator foramen**，活体有闭孔膜封闭，闭孔的上缘有闭孔沟。

髋臼 acetabulum 由髂、坐、耻骨的体合成。窝内半月形的关节面，称为月状面；窝的中央未形成关节面的部分，称为**髋臼窝 acetabular fossa**。髋臼边缘下部的缺口，称为髋臼切迹。

（二）自由下肢骨

1. 股骨 femur　位于大腿部，是人体最长、最结实的长骨，长度约为身高的 1/4，分为一体两端（图 1-40）。

上端有朝向前内上方的**股骨头 femoral head**，与髋臼相关节，股骨头中央稍下有小的股骨头凹，为股骨头韧带的附着处。股骨头下外侧的缩细部分，称为**股骨颈 neck of femur**。股骨颈与体的夹角，称为颈干角，男性平均 132°，女性平均 127°。股骨颈与体连接处上外侧的隆起，称为**大转子 big rotor**；内下方的隆起，称为**小转子 small rotor**，有肌附着。大转子内侧面的凹陷，称为**转子窝 rotor fossa**。大、小转子之间，前面有转子间线，后面有转子间嵴。大转子是重要的体表标志，可在体表扪及。

股骨体略凸向前方，上段呈圆柱形，中段呈三棱柱形，下段前后略扁。股骨体后面有纵行骨嵴，称为粗线，此线上端分叉，向上外侧延续于粗糙的臀肌粗隆，向上内侧延续为耻骨肌线。粗线下端也分为内、外线，两线间的骨面为腘面。粗线中点附近，有口朝下

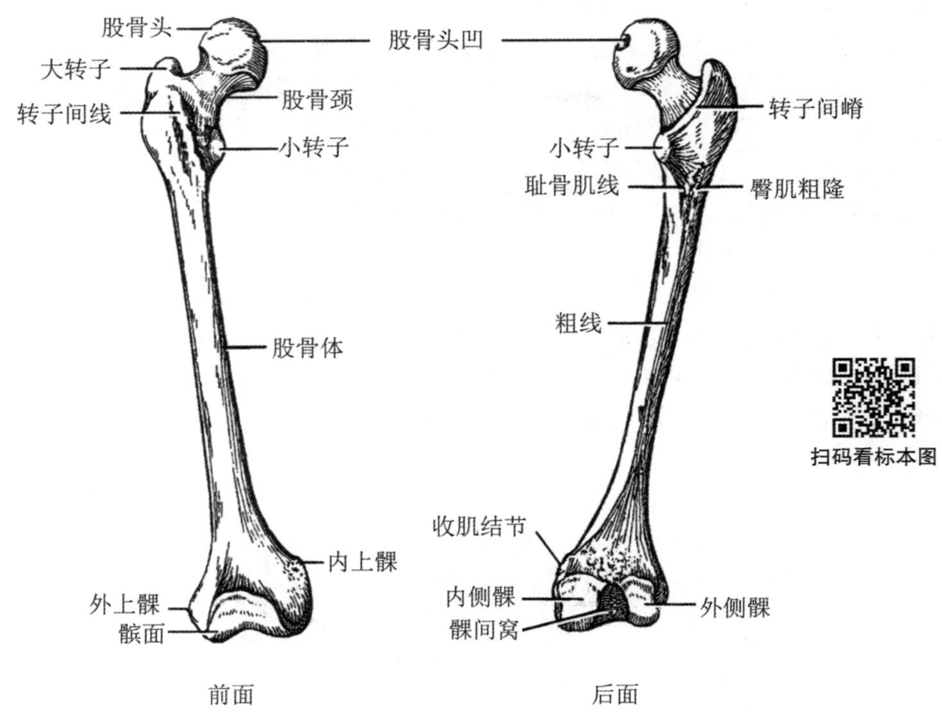

图 1–40　股骨

的滋养孔。

下端有两个向后方突出的膨大，分别称为**内侧髁 medial condyle** 和**外侧髁 lateral condyle**。内、外侧髁的前面、下面和后面都是光滑的关节面，两髁前方的关节面彼此相连，形成髌面，与髌骨相接。两髁后部之间的深窝，称为**髁间窝 intercondylar fossa**。两髁侧面最突起处，分别为**内上髁 medial epicondyle** 和**外上髁 lateral epicondyle**。内上髁上方的小突起，称为**收肌结节 adductor tubercle**，为大收肌腱附着处。以上均为体表可扪及的重要标志。

2. 髌骨 patella　是人体最大的籽骨（图 1–41），位于股骨下端的前面、股四头肌腱内，上宽下尖，前面粗糙，后面为关节面，与股骨髌面相关节。髌骨具有保护膝关节、避免股四头肌腱对股骨髁软骨面的摩擦、增加膝关节稳定性的功能。髌骨可在体表扪及。

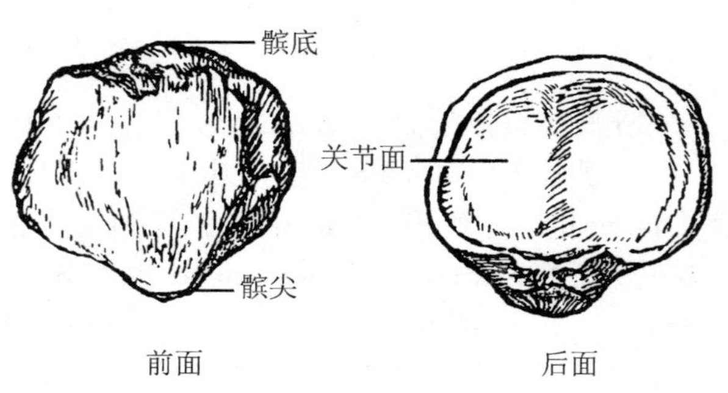

图 1–41　髌骨

3. 胫骨 tibia　位于小腿内侧，是粗大的长骨，为小腿主要承重骨，分为一体两端（图 1–42）。上端膨大，向两侧突出，形成内侧髁和外侧髁。两髁上面各有关节面，与股骨内、外侧髁相关节。两个上关节面之间的粗糙小隆起，称为**髁间隆起**

intercondylar eminence。外侧髁后下方有腓关节面与腓骨头相关节，上端前面的隆起，称为**胫骨粗隆 tibial tuberosity**。内、外侧髁和胫骨粗隆在体表均可扪及。胫骨体呈三棱柱形，较锐的前缘和平滑的内侧面直接位于皮下，外侧缘有小腿骨间膜附着，称为骨间缘，后面上部有斜向下内侧的比目鱼肌线。胫骨下端稍膨大，其内下方的突起，称为**内踝 medial malleolus**，下端的下面和内踝的外侧面有关节面与距骨相关节，下端的外侧面有腓切迹与腓骨相接。内踝可在体表扪及。由于皮下组织和骨骼肌较薄弱，血供较差，胫骨挫伤是常见的运动损伤。

4. 腓骨 fibula　细长，位于胫骨外后方，分为一体两端（图 1–42）。上端稍膨大，称为**腓骨头 fibular head**，有腓骨头关节面与胫骨相关节。腓骨头的下方缩窄，称为**腓骨颈 fibular neck**；腓骨体内侧缘锐利，称为骨间缘，有小腿骨间膜附着。下端膨大，称为**外踝 lateral malleolus**，其内侧有外踝关节面，与距骨相关节。腓骨头和外踝都可在体表扪及。

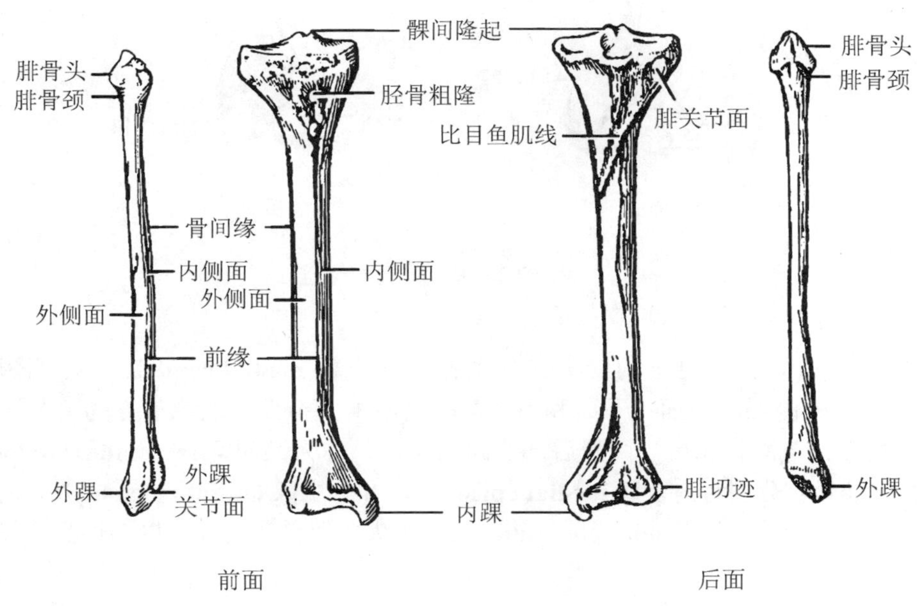

图 1–42　胫骨和腓骨

5. 足骨　包括跗骨、跖骨和趾骨（图 1–43）。

（1）**跗骨 tarsal bones**：共 7 块，属于短骨，分为前、中、后列。后列包括上方的**距骨 talus** 和下方的**跟骨 calcaneus**；中列为位于距骨前方的**足舟骨 navicular bone**；前列为**内侧楔骨 medial cuneiform bone**、**中间楔骨 intermedius cuneiform bone**、**外侧楔骨 lateral cuneiform bone** 和跟骨前方的**骰骨 cuboid bone**。

跗骨几乎占据全足的一半，与下肢的支持和负重功能相适应。距骨上面有前宽后窄的关节面，称为**距骨滑车 talus trochlea**，与内、外踝和胫骨的下关节面相关节。距骨下方与跟骨相关节；跟骨后端隆突，称为跟骨结节。距骨前接足舟骨，其内下方隆起为舟骨粗隆，是重要的体表标志。足舟骨前方与 3 块楔骨相关节，外侧的骰骨与跟骨相接。

（2）**跖骨 metatarsal bones**：共 5 块，由内侧向外侧分别为第 1 ～ 5 跖骨，形状和排

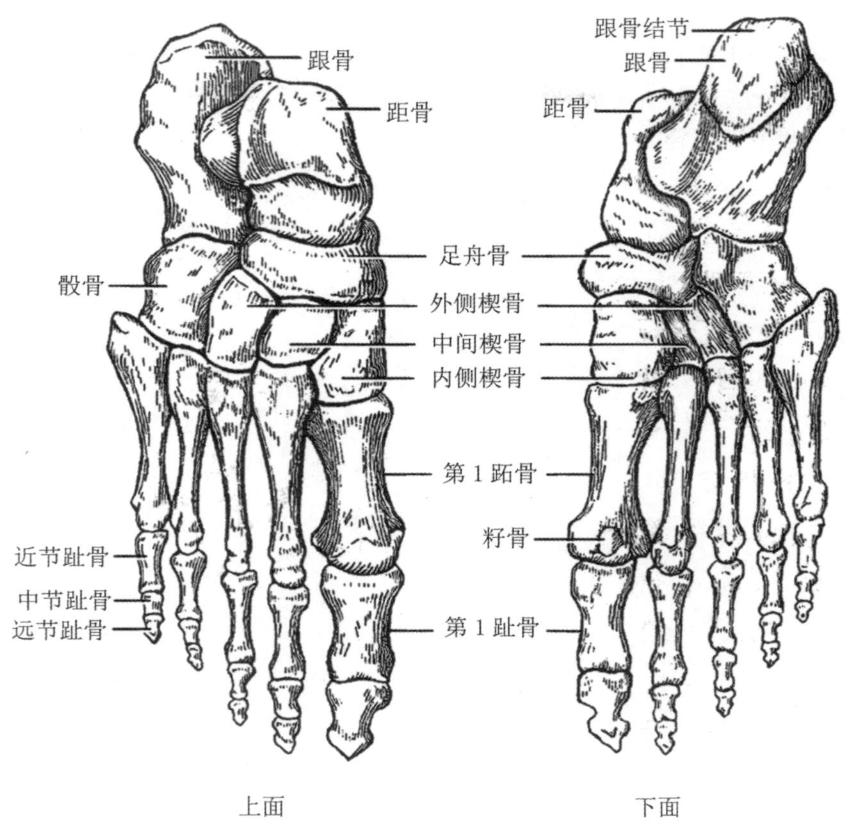

图 1-43　足骨

列大致与掌骨相当，但比掌骨粗大。每一块跖骨近端为跖骨底，与跗骨相接，中间为跖骨体，远端为跖骨头，与近节趾骨底相接。第 5 跖骨底向后外侧突出，称为第 5 跖骨粗隆，在体表可扪及。

（3）**趾骨 phalanges of toes**：共 14 块。踇趾为 2 节，其余各趾为 3 节。形态和命名与指骨相同。踇趾骨粗壮，其余趾骨细小。

知识链接

在体表可以看到或摸到骨的隆起或凹陷，可以作为确定深部器官的位置、判断神经和血管的走行、确定手术切口的部位及穿刺定位的依据，这些隆起或凹陷称为骨性标志。常用的骨性标志有头部的枕外隆凸、乳突、颧弓、眶上切迹、下颌头、下颌角等，躯干部的颈静脉切迹、胸骨角、肋弓、骶管裂孔等，上肢的肩峰、肩胛下角、肱骨大结节、肱骨小结节、桡骨茎突等，下肢的髂嵴、坐骨结节、股骨大转子、股骨内侧髁、股骨外侧髁、髌骨、胫骨粗隆、腓骨头、外踝、内踝等。

思考题

1. 简述颅底的主要孔、裂及通过的主要结构。
2. 简述肱骨上与神经有关的结构及相关的神经。
3. 简述眶的交通途径。

（河南科技大学　陆富生）

第二章 骨连结

第一节 总 论

骨与骨之间借纤维结缔组织、软骨或骨相连，称为**骨连结 osseous connection**。按照骨连结的方式不同，可分为直接连结和间接连结两大类（图 2–1）。

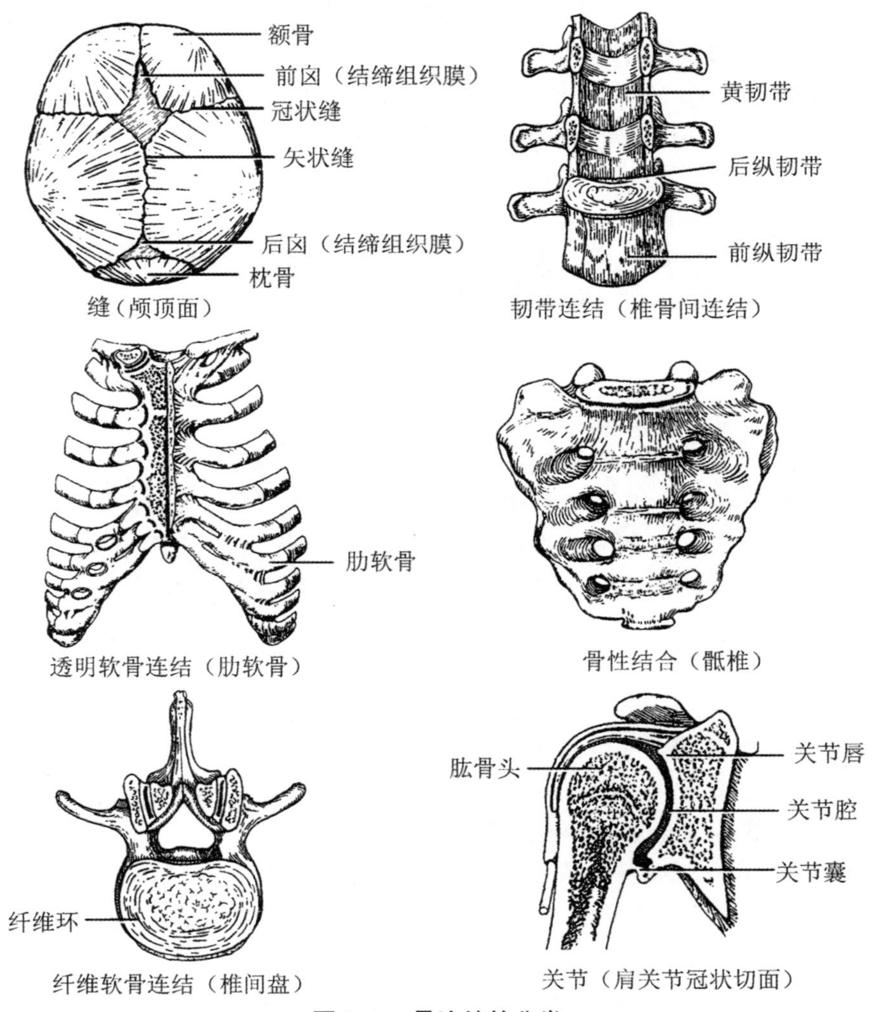

图 2–1 骨连结的分类

一、直接连结

直接连结是指骨与骨之间借纤维结缔组织或软骨及骨直接相连，其间无腔隙，运动范围较小或完全不能活动。根据连结组织不同，可分为**纤维连结 fibrous joint**、**软骨连结 cartilaginous joint** 和**骨性结合 synostosis** 三类。

（一）纤维连结

两骨之间以纤维结缔组织相连结，可分为两种。

1. 韧带连结 syndesmosis 连接两骨的纤维结缔组织比较长，呈条索状或膜板状。如连结相邻两椎弓板之间的黄韧带、椎骨棘突之间的棘间韧带、前臂骨间膜等。

2. 缝 suture 两骨之间借少量纤维结缔组织相连，这种连结往往随年龄的增加，可出现结缔组织骨化。如颅的冠状缝、矢状缝等。

（二）软骨连结

两骨之间借软骨相连结，可分为两种。

1. 透明软骨连结 synchondrosis 两骨之间借透明软骨相连结，如长骨骨干与骺之间的骺软骨、骶椎之间的软骨结合等，多见于幼年发育时期，随着年龄增长，可骨化形成骨性结合，故又称为暂时性软骨连结。

2. 纤维软骨连结 symphysis 两骨之间借纤维软骨相连结，多位于人体中轴承受压力之处，坚固性大而弹性低，如椎间盘、耻骨联合等。终生不骨化，故又称为永久性软骨连结。

（三）骨性结合

两骨之间以骨组织相连，常由纤维连结的缝或透明软骨连结骨化形成，如缝和髂、耻、坐骨之间在髋臼处的软骨连结等。

扫码看
课程思政

二、间接连结

间接连结又称为**关节 articulation** 或滑膜关节，是骨连结的最高分化形式，其特点是骨与骨之间借结缔组织囊互相连接，其间有腔隙和滑液，一般有较大的活动性。关节的结构可分为基本结构和辅助结构两部分（图 2–2）。

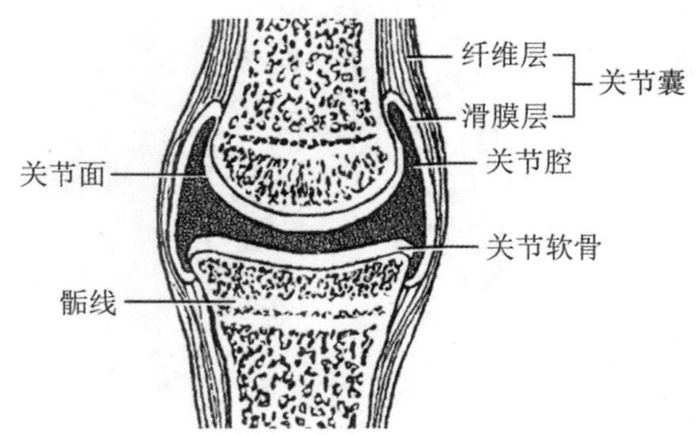

图 2–2 关节构造模式图

（一）关节的基本结构

1. 关节面 articular surface 是参与组成关节的各相关骨的接触面。每一个关节至少包括两个关节面，一般为一凸一凹，凸者称为**关节头 articular head**，凹者称为**关节窝 articular fossa**。关节面上覆盖有一层关节软骨，多数为透明软骨。关节软骨不仅使粗糙不平的关节面变得光滑，同时在运动时可以减少关节面的摩擦，缓冲震荡和冲击。

2. 关节囊 articular capsule 为包裹在关节周围的结缔组织囊，可分为内、外层。外

层为**纤维层 fibrous layer**，厚而坚韧，由致密结缔组织构成，含有丰富的血管和神经。纤维层的某些部位可明显增厚形成韧带，以增强关节的稳固性，限制其过度运动。内层为**滑膜层 synovial layer**，由薄而柔润的疏松结缔组织膜构成，衬贴于纤维层的内面，其边缘附着于关节软骨的周缘，包裹着关节内除关节软骨、关节唇和关节盘以外的所有结构。滑膜层富含血管网，能产生滑液，润滑关节软骨，以减少运动时软骨间的摩擦，并营养关节软骨。

3. 关节腔 articular cavity 为关节囊滑膜层和关节面共同围成的密闭腔隙，腔内含有少量滑液，关节腔内呈负压，对维持关节的稳固性有一定作用。

（二）关节的辅助结构

关节除了具备上述的关节面、关节囊和关节腔 3 个基本结构外，部分关节为适应其功能还形成了特殊的辅助结构，这些辅助结构对于增加关节的灵活性或稳固性都有重要作用。

1. 韧带 ligament 是连于相邻两骨之间的致密纤维结缔组织束，有加强关节的稳固性或限制其过度运动的作用。位于关节囊外的称为**囊外韧带 extracapsular ligament**，有的与关节囊相贴，为囊的局部纤维增厚，如髋关节的髂股韧带；有的与关节囊不相贴，分离存在，如膝关节的腓侧副韧带；有的是关节周围肌腱的直接延续，如膝关节的髌韧带。位于关节囊内的称为**囊内韧带 intracapsular ligament**，有滑膜包裹，如膝关节内的交叉韧带等。

2. 关节盘 articular disc 和关节唇 articular labrum 是关节囊内两种不同形态的纤维软骨。

关节盘位于两骨的关节面之间，其周缘附着于关节囊，将关节腔分成两部分。关节盘多呈圆盘状，中部稍薄，周缘略厚。有的关节盘呈半月形，称为半月板。关节盘可调整关节面使其更为适合，减少外力对关节的冲击和震荡。此外，分隔形成的两个腔可增加关节运动的形式和范围。

关节唇是附着于关节窝周缘的纤维软骨环，它加深关节窝，增大关节面，如髋臼唇等，增加了关节的稳固性。

3. 滑膜襞 synovial fold 和滑膜囊 synovial bursa 有些关节囊的滑膜层表面积大于纤维层，可形成皱襞，突入关节腔内形成滑膜襞；有的其内含有脂肪组织，则形成滑膜脂垫。在关节运动时，关节腔的形状、容积、压力发生改变，滑膜脂垫可起调节或填充作用。有时滑膜层也可从关节囊纤维层的薄弱或缺如处作囊状膨出，充填于肌腱与骨面之间，形成滑膜囊，它可减少骨骼肌活动时与骨面之间的摩擦。

（三）关节的运动

关节面的形态决定运动轴的多少和方向，决定着关节的运动形式和范围，关节的运动形式基本上是沿 3 个互相垂直的轴所做的运动。

1. 屈 flexion 和伸 extension 是关节沿冠状轴进行的一组运动，运动时组成关节的两骨相互靠拢，角度减小称为屈；相反，角度增大称为伸。一般情况下，关节的屈是指向腹侧面靠拢或成角，但膝关节则相反。在踝关节，足尖上抬，足背向小腿前面靠拢为踝关节的伸，亦称为背屈；足尖下垂为踝关节的屈，亦称为跖屈。

2. 内收 adduction 和外展 abduction 是关节沿矢状轴进行的运动，运动时，骨向正

中矢状面靠拢称为内收（收）；反之，远离正中矢状面称为外展（展）。手指的收、展是以中指为准的靠拢或散开，足趾则是以第2趾为准的靠拢或散开运动。

3. 旋转 rotation 是关节沿垂直轴进行的运动，骨向前内侧旋转，称为**旋内 medial rotation**；反之，向后外侧旋转，称为**旋外 lateral rotation**。在前臂，桡骨是围绕通过桡骨头和尺骨头的轴旋转，将手背转向前方的运动，称为**旋前 pronation**；将手掌恢复到向前方或手背转向后方的运动，称为**旋后 supination**。

4. 环转 circumduction 即关节头在原位转动，骨的远侧端做圆周运动，运动时全骨描绘出一个圆锥形轨迹。环转运动实为屈、展、伸、收的依次连续运动。只要能做屈、伸、展、收的两轴关节和三轴关节均可做环转运动。

（四）关节的分类

关节有多种分类方法，有的按照构成关节骨的数目分成单关节（两块骨构成）和复关节（两块以上的骨构成）；有的按照一个或多个关节是否同时运动的方式分成单动关节（如肘关节、肩关节等）和联动关节（如两侧的颞下颌关节等）。常用的关节分类则按照关节运动轴的数目和关节面的形态可分为以下三类（图2–3）。

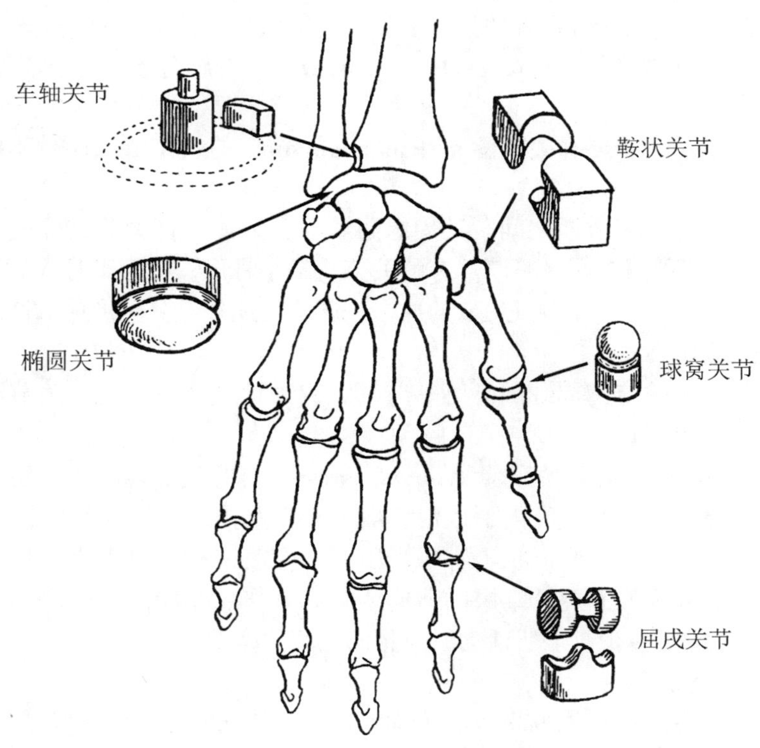

图2–3 关节的类型

1. 单轴关节 关节只能绕一个运动轴做一组运动，包括两种形式。

（1）**屈戌关节 hinge joint**：又称为滑车关节。一骨的关节头呈滑车状，另一骨有相应的关节窝。通常只能绕冠状轴做屈伸运动，如指骨间关节。

（2）**车轴关节 trochoid joint**：由圆柱状的关节头与凹面状的关节窝构成，关节窝常

由骨和韧带连成环。可沿垂直轴做旋转运动，如寰枢正中关节和桡尺近侧关节等。

2. 双轴关节 关节能绕两个互相垂直的运动轴进行两组运动，也可进行环转运动，包括两种形式。

（1）**椭圆关节 ellipsoidal joint**：关节头呈椭圆形凸面，关节窝呈相应椭圆形凹面，可沿冠状轴做屈、伸运动，沿矢状轴做内收、外展运动，并可做环转运动，如桡腕关节和寰枕关节等。

（2）**鞍状关节 sellar joint**：两骨的关节面均呈鞍状，互为关节头和关节窝，鞍状关节有两个运动轴，可沿两轴做屈、伸、收、展和环转运动，如拇指腕掌关节。

3. 多轴关节 关节具有两个以上的运动轴，可做多方向的运动，通常也有两种形式。

（1）**球窝关节 spheroidal joint**：关节头较大，呈球形，关节窝浅而小，与关节头的接触面积不到 1/3，如肩关节。可做屈、伸、收、展、旋内、旋外和环转运动。也有的关节窝特别深，包绕关节头 1/2 以上，称为杵臼关节，虽然也属于球窝关节，但运动范围受到一定限制，如髋关节。掌指关节亦属为球窝关节，因其侧副韧带较强，旋转运动受限。

（2）**平面关节 plane joint**：两骨的关节面均较平坦而光滑，但仍有一定的弯曲或弧度，也可列入多轴关节，可做多轴性的滑动或转动，但活动范围小，如腕骨间关节和跗跖关节等。

第二节 中轴骨连结

中轴骨连结包括躯干骨的连结和颅骨的连结。

一、躯干骨的连结

躯干骨的连结包括由 24 块椎骨、1 块骶骨和 1 块尾骨借骨连结形成的**脊柱 vertebral column**，构成人体的中轴，向上方承托颅，向下方连接下肢；以及 12 块胸椎、12 对肋和 1 块胸骨借骨连结共同形成的胸廓。

（一）脊柱

1. 椎骨间的连结 各椎骨之间借韧带、软骨和滑膜关节相连，可分为椎体间连结和椎弓间连结。

（1）椎体间的连结：椎体之间借椎间盘和前、后纵韧带相连。

1）**椎间盘 intervertebral disc**：是连结相邻两个椎体的纤维软骨盘（第 1、2 颈椎之间除外），成人有 23 个椎间盘。椎间盘由两部分构成，中央部为**髓核 nucleus pulposus**，是柔软而富有弹性的胶状物质，为胚胎时脊索的残留物；周围部为**纤维环 anulus fibrosus**，由多层纤维软骨环按照同心圆排列组成，前宽后窄，牢固连结各椎体上、下面，保护髓核并限制髓核向周围膨出。椎间盘既坚韧，又富有弹性，承受压力时被压缩，除去压力后又复原，具有“弹性垫”样作用，可缓冲外力对脊柱的震动，也可增加脊柱的运动幅度（图 2–4）。

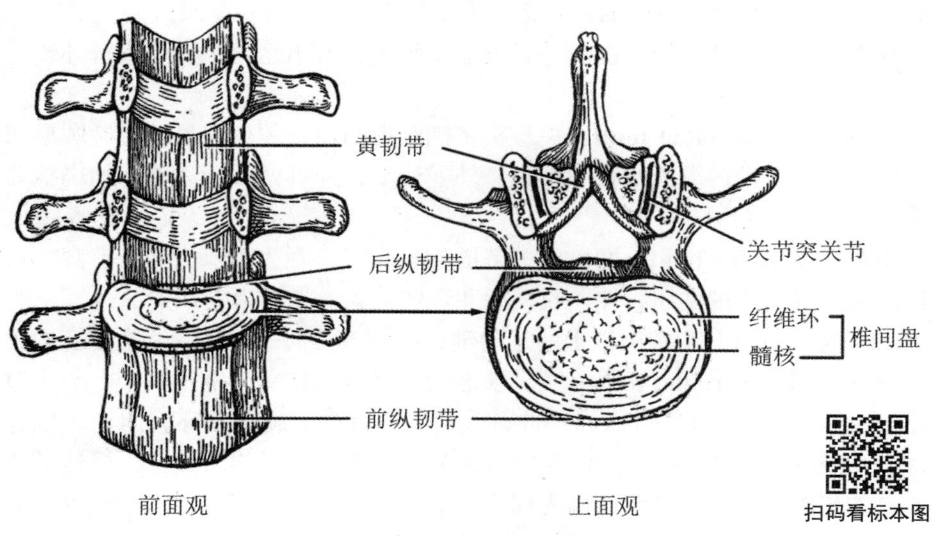

图 2-4　椎体间连结

知识链接

23 个椎间盘的厚薄各不相同，以中胸部最薄，颈部较厚，腰部最厚，因此颈、腰椎的活动幅度较大。纤维环是前厚后薄，由于退行性变化、外伤或劳损等因素，易造成髓核向后外侧脱出，突入椎管或椎间孔，压迫脊髓或脊神经，临床上称为椎间盘脱出，可产生肢体疼痛、麻木等临床症状。

2）**前纵韧带 anterior longitudinal ligament**：为全身最长的韧带，位于椎体和椎间盘的前面，宽而坚韧，向上方起自枕骨大孔前缘，向下方到达第 1 或第 2 骶椎体。其纵行的纤维牢固地附着于椎体和椎间盘，有防止脊柱过度后伸和椎间盘向前方脱出的作用。

3）**后纵韧带 posterior longitudinal ligament**：位于椎管内的椎体后面，窄而坚韧，起自枢椎并与覆盖枢椎椎体的覆膜相续，向下方到达骶管前壁，有限制脊柱过度前屈和防止椎间盘向后方脱出的作用。

（2）椎弓间的连结：包括椎弓板、棘突、横突间的韧带连结和上、下关节突间的关节（图 2-5）。

1）**黄韧带 ligamenta flava**：也称为弓间韧带，为连结相邻两个椎弓板之间的韧带，位于椎管后外侧壁，由黄色的弹性纤维构成，有限制脊柱过度前屈

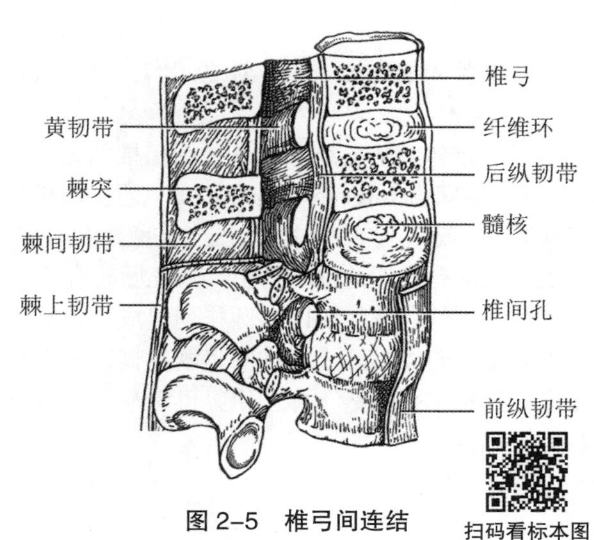

图 2-5　椎弓间连结

的作用。

2）**棘间韧带 interspinal ligament**：为连结相邻棘突之间的薄层纤维，附着于棘突根部到棘突尖。向前、后方与黄韧带、棘上韧带相移行。

3）**棘上韧带 supraspinal ligament** 和**项韧带 ligamentum nuchae**：棘上韧带是连结胸、腰、骶椎各棘突尖之间的纵行韧带，向前方与棘间韧带相融合，都有限制脊柱前屈的作用。在颈部，从颈椎棘突尖向后方扩展成三角形板状的弹性纤维膜，称为项韧带，上缘附于枕外隆凸和枕外嵴，向下方至第 7 颈椎棘突并延续于棘上韧带。

4）**横突间韧带 intertransverse ligament**：位于相邻椎骨横突之间的纤维索。

5）**关节突关节 zygapophyseal joint**：由相邻椎骨的上、下关节突的关节面构成，属平面关节，只能做轻微滑动。

（3）寰椎与枕骨、枢椎的关节（图 2–6）：

1）**寰枕关节 atlantooccipital joint**：为两侧枕髁与寰椎侧块的上关节凹构成的联动关节，属于双轴性椭圆关节。两侧关节同时活动，可使头部做俯仰和侧屈运动。

2）**寰枢关节 atlantoaxial joint**：包括寰枢外侧关节和寰枢正中关节 3 个关节。①寰枢外侧关节，左右各一，由寰椎侧块的下关节面与枢椎的上关节面构成，关节囊的后部及内侧均有韧带加强。②寰枢正中关节，由齿突与寰椎前弓后面的齿突凹和寰椎横韧带构成。寰枢关节沿齿突垂直轴运动，使头部连同寰椎进行旋转。寰枕、寰枢关节的联合活动能使头部做俯仰、侧屈和旋转运动。

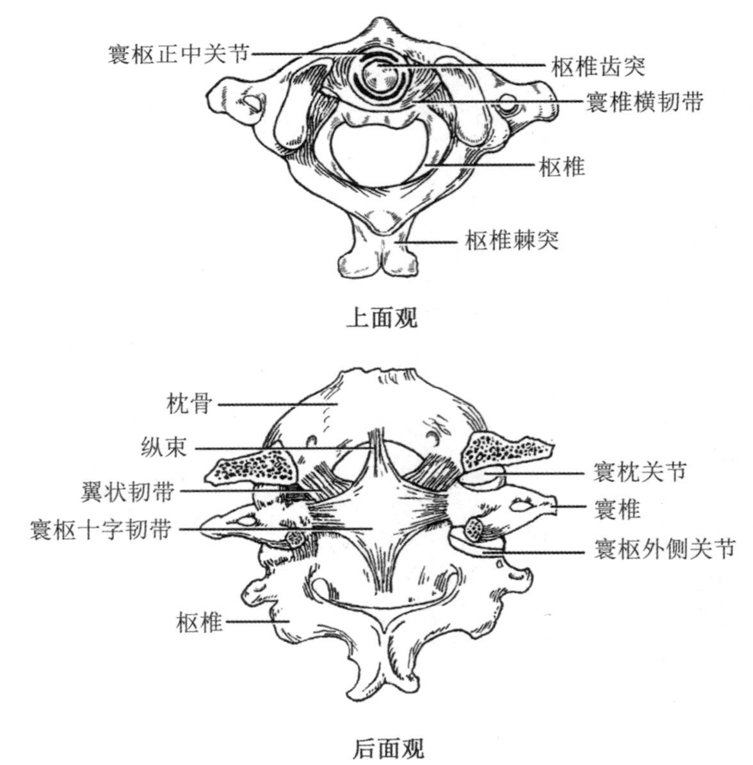

图 2–6　寰枕关节和寰枢关节

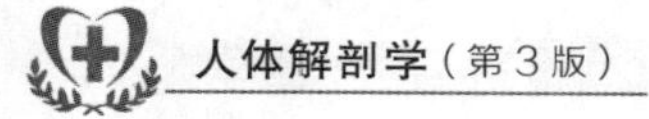

2. 脊柱的整体观及其运动

（1）脊柱的整体观：脊柱的功能是支持躯干和保护脊髓。成年男性脊柱长约 70 cm，女性脊柱略短，约 60 cm。脊柱长度可因姿势不同而略有差异，静卧比站立时可长出 2 ~ 3 cm，这是由于站立时椎间盘被压缩所导致。椎间盘的总厚度约为脊柱全长的 1/4，老年人因椎间盘变薄、骨质疏松，脊柱也逐渐变短。

1）脊柱前面观：从前面观察脊柱，可见椎体自上向下依次变宽，到第 2 骶椎体为最宽，这与承受重力不断增加有关。自骶骨的耳状面以下，由于重力经骶髂关节传至下肢骨，椎体已不负重，体积逐渐减小。

2）脊柱后面观：从后面观察脊柱，所有椎骨棘突连贯形成纵嵴，其两侧各有一条纵行的脊椎沟。颈椎棘突短而分叉，近水平位；胸椎棘突细长，斜向后下方，呈叠瓦状；腰椎棘突呈板状，水平伸向后方。

3）脊柱侧面观：从侧面观察脊柱，可见成人脊柱有**颈曲 cervical flexure**、**胸曲 pectoral flexure**、**腰曲 lumbar flexure** 和**骶曲 sacral flexure** 4 个生理性弯曲（图 2–7）。其

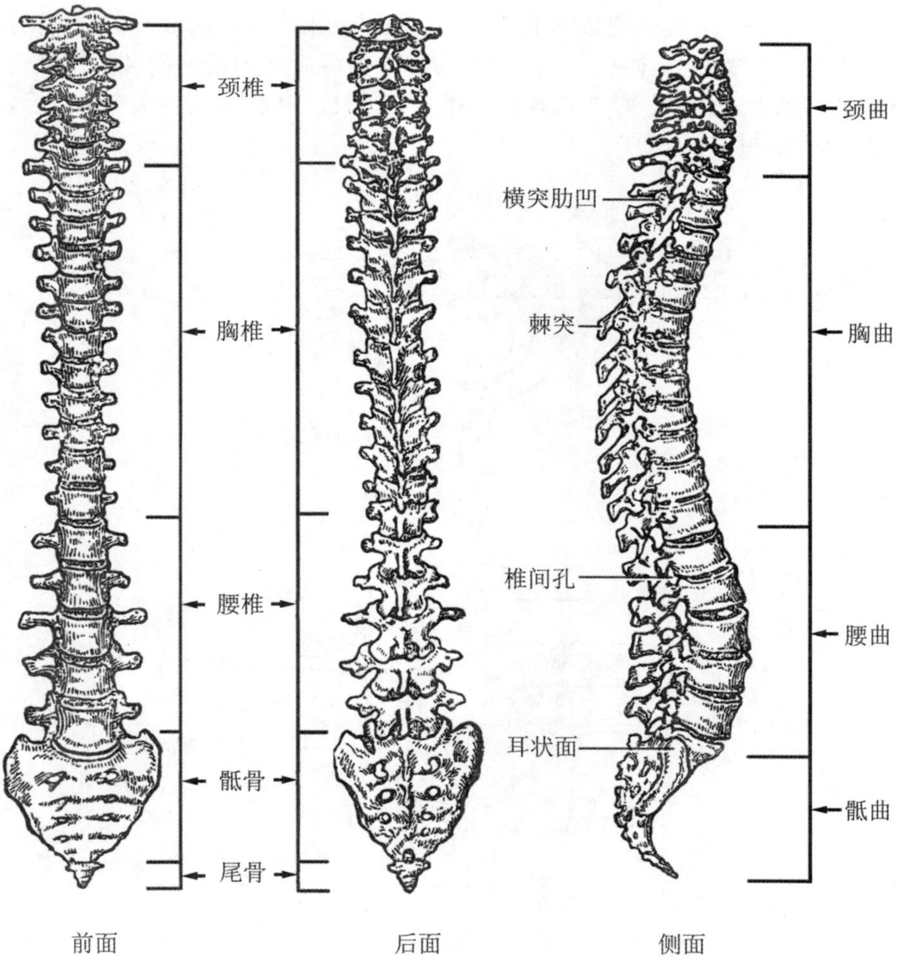

图 2–7　脊柱全貌

中，颈曲和腰曲凸向前方，胸曲和骶曲凸向后方。脊柱的这些弯曲增大了脊柱的弹性，对维持人体的重心稳定和减轻震荡有重要意义。胸曲和骶曲凸向后方，在胚胎时期形成。婴儿出生后的抬头、坐起及站立行走等使脊柱的颈段、腰段形成了凸向前方的颈曲和腰曲。

（2）脊柱的运动：脊柱在相邻两椎骨之间的运动是有限的，但整个脊柱的活动范围较大，可做屈、伸、侧屈、旋转和环转运动。脊柱各部的运动性质和范围不同，这主要取决于关节突关节面的方向和形状、椎间盘的厚度、韧带的位置及厚薄等。同时也与年龄、性别和锻炼程度有关。在颈部，颈椎关节突的关节面略呈水平位，关节囊松弛，椎间盘较厚，故屈伸和旋转运动的幅度较大；在胸部，胸椎与肋骨相连，椎间盘较薄，关节突的关节面呈冠状位，棘突呈叠瓦状，这些因素限制了胸椎的运动，故活动范围较小；在腰部，椎间盘最厚，关节突的关节面几乎呈矢状位，屈伸运动灵活，但限制了旋转运动。由于颈、腰部运动灵活，故损伤也较多见。

（二）胸廓

胸廓 thorax 由 12 块胸椎、12 对肋和 1 块胸骨借骨连结共同构成，胸廓的主要关节有肋椎关节和胸肋关节。

1. 肋椎关节 costovertebral joint 为肋后端与胸椎之间构成的关节，包括肋头关节和肋横突关节（图 2–8）。

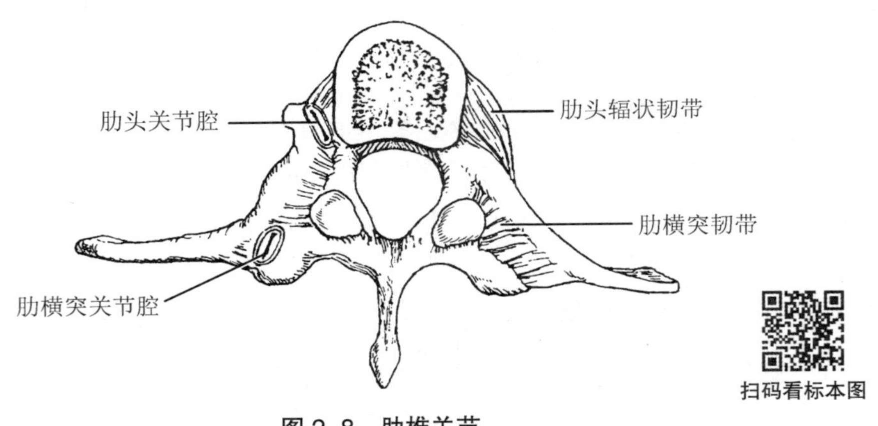

图 2–8 肋椎关节

（1）**肋头关节 joint of costal head**：由肋头的关节面与相邻胸椎体的下、上肋凹构成，关节囊附于关节面周围，并由关节囊前方的肋头辐状韧带加强，属于平面关节，能做轻微运动。

（2）**肋横突关节 costotransverse joint**：由肋结节关节面与胸椎横突肋凹构成，属于微动关节。加强关节的韧带有：①连结肋颈与横突的肋横突韧带；②连结肋颈上缘与上位胸椎横突下缘的肋横突上韧带。

这两个关节在功能上是联动关节，运动时肋骨沿肋头至肋结节的轴线旋转，使肋上升或下降，以增加或减小胸廓的前后径和横径，从而改变胸腔的容积，有助于呼吸。

2. 胸肋关节 sternocostal joint 由第 2 ~ 7 肋软骨与胸骨相应的肋切迹构成，属于微动关节。第 1 肋与胸骨柄之间是软骨结合；第 8 ~ 10 肋软骨的前端不直接与胸骨相连，而依次与上位肋软骨形成软骨连结构成**肋弓 costal arch**；第 11、12 肋前端游离于腹壁肌

层中，不与胸骨相连结（图2-9）。

3. 胸廓的整体观及其运动 成人胸廓近似圆锥形，前后径小于横径，上窄下宽。胸廓有上、下口和前、后、外侧壁。胸廓上口较小，由胸骨柄上缘、第1肋和第1胸椎体构成，是胸腔与颈部的通道，上口的平面与第1肋的方向一致，即向前下方倾斜，胸骨柄上缘约平对第2胸椎体下缘。胸廓下口宽阔而不规则，由第12胸椎、第12肋前端、第11肋前端、肋弓和剑突共同围成。左、右肋弓在中线构成向下方开放的**胸骨下角 inferior corner of sternum**。角的尖部夹有剑突，剑突又将胸骨下角分成了左、右**剑肋角 xiphocostal angle**，剑突尖约平对第10胸椎体下缘。胸廓前壁最短，由胸骨、肋软骨和肋骨前端构成。后壁较长，由胸椎和肋角内侧部分的肋骨构成。外侧壁最长，由肋骨体构成。相邻两肋之间的间隙称为**肋间隙 intercostal space**（图2-10）。胸廓具有保护、支持和运动功能。胸廓的运动主要是参与呼吸：吸气时，在肌的作用下，肋的前部抬高，肋体向外扩展，胸骨上升，使胸廓的前后径和横径增大，胸腔容积增大；呼气时，在重力和肌的作用下，胸廓做相反的运动，使胸腔容积减小。

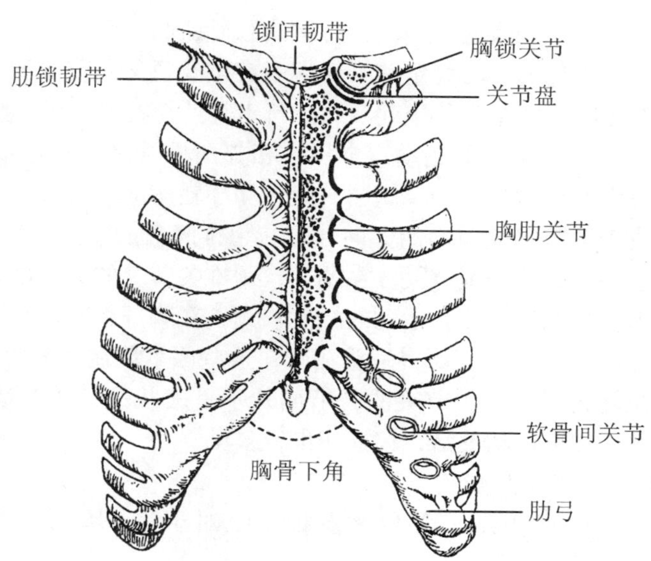

图2-9 胸肋关节和胸锁关节

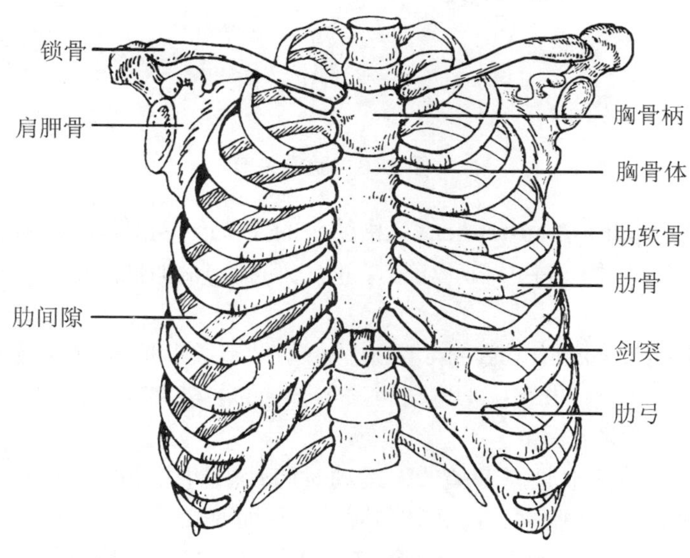

图2-10 胸廓

二、颅骨的连结

颅骨的连结可分为直接连结和间接连结，以直接连结为主。

（一）颅骨的纤维连结和软骨连结

各颅骨之间多借缝、软骨或骨性结合相连结，连结极为牢固。颅盖骨是膜化骨成骨，在发育过程中骨与骨之间遗留有薄层结缔组织膜，称为**缝 sutures**，有冠状缝、矢状缝、人字缝和蝶顶缝等，随着年龄的增长，缝可发生骨化而形成骨性结合。颅底诸骨是软骨化骨成骨，骨与骨之间是软骨连结，如蝶枕软骨结合、蝶岩软骨结合、岩枕软骨结合等。随着年龄的增长，软骨结合也可骨化为骨性结合，但破裂孔处的软骨终生不骨化。

（二）颅骨的关节

颅骨的关节为**颞下颌关节 temporomandibular joint**，由下颌骨的下颌头与颞骨的下颌窝、关节结节构成。其关节面表面覆盖的是纤维软骨，关节囊松弛，上方附着于下颌窝和关节结节的周围，下方附着于下颌颈，关节囊外有外侧韧带加强；关节囊内有纤维软骨构成的关节盘，关节盘的周缘与关节囊相连，将关节腔分为上、下两部分。关节囊的前部较薄弱，颞下颌关节易向前方脱位（图 2–11）。

颞下颌关节属于联动关节，两侧必须同时运动。下颌骨可做上提、下降、前进、后退和侧方运动。其中，下颌骨的上提和下降运动发生在下关节腔，前进和后退运动发生在上关节腔。侧方运动是一侧的下颌头对关节盘做旋转运动，而对侧的下颌头和关节盘一起对关节窝做前进运动。张口是下颌骨下降并伴向前方的运动，故张大口时，下颌体降向下后方，而下颌头随同关节盘滑至关节结节的下方。闭口则是下颌骨上提并伴有下颌头和关节盘一起滑回关节窝的运动。

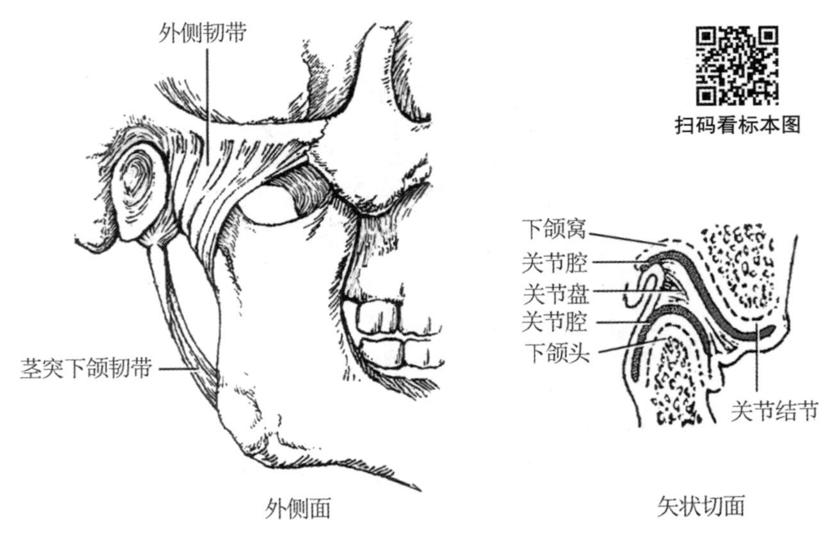

图 2–11　颞下颌关节

知识链接

颞下颌关节运动中相互碰撞和张口过大、韧带松弛时，下颌头可滑至关节结节前方而不能退回关节窝，造成颞下颌关节脱位。症状为张口不能闭合，处于不能说话和下咽的状态，有局部疼痛和压痛，口涎外溢，颈部向前方突出等。手法复位时，必须先将下颌骨拉向前下方，超过关节结节，再将下颌骨向后上方推动，才能将下颌头纳回下颌窝内。

第三节　四肢骨连结

四肢骨的连结以关节为主，包括上肢骨的连结和下肢骨的连结。

一、上肢骨的连结

上肢骨的连结包括上肢带骨的连结和自由上肢骨的连结。

（一）上肢带骨的连结

1. 胸锁关节 sternoclavicular joint　是上肢骨与躯干骨连结的唯一关节。由锁骨的胸骨端与胸骨的锁切迹、第1肋软骨的上面构成，属于多轴关节。关节囊坚韧并由胸锁前、后韧带和锁间韧带、肋锁韧带等囊外韧带加强。囊内有纤维软骨构成的关节盘，将关节腔分为外上和内下两部分。胸锁关节允许锁骨外侧端向前方、向后方运动20°～30°，向上方、向下方运动约60°，还可以做微小的旋转和环转运动。胸锁关节的活动度虽小，但以此为支点扩大了上肢的活动范围（图2–12）。

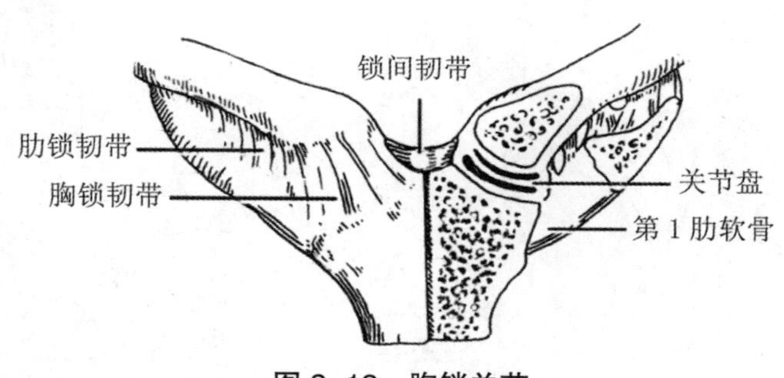

图2–12　胸锁关节

2. 肩锁关节 acromioclavicular joint　由锁骨的肩峰端与肩峰的关节面构成，属于平面关节，是肩胛骨活动的支点。关节的上方有肩锁韧带加强，锁骨下方有坚韧的喙锁韧带连于喙突，关节活动度小。

3. 喙肩韧带 coracoacromial ligament　为三角形的扁韧带，连于肩胛骨的喙突与肩峰之间，与喙突、肩峰共同构成**喙肩弓 coracoacromial arch**，架于肩关节上方，有防止肱骨头向上方脱位的作用（图2–13）。

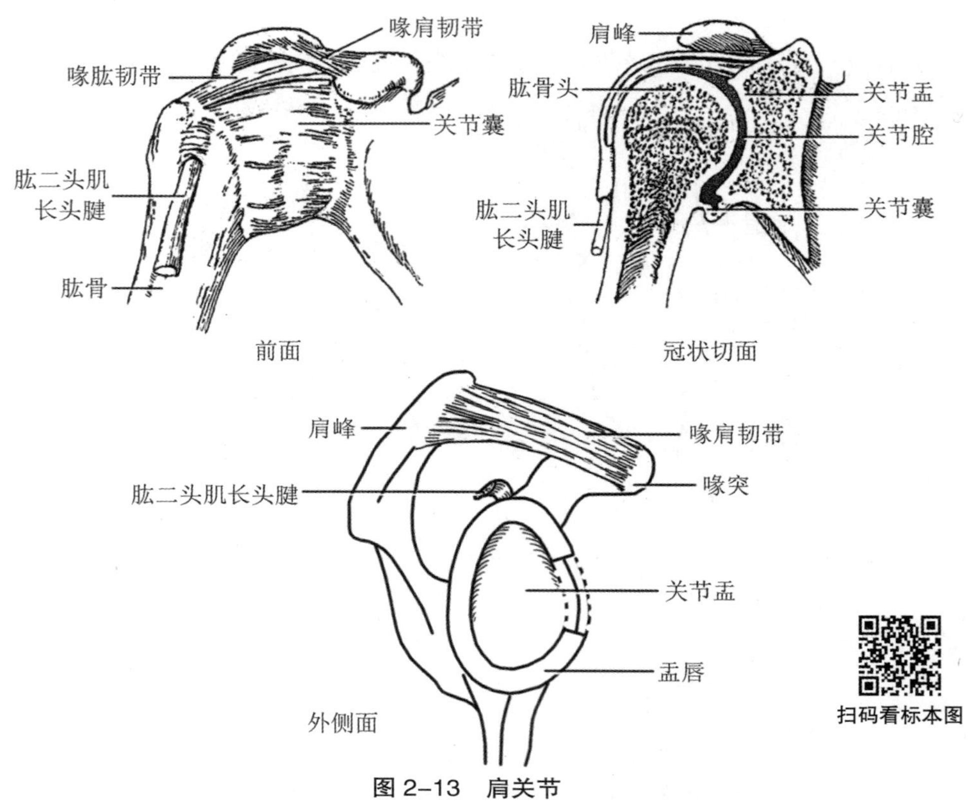

图 2–13　肩关节

（二）自由上肢骨的连结

1. 肩关节 shoulder joint　由肱骨头与肩胛骨的关节盂构成，属于球窝关节。肱骨头大，关节盂浅而小，虽然关节盂周缘有纤维软骨构成的盂唇来加深关节窝，仍仅能容纳关节头的 1/4 ～ 1/3。肩关节的这种结构特点增加了运动幅度，但也降低了关节的稳定性，因此关节周围的骨骼肌、韧带对其稳固性起了重要作用（图 2–13）。

关节囊薄而松弛，向上方附着于关节盂的周缘，向下方附着于肱骨解剖颈，其内侧部可到达外科颈，在某些部位滑膜层可形成滑膜鞘或滑膜囊，以利于肌腱的活动。肱二头肌长头腱在结节间滑膜鞘内穿过关节囊。关节囊周围的韧带少而弱，上壁有喙肱韧带，从喙突根部至肱骨大结节前面，与冈上肌腱交织在一起并融入关节囊的纤维层。关节囊的前壁和后壁也有许多肌腱加入，以增加关节的稳固性。关节囊的下壁相对最为薄弱，故肩关节脱位时，肱骨头常从下部滑出，发生前下方脱位。

肩关节为全身最灵活的关节，可做三轴运动，即冠状轴上的屈和伸，矢状轴上的内收和外展，垂直轴上的旋内、旋外，还可以做多轴的环转运动。

2. 肘关节 elbow joint　由肱骨下端与桡、尺骨上端构成的复关节，包括 3 个关节。

（1）**肱尺关节 humeroulnar joint**：由肱骨滑车与尺骨滑车切迹构成。

（2）**肱桡关节 humeroradial joint**：由肱骨小头与桡骨头关节凹构成。

（3）**桡尺近侧关节 proximal radioulnar joint**：由桡骨头环状关节面与尺骨的桡切迹构成。

上述 3 个关节包裹在一个关节囊内，肘关节囊前、后壁薄而松弛，两侧壁厚而紧张，并有韧带加强。关节囊的后壁最薄弱，故常见桡、尺两骨向后方脱位，移向肱骨的后上方（图 2–14）。

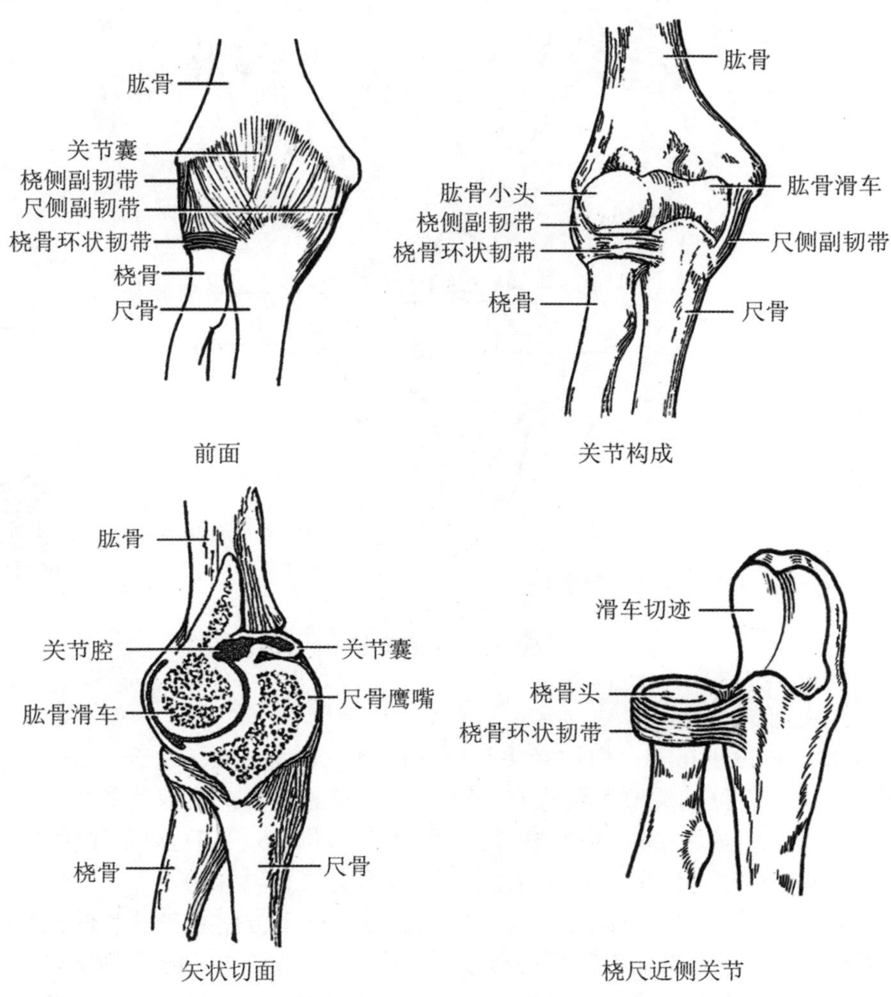

图 2–14　肘关节

肘关节的韧带有：

桡侧副韧带 radial collateral ligament：位于关节囊的桡侧，自肱骨外上髁向下方扩展，止于桡骨环状韧带。

尺侧副韧带 ulnar collateral ligament：位于关节囊的尺侧，自肱骨内上髁向下方呈扇形扩展，止于尺骨滑车切迹内侧缘。

桡骨环状韧带 annular ligament of radius：位于桡骨头环状关节面的周围，两端附着于尺骨桡切迹的前、后缘，与尺骨桡切迹共同构成一个上口大、下口小的骨纤维环来容纳桡骨头，防止桡骨头脱出。

肘关节的运动以肱尺关节为主，即冠状轴上的屈、伸运动，尺骨在肱骨滑车上运动，

桡骨头在肱骨小头上运动。因肱骨滑车的内侧缘更为向前下方突出，超过外侧缘约 6 mm，使关节的运动轴斜向外上方。桡尺近侧关节与桡尺远侧关节联合可使前臂做旋前和旋后运动。

3. 前臂骨的连结 包括桡尺近侧关节、桡尺远侧关节和前臂骨间膜（图 2–15）。

（1）**前臂骨间膜 interosseous membrane of forearm**：是连结尺骨和桡骨的骨间缘之间的坚韧纤维膜，纤维方向是从桡骨斜向下内侧到达尺骨。

（2）桡尺近侧关节（见本节肘关节）。

（3）**桡尺远侧关节 distal radioulnar joint**：由尺骨头环状关节面构成关节头，桡骨的尺切迹和自下缘至尺骨茎突根部的软骨盘共同构成关节窝。软骨盘为三角形纤维软骨板，将尺骨头与腕骨隔开。关节囊松弛，附着于关节面和关节盘周缘。

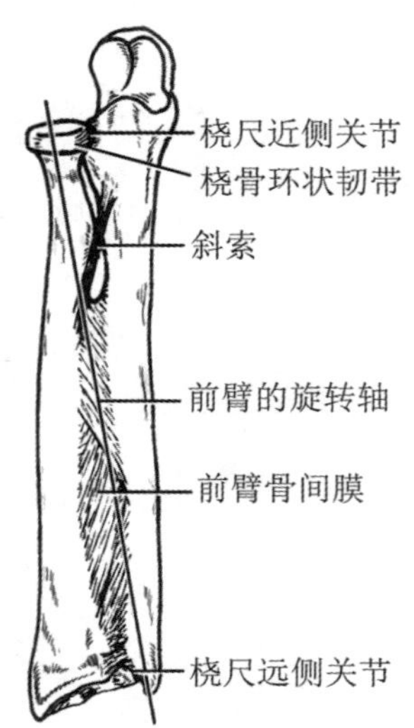

图 2–15 前臂骨连结

桡尺近侧和远侧关节是联动关节，前臂可做旋转运动，其旋转轴为通过桡骨头中心至尺骨头中心的连线。运动时，桡骨头在原位自转，而桡骨下端连同关节盘围绕尺骨头旋转，当桡骨转至尺骨前方并与之相交叉时，手背向前，称为旋前；与此相反的运动，即桡骨转回到尺骨外侧，称为旋后。

知识链接

当前臂处于旋前或旋后位时，骨间膜松弛。前臂处于半旋前位时，骨间膜最紧张，这也是骨间膜的最大宽度。因此，处理前臂骨折时，应将前臂固定于半旋前位，以防骨间膜挛缩，影响前臂愈后的旋转功能。

4. 手关节 joints of hand 包括桡腕关节、腕骨间关节、腕掌关节、掌骨间关节、掌指关节和指骨间关节（图 2–16）。

（1）**桡腕关节 radiocarpal joint**：又称为**腕关节 wrist joint**，是典型的椭圆关节。由手舟骨、月骨和三角骨的近侧关节面作为关节头，桡骨的腕关节面和尺骨头下方的软骨盘作为关节窝而构成。关节囊松弛，关节的前、后和两侧均有韧带加强，其中掌侧韧带最为坚韧，因此腕关节的后伸运动受限。桡腕关节可做屈、伸、外展、内收和环转运动。

（2）**腕骨间关节 intercarpal joints**：为相邻各腕骨之间构成的关节，可分为近侧腕骨间关节、远侧腕骨间关节和近、远侧腕骨之间的腕中关节。各腕骨之间借韧带连结成一个整体，各关节腔彼此相通，只能做轻微的滑动和转动，属于微动关节。腕骨间关节和桡腕关节的运动通常是一起进行的，并受相同肌的作用。

（3）**腕掌关节 carpometacarpal joint**：由远侧列腕骨与 5 个掌骨底构成。除拇指和小指的腕掌关节外，其余各指的腕掌关节运动范围极小。

拇指腕掌关节 carpometacarpal joint of thumb 由大多角骨与第 1 掌骨底构成的鞍状关节，为人类及灵长目动物所特有。关节囊厚而松弛，可做屈、伸、收、展、环转和对掌运动。由于第 1 掌骨的位置向内侧旋转了近 90°，故拇指的屈、伸运动发生在冠状面上，

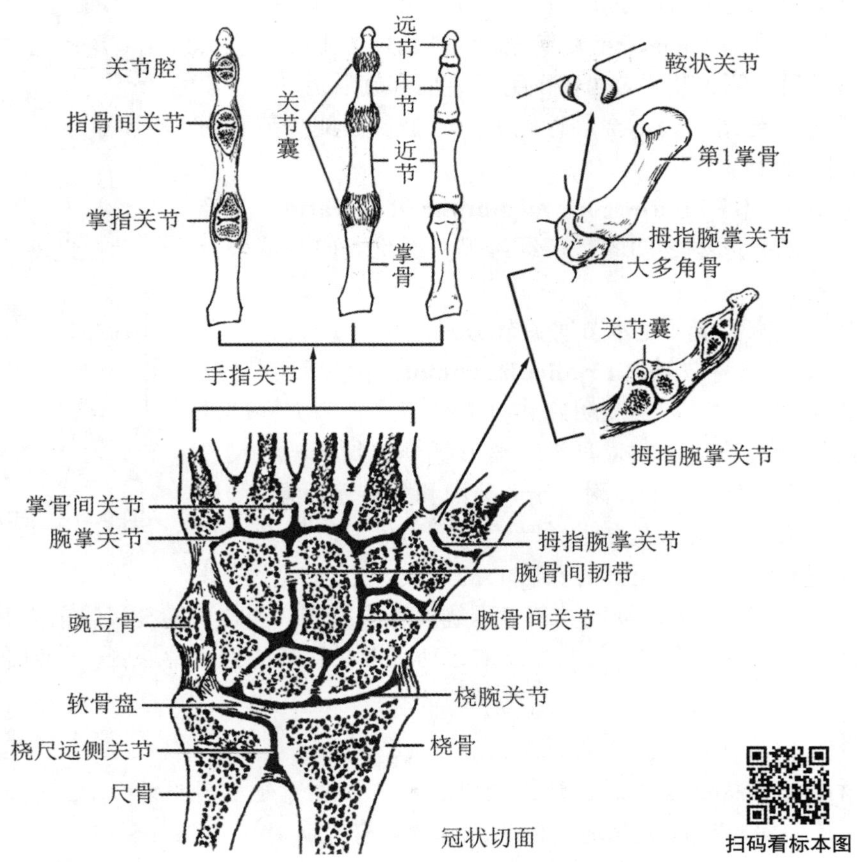

图 2–16　手关节

即拇指在手掌平面上向示指靠拢为屈，离开示指为伸。而拇指的收、展运动发生在矢状面上，即拇指在与手掌垂直的平面上离开示指为展，靠拢示指为收。对掌运动则是拇指向掌心，拇指尖与其余四指尖掌侧面相接触的运动。这一运动加深了手掌的凹陷，是人类进行握持和精细操作时所必需的主要动作。

（4）**掌骨间关节 intermetacarpal joint**：是第 2 ～ 5 掌骨底相互之间的平面关节，其关节腔与腕掌关节腔交通。

（5）**掌指关节 metacarpophalangeal joint**：共 5 个，由掌骨头与近节指骨底构成，共 5 个。掌骨头远侧面呈球形，其形态近似球窝关节，但掌骨头掌侧较平，关节囊薄而松弛，其前、后有韧带加强，前面有掌侧韧带，较坚韧。关节囊的两侧有侧副韧带，由掌骨头两侧向下方附于指骨底两侧，此韧带屈指时紧张，伸指时松弛。伸指位时，掌指关节可做屈、伸、收、展和环转运动，旋转运动因受韧带限制，幅度甚微，当掌指关节处于屈位时，仅允许做屈伸动作。手指的收展是以中指的正中线为准，向中线靠拢为收，远离中线的运动为展。握拳时，掌指关节显露于手背的凸出处是掌骨头。

（6）**指骨间关节 interphalangeal joint**：共 9 个，由各指相邻两节指骨的底和滑车构成，是典型的滑车关节。关节囊松弛，两侧有韧带加强，只能做屈、伸运动。指屈曲时，

指背凸出的部分是指骨滑车。

二、下肢骨的连结

下肢骨的连结包括下肢带骨的连结和自由下肢骨的连结。

（一）下肢带骨的连结

1. 骶髂关节 sacroiliac joint　由骶骨和髂骨的耳状面构成，关节面凹凸不平，彼此结合十分紧密。关节囊紧张，附于关节面周缘，其前、后方分别有骶髂前、后韧带加强，后上方的骶髂骨间韧带连于骶骨粗隆与髂骨粗隆之间。骶髂关节结构牢固，活动性极小，以适应下肢支持体重的功能。在妊娠后期其活动度可略增大，以适应分娩功能。

2. 髋骨与脊柱间的韧带连结　髋骨与脊柱之间常借下列韧带加固。

（1）**髂腰韧带 iliolumbar ligament**：强韧肥厚，由第 5 腰椎横突横行辐射至髂嵴的后上部。

（2）**骶结节韧带 sacrotuberous ligament**：位于骨盆后方，起自骶、尾骨的侧缘，呈扇形，集中附着于坐骨结节内侧缘。

（3）**骶棘韧带 sacrospinous ligament**：位于骶结节韧带的前方，起自骶、尾骨侧缘，呈三角形，止于坐骨棘，其起始部为骶结节韧带所遮盖。

骶棘韧带与坐骨大切迹围成坐骨大孔；骶棘韧带、骶结节韧带和坐骨小切迹围成坐骨小孔；有骨骼肌、血管和神经等自盆腔经坐骨大、小孔到达臀部和会阴（图 2–17）。

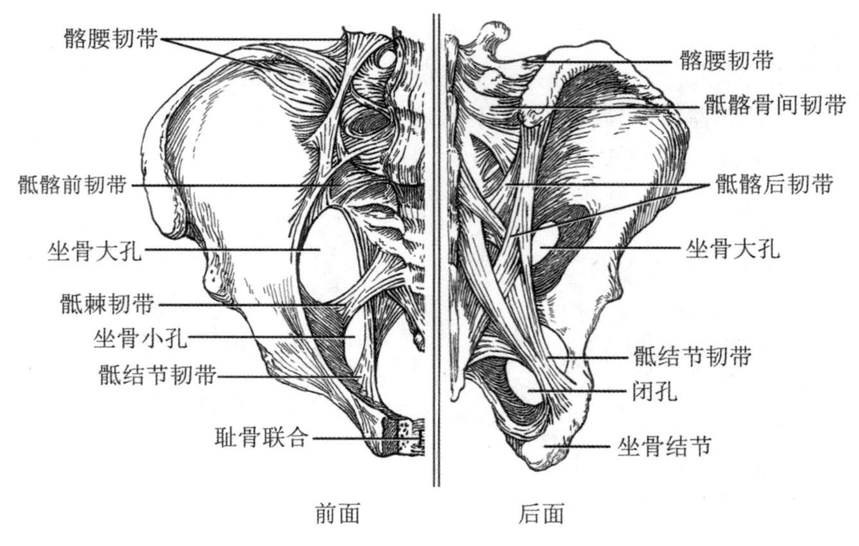

图 2–17　骨盆的连结

3. 耻骨联合 pubic symphysis　由两侧耻骨联合面借纤维软骨构成的耻骨间盘连结构成。耻骨间盘在 10 岁以后，正中往往出现一个矢状位的裂隙，女性较男性的厚，裂隙也较大，孕妇和经产妇尤为显著。在耻骨联合的上、下方分别有连结两侧耻骨的耻骨上韧带和耻骨弓状韧带。耻骨联合的活动甚微，但在分娩过程中，耻骨间盘中的裂隙增宽，以增大骨盆的径线（图 2–18）。

4. 髋骨的固有韧带 即闭孔膜，它封闭闭孔并为盆内、外肌提供附着，膜的上部与闭孔沟围成闭膜管，内有神经、血管通过。

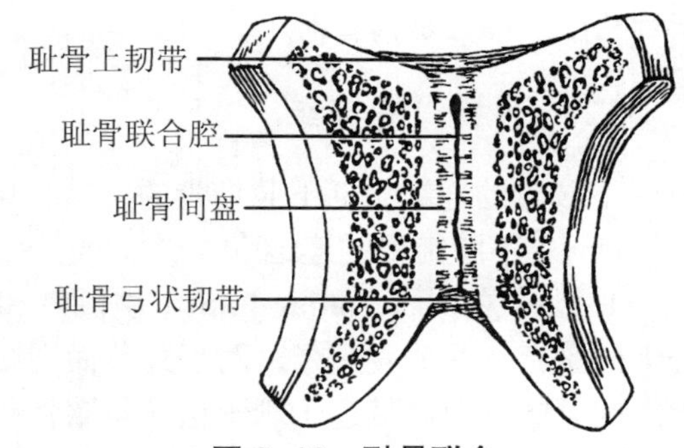

图 2-18 耻骨联合

5. 骨盆 pelvis 由左、右髋骨和骶、尾骨及其间的骨连结构成。人体直立时，骨盆向前方倾斜，两侧髂前上棘与耻骨结节位于同一冠状面内，此时尾骨尖与耻骨联合上缘位于同一水平面上。骨盆可由骶骨岬向两侧经弓状线、耻骨梳、耻骨结节至耻骨联合上缘构成环形的**界线 boundary line**，分为上方的大骨盆（又称为假骨盆）和下方的小骨盆（又称为真骨盆）。

大骨盆由界线上方的髂骨翼和骶骨围成。小骨盆是大骨盆向下方延伸的骨性狭窄部，可分为骨盆上口、骨盆下口和骨盆腔。骨盆上口由界线围成，呈圆形或卵圆形。骨盆下口由尾骨尖、骶结节韧带、坐骨结节、坐骨支、耻骨下支和耻骨联合下缘围成，呈菱形。两侧坐骨支与耻骨下支连成**耻骨弓 pubic arch**，它们之间的夹角称为**耻骨下角 inferior pubic angle**。骨盆上、下口之间的腔，称为骨盆腔，内有直肠、膀胱和部分生殖器官等。小骨盆腔是一个前壁短、侧壁和后壁较长的弯曲通道，其中轴为骨盆轴，分娩时胎儿循此轴娩出。

骨盆的性别差异在人类全身骨骼中是最为显著的，与其功能有关。虽然骨盆的主要功能是支持体重和保护盆腔脏器，但女性骨盆还要适合分娩的需要。因此，女性骨盆外形宽而短，骨盆上口较宽大，近似圆形，骨盆腔的形态呈圆桶状，骨盆下口较大，耻骨下角为 90° ~ 100°；男性骨盆窄而长，骨盆上口较小，呈心形，骨盆腔的形态呈漏斗形，骨盆下口较小，耻骨下角为 70° ~ 75°（图 2-19）。

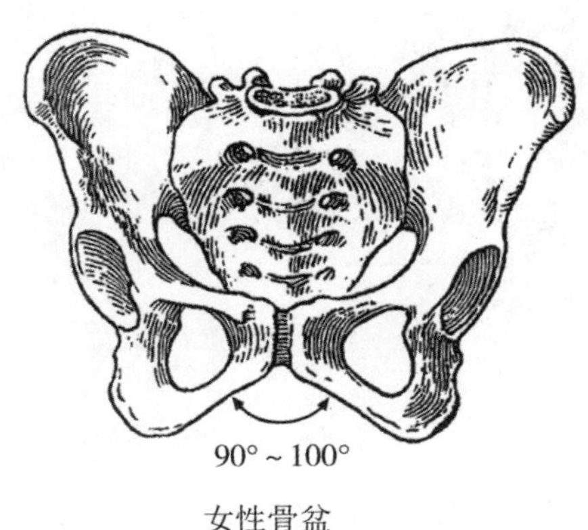

女性骨盆

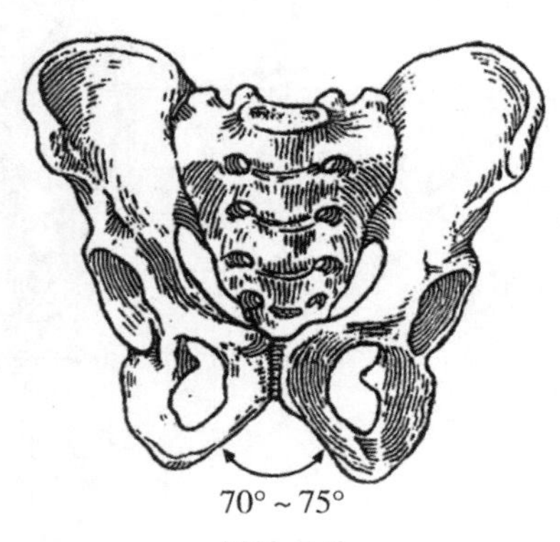

男性骨盆

图 2-19 骨盆

（二）自由下肢骨的连结

1. 髋关节 hip joint 由髋臼和股骨头构成，属于典型的球窝关节。髋臼的周缘附有纤维软骨构成的髋臼唇，以增加髋臼的深度。髋臼切迹被髋臼横韧带封闭，使半月形的髋臼关节面扩大为环形以紧抱股骨头。髋臼窝内充填有股骨头韧带和脂肪组织（图 2-20、图

2–21）。

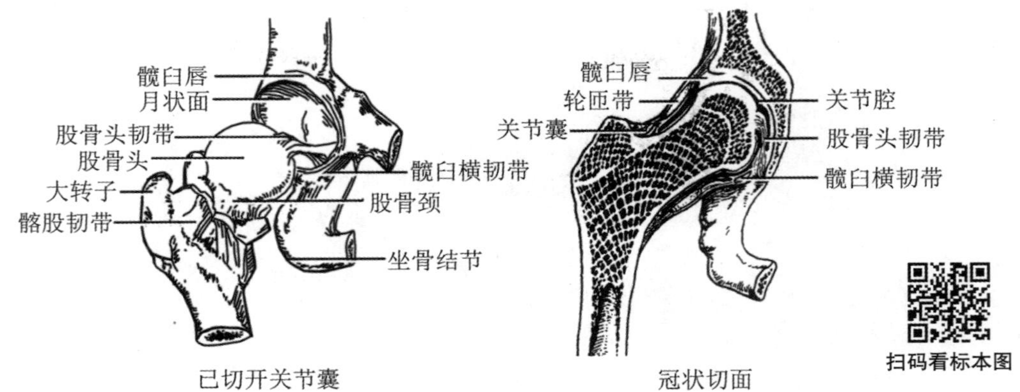

图 2–20 髋关节（切开）

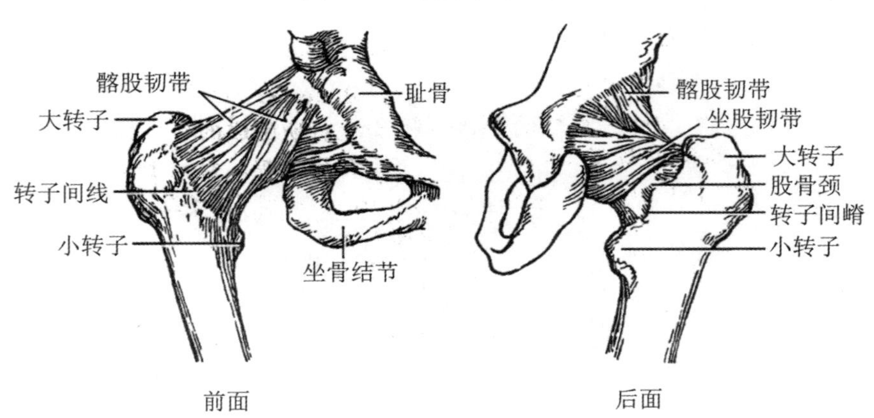

图 2–21 髋关节

髋关节的关节囊坚韧致密，向上方附着于髋臼周缘和髋臼横韧带，向下方附着于股骨颈，前面到达转子间线，后面附着于股骨颈的外、中 1/3 交界处，因此股骨颈骨折有囊内、囊外骨折之分。关节囊周围有多条韧带加强。①髂股韧带：最为强健，起自髂前下棘，呈“人”字形向下方经关节囊的前方止于转子间线，可限制大腿过伸，对维持人体直立姿势有很大作用。②**股骨头韧带 ligament of the head of the femur**：位于关节囊内，连于股骨头凹与髋臼横韧带之间，内含有营养股骨头的血管。当大腿半屈曲并内收时，韧带紧张，外展时韧带松弛。③耻股韧带：由耻骨上支向外侧，在关节囊前下壁与髂股韧带的深部融合，可限制大腿的外展和旋外运动。④坐股韧带：加强关节囊的后部，起自坐骨体，斜向外上方与关节囊融合，附着于大转子根部，可限制大腿的旋内运动。⑤轮匝带：是关节囊的深层纤维围绕股骨颈的环形增厚，可约束股骨头向外脱出。

髋关节的运动与肩关节类似，沿冠状轴可做屈、伸运动，沿矢状轴可做内收、外展运动，沿垂直轴可做旋内、旋外运动，还可以做多轴的环转运动。但由于股骨头深藏于髋臼内，关节囊紧张而坚韧，囊内、囊外有各种韧带限制，故其运动幅度较肩关节小，但稳固性强，以适应其支持和行走的功能。髋关节囊的后下部相对较薄弱，脱位时股骨头易向后下方脱出。

2. 膝关节 knee joint 由股骨下端、胫骨上端和髌骨构成，是人体最大、最复杂的关节。髌骨与股骨的髌面相接，股骨的内、外侧髁分别与胫骨的内、外侧髁相对（图 2–22、图 2–23）。

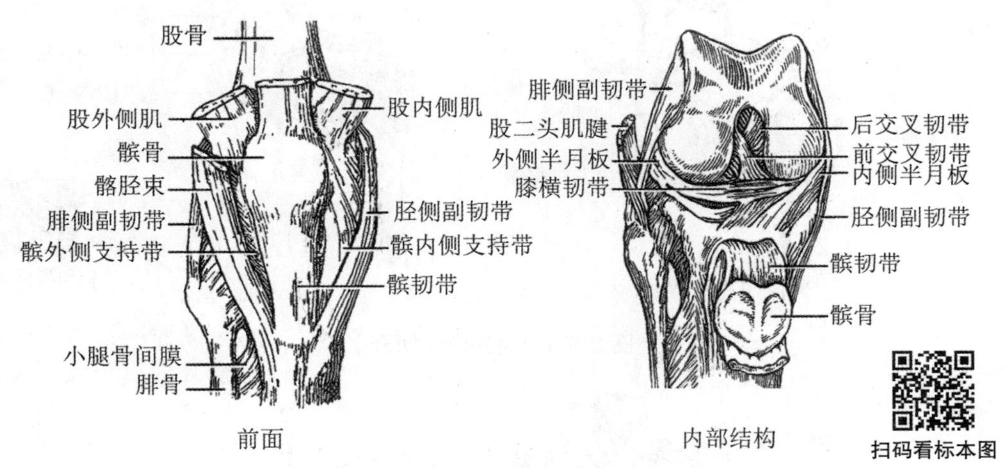

图 2–22 膝关节

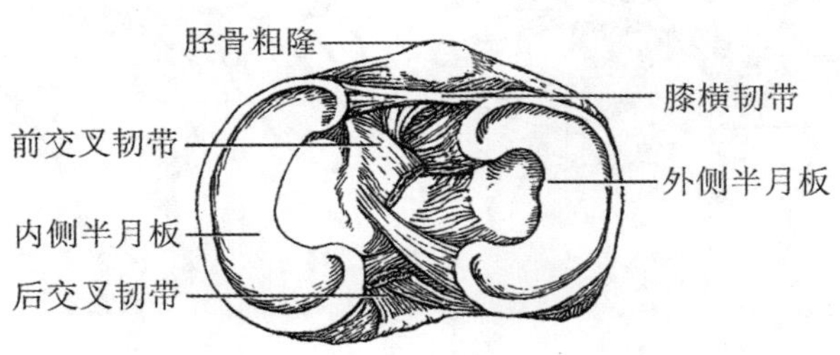

图 2–23 膝关节内的韧带及软骨

膝关节的关节囊薄而松弛，各部位厚薄不一，附着于各关节面的周缘，周围有韧带加固，以增加关节的稳定性。囊外韧带有：①**髌韧带 patellar ligament**：位于关节囊的前壁，是股四头肌腱的延续部分，起自髌骨下缘，止于胫骨粗隆。②**腓侧副韧带 fibular collateral ligament**：位于关节囊的外侧，上方附于股骨外上髁，下方连于腓骨头，与关节囊之间留有空隙。③**胫侧副韧带 tibial collateral ligament**：位于关节囊的内侧，起自股骨内上髁，向下方止于胫骨内侧髁和胫骨体的内侧面，与关节囊和半月板紧密结合。胫侧副韧带和腓侧副韧带在伸膝时紧张，屈膝时松弛，故半屈膝时允许膝关节做少许旋内和旋外运动。④腘斜韧带：起自胫骨内侧髁后部，斜向上外侧与关节囊后壁融合，止于股骨外上髁，可防止膝关节过度前伸。在关节囊内还有被滑膜覆盖的囊内韧带：①**前交叉韧带 anterior cruciate ligament**：起自胫骨髁间隆起的内前方，斜向后外上方，止于股骨外侧髁的内侧面后部；②**后交叉韧带 posterior cruciate ligament**：起自胫骨髁间隆起的后方，斜向前内上方，止于股骨内侧髁的外侧面。膝交叉韧带牢固地连于股骨和胫骨，可防止胫骨沿股骨向前、后方移位。前交叉韧带在伸膝时紧张，能防止胫骨前移；后交叉韧带在屈膝时紧张，可防止胫骨后移。

在股骨内、外侧髁与胫骨内、外侧髁的关节面之间，垫有两块由纤维软骨构成的半月板。半月板下面平坦，上面凹陷，外缘厚，内缘薄，两端借韧带附着于胫骨髁间隆起。**内侧半月板 medial meniscus** 较大，呈“C”形，前端窄，后端宽，内侧缘与关节囊和胫侧副韧带紧密相连。**外侧半月板 lateral meniscus** 较小，近似呈“O”形，外侧缘与关节囊相连，但关节囊和腓侧副韧带之间有腘肌腱通过。半月板的存在使关节面更加适合，增加了关节窝的深度，缓冲压力，吸收震荡，起弹性垫作用。因半月板随膝关节的运动而发生形态和位置的改变，在骤然发生强烈运动时易造成半月板损伤或撕裂。

膝关节囊的滑膜层是全身关节中最宽阔、最复杂的，附于关节面的周缘，覆盖关节内除了关节软骨和半月板以外的所有结构。滑膜在髌骨上缘的上方，向上方突起形成深达 5 cm 左右的髌上囊，是膝关节最大的滑膜囊，位于股四头肌腱和股骨体下部之间。在髌骨下方的中线两侧，部分滑膜层突向关节腔内，形成一对翼状襞，内含有脂肪组织，充填关节腔内的空隙。还有不与关节腔相通的滑膜囊，如位于髌韧带与胫骨上端之间的髌下深囊。膝关节主要是做冠状轴上的屈、伸运动，在屈膝状态下还可做轻微的旋内、旋外运动。

知识链接

前交叉韧带的作用是防止胫骨向前方滑动和膝关节过度伸展；后交叉韧带短而粗，其作用是防止胫骨向后方滑动和膝关节过度屈曲。如果前交叉韧带损伤，胫骨可被动前移；后交叉韧带损伤，胫骨可被动后移，这种现象在临床上被称为“抽屉现象”。

当膝关节屈曲时，两个半月板跟随股骨内、外侧髁的弯曲而后方移动，外侧半月板移动的幅度较大。当骤然发生强烈运动时，半月板可能被挤伤，甚至脱落，部分脱落的半月板游离于关节腔内，在临床上称为“膝关节鼠”。

3. 小腿骨的连结　胫、腓两骨之间的连结紧密，上端由胫骨外侧髁的腓关节面与腓骨头构成微动的**胫腓关节 tibiofibular joint**，两骨干之间有坚韧的小腿骨间膜相连，下端借胫腓前、后韧带构成坚强的韧带连结。小腿两骨间的活动幅度甚小。

4. 足关节 joints of foot　包括距小腿关节、跗骨间关节、跗跖关节、跖骨间关节、跖趾关节和趾骨间关节（图 2–24、图 2–25）。

（1）**距小腿关节 talocrural joint**：也称为**踝关节 ankle joint**，由胫、腓骨的下端与距骨滑车构成。关节囊附着于各关节面的周围，其前、后壁薄而松弛，两侧有韧带加强。内侧有内侧韧带，也称为三角韧带，很坚韧，起自内踝尖，向下方呈扇形展开，止于距骨内侧面、跟骨、足舟骨。外侧有外侧韧带，较薄弱，包括距腓前韧带、距腓后韧带和跟腓韧带三部分。

踝关节能做背屈（伸）和跖屈（屈）运动。距骨滑车前宽后窄，当背屈时，较宽的滑车前部嵌入关节窝内，踝关节较稳定。当跖屈时，由于较窄的滑车后部进入关节窝内，足部能做轻微的侧方运动，关节不够稳定，故踝关节扭伤多发生在跖屈（如下山、下坡、下楼梯）的情况下。

（2）**跗骨间关节 intertarsal joint**：是跗骨诸骨之间的关节，以距跟关节（也称为距下关节）、距跟舟关节和跟骰关节较为重要。

距跟关节和距跟舟关节在功能上是联合关节，在运动时，跟骨与足舟骨连同其余的足骨一起对距骨做内翻或外翻运动。足的内侧缘提起，足底转向内侧称为**内翻 varus**。足的外侧缘提起，足底转向外侧称为**外翻 eversion**。内、外翻常与踝关节协同运动，即内翻常伴有足的跖屈，外翻常伴有足的背屈。跟骰关节和距跟舟关节联合构成跗横关节，又称为 Chopart 关节，其关节线横过跗骨中部，呈横位的“S”形，内侧部凸向前方，外侧部凸向后方。这两个关节的关节腔互不相通，在解剖学上是两个独立的关节，临床上常可沿此线进行足的离断。

跗骨各骨之间还借许多坚强的韧带相连接，主要的韧带有：**跟舟足底韧带 plantar calcaneonavicular ligament**，又称为跳跃韧带，为宽而肥厚的纤维带，位于足底，连于跟骨与足舟骨之间，对维持足的内侧纵弓

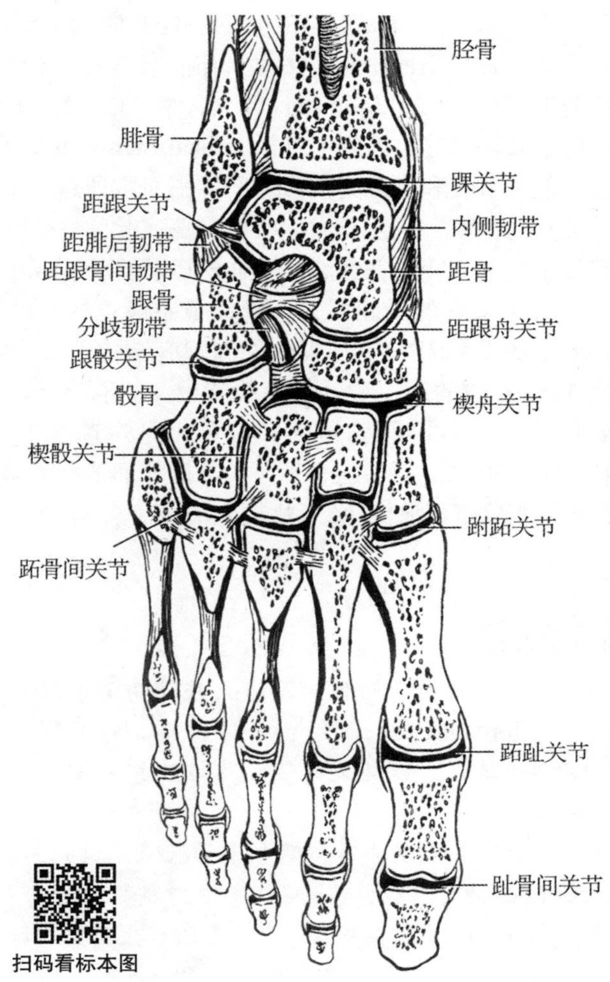

图 2-24　足骨的连结

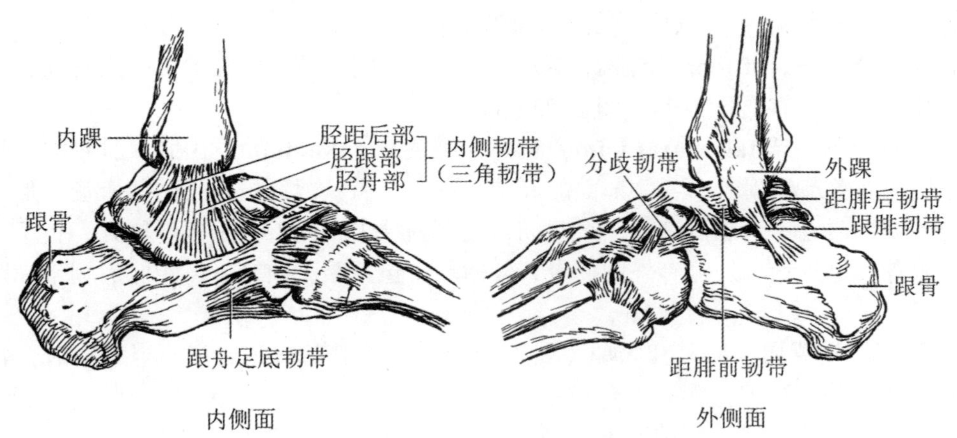

图 2-25　踝关节周围韧带

起重要作用。另一条为**分歧韧带 bifurcated ligament**，呈“V”形，起自跟骨前部的背面，向前方分为两股，分别止于足舟骨和骰骨。在足底尚有一些其他的韧带，连接跟骨、骰骨和跖骨底，对维持足弓都有重要意义。

（3）**跗跖关节 tarsometatarsal joint**：由 3 块楔骨和骰骨的前端与 5 块跖骨底构成，属于平面关节，可做轻微滑动。

（4）**跖骨间关节 intermetatarsal joint**：由第 2 ~ 5 跖骨底的毗邻面借韧带连结构成，属于平面关节，活动甚微。

（5）**跖趾关节 metatarsophalangeal joint**：由跖骨头与近节趾骨底构成，可做轻微的屈、伸、收、展运动。

（6）**趾骨间关节 interphalangeal joint**：由各趾相邻的两节趾骨的底与滑车构成，可做屈、伸运动。

5. 足弓 arches of food 由跗骨和跖骨借其连结而形成的凸向上方的弓形结构，可分为前后方向的内、外侧纵弓和内外侧方向的一个横弓（图 2-26）。足弓增加了足部的弹性，可缓冲行走和跳跃时对身体产生的震荡，保护足底的血管和神经，足弓将踝关节所承受的体重分散到跟骨结节、第 1 跖骨头和第 5 跖骨头，从而保证人体站立稳定。维持足弓的结构一旦受损，可导致足弓塌陷，形成扁平足。

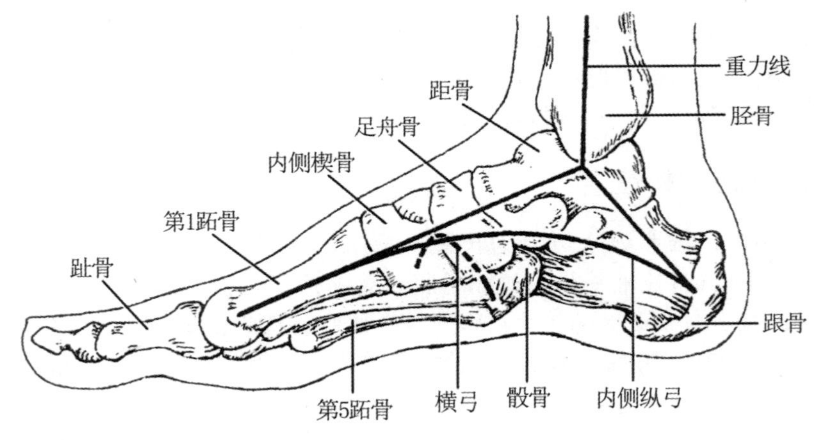

图 2-26 足弓

思考题

1. 简述椎间盘突出的部位、原因及保守治疗方法。
2. 比较肩关节与髋关节的结构和运动异同点。
3. 简述骨盆的构成、分部、性别差异及功能。

（河南科技大学 陆富生）

第三章　肌　学

第一节　总　论

肌 muscle 根据形态、构造、分布及功能的不同，可分为骨骼肌、心肌和平滑肌三类。骨骼肌是运动系统的动力部分，多数附着于骨和关节的周围，骨骼肌受躯体神经支配，接受人的意志控制，故称为随意肌，收缩迅速有力，但易疲劳。心肌为心所特有，是构成心壁的主要部分；平滑肌主要分布于内脏的中空性器官和血管壁。心肌和平滑肌受内脏神经支配，不接受意志的管理，属于不随意肌，收缩缓慢而持久，不易疲劳。

骨骼肌在人体内分布极为广泛，有600多块，约占体重的40%。每块骨骼肌都具有一定的形态、结构、位置和辅助装置，并有丰富的血管、淋巴管和神经分布，执行一定的功能，所以每块肌都可视为一个器官。

一、肌的形态和构造

肌的形态多样，按照形状可分为长肌、短肌、扁肌和轮匝肌4种（图3-1）。**长肌 long muscle** 的肌束与肌长轴平行，收缩时肌显著缩短，可引起大幅度的运动，多见于四肢。有些长肌起端有2个以上的头，再合成一个肌腹，称为二头肌、三头肌或四头肌；有些长肌的肌腹被中间腱分成两个部分，如二腹肌等；或由腱划分成多个部分，如腹直肌；还有一些长肌肌束斜行排列于腱的两侧或一侧，形如羽毛或半侧羽毛，称为羽肌或半羽肌，如股直肌、半膜肌等；多个小的半羽肌或羽肌组成多羽肌，如三角肌等。**短肌 short muscle** 的外形小而短，具有明显的节段性，收缩幅度较小，多见于躯干深层。**扁肌 flat muscle** 宽扁呈薄片状，也称为阔肌，除具有运动功能外，还兼有保护内脏的作用，多见于胸腹壁。**轮匝肌 orbicular muscle** 主要由环形肌纤维构成，位于孔、裂周围，收缩时可以关闭孔、裂。

每块骨骼肌包括肌腹和肌腱两部分。**肌腹 muscle belly** 主要由肌纤维即肌细胞构成，色红、柔软，有收缩能力。**肌腱 tendon** 位于肌的两端，连接于肌腹与骨之间，主要由平行致密的胶原纤维束构成，色白、坚韧，传导肌腹收缩所产生的力，牵拉骨通过关节产生运动。肌腱本身不具有收缩能力，但能抵抗很大的张力。扁肌的腱性部分呈薄膜状，称为**腱膜 aponeurosis**。

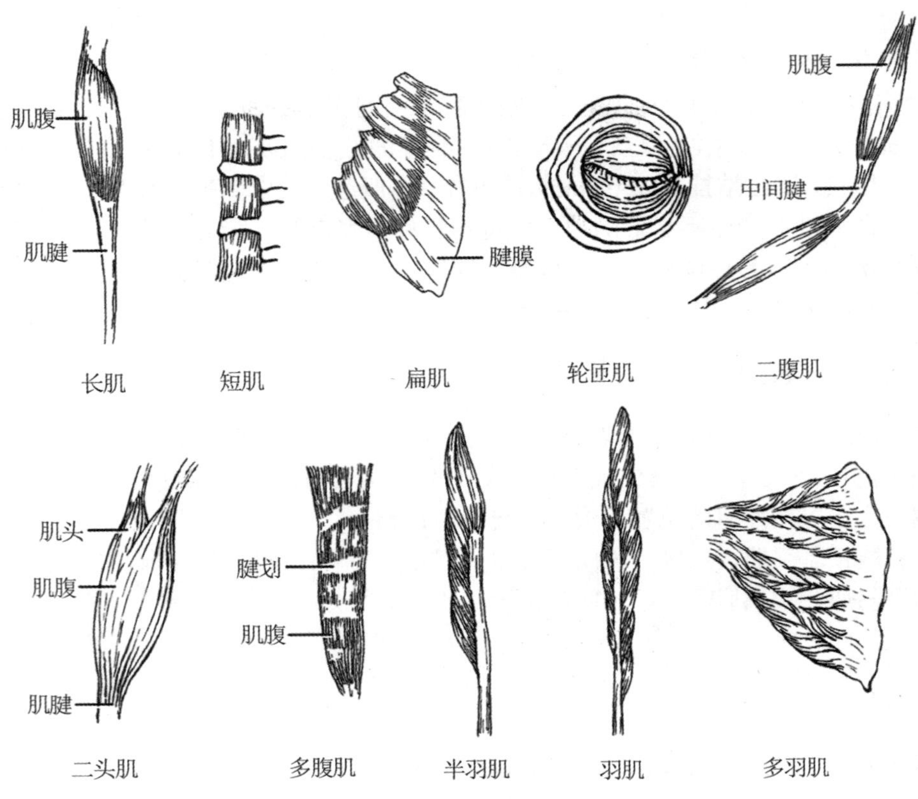

图 3-1 肌的形态

二、肌的起止、配布和作用

骨骼肌通常以两端附着于两块或两块以上的骨，中间跨过一个或多个关节。肌收缩时，两骨彼此靠近或分离而产生运动，其中一块骨的位置相对固定，而另一块骨相对地移动，肌在固定骨上的附着点，称为**起点 origin** 或定点；在移动骨上的附着点，称为**止点 insertion** 或动点（图 3-2）。通常把靠近身体正中矢状面或四肢近侧端的附着点作为起点，反之为止点。肌在骨上的定点、动点是相对的，在一定条件下可以互换。

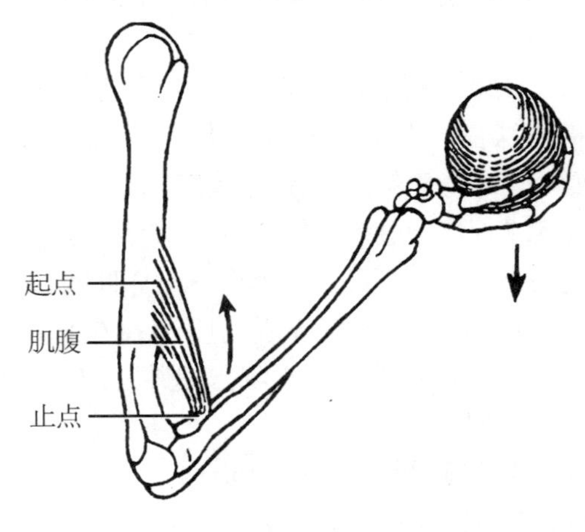

图 3-2 肌的起、止点

肌在关节周围的配布方式与关节的运动轴密切相关，即在一个运动轴的相对侧至少配布有两组作用相反的肌或肌群。各关节运动轴的数目不同，因而其周围配布的肌组数量也不相同。单轴关节通常配备有两组肌，如肘关节前方的屈肌组和后方的伸肌组；双轴关节周围通常有 4 组肌，如桡腕关节除有屈、伸肌组外，还配布有内收和外展肌组；三轴关节周围配备有 6 组肌，如肩关节等除有屈、伸、内收和外展肌组外，还有旋内和旋外两组肌。另外，一

块肌如与两个以上的关节运动有关，即可产生两个以上的动作，如股四头肌跨过髋关节和膝关节的前方，故既能屈髋关节，又能伸膝关节。

通常完成一种动作要许多肌参与，但起着不同的作用。如屈肘关节时，肱二头肌是主要的，提供原动力，称为**原动肌 agonist**；前臂的肱桡肌等协助屈肘关节，是**协同肌 synergist**；肱三头肌是**拮抗肌 antagonist**；还有一些肌起着固定附近一些关节的作用，以防原动肌产生不必要的动作，这些肌称为**固定肌 fixator**。同一块肌在不同情况下可以是原动肌，也可以是协同肌、拮抗肌或固定肌，在神经系统的统一支配下，彼此协调，互相配合，共同完成关节的各种运动。

扫码看
课程思政

三、肌的命名法

骨骼肌通常按照其位置、形态、大小、起止点、作用或肌束走行方向等来命名。如肋间内肌、肋间外肌等按照其位置命名；菱形肌、比目鱼肌等按照其形态命名；肱二头肌、小腿三头肌等按照肌的位置和形态综合命名；胸大肌、臀大肌等按照肌的位置和大小综合命名；胸锁乳突肌、肩胛舌骨肌等按照其起止点命名；旋后肌、拇收肌等按照其作用命名；腹外斜肌、腹横肌等是根据肌的位置和肌束走行方向命名。了解肌的命名原则有助于学习和记忆。

四、肌的辅助装置

骨骼肌的周围有筋膜、滑膜囊、腱鞘和籽骨等辅助装置，它们具有协助肌的活动，保持肌的位置，减少运动时的摩擦和保护等功能。

1. 筋膜 fascia　由结缔组织构成，分为浅筋膜和深筋膜两种（图3-3）。

（1）**浅筋膜 superficial fascia**：位于皮肤的深面，包被全身各部，由疏松结缔组织构成，富含脂肪组织，又称为皮下组织。脂肪组织的含量因身体的部位、性别和营养状态而不同。浅筋膜对位于其深部的肌、血管和神经有一定的保护作用。

（2）**深筋膜 deep fascia**：位于浅筋膜的深面，包被体壁、四肢的骨骼肌和血管、神经等，由致密结缔组织构成，又称为固有筋膜。在四肢，深筋膜伸入肌群之间，并附着于骨，形成肌间隔；包绕肌群的深筋膜构成筋膜鞘；在腕部和踝部，深筋膜增厚形成支持带，对经过其深面的肌腱有支持和约束作用；在某些部位，它可供肌附着。

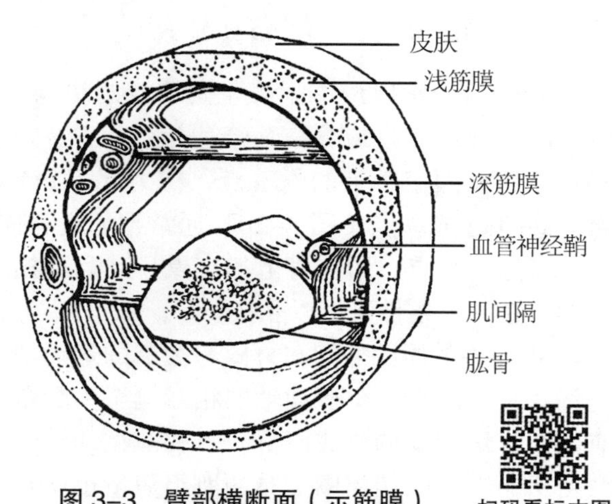

图3-3　臂部横断面（示筋膜）

扫码看标本图

2. 滑膜囊 synovial bursa　为封闭的结缔组织囊，呈扁状、壁薄，内有滑液，多位于骨骼肌或肌腱与骨面相接触处，以减少二者之间的摩擦。在关节附近的滑膜囊可与关节

腔相通。滑膜囊在慢性损伤或感染时，可形成滑膜囊炎，导致肢体局部疼痛和运动功能障碍。

3. 腱鞘 tendinous sheath 是包绕在肌腱外面的鞘管，可分为纤维层和滑膜层两部分，主要存在于活动性较大的部位，如腕部、踝部、手指和足趾等处。

4. 籽骨 sesamoid bone 是发生于某些肌腱内的扁圆形小骨，髌骨是人体最大的籽骨。在运动中，籽骨可减少肌腱与骨面的摩擦并改变骨骼肌的牵引方向。

第二节 头 肌

头肌可分为面肌和咀嚼肌两部分。

一、面肌

面肌为扁薄的皮肌，位置浅表，大多数起自颅骨的不同部位，止于面部皮肤，主要分布于面部口裂、睑裂和鼻孔的周围，可分为环形肌和辐射状肌两种，有闭合或开大孔、裂的作用，同时牵动面部皮肤显示喜、怒、哀、乐等各种表情，故面肌又称为表情肌（图3–4、图3–5）。

1. 枕额肌 occipitofrontalis 覆盖于颅顶，阔而薄。由额腹、枕腹及二者之间的帽状腱膜构成。额腹为枕额肌前部的肌腹，位于额部皮下，止于眉部皮肤；枕腹为枕额肌后部的肌腹，位于枕部皮下，起自上项线外侧部和乳突部上方。枕额肌与颅部的皮肤和浅筋膜紧密结合共同构成头皮，与深部的骨膜隔以疏松结缔组织。该肌收缩时，枕腹可向后方牵拉帽状腱膜，额腹可提眉并使额部皮肤出现皱纹。

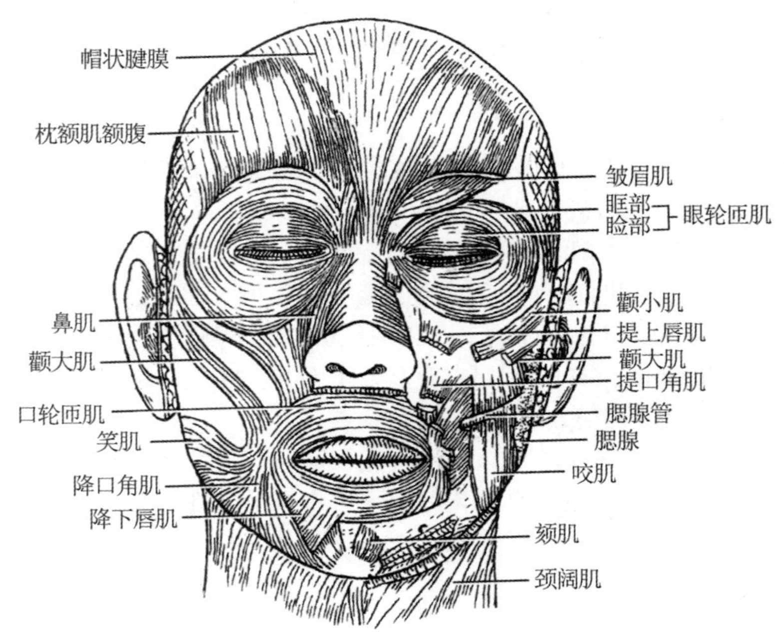

图 3–4 头肌（前面）

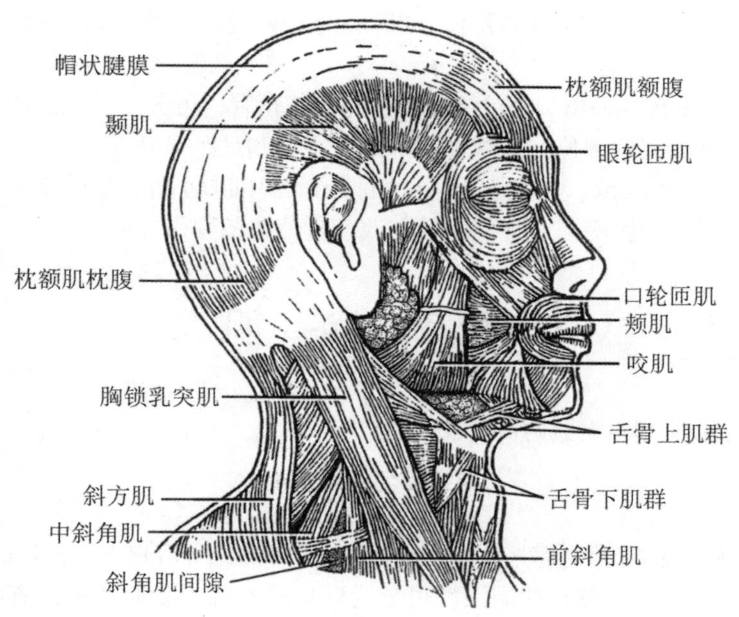

图 3–5　头颈肌（侧面）

2. 眼轮匝肌 orbicularis oculi　位于睑裂周围，呈椭圆形，分为眶部、睑部和泪囊部。睑部肌纤维收缩时可眨眼，与眶部肌纤维共同收缩可使睑裂闭合；泪囊部肌纤维收缩可扩大泪囊，使囊内产生负压，以利于泪液引流。

3. 口周围肌　包括辐射状肌和环形肌。辐射状肌分别位于唇的上、下方，能上提上唇、降下唇或拉口角向上、下或外侧。在面颊深部有一对**颊肌 buccinator**，起自面颊深层，止于口角，此肌紧贴口腔侧壁，可使唇、颊紧贴牙齿，帮助咀嚼和吸吮，向外侧拉口角。环绕口裂的环形肌，称为**口轮匝肌 orbicularis oris**，收缩时关闭口裂。

二、咀嚼肌

咀嚼肌包括咬肌、颞肌、翼内肌和翼外肌，配布于颞下颌关节周围，参与咀嚼运动。

1. 咬肌 masseter　起自颧弓的下缘和内面，肌纤维斜向后下方，止于咬肌粗隆（图 3–5）。收缩时上提下颌骨，同时向前方牵引下颌骨。

2. 颞肌 temporalis　起自颞窝，肌束如扇形向下汇聚，通过颧弓的深面，止于下颌骨的冠突（图 3–5）。收缩时上提下颌骨，后部肌纤维可使下颌骨向后方。

3. 翼内肌 medial pterygoid　起自翼突窝，止于下颌角内面的翼肌粗隆（图 3–6）。收缩时上提下颌骨，并使其向前方运动。

4. 翼外肌 lateral pterygoid　位于颞下窝内。起自蝶骨大翼下面和翼突外侧面，向后外侧止于下颌颈（图 3–6）。此肌两侧同时收缩可牵拉下颌骨向前方，做张口运动；一侧收缩则使下颌骨向对侧移动。

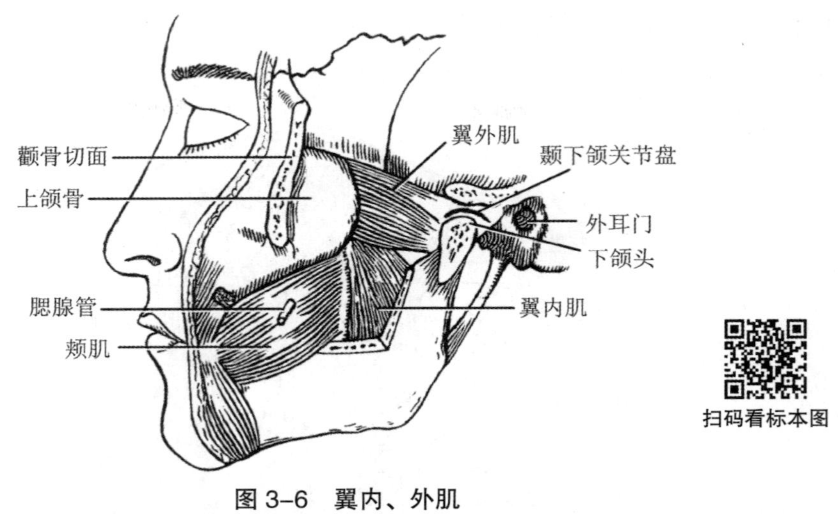

图 3–6 翼内、外肌

第三节 颈 肌

颈肌可依其所在位置分为颈浅肌与颈外侧肌、颈前肌、颈深肌三群。

一、颈浅肌和颈外侧肌

1. 颈阔肌 platysma 位于颈部浅筋膜内的皮肌，薄而宽阔（图 3–7）。起自胸大肌和三角肌表面的筋膜，向上内侧止于口角、下颌体下缘和面下部皮肤。此肌收缩时，拉口角向下方，并使颈部皮肤出现皱褶。

2. 胸锁乳突肌 sternocleidomastoid 位于颈部两侧，大部分被颈阔肌覆盖。是一对强有力的肌，起自胸骨柄前面和锁骨的胸骨端，二头汇合后斜向后上方，止于颞骨的乳突（图 3–7）。该肌一侧收缩使头部向同侧倾斜，面部转向对侧；两侧同时收缩可以屈颈部并使头部后仰。一侧肌挛缩时可出现斜颈。

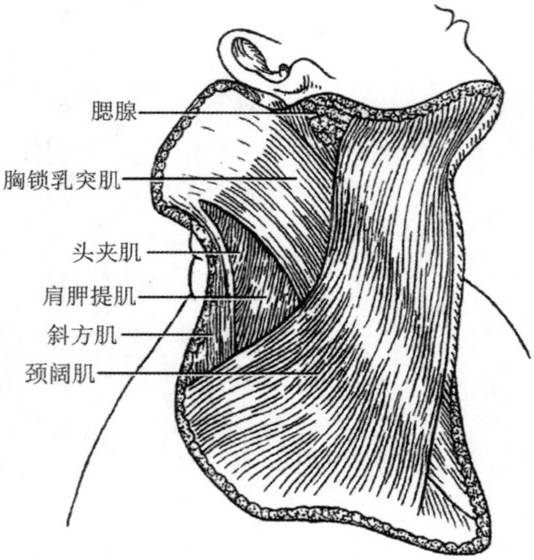

腮腺
胸锁乳突肌
头夹肌
肩胛提肌
斜方肌
颈阔肌

图 3–7 颈浅肌群

二、颈前肌

颈前肌包括舌骨上肌群和舌骨下肌群。

（一）舌骨上肌群

舌骨上肌群位于舌骨与下颌骨和颅底之间，每侧有 4 块肌，皆止于舌骨。

1. 二腹肌 digastric 位于下颌骨下方，有前、后两个肌腹，二者以中间腱相连。前腹

起自下颌骨的二腹肌窝，斜向后下方；后腹起自乳突内侧，斜向前下方；中间腱借筋膜形成的滑车系于舌骨（图3–8、图3–9）。

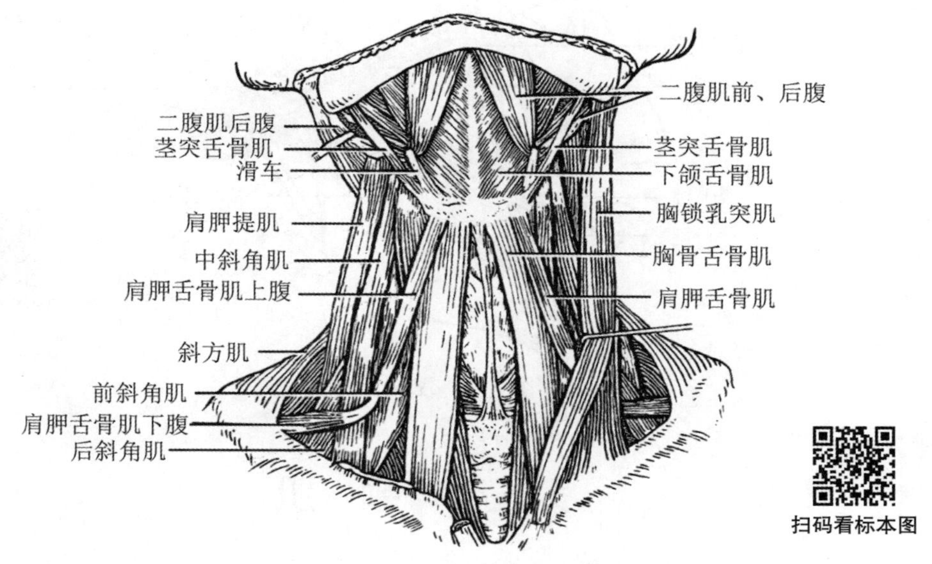

图3–8　颈肌（前面）

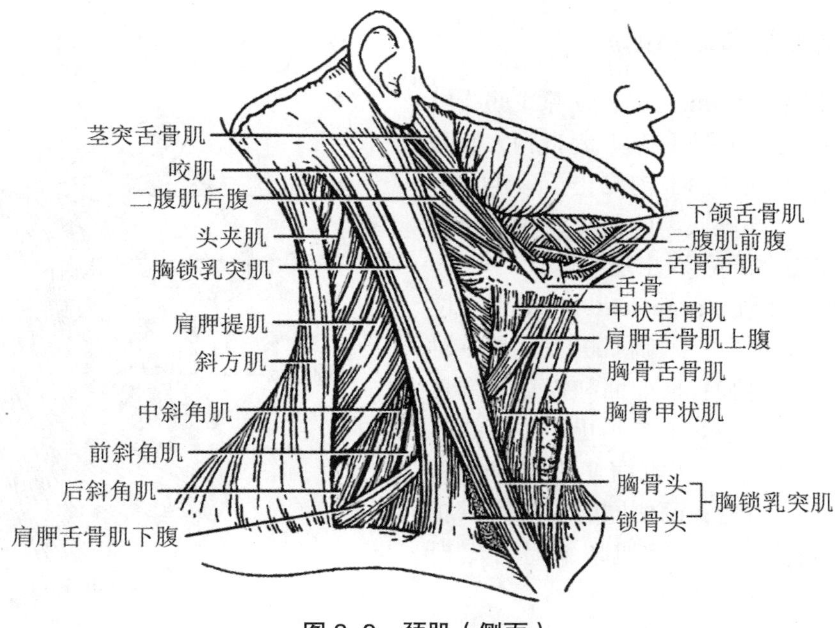

图3–9　颈肌（侧面）

2. 下颌舌骨肌 mylohyoid　位于二腹肌前腹深面的三角形扁肌，起自下颌骨的下颌舌骨肌线（图3–10），止于舌骨，与对侧肌在正中线汇合，构成口腔底。

3. 茎突舌骨肌 stylohyoid　位于二腹肌后腹的上方，并与之伴行，起自茎突，止于舌骨。

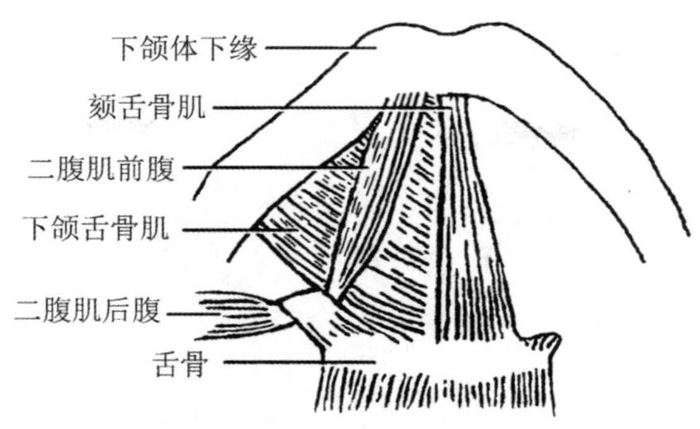

图 3-10　口底肌（口底外面）

4. 颏舌骨肌 geniohyoid　位于下颌舌骨肌的深面，起自下颌骨的颏棘，止于舌骨（图 3-10）。

舌骨上肌群的作用：上提舌骨，使舌升高，协助推进食团入咽。当舌骨固定时，下颌舌骨肌、颏舌骨肌和二腹肌前腹均能拉下颌骨向下而张口。

（二）舌骨下肌群

舌骨下肌群位于颈前部、舌骨下方正中线的两旁，居喉、气管、甲状腺的前方，每侧有 4 块肌，分为浅、深两层排列，各肌的起止点与其名称相一致（图 3-8、图 3-9）。

1. 胸骨舌骨肌 sternohyoid　为薄片带状肌，位于颈部正中线的两侧。

2. 肩胛舌骨肌 omohyoid　位于胸骨舌骨肌的外侧，为细长带状肌，分为上、下腹，由位于胸锁乳突肌下部深面的中间腱相连。

3. 胸骨甲状肌 sternothyroid　位于胸骨舌骨肌的深面。

4. 甲状舌骨肌 thyrohyoid　位于胸骨甲状肌的上方，被胸骨舌骨肌遮盖。

舌骨下肌群的作用：下降舌骨和喉。甲状舌骨肌在吞咽时尚可提喉向上方。

三、颈深肌

颈深肌可分为内、外侧群。

（一）外侧群

外侧群又称为斜角肌群，位于脊柱颈段的两侧，有**前斜角肌 scalenus anterior**、**中斜角肌 scalenus medius** 和**后斜角肌 scalenus posterior**。各肌均起自颈椎横突，其中前、中斜角肌止于第 1 肋，后斜角肌止于第 2 肋。前、中斜角肌与第 1 肋之间的缝隙，称为**斜角肌间隙 scalene fissure**，内有锁骨下动脉和臂丛通过（图 3-11）。

当胸廓固定时，一侧斜角肌收缩使颈部向同侧屈，两侧同时收缩使颈部前屈；当颈部固定时，双侧肌收缩可上提第 1、2 肋助吸气。

（二）内侧群

内侧群又称为椎前肌群，位于脊柱颈段前方、正中线的两侧，每侧有头长肌、颈长肌、头前直肌和头外侧直肌共 4 块肌。其中，一侧头长肌和颈长肌收缩使颈部向同侧屈；两侧同时收缩使颈部前屈。

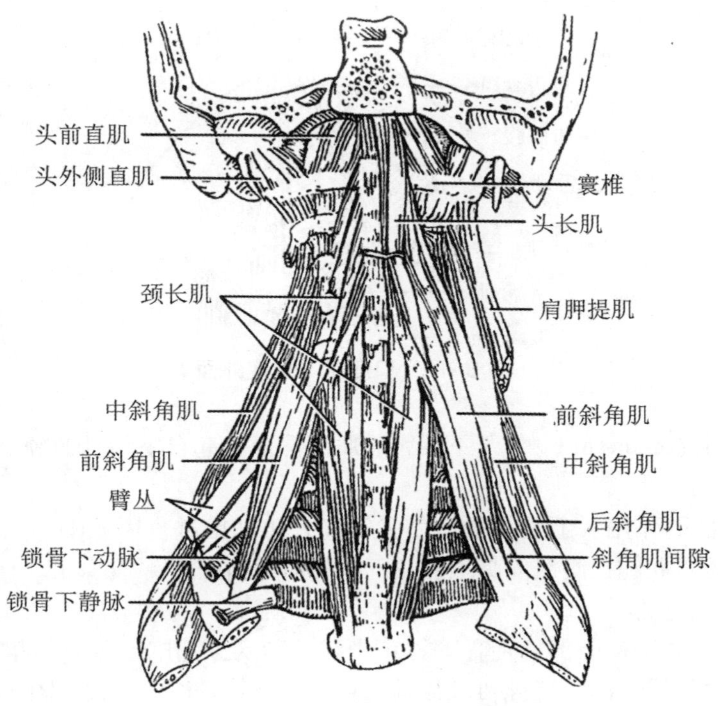

图 3–11　颈深肌群

第四节　躯干肌

躯干肌可分为背肌、胸肌、膈、腹肌和会阴肌。会阴肌（包括盆肌）将在女性生殖系统中叙述。

一、背肌

背肌位于背部，可分为背浅肌和背深肌。

（一）背浅肌

浅层有斜方肌、背阔肌，在斜方肌深面有肩胛提肌和菱形肌（图 3–12）。

1. 斜方肌 trapezius　位于项部和背上部的浅层，为三角形的扁肌，左、右侧合在一起呈斜方形。以腱膜起自上项线内侧 1/3、枕外隆凸、项韧带、第 7 颈椎棘突、全部胸椎棘突，上部肌束斜向外下方，中部肌束平行向外侧，下部肌束斜向外上方，止于锁骨外侧 1/3、肩峰和肩胛冈。此肌收缩时，拉肩胛骨向脊柱靠拢，上部肌束可上提肩胛骨，下部肌束使肩胛骨下降；如果肩胛骨固定，一侧收缩使颈部向同侧屈、面部转向对侧，两侧同时收缩可使头部后仰。该肌瘫痪时产生“塌肩”。

2. 背阔肌 latissimus dorsi　位于背部的下半部和胸部的后外侧，为全身面积最大的扁肌。以腱膜起自下 6 个胸椎棘突、全部腰椎棘突、骶正中嵴和髂嵴后部，肌束向外上方集中，经腋窝的后壁，止于肱骨小结节嵴。该肌收缩时，使肩关节后伸、内收和旋内；当上肢上举固定时，可引体向上。

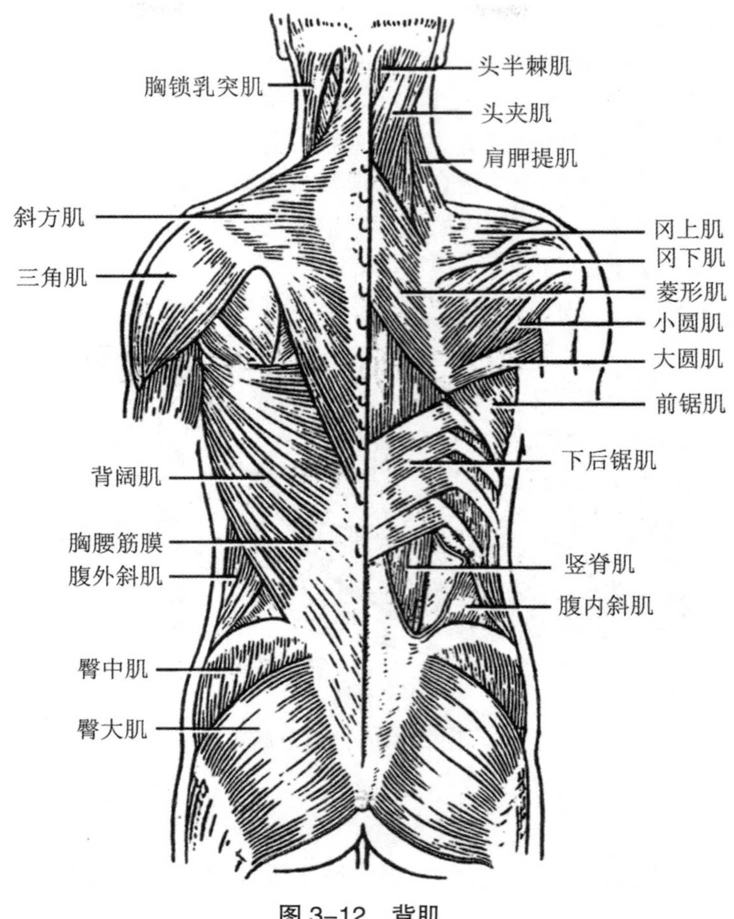

图 3–12　背肌

3. 肩胛提肌 levator scapulae　位于项部两侧、斜方肌的深面。起自上位 4 个颈椎横突，止于肩胛骨上角和内侧缘的上部。收缩时上提肩胛骨，并使肩胛骨下角转向内侧；如肩胛骨固定，可使颈部向同侧屈及后仰。

4. 菱形肌 rhomboideus　位于斜方肌的深面，呈菱形的扁肌。起自下位 2 个颈椎和上位 4 个胸椎的棘突，肌束行向外下方，止于肩胛骨内侧缘。收缩时牵引肩胛骨向内上方并向脊柱靠拢。

（二）背深肌

背深肌在脊柱两侧排列，分为长肌和短肌。长肌的位置较浅，主要有竖脊肌和头夹肌等；短肌位于深部（图 3–12）。

1. 竖脊肌 erector spinae　位于脊柱棘突两侧的沟内，斜方肌和背阔肌深面。起自骶骨背面、髂嵴后部和腰椎棘突，肌束向外上方分为 3 组，沿途分别止于肋骨、椎骨和颞骨乳突等。该肌一侧收缩使脊柱向同侧屈，两侧同时收缩使脊柱后伸和仰头。

2. 头夹肌 splenius　位于斜方肌和菱形肌的深面。起自项韧带下部、第 7 颈椎棘突和上部胸椎棘突，向上外侧止于颞骨乳突、上项线和第 2 ～ 3 颈椎横突。该肌一侧收缩使头部向同侧旋转，两侧同时收缩使头部后仰。

（三）胸腰筋膜

胸腰筋膜 thoracolumbar fascia 为背部深筋膜。在腰部的筋膜明显增厚，包裹竖脊肌和腰方肌，可分为浅、中、深层（图 3–13）。浅层位于竖脊肌的后面，向内侧附于棘上韧带，向外侧附于肋角，与背阔肌的腱膜紧密愈合，向下方附于髂嵴。中层分隔竖脊肌和腰方肌，中层和浅层在竖脊肌外侧缘汇合，构成竖脊肌鞘。深层覆盖于腰方肌的前面，三层筋膜在腰方肌外侧缘汇合，作为腹内斜肌和腹横肌的起始部。由于腰部活动度大，在剧烈运动中胸腰筋膜常可扭伤，为腰背劳损病因之一。

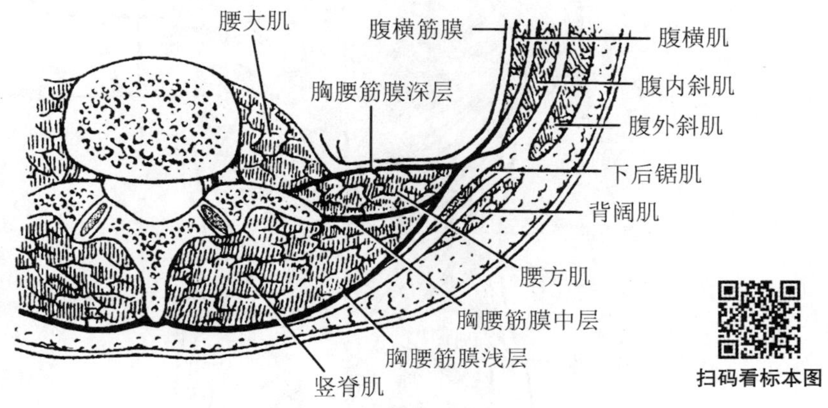

图 3–13　胸腰筋膜

二、胸肌

胸肌可分为胸上肢肌和胸固有肌。胸上肢肌为扁肌，位于胸壁的前面和侧面浅层，起自胸廓，止于上肢带骨或肱骨；胸固有肌参与构成胸壁。

（一）胸上肢肌

1. 胸大肌 pectoralis major　位置表浅，位于胸廓的前上部，呈扇形，宽而厚。起自锁骨的内侧 2/3、胸骨和第 1 ～ 6 肋软骨等处。各部肌束聚合向外侧，以扁腱止于肱骨大结节嵴（图 3–14）。此肌收缩时，使肩关节内收和旋内；当上肢固定时，可牵引躯体向上，与背阔肌共同完成引体向上的动作，也可提肋助吸气。

2. 胸小肌 pectoralis minor　位于胸大肌的深面，呈三角形。起自第 3 ～ 5 肋骨，肌束向上外侧，止于肩胛骨的喙突（图 3–14）。此肌收缩时，拉肩胛骨向前下方；当肩胛骨固定时，可提肋助吸气。

3. 前锯肌 serratus anterior　位于胸廓侧壁，为宽大的扁肌。以肌齿起自上 8 ～ 9 个肋骨外面，肌束向后方绕胸廓侧面，经肩胛下肌前方，止于肩胛骨的内侧缘和下角（图 3–15）。该肌收缩时，拉肩胛骨向前方并紧贴胸廓，下部肌束使肩胛骨下角旋外，助臂上举；当肩胛骨固定时，可上提肋骨助深吸气。若此肌瘫痪，则肩胛骨内侧缘和下角离开胸廓而突出于皮下，称为“翼状肩”。

（二）胸固有肌

1. 肋间外肌 intercostales externi　共 11 对，位于各肋间隙的浅层。起自上位肋骨下缘，肌束斜向前下方，止于下位肋骨的上缘。该肌前部肌束仅到达肋骨与肋软骨的结合

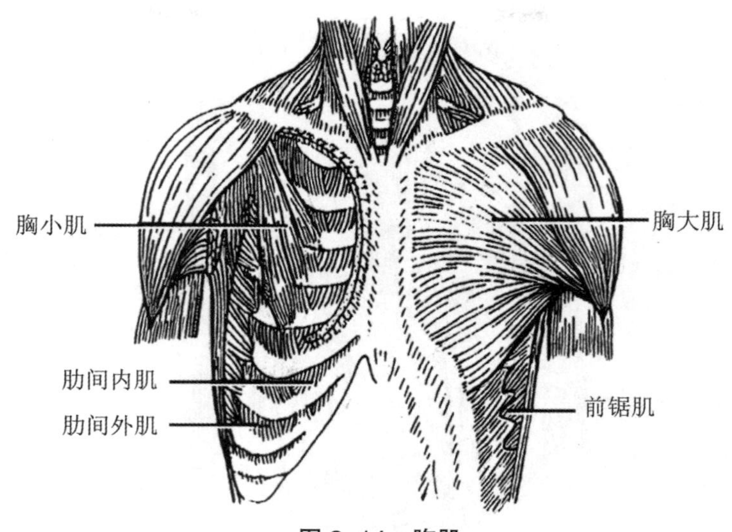

图 3–14　胸肌

处，在肋软骨间隙处，移行为结缔组织膜，称为肋间外膜（图 3–15）。作用是提肋，使胸廓的前后径和横径皆扩大，助吸气。

2. 肋间内肌 intercostales interni　位于肋间外肌的深面。起自下位肋骨的上缘，肌束自后下斜向前上，止于上位肋骨的下缘。该肌后部肌束仅到达肋角，自此向内侧移行为结缔组织膜，称为肋间内膜（图 3–15）。作用是降肋助呼气。

3. 肋间最内肌 intercostales intimi　位于肋间隙中部的肋间内肌深面。肌束方向和作用与肋间内肌相同。

4. 胸横肌 transversus thoracis　位于胸前壁的内面。起自胸骨下部，肌纤维向外上方，止于第 2 ～ 6 肋的内面。作用是降肋助呼气。

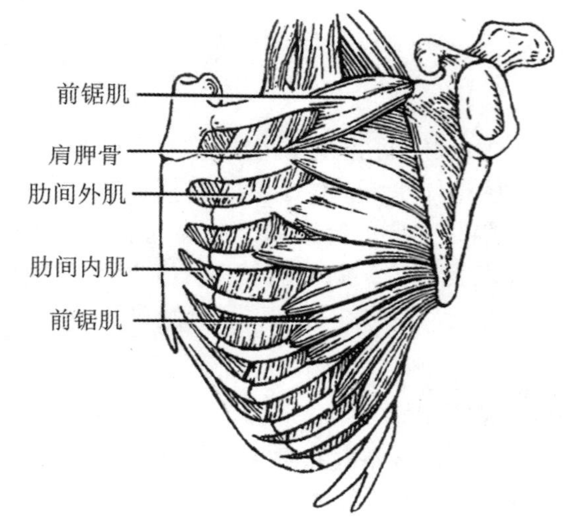

图 3–15　前锯肌

三、膈

膈 diaphragm 为向上膨隆呈穹隆形的宽阔薄扁肌，位于胸腔与腹腔之间，构成胸腔的底和腹腔的顶。膈的周边是肌性部，中央为腱膜，称为**中心腱 central tendon**。肌束起自胸廓下口的周缘和腰椎体前面，可分为三部分：胸骨部起自剑突后面；肋部起自下 6 对肋骨和肋软骨内面；腰部以左、右膈脚起自上 2 ～ 3 个腰椎体前面。各部肌束均止于中心腱（图 3–16）。

膈上有 3 个孔、裂：**主动脉裂孔 aoctic hiatus** 平第 12 胸椎体水平，位于左、右膈脚与脊柱之间，有主动脉和胸导管通过；**食管裂孔 esophageal hiatus** 约平第 10 胸椎体水平，

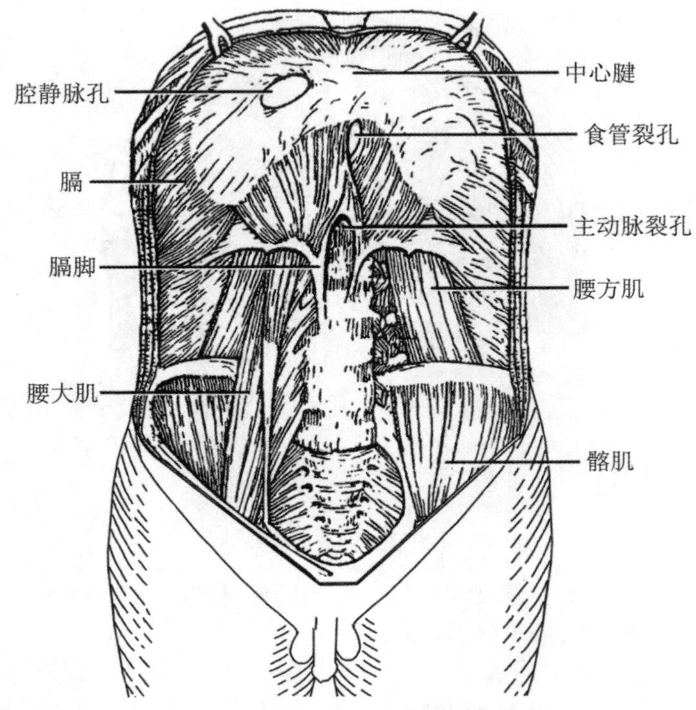

图 3–16　膈与腹后壁肌

位于主动脉裂孔的左前上方，有食管和迷走神经通过；**腔静脉孔 vena caval foramen** 约在第 8 胸椎体水平，位于食管裂孔右前上方的中心腱内，有下腔静脉通过。

膈是主要的呼吸肌，收缩时膈穹隆下降，胸腔容积扩大，以助吸气；松弛时膈穹隆上升恢复原位，胸腔容积减小，以助呼气。膈与腹肌同时收缩，则能增加腹压，协助排便、呕吐、咳嗽、打喷嚏和分娩等活动。

知识链接

膈的 3 个起始部之间常留有三角形的小间隙，无肌纤维，仅覆盖结缔组织，为薄弱区。其中，位于胸骨部与肋部起点之间的间隙为胸肋三角，有腹壁上血管和来自腹壁和肝上面的淋巴管通过；位于腰部与肋部起点之间，呈尖向上的三角形区域为腰肋三角。腹部脏器若经上述的三角区突入胸腔则形成膈疝。

四、腹肌

腹肌位于胸廓与骨盆之间，参与腹壁的组成，可分为前外侧群和后群。

（一）前外侧群

前外侧群构成腹腔的前外侧壁，包括 3 块宽阔的扁肌，即腹外斜肌、腹内斜肌、腹横肌和 1 块直肌，即腹直肌。

1. 腹外斜肌 obliquus externus abdominis　位于腹前外侧壁的浅层，为宽阔的扁肌（图 3–17）。以 8 个肌齿起自下位 8 个肋骨的外面，与背阔肌和下部前锯肌的肌齿交错，

上、中部肌束斜向前下方，移行为腱膜，经腹直肌前面，参与构成腹直肌鞘前层，至前正中线止于白线，后部肌束向下方止于髂嵴前部。腹外斜肌腱膜下缘卷曲增厚，连于髂前上棘与耻骨结节之间，形成**腹股沟韧带 inguinal ligament**。腹外斜肌腱膜在耻骨结节外上方形成一个三角形的裂孔，称为**腹股沟管浅环 superficial inguinal ring**，又称为腹股沟管皮下环。

2. 腹内斜肌 obliquus internus abdominis 位于腹外斜肌的深面（图 3–17）。起自胸腰筋膜、髂嵴和腹股沟韧带外侧 1/2，肌束呈扇形。后部肌束几乎垂直向上方，止于下位 3 个肋骨下缘和肋软骨；大部分肌束向前上方移行为腱膜，腱膜上 2/3 在腹直肌外侧缘分为前、后层包裹腹直肌，参与构成腹直肌鞘的前、后层，腱膜下 1/3 全部走行于腹直肌前方，参与构成腹直肌鞘前层，腱膜至前正中线止于白线；下部起自腹股沟韧带的肌束呈弓形走行向前下方，越过男性精索或女性子宫圆韧带后移行为腱膜，与腹横肌腱膜相应部分结合，形成**腹股沟镰 inguinal falx**，又称为联合腱，止于耻骨梳内侧端和耻骨结节附近。腹内斜肌最下部尚发出一些细散肌束，与腹横肌最下部的肌束一起包绕精索和睾丸，称为**提睾肌 cremaster**，收缩时可上提睾丸。

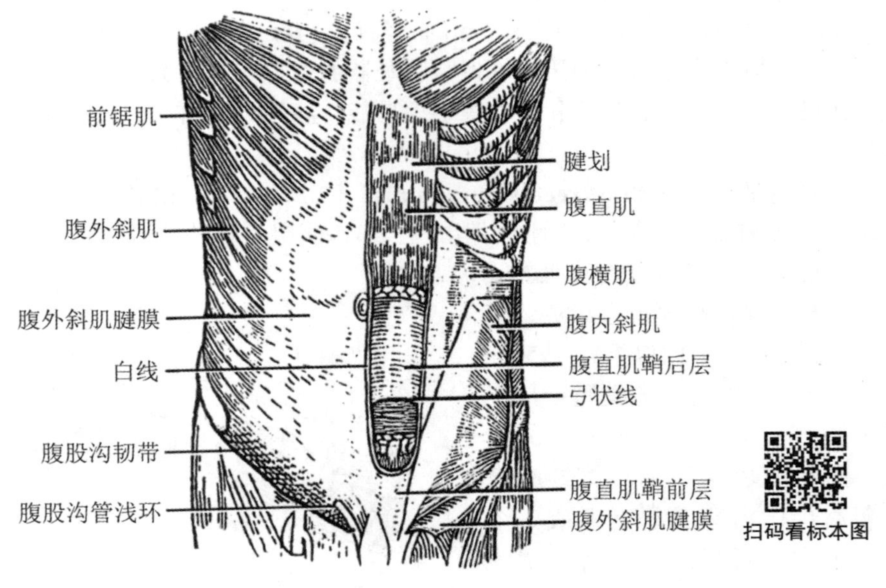

图 3–17 腹前外侧群肌

3. 腹横肌 transversus abdominis 位于腹内斜肌的深面，为腹壁最深层的扁肌（图 3–18）。起自下位 6 对肋软骨的内面、胸腰筋膜、髂嵴和腹股沟韧带外侧 1/3，肌束横行向前内侧移行为腱膜，走行于腹直肌后面（上 2/3）或前面（下 1/3），参与构成腹直肌鞘后层或前层，止于白线。腹横肌最下部的肌束和腱膜下缘的内侧部，分别参与构成提睾肌和腹股沟镰。

4. 腹直肌 rectus abdominis 位于腹前壁正中线两旁，居腹直肌鞘中，上宽下窄（图 3–17）。起自耻骨联合和耻骨嵴，肌束向上方，止于胸骨剑突和第 5 ～ 7 肋软骨的前面。肌的全长被 3 ～ 4 条横行的腱划分成多个肌腹，腱划由结缔组织构成，与腹直肌鞘的前层

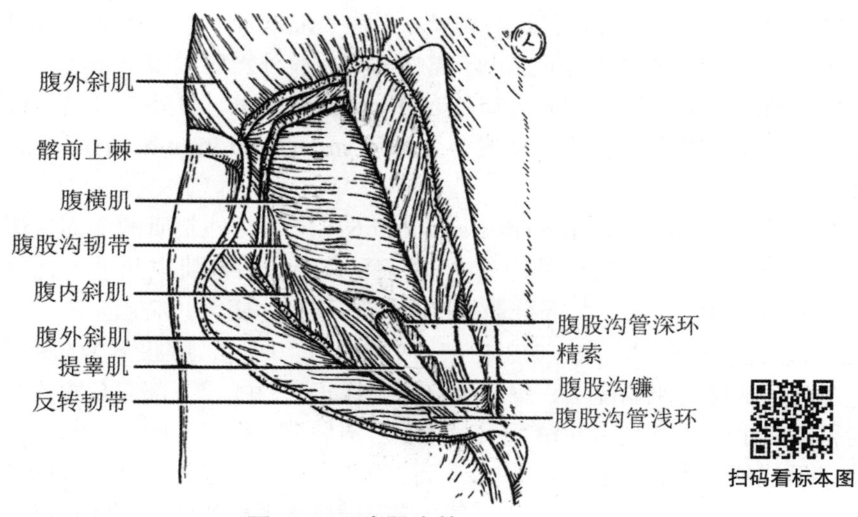

图 3–18　腹股沟管

紧密结合，在腹直肌的后面，腱划不明显，不与腹直肌鞘的后层愈合。

三层扁肌的肌纤维互相交错，薄而坚韧，与腹直肌共同构成牢固而有弹性的腹壁，对保护腹腔脏器和维持腹内压、维持腹腔脏器的位置有重要意义。腹肌收缩时，可增加腹压以协助排便、分娩、呕吐和咳嗽等生理功能；能使脊柱前屈、侧屈和旋转，还可降肋助呼气。

5. 腹直肌鞘 sheath of rectus abdominis　位于腹前壁，由腹前外侧壁 3 层扁肌的腱膜包绕腹直肌构成，分为前、后层。鞘的上 2/3，前层由腹外斜肌腱膜和腹内斜肌腱膜的前层愈合形成；后层由腹内斜肌腱膜的后层和腹横肌腱膜愈合形成。鞘的下 1/3 约在脐平面以下 4 ~ 5 cm 处的下方，3 块扁肌的腱膜全部走行于腹直肌的前面，构成鞘的前层，而鞘的后层缺如，此处腹直肌鞘后层的游离下缘，形成一个凸向上方的弧形线，称为**弓状线 arcuate line**，此线以下腹直肌后面与腹横筋膜相贴（图 3–17、图 3–19）。

6. 白线 linea alba　位于腹前壁正中线上，是由两侧腹直肌鞘的纤维彼此交织形成的腱性结构，上自剑突，下至耻骨联合（图 3–17、图 3–19）。在白线的中部有圆形的腱性脐环，此处为腹壁的一个薄弱点。

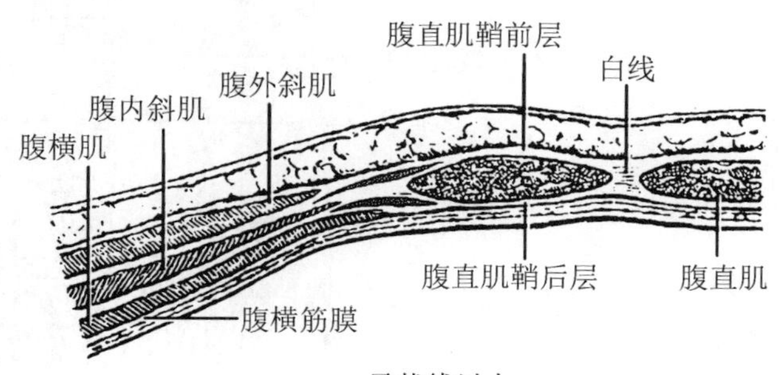

图 3–19　腹直肌鞘

（二）后群

后群有腰大肌和腰方肌，腰大肌将在下肢肌中叙述。

腰方肌 quadratus lumborum 呈长方形，位于腰大肌外侧，起自髂嵴后部，向上方止于第 12 肋内侧半和第 1 ~ 4 腰椎横突（图 3–16）。作用是下降第 12 肋，并使脊柱侧屈。

（三）腹股沟管

腹股沟管 inguinal canal 位于腹股沟韧带内侧半上方，为腹前外侧壁三层扁肌之间的一条裂隙，由外上斜向内下，长 4~5 cm，男性的精索或女性的子宫圆韧带由此处通过（图 3–18）。

腹股沟管有两口和四壁。内口称为**腹股沟管深（腹）环 deep inguinal ring**，在腹股沟韧带中点上方约 1.5 cm 处，为腹横筋膜向外突出形成；外口即**腹股沟管浅（皮下）环 superficial inguinal ring**。前壁为腹外斜肌腱膜和部分腹内斜肌；后壁为腹横筋膜和腹股沟镰；上壁为腹内斜肌和腹横肌的弓状下缘；下壁为腹股沟韧带。

知识链接

腹股沟（海氏）三角又称为 Hesselbach 三角，位于腹前壁下部，是由腹直肌外侧缘、腹股沟韧带和腹壁下动脉围成的三角区。

腹股沟管和腹股沟（海氏）三角都是腹壁下部的薄弱区。在病理情况下，若腹腔内容物经腹股沟管腹环进入腹股沟管，经浅环突出下降进入阴囊，形成腹股沟斜疝；若腹腔内容物不经腹环，而从腹股沟（海氏）三角处膨出，则形成腹股沟直疝；若腹腔内容物经股环、股管、隐静脉裂孔脱出到大腿根部，则形成股疝。斜疝多发于男性青壮年，直疝多发于男性老年人，股疝多见于女性。

第五节　上肢肌

上肢肌分为上肢带肌、臂肌、前臂肌和手肌。

一、上肢带肌

上肢带肌又称为肩肌，配布于肩关节周围，均起自上肢带骨，止于肱骨，能运动肩关节并可增强肩关节的稳固性（图 3–20、图 3–21）。

1. 三角肌 deltoid　位于肩部，呈三角形。起自锁骨外侧 1/3、肩峰和肩胛冈，肌束从前、外、后方包裹肩关节，逐渐向外下方集中，止于肱骨体外侧面的三角肌粗隆。肱骨上端由于三角肌的覆盖，使肩部呈圆隆形；若此肌瘫痪萎缩，则肩峰突出于皮下，形成“方形肩”。主要作用是使肩关节外展，前部肌束可以使肩关节屈和旋内，后部肌束能使肩关节伸和旋外。

2. 冈上肌 supraspinatus　位于斜方肌的深面。起自肩胛骨的冈上窝，肌束向外侧经肩峰和喙肩韧带下方汇合成肌腱，越过肩关节上方，并与肩关节囊融合，止于肱骨大结节

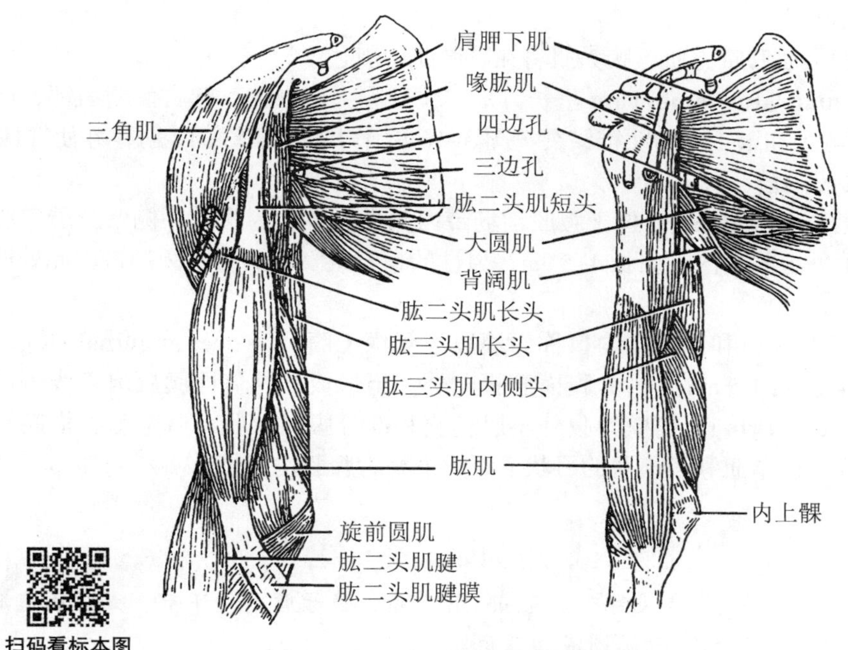

图 3–20　上肢带肌和臂肌前群

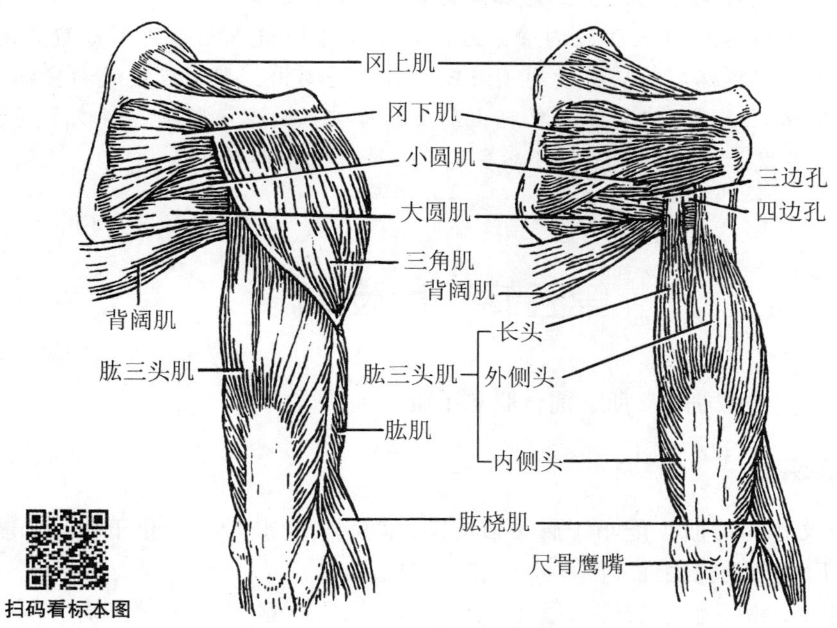

图 3–21　上肢带肌和臂肌后群

上部。作用是使肩关节外展。

3. 冈下肌 infraspinatus　大部分被斜方肌和三角肌遮盖，位于冈下窝内。起自冈下窝，肌束向外侧移行为肌腱，经肩关节囊的后方，止于肱骨大结节中部。收缩时使肩关节旋外。

4. 小圆肌 teres minor　位于冈下肌的下方。起自肩胛骨外侧缘上 2/3 的背面，肌束向

外上方移行为扁腱，经肩关节囊的后方，止于肱骨大结节下部。收缩时使肩关节旋外。

5. 大圆肌 teres major 位于小圆肌的下方。起自肩胛骨外侧缘的下部和下角的背面，肌束向外上方集中，经臂部内侧止于肱骨小结节嵴。收缩时使肩关节后伸、内收和旋内。

6. 肩胛下肌 subscapularis 位于肩胛骨的前面，呈三角形。起自肩胛下窝，肌束向外上方移行为扁腱，经肩关节囊的前方，止于肱骨小结节。收缩时使肩关节内收和旋内。

二、臂肌

臂肌位于肱骨周围，分为前、后群，前群为屈肌，后群为伸肌（图 3–20、图 3–21）。

（一）前群

前群包括浅层的肱二头肌和深层的喙肱肌、肱肌。

1. 肱二头肌 biceps brachii 呈梭形。近侧端有长、短两个头，长头以长腱起自肩胛骨的盂上结节，通过肩关节囊，经结节间沟下降；短头位于长头内侧，与喙肱肌共同以扁腱起自肩胛骨的喙突，两头在臂中点处合并成一个肌腹，向下移行为肌腱，止于桡骨粗隆。此肌收缩时，屈肘关节，当前臂在旋前位时能使其旋后，并能协助屈肩关节。

2. 喙肱肌 coracobrachialis 位于臂部上 1/2 的前内侧，肱二头肌短头的内后方。与肱二头肌短头共同以扁腱起自肩胛骨的喙突，止于肱骨中部的内侧。作用是使肩关节前屈和内收。

3. 肱肌 brachialis 位于肱二头肌下半部的深面。起自肱骨体下半的前面，止于尺骨粗隆。作用是屈肘关节。

（二）后群

肱三头肌 triceps brachii 的近侧端有长头、内侧头和外侧头 3 个头，长头以扁腱起自肩胛骨的盂下结节，向下方走行，经大、小圆肌之间，肌束在外侧头内侧和内侧头浅面下降；外侧头与内侧头分别起自肱骨后面的桡神经沟外上方和内下方的骨面。3 个头向下汇合，以一个坚韧的肌腱止于尺骨鹰嘴。作用是伸肘关节，长头还可使肩关节后伸和内收。

三、前臂肌

前臂肌位于桡、尺骨的周围，大多数是长肌，近侧为肌腹，远侧为细长的肌腱，分为前、后群。主要运动肘关节、腕关节和手关节。

（一）前群

前群共 9 块肌，分为 4 层排列（图 3–22、图 3–23）。

1. 第一层（浅层） 有 5 块肌，自桡侧向尺侧依次为：

（1）**肱桡肌 brachioradialis**：起自肱骨外上髁上方，下 1/3 为肌腱，止于桡骨茎突。作用是屈肘关节。

以下 4 块肌共同以屈肌总腱起自肱骨内上髁和前臂深筋膜。

（2）**旋前圆肌 pronator teres**：止于桡骨外侧面的中部。作用是使前臂旋前和屈肘关节。

（3）**桡侧腕屈肌 flexor carpi radialis**：以长腱止于第 2 掌骨底的掌面。作用是屈和外展腕关节、屈肘关节。

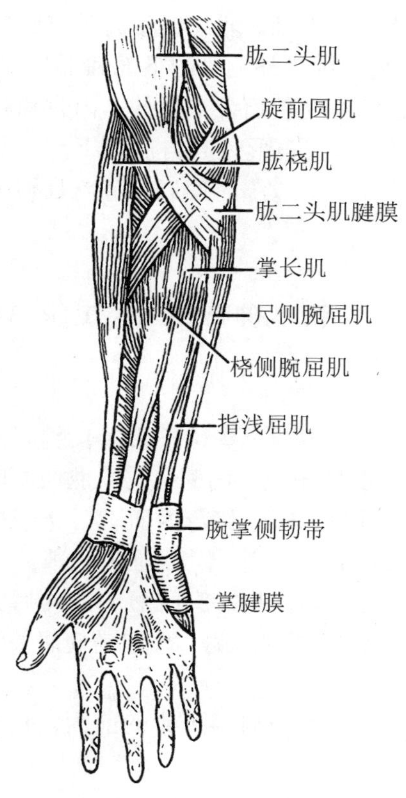

图 3–22　前臂肌前群（浅层）

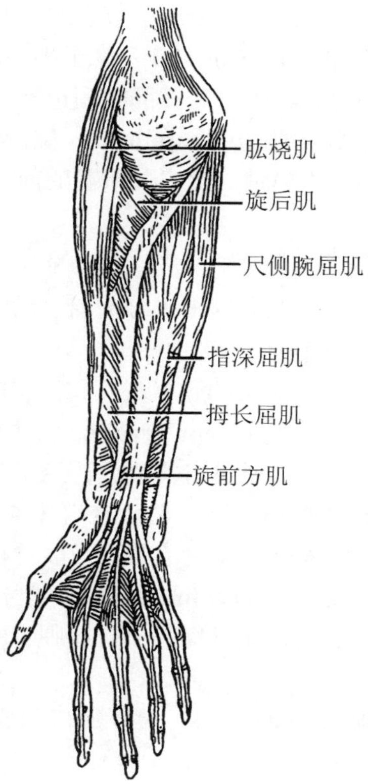

图 3–23　前臂肌前群（深层）

（4）**掌长肌 palmaris longus**：肌腹小而肌腱细长，向下方延续于掌腱膜。作用是屈腕关节和紧张掌腱膜。

（5）**尺侧腕屈肌 flexor carpi ulnaris**：向下方移行为肌腱，止于豌豆骨。作用是屈和内收腕关节、屈肘关节。

2. 第二层　只有 1 块肌，即**指浅屈肌 flexor digitorum superficialis**，肌的上端被浅层肌覆盖。起自肱骨内上髁和尺、桡骨前面，肌束向下方移行为 4 条肌腱，经腕管进入手掌，每条肌腱在近节指骨中部分为两脚，分别止于第 2 ~ 5 指中节指骨体两侧。作用是屈第 2 ~ 5 指近侧指骨间关节、掌指关节和屈腕关节、肘关节。

3. 第三层　有 2 块肌。

（1）**拇长屈肌 flexor pollicis longus**：位于前臂外侧，起自桡骨上端前面和附近的骨间膜，向下方移行为肌腱，经腕管进入手掌，止于拇指远节指骨底的掌面。作用是屈拇指指骨间关节和掌指关节。

（2）**指深屈肌 flexor digitorum profundus**：位于前臂内侧，起自尺骨上端前面和附近的骨间膜，向下方移行为 4 条肌腱，经腕管进入手掌，穿经指浅屈肌各相应肌腱两脚之间，分别止于第 2 ~ 5 指远节指骨底的掌面。作用是屈第 2 ~ 5 指远侧、近侧指骨间关节和掌指关节，屈腕关节。

4. 第四层　只有 1 块肌，即**旋前方肌 pronator quadratus**，为扁的四方形小肌。起自尺骨下 1/4 的前面，肌束横行，止于桡骨下端的前面。作用是使前臂旋前。

（二）后群

后群共 10 块肌，分为浅、深层排列（图 3–24、图 3–25）。

1. 浅层 有 5 块肌，以一个共同的肌腱即伸肌总腱起自肱骨外上髁和邻近的深筋膜，自桡侧向尺侧依次为：

（1）**桡侧腕长伸肌 extensor carpi radialis longus**：向下方移行为长腱至手背，止于第 2 掌骨底的背面。

（2）**桡侧腕短伸肌 extensor carpi radialis brevis**：位于桡侧腕长伸肌的后内侧，止于第 3 掌骨底的背面。

上述二肌的主要作用是伸和外展腕关节。

（3）**指伸肌 extensor digitorum**：肌腹向下方移行为 4 条肌腱，经手背以指背腱膜分别止于第 2 ～ 5 指中节和远节指骨底的背面。作用是伸第 2 ～ 5 指和伸腕关节。

（4）**小指伸肌 extensor digiti minimi**：是一条细长的肌，附于指伸肌内侧，肌腱移行为指背腱膜，止于小指中节和远节指骨底的背面。作用是伸小指。

（5）**尺侧腕伸肌 extensor carpi ulnaris**：止于第 5 掌骨底的背面。作用是伸和内收腕关节。

2. 深层 也有 5 块肌，从上外向下内依次为：

（1）**旋后肌 supinator**：位置较深，起自肱骨外上髁和尺骨近侧端，肌束斜向外下并向前方包绕桡骨，止于桡骨上 1/3 的前面。作用是使前臂旋后。

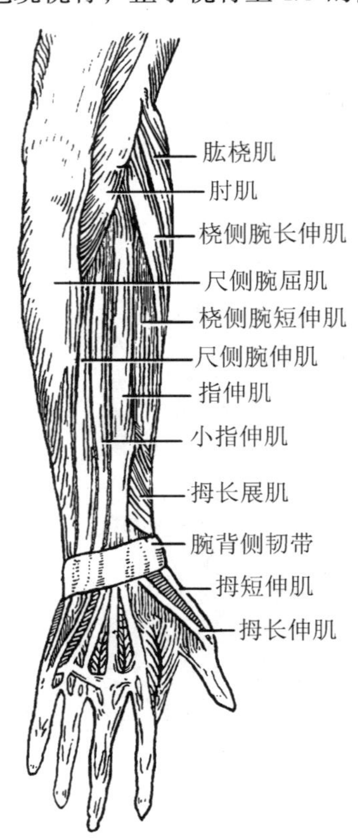

图 3–24 前臂肌后群（浅层）

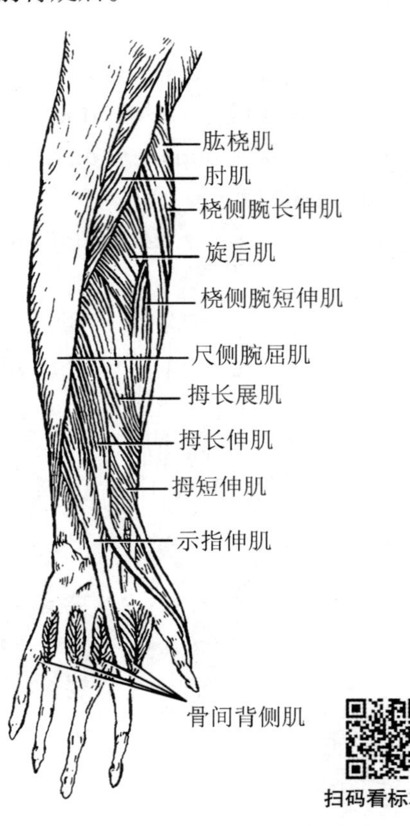

图 3–25 前臂肌后群（深层）

以下 4 块肌皆起自桡、尺骨和骨间膜的背面。各肌的作用与其名称一致。

（2）**拇长展肌 abductor pollicis longus**：止于第 1 掌骨底。

（3）**拇短伸肌 extensor pollicis brevis**：止于拇指近节指骨底。

（4）**拇长伸肌 extensor pollicis longus**：止于拇指远节指骨底。

（5）**示指伸肌 extensor indicis**：止于示指的指背腱膜。

四、手肌

运动手指的肌，除来自前臂的长肌外，还有位于手掌部止于手指的手肌。手肌根据部位可分为外侧群、中间群和内侧群。

（一）外侧群

外侧群较为发达，在手掌拇指侧形成一个隆起，称为**鱼际 thenar**，有 4 块肌，分为浅、深层排列（图 3–26）。各肌的作用与其名称一致。

1. 拇短展肌 abductor pollicis brevis　位于浅层外侧。

2. 拇短屈肌 flexor pollicis brevis　位于浅层内侧。

3. 拇对掌肌 opponens pollicis　位于拇短展肌的深面。

4. 拇收肌 adductor pollicis　位于拇对掌肌的内侧。

（二）内侧群

内侧群位于手掌小指侧，形成一个隆起，称为**小鱼际 hypothenar**，有 3 块肌，也分为浅、深层排列（图 3–26）。各肌的作用与其名称一致。

1. 小指展肌 abductor digiti minimi　位于浅层内侧。

2. 小指短屈肌 flexor digiti minimi brevis　位于浅层外侧。

3. 小指对掌肌 opponens digiti minimi　位于上述两肌的深面。

（三）中间群

中间群位于掌心，包括蚓状肌和骨间肌（图 3–26、图 3–27）。

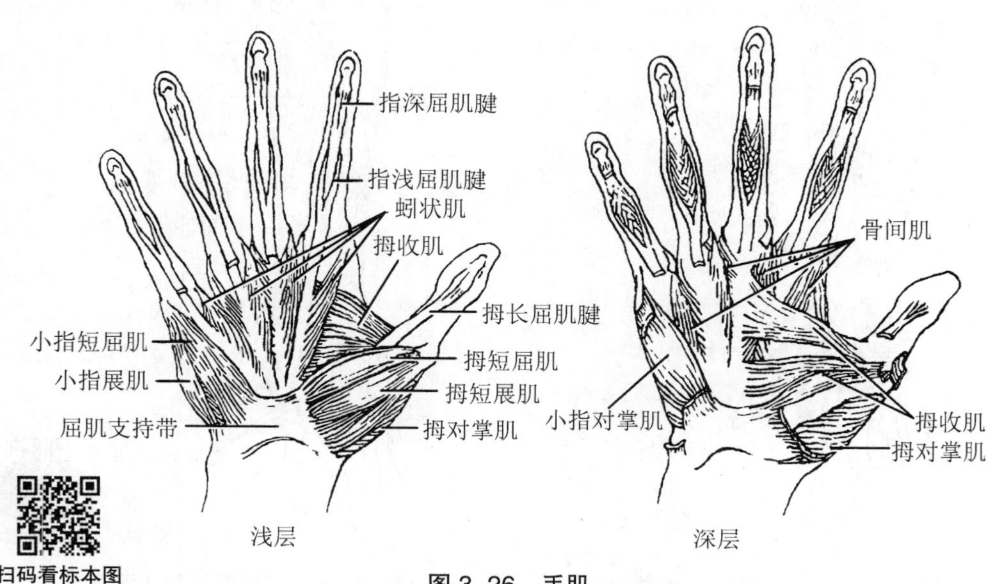

图 3–26　手肌

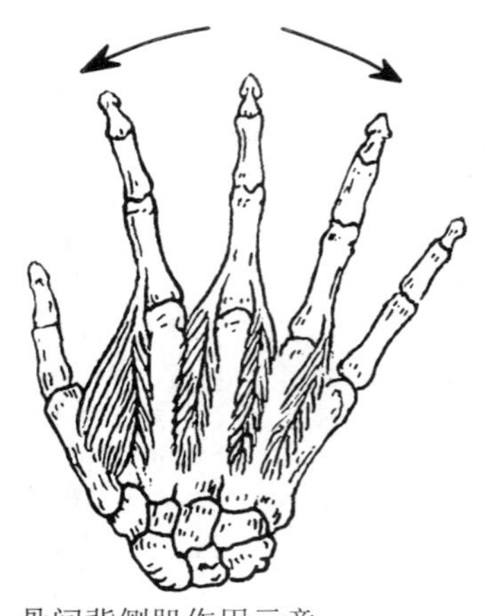

骨间背侧肌作用示意

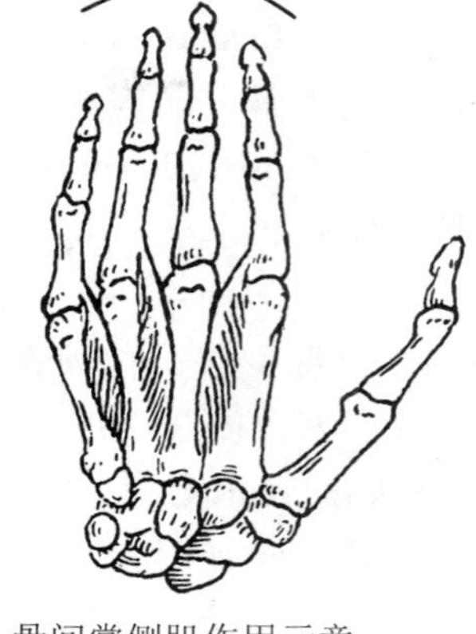

骨间掌侧肌作用示意

图 3–27 骨间肌

1. 蚓状肌 lumbricales 为 4 条细束状小肌，位于手掌中部的掌腱膜深面。起自指深屈肌腱桡侧，经掌指关节的桡侧至第 2 ~ 5 指的背面，止于指背腱膜。收缩时屈第 2 ~ 5 指掌指关节和伸指骨间关节。

2. 骨间掌侧肌 palmar interossei 3 块，位于第 2 ~ 5 掌骨间隙内，起自掌骨，分别经第 2 指尺侧和第 4、5 指桡侧，止于第 2、4、5 指近节指骨底和指背腱膜。作用是使第 2、4、5 指内收（向中指靠拢），屈掌指关节、伸指骨间关节。

3. 骨间背侧肌 dorsal interossei 共 4 块，位于 4 个掌骨间隙的背侧。起自第 1 ~ 5 掌骨的相邻侧，分别经第 2 指近节指骨底桡侧、第 3 指近节指骨底两侧和第 4 指近节指骨底尺侧，止于第 2 ~ 4 指指背腱膜。收缩时固定第 3 指，外展第 2、4 指（远离中指），屈第 2 ~ 4 指的掌指关节和伸指骨间关节。

第六节 下肢肌

下肢肌分为下肢带肌、大腿肌、小腿肌和足肌。下肢肌比上肢肌粗壮强大，以适应维持人体直立姿势、负重和行走等功能。

一、下肢带肌

下肢带肌又称为髋肌，主要起自骨盆的内面和外面，跨过髋关节，止于股骨上部，主要运动髋关节。按照其所在的部位和作用，可分为前群、后群。

（一）前群

前群有 2 块肌（图 3–28）。

1. 髂腰肌 iliopsoas 由腰大肌和髂肌组成。**腰大肌 psoas major** 位于脊柱腰部两侧，起自腰椎体侧面和横突；**髂肌 iliacus** 位于腰大肌外侧，呈扇形，起自髂窝。两肌向下汇合，经腹股沟韧带深面，止于股骨小转子。此肌收缩时，使髋关节前屈和旋外；下肢固定

时，可使躯干前屈。

2. 阔筋膜张肌 tensor fasciae latae 位于大腿上部的前外侧。起自髂前上棘，肌腹在阔筋膜两层之间，向下移行于**髂胫束 iliotibial tract**，止于胫骨外侧髁。作用是紧张阔筋膜和屈髋关节。

（二）后群

后群肌主要位于臀部，故又称为臀肌，是肌内注射的主要部位（图 3–29、图 3–30）。

1. 臀大肌 gluteus maximus 位于臀部浅层，大而肥厚。起自髂骨翼外面和骶骨后面，肌束斜向下外侧，止于髂胫束和臀肌粗隆。此肌收缩时，使髋关节伸和旋外；下肢固定时能伸躯干，是维持人体直立的主要肌之一。

2. 臀中肌 gluteus medius 其前上部位于皮下，后下部位于臀大肌的深面。

3. 臀小肌 gluteus minimus 位于臀中肌的深面。

臀中肌和臀小肌都呈扇形，皆起自髂骨翼外面，肌束向下方集中形成短腱，止于股骨大转子。二肌的作用是使髋关节外展，前部肌束可使髋关节旋内，后部肌束使髋关节旋外。

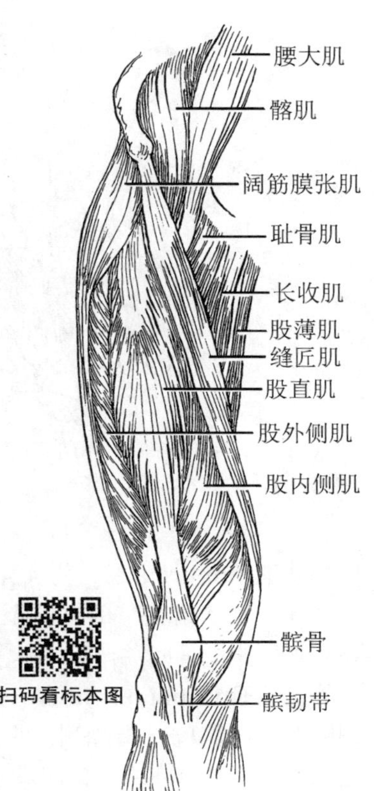

图 3–28 髋肌和大腿肌前群、内侧群

4. 梨状肌 piriformis 位于臀中肌的下方。起自盆腔内的骶骨前面、骶前孔的外侧，肌束向外出坐骨大孔到达臀部，止于股骨大转子尖端。此肌收缩时，使髋关节外展和旋外。

5. 闭孔内肌 obturator internus 起自闭孔膜内面及其周围骨面，肌束向后方集中成为肌腱，穿坐骨小孔出骨盆后，呈直角转折向外侧，并与其上、下方的上孖肌和下孖肌部分融合，止于转子窝。作用是使髋关节旋外。

6. 股方肌 quadratus femoris 起自坐骨结节，向外侧止于转子间嵴。作用是使髋关节旋外。

7. 闭孔外肌 obturator externus 位于股方肌的深面。起自闭孔膜外面及其周围骨面，经股骨颈的后方，止于转子窝。作用是使髋关节旋外。

二、大腿肌

大腿肌分为前群、内侧群和后群。

（一）前群

前群有缝匠肌和股四头肌（图 3–28）。

1. 缝匠肌 sartorius 位于大腿前面及内侧面的浅层，是全身最长的肌，呈扁带状。起自髂前上棘，经大腿前面斜向下内侧，止于胫骨上端的内侧面。此肌的作用是屈髋关节和膝关节，并使已屈的膝关节旋内。

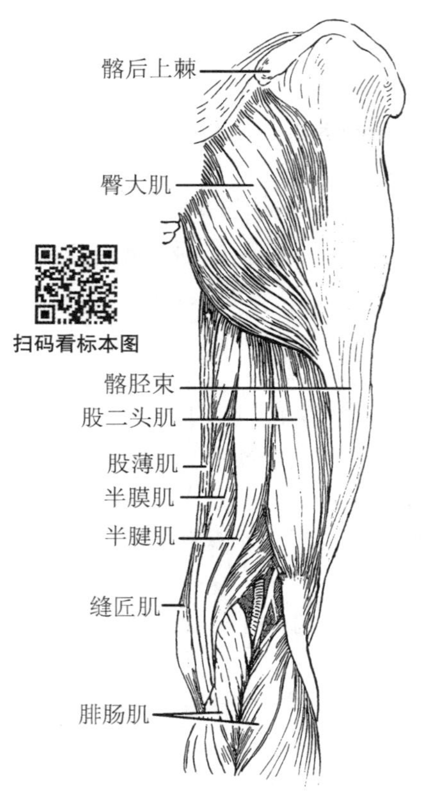

图 3-29 髋肌和大腿肌后群（浅层）

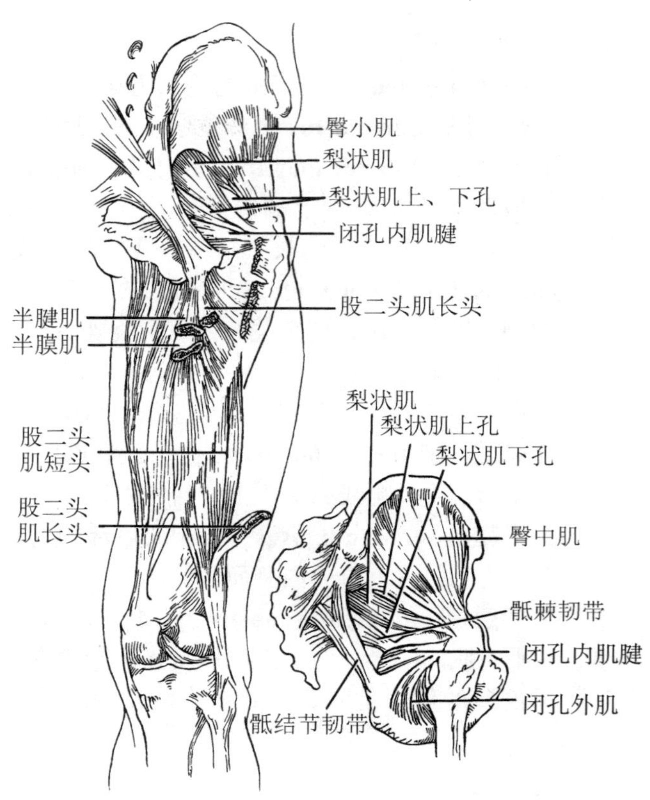

图 3-30 髋肌和大腿肌后群（深层）

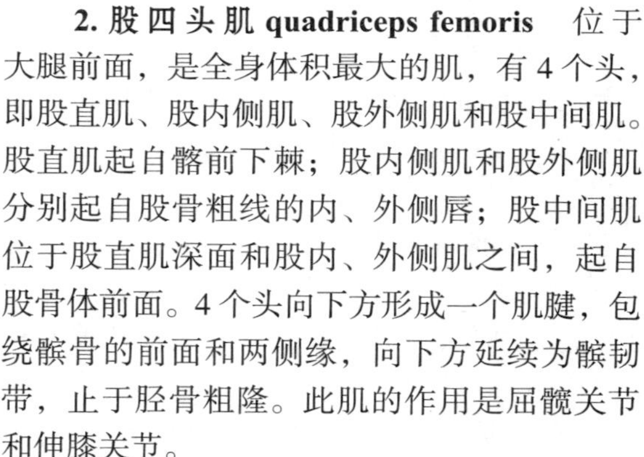

2. 股四头肌 quadriceps femoris 位于大腿前面，是全身体积最大的肌，有 4 个头，即股直肌、股内侧肌、股外侧肌和股中间肌。股直肌起自髂前下棘；股内侧肌和股外侧肌分别起自股骨粗线的内、外侧唇；股中间肌位于股直肌深面和股内、外侧肌之间，起自股骨体前面。4 个头向下方形成一个肌腱，包绕髌骨的前面和两侧缘，向下方延续为髌韧带，止于胫骨粗隆。此肌的作用是屈髋关节和伸膝关节。

（二）内侧群

内侧群肌也称为内收肌群，共 5 块，分层排列，均起自耻骨支、坐骨支和坐骨结节等处（图 3-28、图 3-31）。

1. 耻骨肌 pectineus 位于髂腰肌的内侧，为长方形的短肌。

2. 长收肌 adductor longus 位于耻骨肌

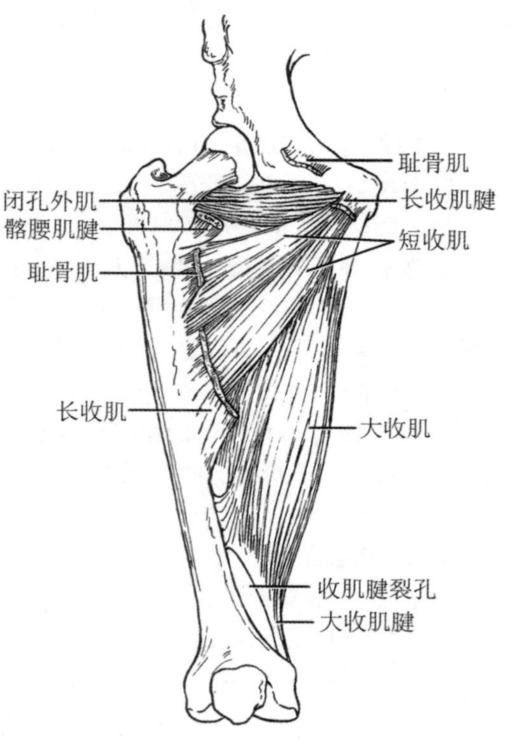

图 3-31 大腿肌内侧群

的内侧，呈三角形。

3. 股薄肌 gracilis 位于最内侧，为长肌。

4. 短收肌 adductor brevis 位于耻骨肌和长收肌的深面，为近似三角形的扁肌。

5. 大收肌 adductor magnus 位于上述肌的深面，大而厚，呈三角形。

除股薄肌止于胫骨上端内侧面外，其他各肌都止于股骨粗线，大收肌还有一个肌腱止于股骨内上髁上方的收肌结节，此肌腱与股骨之间形成一个裂孔，称为**收肌腱裂孔 adductor tendinous opening**，为收肌管的下口，向下方通腘窝，有股动脉、静脉通过。

内侧群肌的作用是使髋关节内收和旋外。

（三）后群

后群有股二头肌、半腱肌和半膜肌，均跨越髋关节和膝关节的后面（图 3–29）。

1. 股二头肌 biceps femoris 位于股后部的外侧。有长、短两个头，长头起自坐骨结节，短头起自股骨粗线，两头汇合后，以长腱止于腓骨头。

2. 半腱肌 semitendinosus 位于股后部的内侧，起自坐骨结节，肌腱细长，几乎占肌的一半，止于胫骨上端的内侧面。

3. 半膜肌 semimembranosus 位于半腱肌的深面，起自坐骨结节，上部是扁薄的腱膜，几乎占肌的一半，肌的下端以腱止于胫骨内侧髁的后面。

后群肌的作用是屈膝关节和伸髋关节；屈膝时股二头肌可以使膝关节旋外，而半腱肌和半膜肌使膝关节旋内。

三、小腿肌

小腿肌分为前群、外侧群和后群。

（一）前群

前群有 3 块肌（图 3–32）。

1. 胫骨前肌 tibialis anterior 起自胫骨外侧面的上 2/3 及邻近的骨间膜，肌腱向下方经踝关节前方，至足部的内侧缘，止于内侧楔骨和第 1 跖骨底。作用是伸踝关节（背屈）和使足内翻。

2. 趾长伸肌 extensor digitorum longus 起自腓骨前面、胫骨上端和小腿骨间膜，向下方至足背分为 4 条肌腱至第 2 ~ 5 趾背移行为趾背腱膜，止于中节和远节趾骨底。由此肌另外分出一条肌束，经足背外侧止于第 5 趾骨底，称为第 3 腓骨肌。作用是伸踝关节和伸第 2 ~ 5 趾。

3. 踇长伸肌 extensor hallucis longus 位于胫骨前肌和趾长伸肌之间。起自腓骨内侧面下 2/3 和邻近骨间膜前面，肌腱经足背，止于踇趾远节趾骨底。作用是伸踝关节和伸足踇趾。

（二）外侧群

外侧群为**腓骨长肌 peroneus longus** 和**腓骨短肌 peroneus brevis**，两肌皆起自腓骨的外侧面，腓骨长肌起点较高，并覆盖腓骨短肌。两肌的肌腱经外踝后方转向前方，在跟骨外侧面分开，腓骨短肌腱向前方止于第 5 跖骨粗隆，腓骨长肌腱绕至足底，斜行至足部的内侧，止于内侧楔骨和第 1 跖骨底。作用是屈踝关节（跖屈）和使足外翻（图 3–33）。

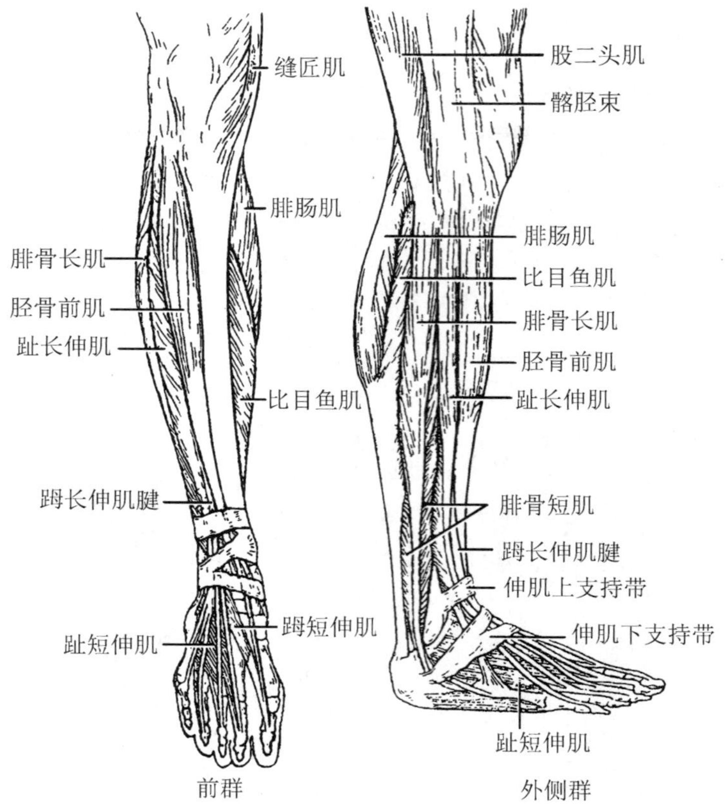

图 3-32 小腿肌前群和外侧群

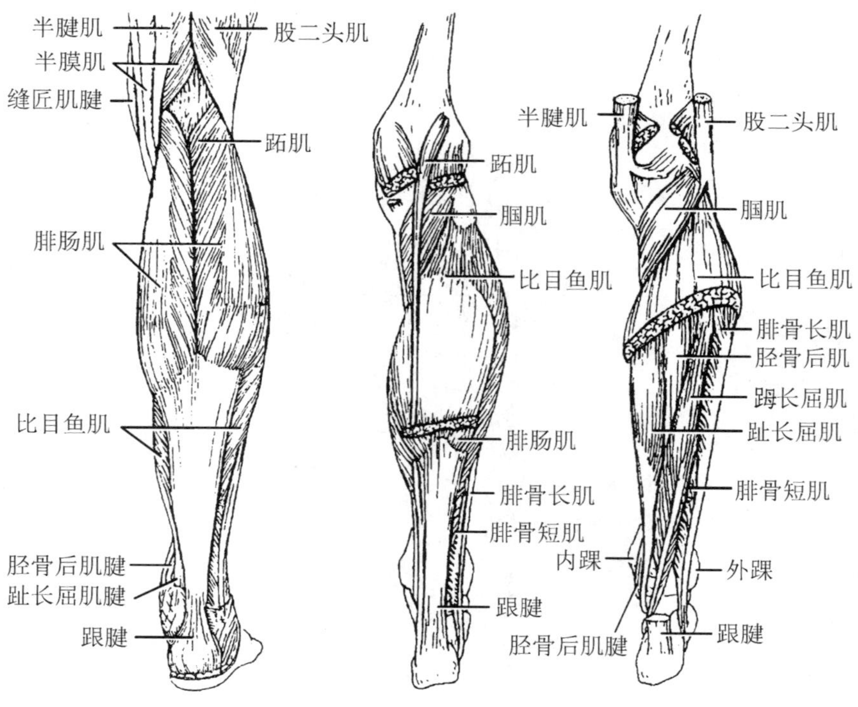

图 3-33 小腿肌后群

（三）后群

后群分为浅、深层（图 3–33）。

1. 浅层 有 1 块强大的**小腿三头肌 triceps surae**，由浅层的**腓肠肌 gastrocnemius** 和深层的**比目鱼肌 soleus** 组成。腓肠肌有内、外侧两个头，分别起自股骨内、外上髁后面，两头汇合，约在小腿中点处移行为腱性结构；比目鱼肌的位置较深，起自腓骨后面的上部和胫骨的比目鱼肌线，肌束向下方移行为肌腱。两肌腱合成粗大的**跟腱 tendo calcaneus**，止于跟骨。小腿三头肌收缩时，屈踝关节和膝关节；站立时可固定上述 2 个关节，以防止身体前倾。

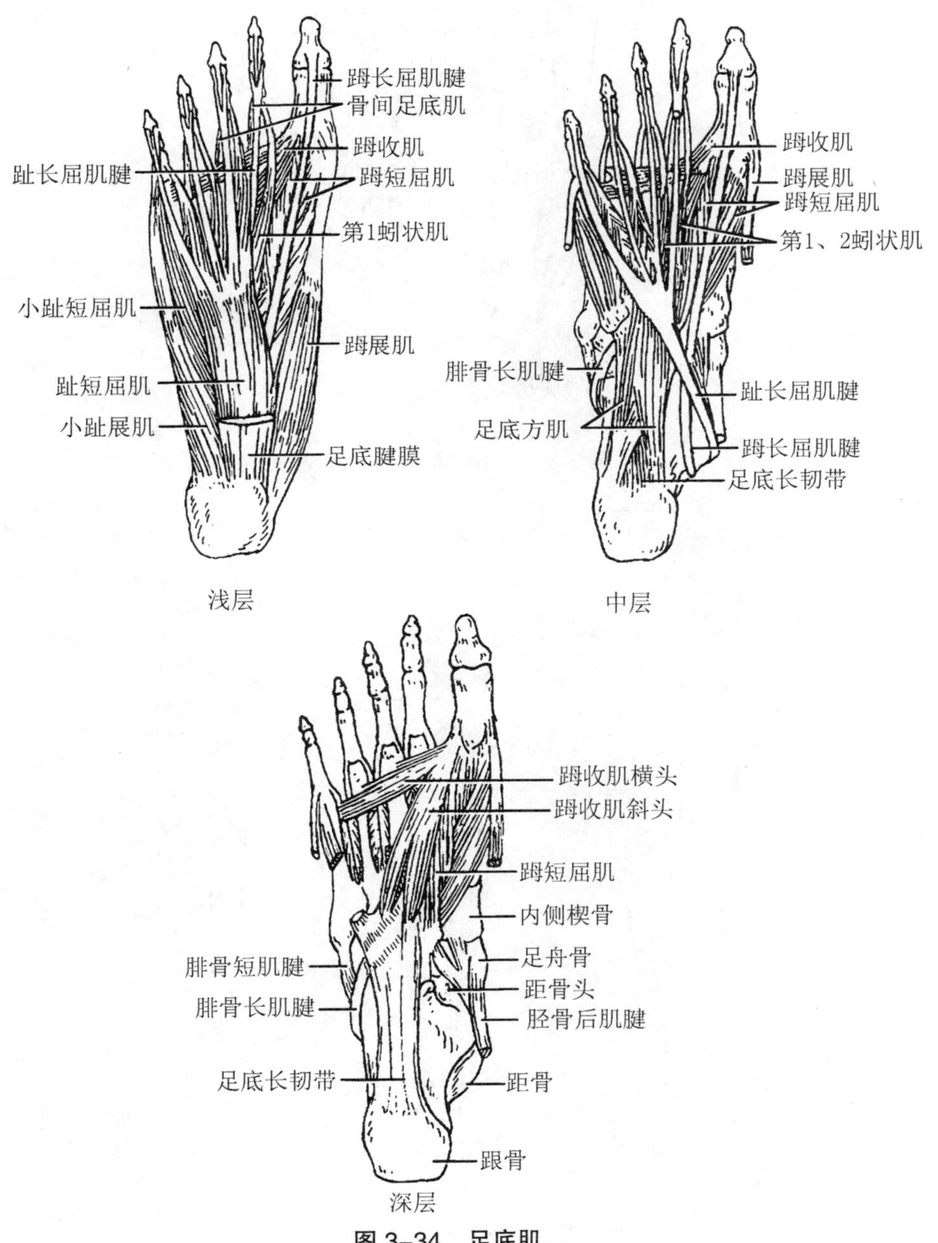

图 3–34 足底肌

2. 深层 有 4 块肌，腘肌在上方，另外 3 块肌在下方。

（1）**腘肌 popliteus**：位于腘窝底。起自股骨外侧髁外侧面的上缘，止于胫骨比目鱼肌线以上的骨面。作用是屈膝关节并使小腿旋内。

（2）**趾长屈肌 flexor digitorum longus**：位于胫侧。起自胫骨后面中 1/3，肌束向下方移行为长腱，经内踝后方至足底，然后分为 4 条肌腱，止于第 2 ~ 5 趾的远节趾骨底。作用是屈踝关节和屈第 2 ~ 5 趾。

（3）**踇长屈肌 flexor hallucis longus**：起自腓骨后面下 2/3，肌腱经内踝后方至足底，止于踇趾远节趾骨底。作用是屈踝关节和屈踇趾。

（4）**胫骨后肌 tibialis posterior**：位于趾长屈肌和踇长屈肌之间。起自小腿骨间膜后面的上 2/3 和邻近的胫、腓骨，肌腱经内踝后方至足底内侧，止于舟骨粗隆和内侧、中间、外侧楔骨。作用是屈踝关节和使足内翻。

四、足肌

足肌可分为足背肌和足底肌（图 3–32、图 3–34）。足背肌较弱小，为伸踇趾的踇短伸肌和伸第 2 ~ 4 趾的趾短伸肌。足底肌的配布情况和作用与手掌肌相似，也分为内侧群、外侧群和中间群，但无与踇趾和小趾相对应的对掌肌，而有较大的趾短屈肌、足底方肌。

内侧群有踇展肌、踇短屈肌和踇收肌；外侧群有小趾展肌和小趾短屈肌；中间群由浅入深排列有趾短屈肌、足底方肌、4 条蚓状肌、3 块骨间足底肌和 4 块骨间背侧肌。各肌的作用与其名称一致，主要作用是可以维持足弓。

知识链接

在人体某些部位的骨骼肌，常在人的体表形成明显的隆起或凹陷，临床上常作为定位等应用，称为肌性标志。主要的肌性标志有头颈部的咬肌、颞肌和胸锁乳突肌，躯干部的斜方肌、背阔肌、竖脊肌、胸大肌、前锯肌和腹直肌，上肢的三角肌、肱二头肌、肱三头肌、掌长肌、桡侧腕屈肌、“鼻烟窝”和指伸肌腱，下肢的股四头肌、臀大肌、股二头肌、半腱肌、半膜肌、小腿三头肌和跟腱。

思考题

1. 参与肘关节屈、伸和前臂旋前、旋后的肌主要有哪些？
2. 分析参与肩关节屈、伸、内收、外展运动的主要肌有哪些。
3. 简述腹股沟管的位置、构成、内容物及临床意义。

（新乡医学院　付升旗）

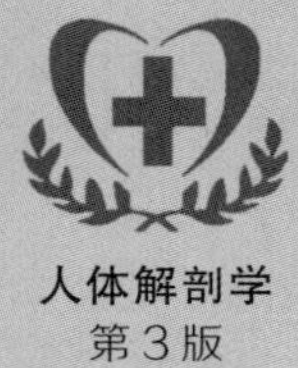

人体解剖学
第 3 版

第二篇 内脏学

内脏包括消化、呼吸、泌尿、生殖 4 个系统。研究各系统器官的形态结构及其位置关系的科学，称为**内脏学 splanchnology**。胸膜、腹膜和会阴等与内脏密切相关的结构也属于内脏学范畴。

第四章　内脏学总论

内脏的各系统在形态结构、位置和功能上，都有密切联系和某些相似之处。在形态结构上，内脏的各系统都由连续管道和实质性器官组成，具有摄取或排出某些物质的功能，通过孔、道直接或间接与外界相通。在位置上，大部分内脏器官位于胸腔、腹腔和盆腔内。消化、呼吸系统的部分器官也位于头、颈部，泌尿、生殖、消化系统的部分器官则位于会阴部。在功能上，内脏器官主要是进行物质代谢和繁殖后代。消化系统可以消化食物，吸收营养物质，并将食物残渣形成粪便排出体外；呼吸系统从空气中摄取氧气并将体内产生的二氧化碳排出体外；泌尿系统将机体在物质代谢过程中产生的代谢产物，如尿酸、尿素等和多余的水分、盐，形成尿液排出体外；生殖系统可以产生生殖细胞和分泌性激素，并进行生殖活动来繁殖后代。此外，许多内脏器官还具有内分泌功能，可以产生多种类固醇或含氮类激素，参与机体多种功能的调节活动。

一、内脏的一般结构

内脏的各器官虽然各有其特征，但从基本构造上都可分为中空性器官和实质性器官两类。

（一）实质性器官

此类器官的内部没有空腔，多属于腺组织，表面包有结缔组织被膜或浆膜，如肝、胰、肾等。结缔组织被膜可以深入器官实质内，将器官实质分割成若干个小单位，如肝小叶。分布于实质性器官的血管、神经、淋巴管以及该器官的导管等，在出入器官之处常为一个凹陷处，称为该器官的**门 hilum or porta**，如肝门和肺门等。出入门的结构被结缔组织被膜或浆膜包裹，形成**根 root** 或**蒂 pedicle**。

（二）中空性器官

此类器官呈管状或囊状，内部均有空腔，如消化管的胃、小肠，呼吸道的气管、支气管，泌尿管道的输尿管、膀胱和生殖管道的输精管、输卵管等。中空性器官的管壁由数层组织构成，其中消化管壁均为四层，由内向外依次为黏膜、黏膜下层、肌层和外膜（图 4–1）；呼吸道、泌尿管道和生殖管道壁由三层组织构成。

二、胸部标志线和腹部分区

大部分器官在胸、腹、盆腔内占据有相对固定的位置，掌握器官的正常位置，对临

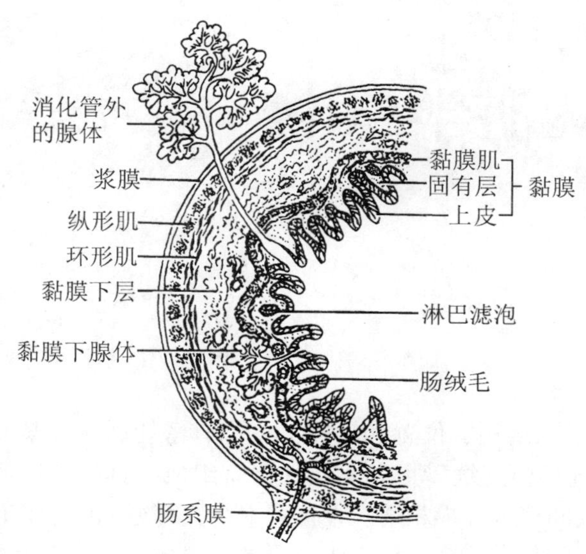

图 4-1　肠壁构造的模式图

床诊断检查有重要意义。为了描述胸、腹腔内各器官的位置及其体表投影，通常在胸、腹部的体表确定标志线和划分区域（图 4-2）。

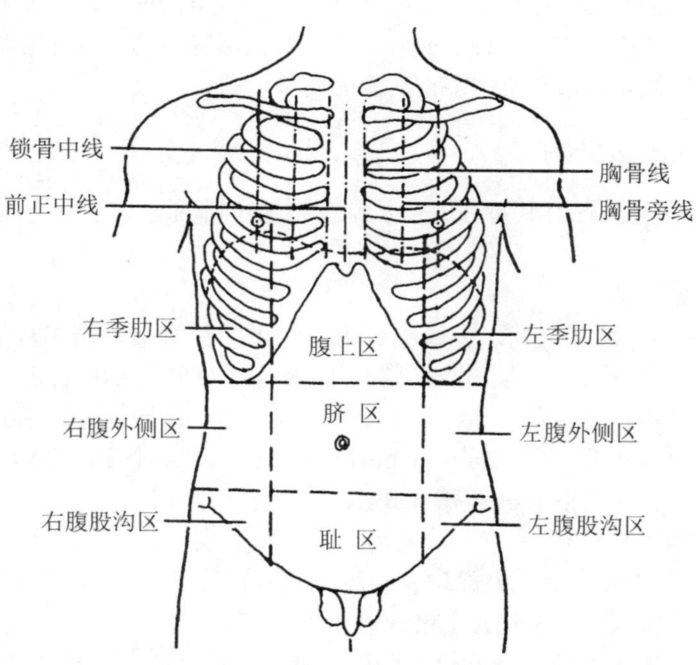

图 4-2　胸、腹部的标志线和分区

（一）胸部的标志线

1. 前正中线　沿躯体前面的正中面所作的垂直线。

2. 胸骨线　沿胸骨最宽处的外侧缘所作的垂直线。

3. 锁骨中线 经锁骨中点向下方所作的垂直线。

4. 胸骨旁线 经胸骨线与锁骨中线的连线中点处所作的垂直线。

5. 腋前线 沿腋前襞向下方所作的垂直线。

6. 腋后线 沿腋后襞向下方所作的垂直线。

7. 腋中线 沿腋前、后线之间的连线中点处所作的垂直线。

8. 肩胛线 经肩胛骨下角所作的垂直线。

9. 后正中线 经躯体后面的正中面，即沿各椎骨棘突所作的垂直线。

（二）腹部的分区

为了便于描述腹腔脏器的位置，可将腹部分成若干区域，常用的有九分区法和四分区法。九分区法较为实用，即通过两侧肋弓最低点处的连线和通过两侧髂结节的连线，将腹部分为上、中、下腹部，再分别经两侧腹股沟韧带中点处的垂线，将腹部分为 9 个区域：上腹部的腹上区和左、右季肋区，中腹部的脐区和左、右腹外侧（腰）区，下腹部的腹下（耻）区和左、右腹股沟（髂）区（图 4–2）。四分区法较为简便，即通过脐各作一条水平线和垂直线，将腹部分为左上腹、右上腹、左下腹和右下腹 4 个区域。

（新乡医学院　付升旗）

第五章　消化系统

消化系统 alimentary system 包括消化管和消化腺两部分（图 5-1）。**消化管 alimentary canal** 是指从口腔至肛门的管道，根据形态及功能分为口腔、咽、食管、胃、小肠（十二指肠、空肠和回肠）、大肠（盲肠、阑尾、结肠、直肠和肛管）、肛门。在临床上通常将口腔至十二指肠的消化管称为**上消化道 upper digestive tract**，自空肠以下的消化管称为**下消化道 lower digestive tract**。**消化腺 alimentary gland** 的位置和大小存在差异，可分为大消化腺和小消化腺两种。大消化腺是位于消化管壁外的独立器官，如大唾液腺、肝和胰，所分泌的消化液经导管流入消化管腔内。小消化腺则分布于消化管壁内的黏膜层或黏膜下层，如唇腺、颊腺、舌腺、食管腺、胃腺和肠腺等。

消化系统的功能是摄取食物并进行物理、化学性消化，经消化管的黏膜上皮细胞吸收其营养物质，最终将食物残渣形成粪便排出体外。

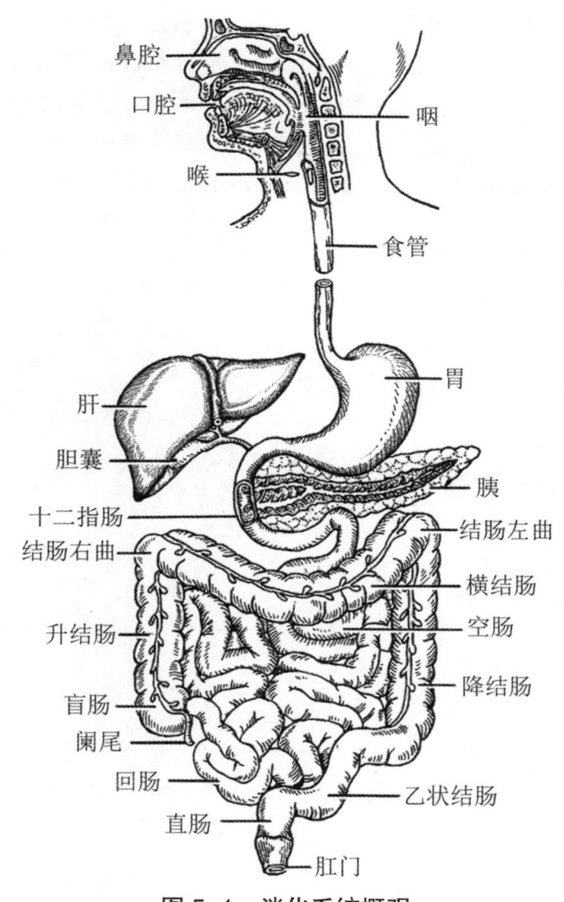

图 5-1　消化系统概观

第一节　口　腔

口腔 oral cavity 是消化管的起始部，前壁为上、下唇，侧壁为颊，上壁为腭，下壁为口腔底。口腔向前方经上、下唇之间的口裂通向外界，向后方经咽峡与咽相通。

口腔借上、下颌牙槽突和牙列、牙龈，可分为前外侧部的**口腔前庭 oral vestibule** 和

后内侧部的**固有口腔 oral cavity proper**。口腔前庭是唇、颊与牙槽突、牙列、牙龈之间的狭窄腔隙；固有口腔是牙槽突、牙列、牙龈所围成的空间，顶为腭，底由黏膜、骨骼肌和皮肤组成。

一、口唇

口唇 oral lips 分为上唇和下唇，由皮肤、口轮匝肌和黏膜等构成。口唇的游离缘是皮肤与黏膜的移行部，称为唇红，其内含有皮脂腺。唇红是体表部毛细血管最丰富的部位之一，呈红色，当缺氧时则呈绛紫色，临床上称为发绀。在上唇表面的中线处的纵行浅沟，称为**人中 philtrum**。在上唇表面的两侧与颊部交界处，各有一条斜行的浅沟，称为**鼻唇沟 nasolabial sulcus**。在口裂的两侧，上、下唇的结合处形成口角，平对第一磨牙。在上、下唇内面的正中线上，分别有上、下唇系带从口唇连于牙龈基部。

二、颊

颊 cheek 是口腔的侧壁，由黏膜、颊肌和皮肤等构成。在上颌第二磨牙牙冠相对的颊黏膜上有腮腺管乳头，其上有腮腺管的开口。

三、腭

腭 palate 是口腔的上壁，分隔口腔与鼻腔。根据腭的构造可分为硬腭和软腭两部分。

硬腭 hard palate 位于腭的前 2/3，主要是由上颌骨的腭突和腭骨的水平板构成的骨腭，其表面覆以黏膜。黏膜厚、致密，与骨膜紧密相贴。

软腭 soft palate 位于腭的后 1/3，主要由腭肌和黏膜构成。软腭的前部呈水平位；后部斜向后下方，称为**腭帆 velum palatinum**。腭帆的后缘游离，其中部有垂向下方的突起，称为**腭垂 uvula** 或悬雍垂。自腭帆两侧各向下方分出 2 条黏膜皱襞，前方的一对为**腭舌弓 palatoglossal arch**，延续于舌根的外侧；后方的一对为**腭咽弓 palatopharyngeal arch**，向下方延续至咽侧壁。腭舌、咽弓之间的三角形凹陷区为扁桃体窝，容纳有腭扁桃体。腭垂、软腭游离缘、两侧的腭舌弓和舌根共同围成**咽峡 isthmus of fauces**，是

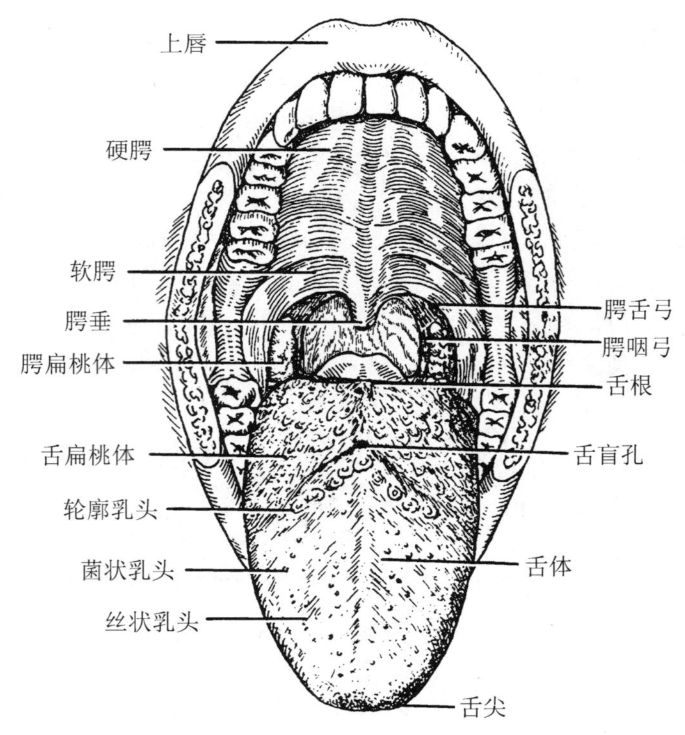

图 5-2 口腔及咽峡

口腔和咽之间的狭窄处，也是二者的分界线（图 5–2）。软腭在静止状态时垂向下方，当说话或吞咽时，软腭上提，贴近咽后壁，将鼻咽与口咽相分隔。

腭肌均为骨骼肌，包括腭帆张肌、腭帆提肌、腭垂肌、腭舌肌和腭咽肌（图 5–3）。

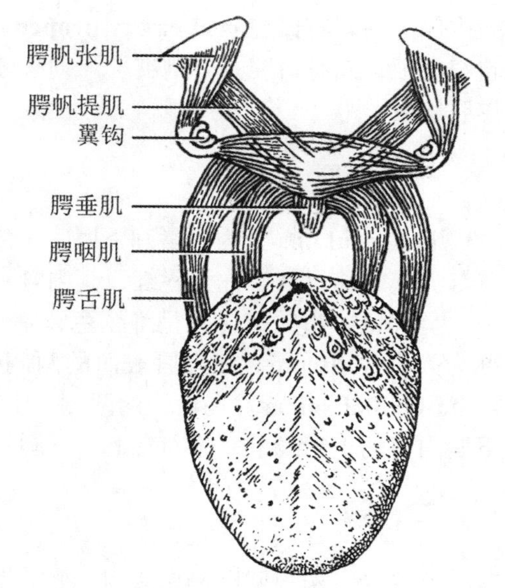

图 5–3　腭肌模式图

四、牙

牙 teeth 是人体内最坚硬的器官，镶嵌于上、下颌骨的牙槽突内，有咀嚼食物和辅助发音等作用。

1. 牙的种类和排列　在人的一生中先后有两组牙发生，第一组称为**乳牙 deciduous teeth**，第二组称为**恒牙 permanent teeth**。

乳牙常在出生后约 6 个月时开始萌出，至 3 岁左右出齐，上、下颌各 10 个，共 20 个。乳牙在 6 岁左右开始脱落，逐渐更换成恒牙。恒牙中的第一磨牙首先萌出，除第三磨牙外，其他各牙约在 14 岁出齐。第三磨牙的萌出时间最晚，有的要迟至 28 岁或更晚，因该牙通常到青春期才萌出，也称为智牙。由于第三磨牙萌出较晚，萌出时颌骨的发育将近成熟，若无足够的位置，常影响其正常萌出，从而出现各种阻生牙。第三磨牙终生不萌出者约占 30%。恒牙全部出齐后，上、下颌各 16 个牙，共 32 个。

根据牙的形状和功能，乳牙分为**切牙 incisors**、**尖牙 canine teeth** 和**磨牙 molars** 三类，恒牙分为切牙、尖牙、**前磨牙 premolars** 和磨牙四类。切牙、尖牙分别用以咬切和撕扯食物，磨牙和前磨牙则可以研磨和粉碎食物。

乳牙和恒牙的名称及排列顺序如图 5–4、图 5–5 所示。乳牙在上、下颌的左、右侧各 5 个，共 20 个。恒牙在上、下颌的左、右侧各 8 个，共 32 个。在临床上为了记录牙的位置，常以被检查者的方位为准，以“+”记号划分为 4 区，并以罗马数字Ⅰ ~ Ⅴ代表乳牙，用阿拉伯数字 1 ~ 8 代表恒牙，如“$\begin{array}{c|c} & 6 \\ \hline & \end{array}$”表示左上颌第一磨牙，“$\begin{array}{c|c} & \\ \hline \mathrm{V} & \end{array}$”则表示右下颌第二乳磨牙。

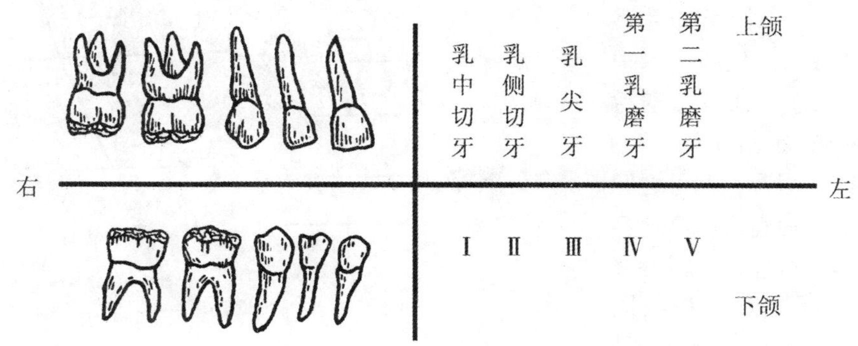

图 5–4　乳牙的名称及符号

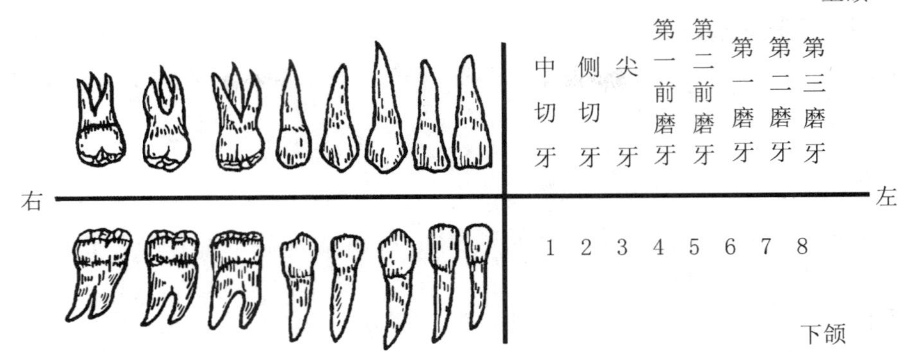

图 5–5 恒牙的名称及符号

2. 牙的形态 牙的形状和大小虽然不尽相同，但其基本形态均可分为牙冠、牙根和牙颈三部分（图 5–6）。

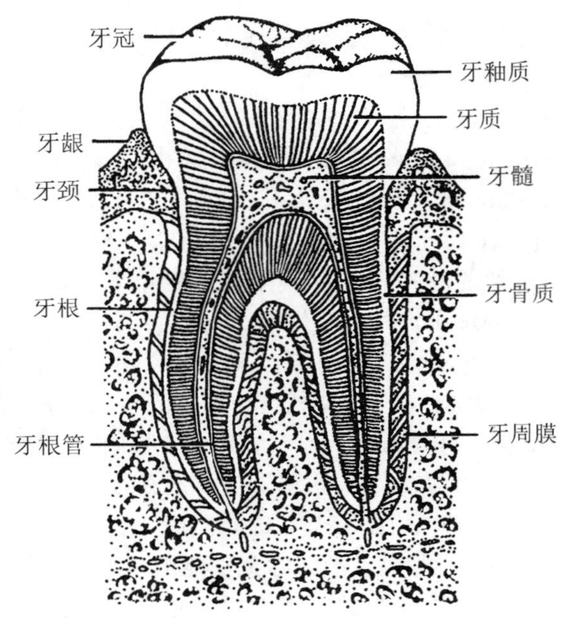

图 5–6 牙的纵切面

牙冠 crown of tooth 是暴露于口腔的牙龈以外的部分。切牙的牙冠扁平，呈凿状；尖牙的牙冠呈锥形；前磨牙的牙冠较大，呈方圆形；磨牙的牙冠最大，呈方形。**牙根 root of tooth** 是镶嵌入牙槽突内的部分。切牙和尖牙只有 1 个牙根，前磨牙一般也只有 1 个牙根，下颌磨牙有 2 个牙根，上颌磨牙有 3 个牙根。**牙颈 neck of tooth** 是牙冠与牙根之间的部分，被牙龈所包绕。牙冠和牙颈内的腔隙较宽阔，称为牙冠腔。牙根内的细管，称为牙根管，此管开口于牙根尖端的牙根尖孔。牙的血管和神经通过牙根尖孔和牙根管进入牙冠腔。牙根管和牙冠腔合称为牙腔或髓腔，容纳有牙髓。

3. 牙组织 牙由牙质、牙釉质、牙骨质和牙髓构成。

牙质 dentine 构成牙的主体部分，呈淡黄色，硬度仅次于牙釉质。在牙冠的牙质外面覆盖有**牙釉质 enamel**，为人体内最坚硬的组织。正常的牙釉质呈淡黄色，是透过牙釉质所见的牙质的色泽。在牙根和牙颈的牙质外面包有**牙骨质 cement**，与骨组织类似，是牙钙化组织中硬度最小的一种。**牙髓 dental pulp** 位于牙腔内，由结缔组织、神经和血管等共同构成（图 5–6）。由于牙髓内含有丰富的感觉神经末梢，因此牙髓发炎时可引起剧烈的疼痛。

4. 牙周组织 由牙周膜、牙槽骨和牙龈构成，对牙起着保护、固定和支持作用。

牙槽骨 alveolar bone 是指上、下颌骨的牙槽突，容纳有牙根；**牙周膜 periodontal**

membrane 是介于牙槽骨和牙根之间的致密结缔组织，具有固定牙根和缓解咀嚼时所产生压力的作用。**牙龈 gingiva** 是口腔黏膜的延续部分，紧贴于牙颈周围及其邻近的牙槽骨，血管丰富，呈淡红色，坚韧且有弹性，因缺少黏膜下层，直接与骨膜紧密相连，故牙龈不能移动。

五、舌

舌 tongue 邻近口腔底，由骨骼肌及其表面覆盖的黏膜构成，有协助咀嚼和吞咽食物、感受味觉、辅助发音等功能。

1. 舌的形态 舌分为舌尖、舌体和舌根三部分，舌体与舌根在舌背以向前方开放的"V"形界沟为界。舌体占舌的前2/3，是界沟前方可游离活动的部分，其前端为舌尖。界沟的尖端处有一个小凹，称为舌盲孔，是胚胎时期甲状舌管的遗迹（图5–7）。舌根占舌的后1/3，以舌肌固定于舌骨和下颌骨等处。

2. 舌黏膜 舌体背面的黏膜呈淡红色，其表面可见许多小突起，统称为**舌乳头 papillae of tongue**。

舌乳头分为丝状乳头、菌状乳头、叶状乳头和轮廓乳头四类（图5–7）。**丝状乳头 filiform papillae** 的数目最多，体积最小，呈白色，遍布于舌背前2/3；**菌状乳头 fungiform papillae** 稍大于丝状乳头，数目较少，呈红色，散在于丝状乳头之间；**叶状乳头 foliate papillae** 位于舌侧缘的后部，为4 ~ 8条并列的叶片形的黏膜皱襞；**轮廓乳头 vallate papillae** 的体积最大，7 ~ 11个，排列于界沟的前方，其中央隆起，周围有环状沟。轮廓乳头、菌状乳头、叶状乳头和软腭、会厌等处的黏膜内均含有味蕾，为味觉感受器，有感受酸、甜、苦、咸等味觉功能。由于丝状乳头内无味蕾，故无味觉功能。

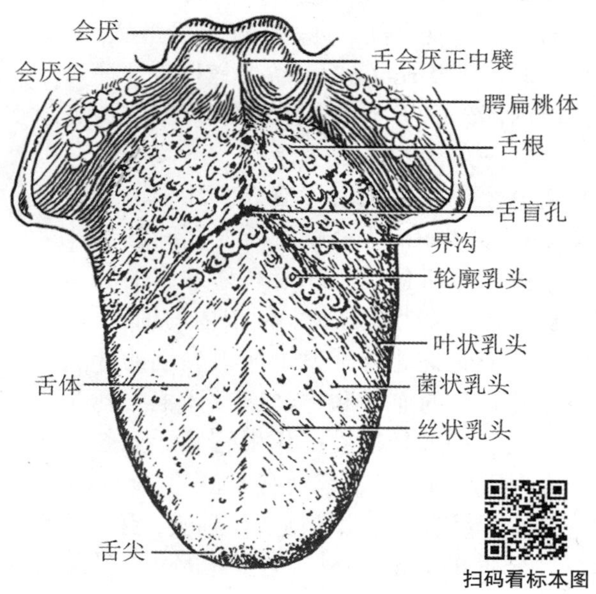

图5–7 舌（背面）

舌根背面的黏膜表面可见由淋巴组织形成的大小不等的丘状隆起，称为**舌扁桃体 lingual tonsil**（图5–2）。

舌下面的黏膜在舌正中线上形成一条黏膜皱襞，向下方连于口腔底的前部，称为**舌系带 frenulum of tongue**。在舌系带根部的两侧各有一个小黏膜隆起，称为**舌下阜 sublingual caruncle**，有下颌下腺管和舌下腺大管的开口。由舌下阜向口底后外侧延续的带状黏膜皱襞，称为**舌下襞 sublingual fold**，其深面藏有舌下腺。舌下腺小管开口于舌下襞表面（图5–8）。

3. 舌肌 为骨骼肌，分为舌内肌和舌外肌。舌内肌的起、止点均位于舌内，有舌纵肌、舌横肌、舌垂直肌（图5–9），收缩时可以改变舌的形态。舌外肌起于舌周围各骨，

止于舌内，有颏舌肌、舌骨舌肌和茎突舌肌等（图 5-10），收缩时可改变舌的位置。**颏舌肌 genioglossus** 是一对强有力的骨骼肌，起自下颌体后面的颏棘，肌纤维呈扇形向后上方分散，止于舌体正中线的两侧。两侧颏舌肌同时收缩，拉舌向前下方，即伸舌；一侧颏舌肌收缩可使舌尖伸向对侧。一侧颏舌肌瘫痪后，伸舌时其舌尖偏向瘫痪侧。

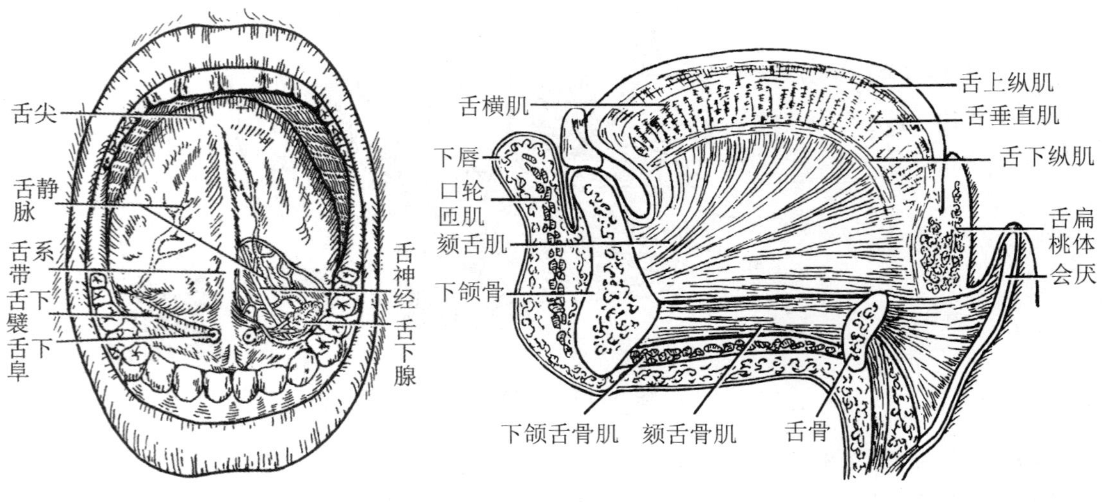

图 5-8 舌下面和口腔底

图 5-9 舌（矢状切面）

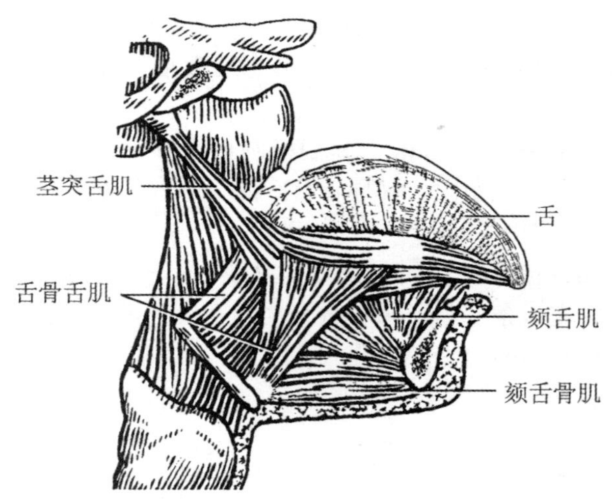

图 5-10 舌外肌

六、唾液腺

唾液腺 salivary gland 位于口腔周围，能分泌并向口腔内排泄唾液。唾液腺分为大、小两类。小唾液腺位于口腔各部的黏膜内，属于黏液腺，如唇腺、颊腺、腭腺和舌腺等。大唾液腺有 3 对，包括腮腺、下颌下腺和舌下腺（图 5-11）。

1. 腮腺 parotid gland 体积最大，重 15 ~ 30 g，形状不规则，可分为浅部和深部。

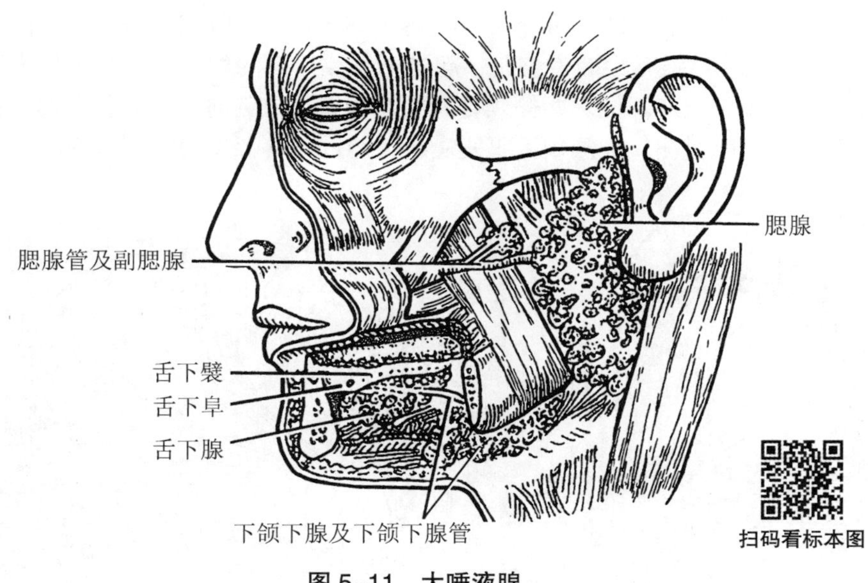

图 5-11　大唾液腺

浅部略呈三角形，向上方到达颧弓，向下方至下颌角，向前方至咬肌后 1/3 的浅面，向后方与其深部相延续。深部伸入下颌支和胸锁乳突肌之间的下颌后窝内。**腮腺管 parotid duct** 自腮腺浅部的前缘发出，在颧弓下方约一横指处向前方横越咬肌表面，至咬肌前缘处弯向内侧，斜穿颊肌，开口于平对上颌第二磨牙牙冠颊黏膜上的腮腺管乳头。**副腮腺 accessory parotid gland** 的出现率约 35%，其形态及大小不等，组织结构与腮腺相同，分布于腮腺管附近，其导管汇入腮腺管。

2. 下颌下腺 submandibular gland　呈扁椭圆形，重约 15 g。位于下颌体下缘与二腹肌前、后腹所围成的下颌下三角内，其导管自下颌下腺的深部发出，沿口腔底黏膜的深面向前行，开口于舌下阜。

3. 舌下腺 sublingual gland　较小，重 2 ~ 3 g，位于口腔底舌下襞的深面。舌下腺导管有大、小两种，大管有 1 条，与下颌下腺管共同开口于舌下阜；小管有 5 ~ 15 条，短、细，直接开口于舌下襞黏膜的表面。

第二节　咽

一、咽的位置和形态

咽 pharynx 是消化管上端的膨大处，呈上宽下窄、前后略扁的漏斗形肌性管道，长约 12 cm，为消化管和呼吸道的共用通道。咽位于第 1 ~ 6 颈椎体的前方，上端起于颅底，下端约在第 6 颈椎体下缘或环状软骨高度移行于食管。咽的前壁不完整，分别与鼻腔、口腔和喉腔相通；后壁平坦，与上位 6 个颈椎体前面的椎前筋膜之间有咽后间隙；侧壁与颈部大血管、甲状腺侧叶等相毗邻（图 5-12）。

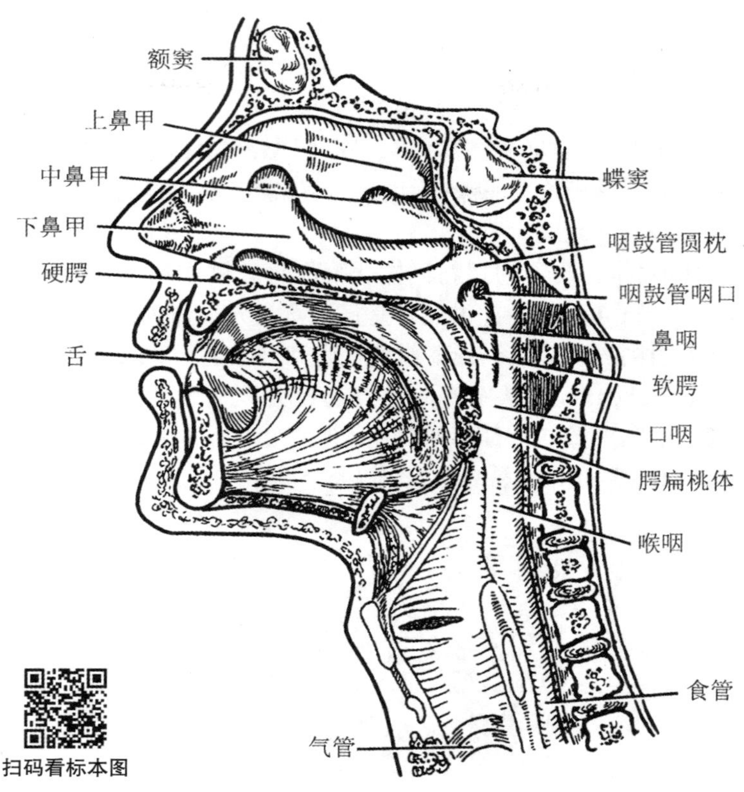

图 5-12 头颈部正中矢状切面

二、咽的分部

咽以软腭游离缘和会厌上缘为界分为鼻咽、口咽和喉咽三部分，其中口咽和喉咽是消化管和呼吸道的共用通道。

1. 鼻咽 nasopharynx 位于鼻腔的后方，向上方到达颅底，向下方至软腭游离缘平面延续为口咽，向前方经鼻后孔通鼻腔。

在鼻咽的侧壁上，相当于下鼻甲后方约 1 cm 处，有一个**咽鼓管咽口 pharyngeal opening of auditory tube**，咽腔经此口通过咽鼓管与中耳的鼓室相通。咽鼓管咽口平时是关闭的，当吞咽或用力张口时，空气通过咽鼓管进入鼓室，以维持鼓膜两侧的气压平衡。当咽部感染时，细菌等可经咽鼓管波及中耳，引起中耳炎。由于婴幼儿的咽鼓管较短、宽，且略呈水平位，故患急性中耳炎较成人多见。咽鼓管咽口的前、上、后方的弧形隆起，称为**咽鼓管圆枕 tubal torus**，是寻找咽鼓管咽口的标志。咽鼓管圆枕和咽后壁之间的纵行深窝，称为**咽隐窝 pharyngeal recess**，是鼻咽癌的好发部位。位于咽鼓管咽口附近黏膜内的淋巴组织，称为咽鼓管扁桃体（图 5-12）。

鼻咽上壁后部的黏膜内有丰富的淋巴组织，称为**咽扁桃体 pharyngeal tonsil**，幼儿时期较发达，6 ~ 7 岁时开始萎缩，约 10 岁以后完全退化。个别儿童的咽扁桃体可出现异常增大，致使鼻咽腔变窄而影响呼吸，在熟睡时表现为张口呼吸。

2. 口咽 oropharynx 位于软腭游离缘和会厌上缘之间，向前方经咽峡与口腔相通，

向上方延续为鼻咽，向下方连通喉咽。口咽的前壁主要为舌根，此处有一个呈矢状位的黏膜皱襞，称为舌会厌正中襞，连于舌根后部的正中处与会厌之间。舌会厌正中襞两侧的深窝，称为会厌谷，是异物易停留之处（图 5–7）。

腭扁桃体位于口咽侧壁的扁桃体窝内，呈椭圆形，表面覆以黏膜，并有许多深陷的小凹，细菌易在此处存留繁殖成为感染病灶。扁桃体窝上部未被腭扁桃体充满的空间为扁桃体上窝，异物常易停留于此处。

咽后上方的咽扁桃体、两侧的腭扁桃体、咽鼓管扁桃体和下方的舌扁桃体共同构成**咽淋巴环 pharyngeal lymph ring**，此淋巴环是病毒等进入人体内的第一道屏障，就像边防战士和护边人守护着祖国的边境线一样，对消化管和呼吸道具有重要的防御功能。

3. 喉咽 laryngopharynx　稍狭窄，向上方起自会厌上缘平面，向下方至第 6 颈椎体下缘与食管相延续。喉咽前壁的上部有喉口通入喉腔。在喉口的两侧各有一个深窝，称为**梨状隐窝 piriform recess**，是异物易滞留之处（图 5–13）。

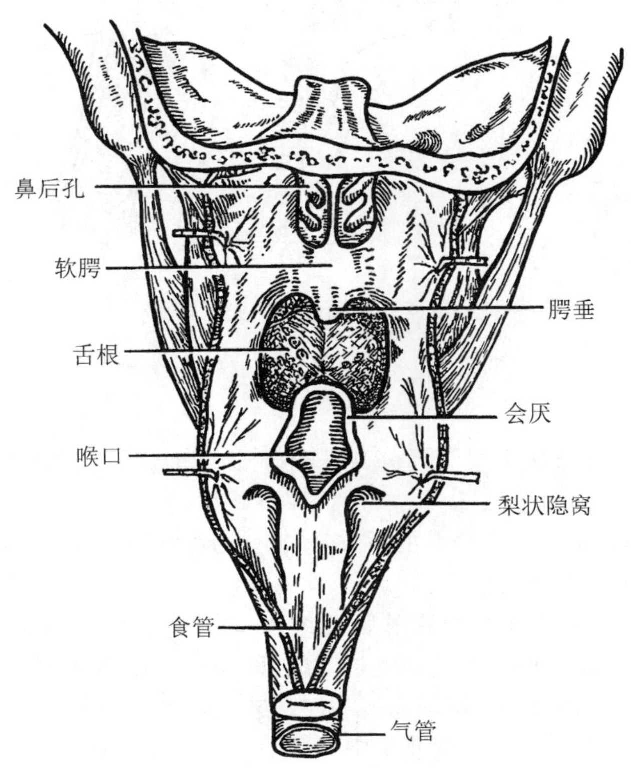

图 5–13　咽腔（切开咽后壁）

4. 咽壁肌　为骨骼肌，可分为咽缩肌和咽提肌。

咽缩肌包括咽上、中、下缩肌三部分，呈叠瓦状排列，即咽下缩肌覆盖于咽中缩肌下部，咽中缩肌覆盖于咽上缩肌下部。当吞咽时，各咽缩肌自上而下依次收缩，将食团推向食管。咽提肌位于咽缩肌的深面，肌纤维纵行走行，包括茎突咽肌、咽鼓管咽肌和腭咽肌。当咽提肌收缩时，可向上方提咽和喉，舌根后压，会厌封闭喉口，食团越过会厌，经喉咽进入食管。

第三节 食 管

一、食管的位置和分部

食管 esophagus 是呈前后扁平的肌性管状器官，是消化管中最狭窄的部分，长约 25 cm。食管上端在第 6 颈椎体下缘与咽相连接，下端约平第 11 胸椎体高度与胃的贲门相连接。根据食管的走行可分为颈部、胸部和腹部（图 5-14）。食管颈部长约 5 cm，自其起始端至平对胸骨颈静脉切迹之间，与前方的气管相邻。食管胸部最长，为 18 ~ 20 cm，位于胸骨颈静脉切迹平面至膈的食管裂孔之间。食管腹部最短，仅 1 ~ 2 cm，自膈的食管裂孔至胃的贲门，其前方与肝左叶相邻。

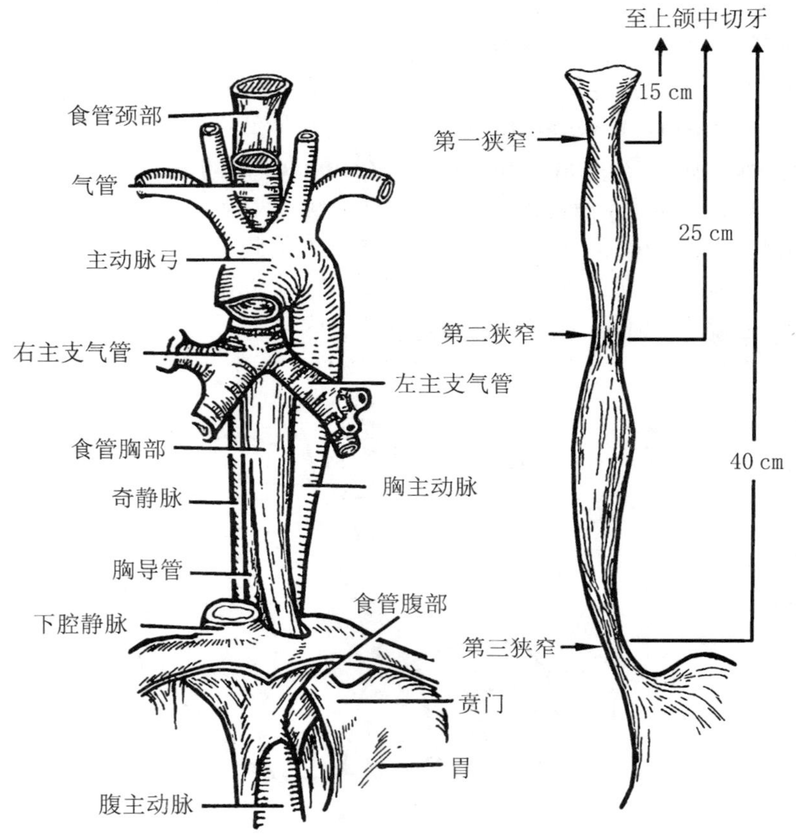

图 5-14 食管的位置及 3 个狭窄

二、食管的狭窄部

食管除沿脊柱的颈曲、胸曲形成前后方向上的弯曲外，在左右方向上亦有轻度弯曲。食管在形态上有 3 处生理性狭窄：第一狭窄为食管与咽的延续处，相当于第 6 颈椎体下缘

水平，距中切牙约 15 cm；第二狭窄为左主支气管后方与食管的交叉处，相当于第 4、5 胸椎体之间水平，距中切牙约 25 cm；第三狭窄为食管穿过膈的食管裂孔处，相当于第 10 胸椎体水平，距中切牙约 40 cm。上述狭窄部是异物易滞留和食管癌的好发部位，我国著名的病理学家沈琼教授发明的“沈氏拉网法”，为食管癌的早期诊断做出了巨大贡献。

第四节　胃

胃 stomach 是消化管中最膨大的部分，向上方连接食管，向下方延续为十二指肠。成人胃的容量约 1 500 mL。胃的作用除接纳食物和分泌胃液外，还有内分泌功能。

一、胃的形态和分部

胃的形态受体位、体型、年龄、性别和胃的充盈状态等多种因素的影响，在完全空虚时胃略呈管状，高度充盈时胃可呈球囊形。

胃有前后壁、大小弯和出入口（图 5–15）。胃的前壁朝向前上方，后壁朝向后下方。**胃小弯 lesser curvature of stomach** 凹向右上方，其最低点弯度明显折转处，称为**角切迹 angular incisure**。**胃大弯 greater curvature of stomach** 凸向左下方。胃的近侧端与食管连接处是胃的入口，称为**贲门 cardia**。在贲门的左侧，食管末端左缘与胃底所形成的锐角，称为**贲门切迹 cardiac incisure**。胃的远侧端与十二指肠延续处，为胃的出口，称为**幽门 pylorus**。由于幽门括约肌的存在，在幽门表面有一个缩窄的环行沟，幽门前静脉常横过幽门的前方，是胃手术时确定幽门的标志。

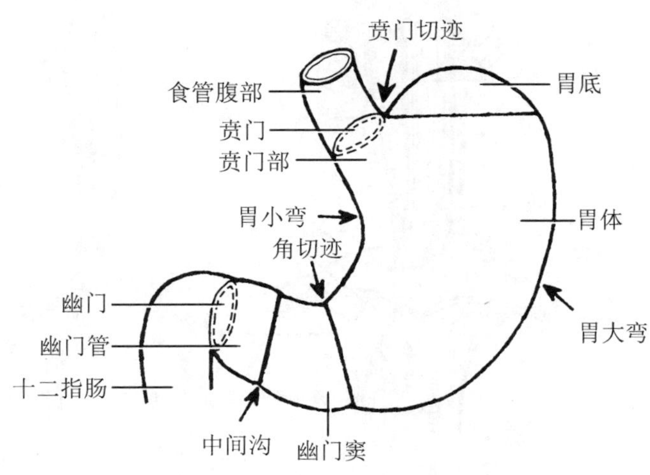

图 5–15　胃的形态和分部

胃可分为四部分。贲门附近的部分为**贲门部 cardiac part**，界域不明显；在贲门平面以上，向左上方膨出的部分为**胃底 fundus of stomach**，临床上也称为胃穹隆，内含有吞咽时进入的空气，约 50 mL，X 线显示有气泡；自胃底向下方至角切迹处的中间大部分为**胃体 body of stomach**；胃体与幽门之间的部分为**幽门部 pyloric part**。幽门部的大弯侧有一

个不甚明显的浅沟，称为中间沟，将幽门部分为右侧的**幽门管 pyloric canal** 和左侧的**幽门窦 pyloric antrum**。幽门窦通常位于胃的最低处，胃溃疡和胃癌多发生于胃的幽门窦邻近胃小弯处；幽门管长 2 ～ 3 cm（图 5–15、图 5–17）。

知识链接：

在活体 X 线钡餐透视下可将胃分为 3 型（图 5–16）：①钩型胃：呈“丁”字形，胃体垂直，角切迹呈明显的鱼钩状，此型多见于中等体型的人。②角型胃：呈牛角形，略近横位，位置较高，多位于腹上部，胃大弯常在脐以上，角切迹不明显，常见于矮胖体型的人。③长胃：胃体垂直呈水袋样，内腔呈上窄下宽，胃大弯可到达髂嵴平面以下，多见于体型瘦弱的人，女性多见。

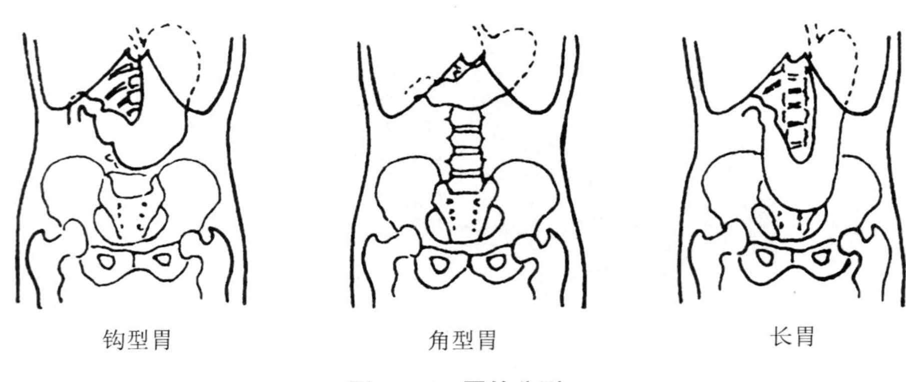

图 5–16 胃的分型

二、胃的位置

胃的位置常因体型、体位和充盈程度不同而有较大变化。通常在中等程度充盈时，胃大部分位于左季肋区，小部分位于腹上区。胃前壁的右侧部与肝左叶和肝方叶相邻，左侧部与膈相邻，被左侧肋弓所掩盖。胃前壁的中间部位于剑突下方，直接与腹前壁相贴，是临床上进行胃触诊的部位。胃后壁与胰、横结肠、左肾上部和左肾上腺相邻，胃底与膈、脾相邻。

胃的贲门和幽门的位置较固定，贲门位于第 11 胸椎体左侧，幽门约在第 1 腰椎体右侧。胃大弯的位置较低，其最低点处平脐平面。在胃高度充盈时，胃大弯下缘可达脐以下，甚至低于髂嵴平面。胃底最高点处位于左锁骨中线外侧，可到达第 6 肋间隙高度。

三、胃壁的结构

胃壁分为黏膜、黏膜下层、肌层和浆膜四层。黏膜柔软，胃空虚时形成许多皱襞，充盈时变平坦。沿胃小弯处有 4 ～ 5 条较恒定的纵行皱襞，皱襞间的沟为胃道。在食管与胃交接处的黏膜上，有一条呈锯齿状的环形线，称为食管胃黏膜线，该线是胃镜检查时鉴别病变位置的重要标志。幽门处的黏膜形成环形的皱襞，称为幽门瓣，突向十二指肠腔内（图 5–17），有阻止胃内容物进入十二指肠的功能。黏膜下层由疏松结缔组织构成，内

有丰富的血管、淋巴管和神经丛，当胃扩张和蠕动时起缓冲作用。肌层较厚，由外纵、中环、内斜的三层平滑肌构成。纵行肌以胃小弯和胃大弯处较厚。环行肌环绕于胃的全部，在幽门处较厚，称为**幽门括约肌 pyloric sphincter**，有延缓胃内容物排空和防止肠内容物逆流回胃的作用。斜行肌是由食管的环行肌移行形成，分布于胃前、后壁，起支持胃的作用。胃的外膜为浆膜。

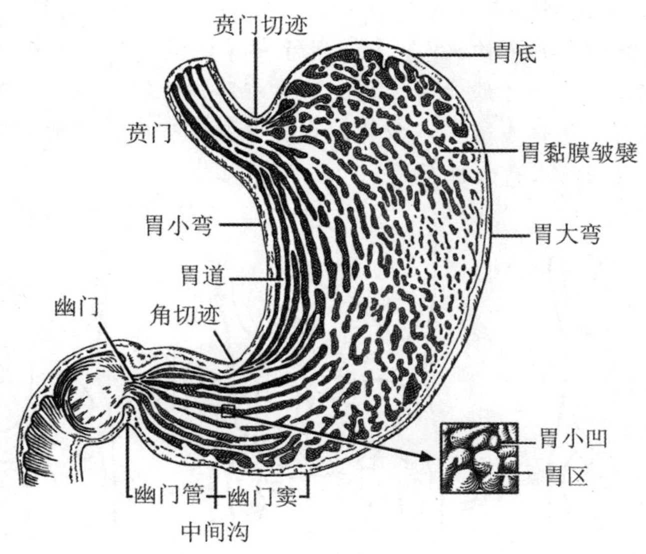

图 5–17　胃的黏膜

知识链接

胃镜检查也称为上消化道内视镜检查，是利用一条直径约 1 cm 的黑色塑胶包裹导光纤维的细长管子，前端装有内视镜，从口腔伸入受检者的咽峡→口咽→喉咽→食管→贲门→胃→幽门→十二指肠，借光源器所发出的强光，经导光纤维可使光转弯，让医生从另一端清楚地观察上消化道内各部位的结构状况。必要时可夹取组织进行活检。

第五节　小　肠

小肠 small intestine 是消化管中最长的一段，成人小肠长 5 ～ 7 m。上端连于胃的幽门，下端接续盲肠，分为十二指肠、空肠和回肠三部分。小肠是进行消化和吸收的重要器官，并具有某些内分泌功能。

一、十二指肠

十二指肠 duodenum 位于胃和空肠之间，全长约 25 cm。十二指肠是小肠中长度最短、

管径最大、位置最深且最固定的部分。十二指肠除始、末端被腹膜包裹外，其余大部分均为腹膜外位器官，被腹膜覆盖而固定于腹后壁。十二指肠整体上呈“C”形，包绕胰头（图 5–18），可分为十二指肠上部、降部、水平部和升部。

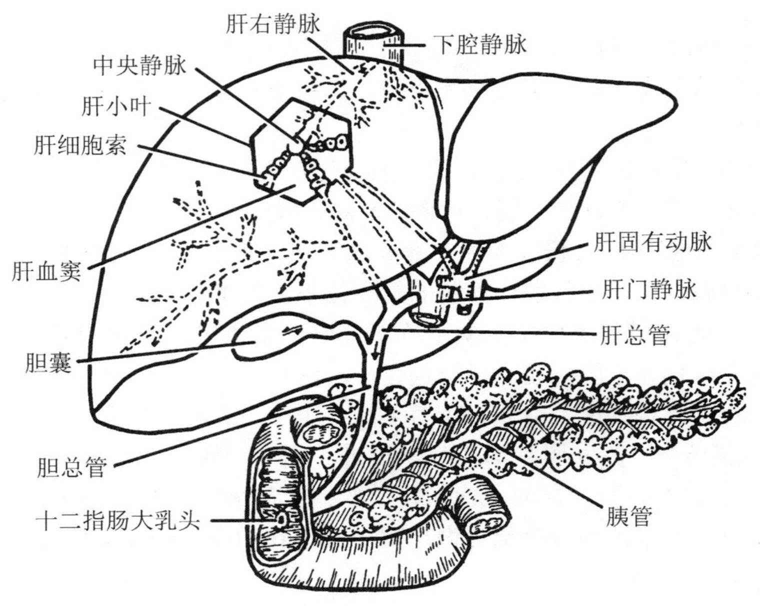

图 5–18　胆道、十二指肠和胰（前面观）

1. 上部　长约 5 cm，起自胃的幽门，水平行向右后方，至肝门下方和胆囊颈的后下方，急转向下方移行为降部。上部与降部转折处形成的弯曲，称为十二指肠上曲。十二指肠上部近侧端与幽门相连接的一段肠管，长约 2.5 cm，由于其肠壁薄、管径大，黏膜面光滑、平坦且无环状襞，故临床上称此段为**十二指肠球 duodenal bulb**，是十二指肠溃疡及其穿孔的好发部位。

2. 降部　长 7 ~ 8 cm，起自十二指肠上曲，垂直下行于第 1 ~ 3 腰椎体和胰头的右侧，至第 3 腰椎体右侧，弯向左移行为水平部，其转折处的弯曲，称为十二指肠下曲。降部的黏膜形成发达的环状襞，其中部的后内侧壁上有一条纵行的皱襞，称为十二指肠纵襞；其下端的圆形隆起，称为**十二指肠大乳头 major duodenal papilla**，距中切牙约 75 cm，为肝胰壶腹的开口处。在十二指肠大乳头上方 1 ~ 2 cm 处，大部分人可以见到**十二指肠小乳头 minor duodenal papilla**，是副胰管的开口处。

3. 水平部　长约 10 cm，起自十二指肠下曲，横越下腔静脉和第 3 腰椎体的前方，至腹主动脉前方、第 3 腰椎体左前方移行于升部。肠系膜上动、静脉紧贴此部的前面下行，在某些情况下，肠系膜上动脉可压迫此部引起十二指肠梗阻，临床上称为肠系膜上动脉压迫综合征。

4. 升部　最短，仅 2 ~ 3 cm，自水平部末端起始，斜向左上方，至第 2 腰椎体左侧转向前下方移行为空肠。十二指肠与空肠转折处形成的弯曲，称为十二指肠空肠曲。十二指肠空肠曲的后上壁被一束由肌纤维和结缔组织形成的十二指肠悬肌固定于右膈脚上。十二指肠悬肌及包绕于其下段表面的腹膜皱襞共同形成**十二指肠悬韧带 suspensory**

ligament of duodenum，又称为Treitz韧带，在腹部外科手术中可作为确认空肠起始的重要标志。

二、空肠和回肠

空肠 jejunum 和**回肠 ileum** 的上端起自十二指肠空肠曲，下端接续盲肠。空肠和回肠被肠系膜悬系于腹后壁，故合称为系膜小肠，有系膜附着的边缘为系膜缘，其相对缘为游离缘或对系膜缘。

空肠和回肠的形态结构不完全一致，但变化是逐渐发生的，故二者之间无明显界线。常将系膜小肠的近侧2/5称为空肠，远侧3/5称为回肠。从位置上，空肠位于左腹外侧区和脐区；回肠位于脐区、右腹股沟区和盆腔内。从外观上，空肠的管径较大，管壁较厚，血管较多，颜色较红，呈粉红色；回肠的管径较小，管壁较薄，血管较少，颜色较浅，呈粉灰色。此外，肠系膜的厚度从上向下逐渐变厚，脂肪组织的含量越来越多。肠系膜内的血管分布也有区别，空肠的动脉弓级数较少，仅有1～2级，直血管较长；回肠的动脉弓级数较多，可达4～5级，直血管较短（图5-19）。从组织结构上，空、回肠都具有消化管典型的四层结构。其黏膜除形成环状襞外，内表面还有密集的绒毛，这些结构极大地增加了肠黏膜的表面积，有利于营养物质的消化和吸收。在黏膜固有层和黏膜下组织内含有淋巴滤泡。淋巴滤泡分为**孤立淋巴滤泡 solitary lymphatic follicles** 和**集合淋巴滤泡**

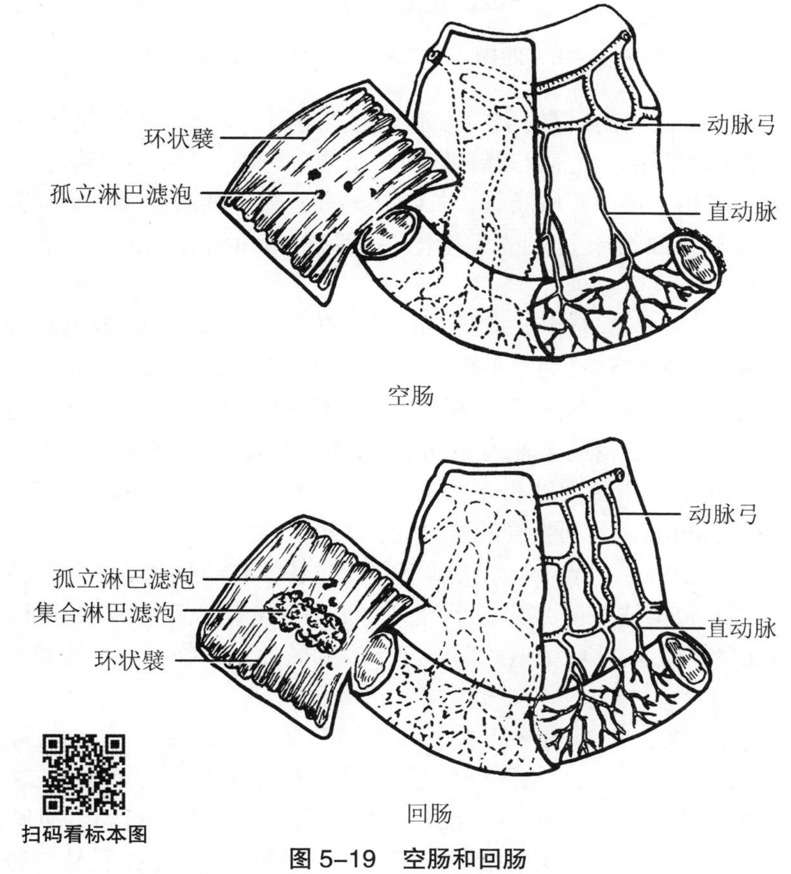

图5-19　空肠和回肠

aggregated lymphatic follicles 两种，前者分散存在于空肠和回肠的黏膜内，后者多见于回肠下部。集合淋巴滤泡又称为 Peyer 斑，有 20 ~ 30 个，呈长椭圆形，其长轴与肠管的长轴一致，常位于回肠下部对系膜缘的肠壁内（图 5–19）。伤寒缓解期的病变发生于回肠的集合淋巴滤泡，可并发肠穿孔或肠出血。

此外，约 2% 成人在距回肠末端 0.3 ~ 1.0 m 范围的回肠对系膜缘上，有长 2 ~ 5 cm 的囊状突起，自肠壁向外突出，称为 Meckel 憩室，为胚胎时期卵黄囊管未完全消失所形成。Meckel 憩室易发炎或合并溃疡穿孔，因其位置靠近阑尾，故症状与阑尾炎相似。

第六节 大 肠

大肠 large intestine 是消化管的下段，全长 1.5 m，围绕于空、回肠的周围，可分为盲肠、阑尾、结肠、直肠和肛管五部分（图 5–1）。大肠的主要功能是吸收水分、维生素和无机盐，并使食物残渣形成粪便排出体外。

除直肠、肛管和阑尾外，结肠和盲肠具有 3 个特征性结构，即结肠带、结肠袋和肠脂垂。**结肠带 colic bands** 有 3 条，由肠壁的纵行肌增厚形成，沿大肠的纵轴平行排列，3 条结肠带均汇聚于阑尾根部。**结肠袋 haustra of colon** 是肠壁由横沟隔开并向外膨出的囊状突起，由于结肠带短于肠管的长度，使肠管皱缩形成。**肠脂垂 epiploicae appendices** 是沿结肠带两侧分布的许多小突起，由浆膜及其所包含的脂肪组织形成（图 5–20）。在正常情况下，大肠的管径较大、肠壁较薄，在疾病情况下可有较大变化。因此，在腹部手术中鉴别大、小肠的主要依据是上述 3 个特征性结构。

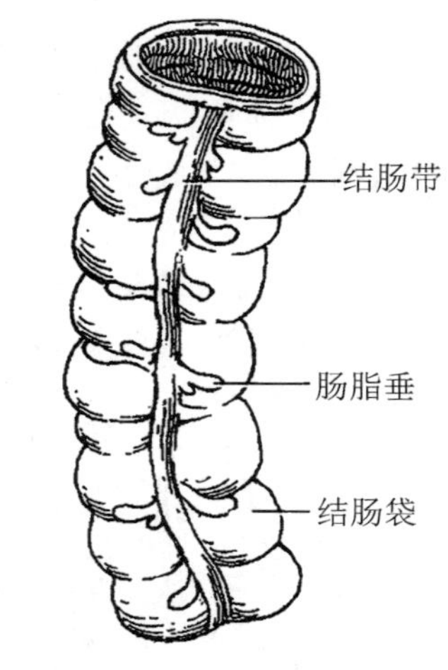

图 5–20 结肠的特征性结构（横结肠）

一、盲肠

盲肠 caecum 是大肠的起始部，长 6 ~ 8 cm，其下端为盲端，向上方延续为升结肠，左侧与回肠相连接。盲肠位于右髂窝内，但在胚胎发育过程中，由于肠管旋转异常，可出现异位盲肠，既可高达髂嵴以上，也可低至盆腔内，甚至出现于腹腔左侧。

盲肠属于腹膜内位器官，其各面均有腹膜覆盖，因无系膜或仅有短小系膜，故其位置相对较固定。少数人在胚胎发育过程中，由于升结肠系膜有不同程度保留，使升结肠、盲肠具有较大的活动范围，称为移动性盲肠，这种情况可导致肠扭转的发生。另外，由于结肠系膜过长，在盲肠和升结肠后面可形成较深的盲肠后隐窝，小肠易突入形成盲肠后疝。

回肠末端向盲肠的开口，称为回盲口，此处肠壁内的环行肌增厚，并覆以黏膜形成上、下片半月形的皱襞，称为**回盲瓣 ileocecal valve**。此瓣的作用为阻止小肠内容物过快

地流入大肠，以便食物在小肠内充分消化吸收，并可防止盲肠内容物逆流回小肠。在回盲口的下方约 2 cm 处，有阑尾的开口（图 5–21）。

二、阑尾

阑尾 vermiform appendix 是从盲肠下端的后内侧壁向外延伸的一条细管状器官，外形酷似蚯蚓。其长度因人而异，一般长 5 ~ 7 cm，偶有长达 20 cm 或短至 1 cm 者。阑尾根部较固定，多数在回盲口的后下方约 2 cm 处开口于盲肠，此口为阑尾口。阑尾口的下缘有一条不明显的半月形黏膜皱襞，称为阑尾瓣，该瓣有防止粪块或异物坠入阑尾腔的作用；阑尾尖端为游离盲端，游动性较大，所以阑尾的位置不固定；成人阑尾的管径多在 0.5 ~ 1.0 cm，并随着年龄增长而缩小，易被粪石阻塞形成阻塞性阑尾炎；阑尾系膜呈三角形或扇形，内含有血管、神经、淋巴管和淋巴结等，由于阑尾系膜游离缘短于阑尾本身，致使阑尾呈钩形、“S” 形或卷曲状等不同程度的弯曲，是易使阑尾发炎的形态基础。

阑尾的位置主要取决于盲肠的位置，通常阑尾和盲肠共同位于右髂窝内，少数情况可随盲肠位置的变化而出现异位阑尾。由于阑尾体、尖的游动性较大，阑尾与回盲部存在多种位置关系，常见有盆位、盲肠后位、盲肠下位、回肠前位和回肠后位等 5 种位置（图 5–21）。根据国内体质调查资料，阑尾以盆位、回肠前位和盲肠后位较多见。盲肠后位阑尾多数位于盲肠后壁与腹后壁腹膜之间，少数位于腹后壁腹膜之外。由于阑尾的位置差异较大，毗邻关系各异，故阑尾发炎时可能出现不同的症状和体征，给阑尾炎的诊断和治疗增加了复杂度。阑尾的位置变化较多，手术中寻找困难，由于 3 条结肠带汇聚于阑尾根部，故沿结肠带向下方追踪是寻找阑尾的可靠方法。

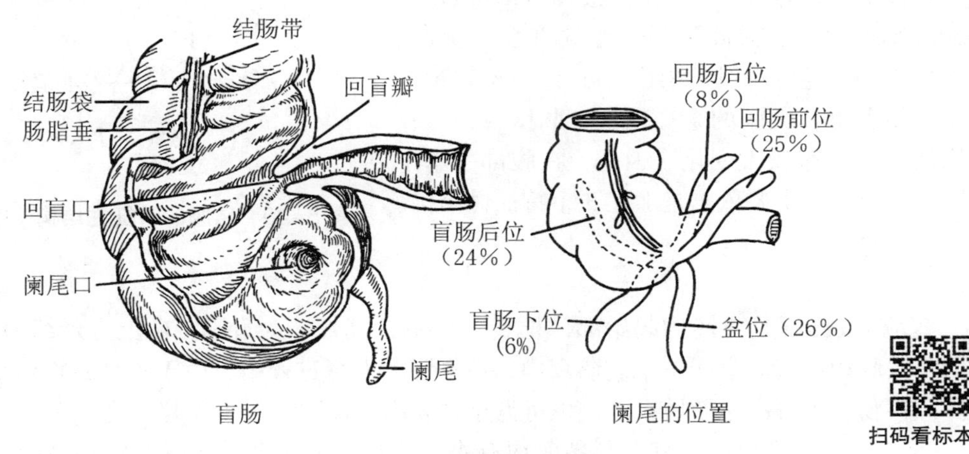

图 5–21 盲肠和阑尾

阑尾根部的体表投影点通常位于右髂前上棘与脐连线的中、外 1/3 交点处，该点称为麦氏（McBurney）点。有时也以 Lanz 点表示，即左、右髂前上棘连线的右、中 1/3 交点处。由于阑尾的位置常有变化，诊断阑尾炎时确切的体表投影位置并非十分重要，而是在右下腹部有一个局限性压痛点更有诊断意义。

知识链接

阑尾炎患者可以首先表现为脐周疼痛，并转移至右下腹疼痛，在麦氏点区域出现压痛、反跳痛。阑尾炎切除术常在麦氏点处切开腹壁，经过的层次结构依次为皮肤、浅筋膜、深筋膜、腹外斜肌腱膜、腹内斜肌、腹横肌、腹横筋膜、腹膜下筋膜、壁腹膜到达腹膜腔，再沿结肠带追踪至3条结肠带的汇集点处即可以寻找到阑尾进行手术处理。

三、结肠

结肠 colon 介于盲肠和直肠之间，整体呈“M”形，包绕于空、回肠周围。根据位置可分为升结肠、横结肠、降结肠和乙状结肠四部分（图 5-1）。

1. 升结肠 ascending colon　长约 15 cm，在右髂窝处与盲肠相延续，沿腰方肌和右肾前面上升至肝右叶下方，转折向左前下方移行于横结肠，转折处的弯曲，称为结肠右曲或称肝曲。升结肠属于腹膜间位器官，无系膜，其后面借结缔组织贴附于腹后壁，活动性甚小。

2. 横结肠 transverse colon　长约 50 cm，起自结肠右曲，先行向左前下方，然后略转向左后上方，形成一个略垂向下方的弓形弯曲，至左季肋区的脾下部处，折转形成结肠左曲或脾曲，向下方延续于降结肠。横结肠属于腹膜内位器官，由横结肠系膜连于腹后壁，活动度较大，其中间部可下垂至脐或低于脐平面。

3. 降结肠 descending colon　长约 25 cm，起自结肠左曲，沿左肾外侧缘和腰方肌下降，至左髂嵴处延续于乙状结肠。降结肠属于腹膜间位器官，无系膜，借结缔组织直接贴附于腹后壁，活动性小。

4. 乙状结肠 sigmoid colon　长约 40 cm，在左髂嵴处延续于降结肠，沿左髂窝转入盆腔内，全长呈“乙”字形弯曲，至第 3 骶椎平面延续于直肠。乙状结肠属于腹膜内位器官，由乙状结肠系膜连于盆腔左后壁。乙状结肠系膜在肠管中段幅度较宽，因此乙状结肠中段的活动范围较大，常成为乙状结肠扭转的因素之一。乙状结肠也是憩室和肿瘤等疾病的多发部位。

四、直肠

直肠 rectum 是消化管位于盆腔下部的一段，全长 10 ～ 14 cm。直肠在第 3 骶椎前方延续于乙状结肠，沿骶、尾骨下行，穿过盆膈移行于肛管。直肠并不直，在矢状面上形成 2 个明显的弯曲：直肠骶曲是直肠上段沿骶、尾骨的盆面下降，形成一个凸向后方的弓形弯曲，距肛门 7 ～ 9 cm；直肠会阴曲是直肠末段绕过尾骨尖转向后下方，形成一个凸向前方的弓形弯曲，距肛门 3 ～ 5 cm（图 5-22）。在冠状面上也有 3 个凸向侧方的弯曲，但不恒定，一般中间较大的一个凸向左侧，上、下两个凸向右侧。当临床上进行直肠镜、乙状结肠镜检查时，应注意这些弯曲部位，以免造成肠壁损伤。

直肠上端与乙状结肠交接处的管径较细，肠腔向下方显著膨大，称为**直肠壶腹 ampulla of rectum**。直肠内面有3个**直肠横襞 transverse rectal fold**，由黏膜和环行肌构成，

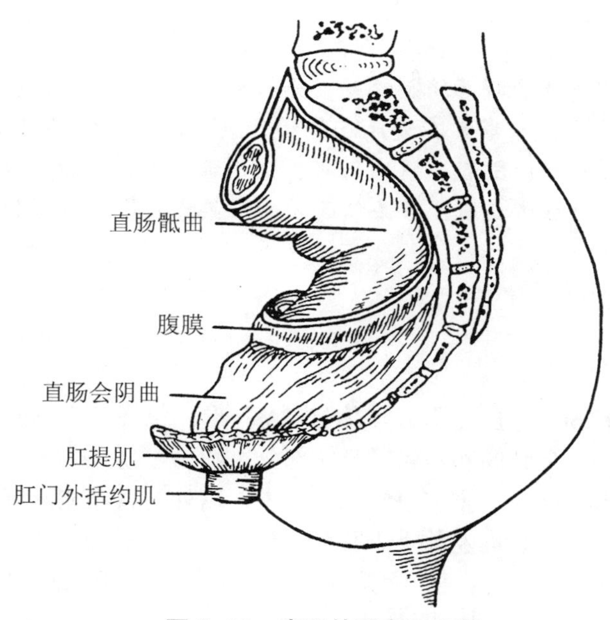

图 5-22　直肠的形态和位置

具有阻挡粪便下移的作用。最上方的直肠横襞接近直肠与乙状结肠交界处，位于直肠左侧壁上，距肛门约 11 cm；中间的直肠横襞大且明显，位置恒定，通常位于直肠壶腹稍上方的直肠右前壁上，距肛门约 7 cm；最下方的直肠横襞的位置不恒定，一般多位于直肠左侧壁上，距肛门约 5 cm（图 5-23）。当直肠充盈时，此皱襞常消失。了解直肠横襞的位置，对直肠镜或乙状结肠镜检查具有一定的临床意义。

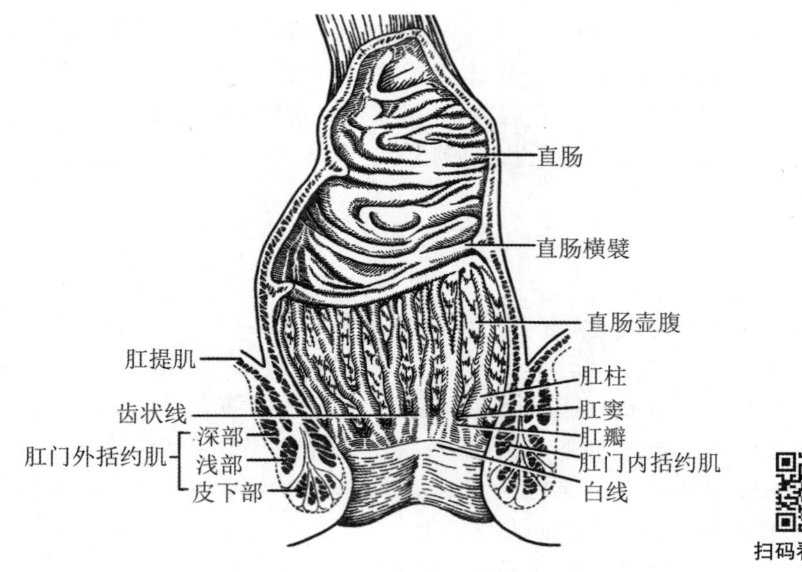

图 5-23　直肠和肛管腔面的形态

五、肛管

肛管 anal canal 长约 4 cm，上界为直肠穿过盆膈的平面，下界为肛门。肛管被肛门括约肌包绕，平时处于收缩状态，有控制排便的作用。

肛管内面有 6 ~ 10 条纵行的黏膜皱襞，称为**肛柱 anal columns**，儿童时期更清楚，成年人则不明显，内有血管和纵行肌。各肛柱下端彼此借半月形黏膜皱襞相连，此襞称为**肛瓣 anal valves**。肛瓣与其相邻的 2 个肛柱下端之间形成开口向上方的隐窝，称为**肛窦 anal sinuses**，深 3 ~ 5 mm，其底部有肛腺的开口。肛窦内往往积存有粪屑，感染后易致肛窦炎，严重者可形成肛门周围脓肿或肛瘘等。

各肛柱上端的连线，称为**肛直肠线 anorectal line**，是直肠和肛管的分界线；各肛柱下端与各肛瓣边缘的锯齿状环行线，称为**齿状线 dentate line**。齿状线以上的肛管由内胚层的泄殖腔演化而来，其内表面为黏膜，黏膜上皮为单层柱状上皮，癌变时为腺癌；齿状线以下的肛管由外胚层的原肛演化而来，其内表面为皮肤，被覆上皮为复层扁平上皮，癌变时为鳞状细胞癌。此外，齿状线上、下方的肠管在动脉来源、静脉回流、淋巴引流和神经分布等方面都不相同。

在齿状线下方有一条宽约 1 cm 的环状区域，称为**肛梳 anal pecten**，表面光滑，因其深层有静脉丛，故呈浅蓝色。肛梳下缘有一条不甚明显的环行线，称为**白线 white line**，该线位于肛门外括约肌皮下部和肛门内括约肌下缘之间，故活体肛诊时可触知此处为一条环行浅沟即括约肌间沟。

肛门 anus 是肛管的下口，为一条前后纵行的裂孔。肛门周围的皮肤富有色素，呈暗褐色，成年男子的肛门周围长有硬毛，并有汗腺和丰富的皮脂腺。

肛梳的皮下组织和肛柱的黏膜下层内都含有丰富的静脉丛，有时可因某种病理原因而形成静脉曲张，向肛管腔内突起形成痔。发生在齿状线以上的痔为内痔，发生在齿状线以下的痔为外痔，也有跨越于齿状线上、下方的混合痔。由于神经的分布不同，因此内痔不疼，外痔常感疼痛。

肛管周围有肛门内、外括约肌和肛提肌等。**肛门内括约肌 sphincter ani internus** 是由肠壁环行肌增厚形成的平滑肌环，环绕肛管上 3/4 段，从肛管与直肠交界处向下方延伸到白线，故白线是肛门内括约肌下界的标志。肛门内括约肌有协助排便但无括约肛门的作用。直肠壁的纵行肌和肛提肌共同形成纤维性隔，分隔肛门内、外括约肌，向下方分散止于皮肤。**肛门外括约肌 sphincter ani externus** 为骨骼肌，位于肛管的平滑肌层之外，围绕整个肛管。肛门外括约肌受意识支配，有较强的控制排便功能。

肛门外括约肌按照其纤维所在部位可分为皮下部、浅部和深部（图 5-23）。皮下部位于肛门内括约肌下缘和肛门外括约肌浅部的下方，为围绕肛管下端的环行肌束，在肛门口附近和白线下方位于皮肤的深层，如此部的肌纤维被切断，不会产生大便失禁。浅部位于皮下部的上方，为环绕肛门内括约肌下部的椭圆形肌束，前、后方分别附着于会阴中心腱和尾骨尖。深部位于浅部的上方，为环绕肛门内括约肌上部较厚的环形肌束。浅部和深部是控制排便的重要肌束。

肛门外括约肌的浅部和深部、直肠下部的纵行肌、肛门内括约肌、肛提肌等，共同构成一个围绕肛管的强大肌环，称为**肛直肠环 anorectal ring**，此环对肛管起着极重要的

控制作用，若手术损伤将导致大便失禁。

第七节　肝

肝 liver 是人体最大的消化腺，我国成年男性肝的重量为 1 230 ~ 1 450 g，女性为 1 100 ~ 1 300 g，占体重的 1/50~1/40。胎儿和新生儿的肝相对较大，重量可达体重的 1/20，其体积可占腹腔容积的一半以上。肝的长（左右径）× 宽（上下径）× 厚（前后径）约为 258 mm × 152 mm × 58 mm。肝的血液供应十分丰富，故活体的肝呈棕红色。肝的质地柔软而脆弱，易受外力冲击而破裂发生腹腔内大出血。

肝是机体参与新陈代谢最活跃的器官，不仅参与蛋白质、脂类、糖类和维生素等物质的合成、转化与分解，而且参与激素、药物等物质的转化和解毒。肝还具有分泌胆汁、吞噬、防御及在胚胎时期造血等重要功能。

一、肝的形态

肝呈不规则的楔形，可分为上、下面和前、后、左、右缘。肝的上面膨隆，与膈相接触，也称为膈面（图 5-24）。肝的膈面上有呈矢状位的**镰状韧带 falciform ligament** 附着，借此将肝分为左、右叶。肝左叶小而薄，肝右叶大而厚。膈面的后部没有腹膜被覆的部分为肝裸区，其左侧部有一条较宽的沟，称为**腔静脉沟 vena cava sulcus**，内有下腔静脉通过。肝的下面凹凸不平，邻接腹腔器官，又称为脏面（图 5-25）。脏面有略呈“H”形的 3 条沟，其中横沟位于脏面的正中，有肝左右管、肝固有动脉左右支、肝门静脉左右支和肝的神经、淋巴管等由此出入，称为**肝门 porta hepatis**。出入肝门的这些结构被结缔组织包绕，构成**肝蒂 hepatic pedicle**。左侧的纵沟较窄而深，沟的前部内有肝圆韧带通过，称为**肝圆韧带裂 fissure for ligamentum teres hepatis**；后部有静脉韧带，称为**静脉韧带裂 fissure for ligamentum venosum**。肝圆韧带由胎儿时期的脐静脉闭锁形成，经肝镰状韧带的游离缘向前行至脐。静脉韧带由胎儿时期的静脉导管闭锁形成。右侧的纵沟较左侧的宽、浅，沟的前部为一个浅窝，容纳胆囊，称为**胆囊窝 fossa for gallbladder**；后部为腔静

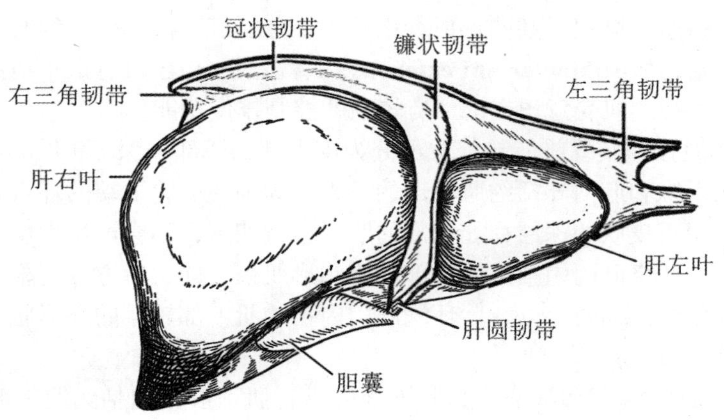

图 5-24　肝（膈面）

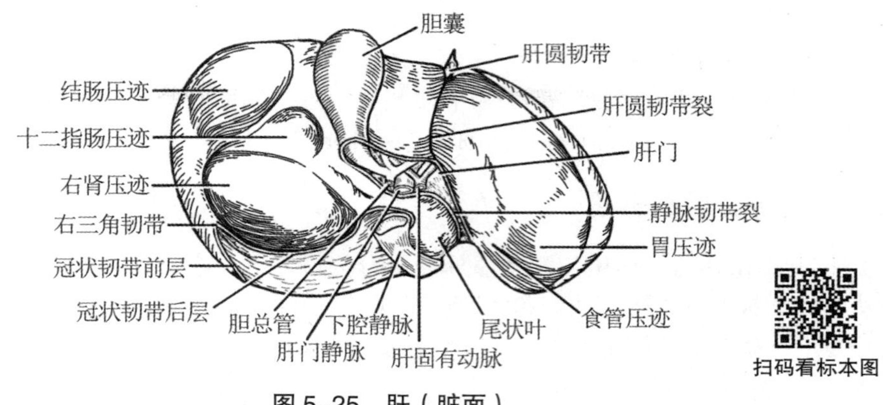

图 5-25 肝（脏面）

脉沟，容纳下腔静脉。腔静脉沟向后上方伸向膈面，此沟与胆囊窝虽不相连，但可视为肝门右侧的纵沟。在腔静脉沟的上端处，肝左、中、右静脉出肝后立即注入下腔静脉，临床上常将此处称为**第二肝门 second porta hepatis**。

在肝的脏面，借“H”形的沟、裂和窝将肝分为 4 个叶：肝左叶位于肝圆韧带裂和静脉韧带裂的左侧，即左纵沟的左侧；肝右叶位于胆囊窝和腔静脉沟的右侧，即右纵沟的右侧；肝方叶位于肝门前方的肝圆韧带裂与胆囊窝之间；**尾状叶 caudate lobe** 位于肝门后方的静脉韧带裂与腔静脉沟之间。脏面的肝左叶与膈面相一致。脏面的肝右叶、肝方叶和尾状叶相当于膈面的肝右叶。

肝的前缘是脏面与膈面之间的分界线，薄而锐利。在胆囊窝处，肝前缘上有一个胆囊切迹，胆囊底常在此处显露于肝前缘；在肝圆韧带通过处，肝前缘上有一个肝圆韧带切迹。肝的后缘钝圆，朝向脊柱。肝的右缘是肝右叶的右下缘，钝圆。肝的左缘即肝左叶的左缘，薄而锐利（图 5-25）。

肝的表面除膈面后部与膈融合的部分（即肝裸区）及脏面各沟处外，均覆盖有浆膜。浆膜与肝实质之间有一层结缔组织构成的纤维膜。在肝门处，肝的纤维膜较发达，并缠绕在肝固有动脉、肝门静脉和肝管及其分支的周围，构成血管周围纤维囊或 Glisson 囊。

二、肝的位置和毗邻

肝的大部分位于右季肋区和腹上区，小部分位于左季肋区。肝的前面大部分被肋所掩盖，仅在腹上区的左、右侧肋弓之间，有一小部分显露于剑突下方，直接与腹前壁相接触。当腹上区和右季肋区遭受暴力冲击或肋骨骨折时，肝可能被损伤而破裂。

肝的上界与膈穹隆一致，分别位于右锁骨中线与第 5 肋的交点、前正中线与剑突至胸骨体交接处的交点和左锁骨中线与第 5 肋间隙的交点形成的连线。肝下界与肝前缘一致，右侧与右肋弓一致，中部可超出剑突下方约 3 cm，左侧被肋弓掩盖，故在体检时右侧肋弓下不能触及肝。但 3 岁以下的健康幼儿，由于腹腔容积较小，肝的体积相对较大，肝的前缘常低于右侧肋弓下方 1.5 ~ 2.0 cm，到 7 岁以后在右侧肋弓下不能触及肝，若能触及则应考虑为病理性肝大。

肝的上方为膈，膈的上方有右侧胸膜腔、右肺和心等，故肝脓肿时可与膈相粘连，并经膈侵入右肺，其脓汁也可以经支气管排出。在肝右叶的下面，前部与结肠右曲邻接，

中部近肝门处邻接十二指肠上曲，后部邻接右肾上腺和右肾。肝左叶的下面与胃前壁相邻，后上方邻接食管腹部。

肝借镰状韧带和冠状韧带连于膈下面和腹前壁，因而在呼吸时可随膈的活动而上下移动。平静呼吸时，肝的上下移动范围为 2 ～ 3 cm。

三、肝的分叶和分段

1. 肝段 hepatic segment 肝按照外形可分为肝左叶、右叶、方叶和尾状叶。这种分叶方法不完全符合肝内管道的配布情况，不能满足肝内占位性病变的定位诊断和肝外科手术治疗要求。研究证明肝内有4套管道，形成两个系统，即Glisson系统和肝静脉系统（图5–26）。肝门静脉、肝固有动脉和肝管的各级分支（属支）在肝内的走行、分支和配布基本一致，并有Glisson囊包绕，共同组成Glisson系统。按照Couinaud肝段划分法，可将肝分为左、右半肝，进而再分成5个叶和8个段（图5–26、图5–27）。Glisson系统位于肝叶和肝段内，肝静脉系统的各级属支走行于肝段之间，其主干即肝左、中、右静脉相应走行于各肝裂中，最后在腔静脉沟的上端即第二肝门处出肝注入下腔静脉（图5–26）。

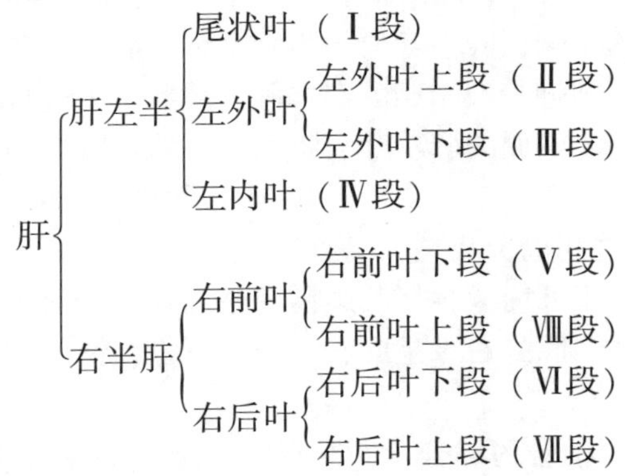

2. 肝裂 hepatic fissure 通过对肝内各管道铸型标本的研究，发现肝内有些部位缺少Glisson系统的分布，这些部位称为肝裂。肝裂不仅是肝的分叶、分段的界线，也是临床

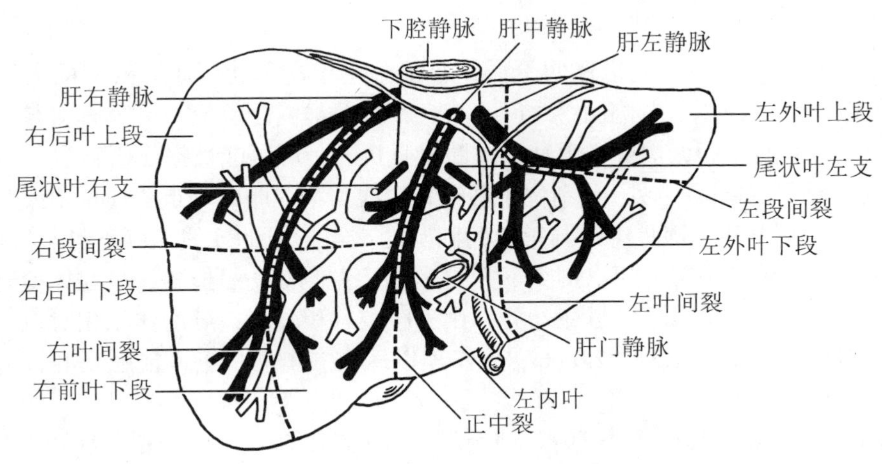

图 5–26 肝内管道与肝裂

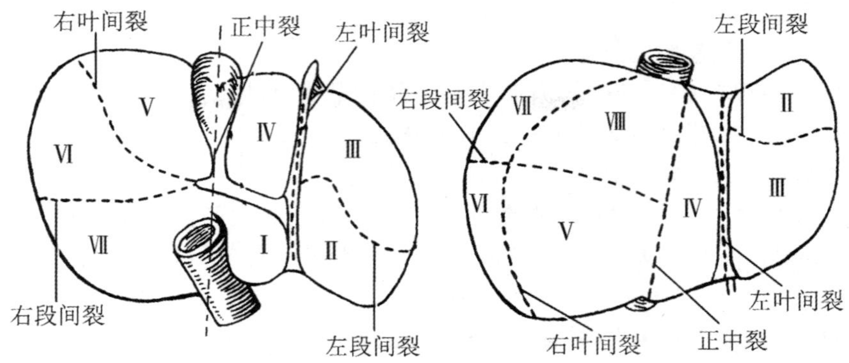

图 5–27 肝裂和肝段

施行肝部分肝切除的适宜部位。肝内有正中裂、左叶间裂和右叶间裂 3 个叶间裂和左段间裂、右段间裂和背裂 3 个段间裂（图 5–26）。

临床上可以根据肝叶、肝段的区分，对肝的疾病进行较为精确的定位诊断，也可施行肝叶或肝段切除。

四、肝外胆道系统

肝外胆道系统是指走出肝门之外的胆道系统，包括胆囊和输胆管道（肝左管、肝右管、肝总管和胆总管）。这些管道与肝内胆道一起，将肝分泌的胆汁输送到十二指肠腔（图 5–28）。

1. 胆囊 gallbladder 为储存和浓缩胆汁的囊状器官，呈梨形，长 8 ~ 12 cm，宽 3 ~ 5 cm，容量 40 ~ 60 mL。胆囊位于肝下面的胆囊窝内，其上面借疏松结缔组织与肝相连，易于分离；下面覆以浆膜，并与结肠右曲和十二指肠上曲相邻。

胆囊分为胆囊底、体、颈、管四部分（图 5–28），胆囊底是胆囊突向前下方的盲端，常在肝前缘的胆囊切迹处显露。当胆汁充满时，胆囊底可贴近腹前壁。胆囊底的体表投影位于右侧腹直肌外侧缘（或右锁骨中线）与右侧肋弓相交点处附近，胆囊发炎时可有压痛。胆囊体是胆囊的主体部分，与胆囊底之间无明显界线。胆囊体向后方逐渐变细，约在肝门右端附近移行为胆囊颈。胆囊颈狭细，在肝门右端常以直角连于胆囊体，略作“S”状扭转，即开始向前上方弯曲，继而转向后下方延续为胆囊管。胆囊颈与胆囊管相延续处较狭窄。胆囊颈借疏松结缔组织连于肝，胆囊动脉通过该疏松结缔组织分布于胆囊。在胆囊颈的右侧壁常有一个突向后下方的小囊，朝向十二指肠，称为 Hartmann 囊，

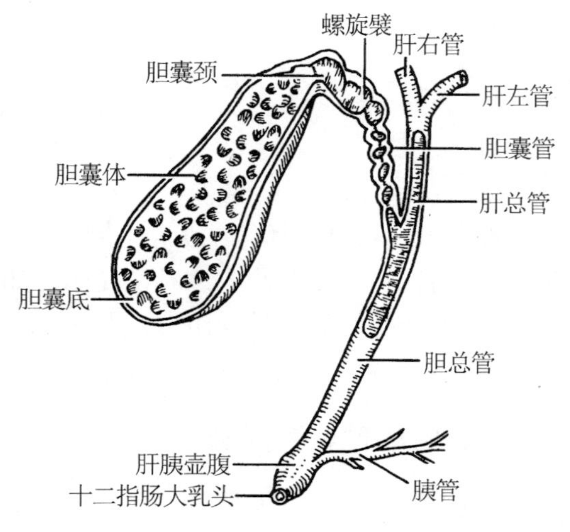

图 5–28 胆囊和输胆管道

胆囊结石常在此处存留。胆囊管较胆囊颈稍细，长 3 ~ 4 cm，直径 0.2 ~ 0.3 cm，在肝十二指肠韧带内与其左侧的肝总管汇合延续为胆总管。

胆囊内面衬以黏膜，其中胆囊底、体的黏膜呈蜂窝状，而衬于胆囊颈、管的黏膜呈螺旋状突入腔内，形成螺旋襞（或称为 Heister 瓣）（图 5–28），可控制胆汁的流入和流出。有时较大的结石也常因螺旋襞的阻碍而嵌顿于此处。

胆囊管、肝总管和肝的脏面围成的三角形区域，称为**胆囊三角 gallbladder triangle**（或 Calot 三角），三角内常有胆囊动脉通过，因此该三角是胆囊手术中寻找胆囊动脉的标志。

2. 肝管 hepatic duct 和肝总管 common hepatic duct　肝左、右管分别由左、右半肝内的小叶间胆管逐渐汇合形成，走出肝门之后即合成肝总管。肝总管长约 3 cm，下行于肝十二指肠韧带内，并在韧带内与胆囊管以锐角汇合成胆总管（图 5–28）。

3. 胆总管 common bile duct　由肝总管和胆囊管汇合形成，胆总管的长度取决于二者汇合部位的高低，一般长 4 ~ 8 cm，直径 0.6 ~ 0.8 cm。若超过 1.0 cm 可视为病理状态。胆总管壁内含有大量的弹性纤维，有一定的舒缩能力，当胆总管下端梗阻时（如胆总管结石或胆道蛔虫症等），管腔可随之扩张到相当粗的程度，甚至达到肠管粗细而不致破裂。胆总管在肝十二指肠韧带内下行于肝固有动脉的右侧、肝门静脉的前方，向下方经十二指肠上部的后方，下降至胰头后方，再转向十二指肠降部的中份，在此处的十二指肠后内侧壁内与胰管汇合，形成一个略膨大的共同管道，称为**肝胰壶腹 hepatopancreatic ampulla**（或 Vater 壶腹），开口于十二指肠大乳头（图 5–18、图 5–28）。在肝胰壶腹周围有肝胰壶腹括约肌包绕，在胆总管末段和胰管末段周围亦有少量平滑肌包绕，以上三部分括约肌统称为 **Oddi 括约肌 Oddi sphincter**。Oddi 括约肌平时保持收缩状态，由肝分泌的胆汁，经肝左右管、肝总管、胆囊管进入胆囊内储存。进食后，尤其是进高脂肪食物，在神经体液因素调节下，胆囊收缩，Oddi 括约肌舒张，使胆汁自胆囊经胆囊管、胆总管、肝胰壶腹、十二指肠大乳头排入十二指肠腔内（图 5–28）。

根据胆总管的走行，可将其分为十二指肠上段、十二指肠后段、胰腺段和十二指肠壁内段四段。

第八节　胰

胰 pancreas 是人体第二大消化腺，由外分泌部和内分泌部组成。胰的外分泌部（腺细胞）能分泌胰液，内含有多种消化酶（如蛋白酶、脂肪酶和淀粉酶等），有分解和消化蛋白质、脂肪组织和糖类等作用；内分泌部即胰岛，散在于胰实质内，胰尾部较多，主要分泌胰岛素，调节血糖浓度。

一、胰的位置和毗邻

胰位于腹上区和左季肋区，横置于第 1 ~ 2 腰椎体的前方，并紧贴于腹后壁。胰的质地柔软，呈灰红色，长 17 ~ 20 cm，宽 3 ~ 5 cm，厚 1.5 ~ 2.5 cm，重 82 ~ 117 g。胰的前面隔网膜囊与胃相邻，后方有下腔静脉、胆总管、肝门静脉和腹主动脉等重要结构。其

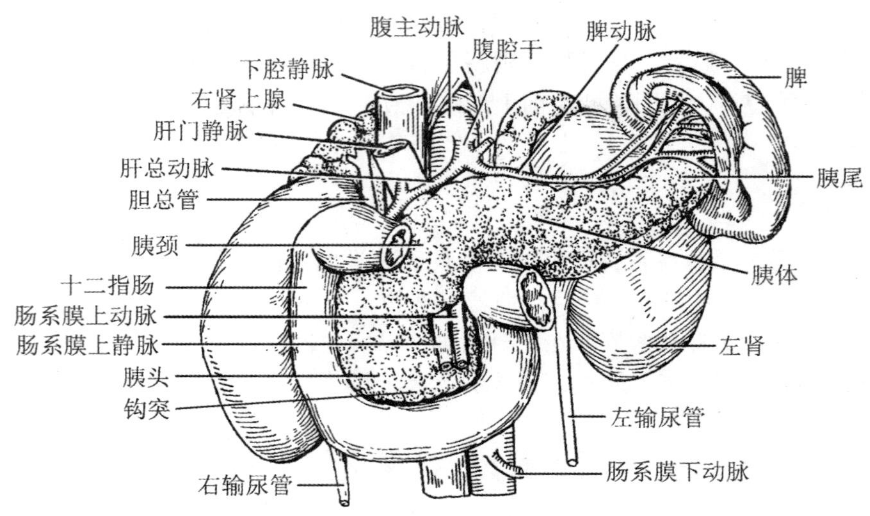

图 5-29 胰的分部和毗邻

右端被十二指肠环抱，左端抵达脾门。由于胰的位置较深，前方有胃、横结肠和大网膜等遮盖，故胰病变时在早期的腹壁体征往往不明显，从而增加了诊断的困难性。

二、胰的分部

胰可分为胰头、颈、体、尾四部分，各部之间无明显界线。胰头、颈在腹中线的右侧，胰体、尾位于腹中线的左侧。

胰头 head of pancreas 为胰右端膨大的部分，位于第 2 腰椎体的右前方，其上、下方和右侧被十二指肠包绕。在胰头的下部有一个向左后上方的**钩突 uncinate process**（图 5-29）。由于钩突与胰头、胰颈之间夹有肝门静脉起始部和肠系膜上动、静脉，故胰头肿大时可压迫肝门静脉起始部，影响其血液回流，出现腹水、脾大等症状。在胰头的右后方与十二指肠降部之间常有胆总管经过，当胰头肿大压迫胆总管时，可影响胆汁排出，发生阻塞性黄疸。

胰颈 neck of pancreas 是位于胰头与胰体之间的狭窄扁薄部分，长 2.0 ~ 2.5 cm。胰颈的前上方邻接胃幽门，其后方有肠系膜上静脉和肝门静脉起始部通过。由于肠系膜上静脉经过胰颈后方时，没有来自胰的小静脉注入其中，因此施行胰头十二指肠切除术时，可沿肠系膜上静脉前面与胰颈后面之间进行剥离以备切断胰。

胰体 body of pancreas 位于胰颈与胰尾之间，占胰的大部分，略呈三棱柱形。胰体横位于第 1 腰椎体的前方，向前方凸起。胰体的前面隔网膜囊与胃后壁相邻，故胃后壁癌肿或溃疡穿孔常与胰体粘连。

胰尾 tail of pancreas 较细，走行向左上方至左季肋区，在脾门下方与脾的脏面相接触。因胰尾各面均包裹有腹膜，此点可作为与胰体分界的标志。由于胰尾和脾血管都位于脾肾韧带两层之间，故在脾切除结扎脾血管时，应注意勿损伤胰尾（图 5-29）。

胰管 pancreatic duct 位于胰实质内，其走行与胰的长轴一致，从胰尾经胰体走向胰头，沿途接受许多小叶间导管，最后在十二指肠降部的后内侧壁内与胆总管汇合成肝胰壶

腹，经十二指肠大乳头开口于十二指肠腔，偶见单独开口于十二指肠腔。在胰头的上部常可见一条小管，走行于胰管上方，称为**副胰管 accessory pancreatic duct**，经十二指肠小乳头开口于十二指肠腔，主要引流胰头前上部的胰液。

思考题

1. 某小孩玩耍时不慎将一枚硬币从口腔误吞入胃内，1天后，该硬币从肛门排出。写出该硬币从口腔进入到肛门排出所经过的器官结构。
2. 简述胆汁的产生部位和胆汁在平时或进食时的排出途径。
3. 简述胰的位置、分部及功能，胰头肿大时可压迫哪些结构?

（新乡医学院　付升旗）

第六章　呼吸系统

呼吸系统 respiratory system 由呼吸道和肺组成。呼吸道是气体进出的通道，包括鼻、咽、喉、气管和支气管等（图 6–1）。通常将鼻、咽、喉称为**上呼吸道 upper respiratory tract**，气管和各级支气管称为**下呼吸道 lower respiratory tract**。肺是气体进行交换的场所，由肺实质和肺间质构成，前者包括支气管树和肺泡；后者包括结缔组织、血管、淋巴管、淋巴结和神经等。呼吸系统的主要功能是进行气体交换，即吸入氧气，排出二氧化碳。此外尚有发音、嗅觉、内分泌、协助静脉血回流入心和参与体内某些物质代谢等功能。

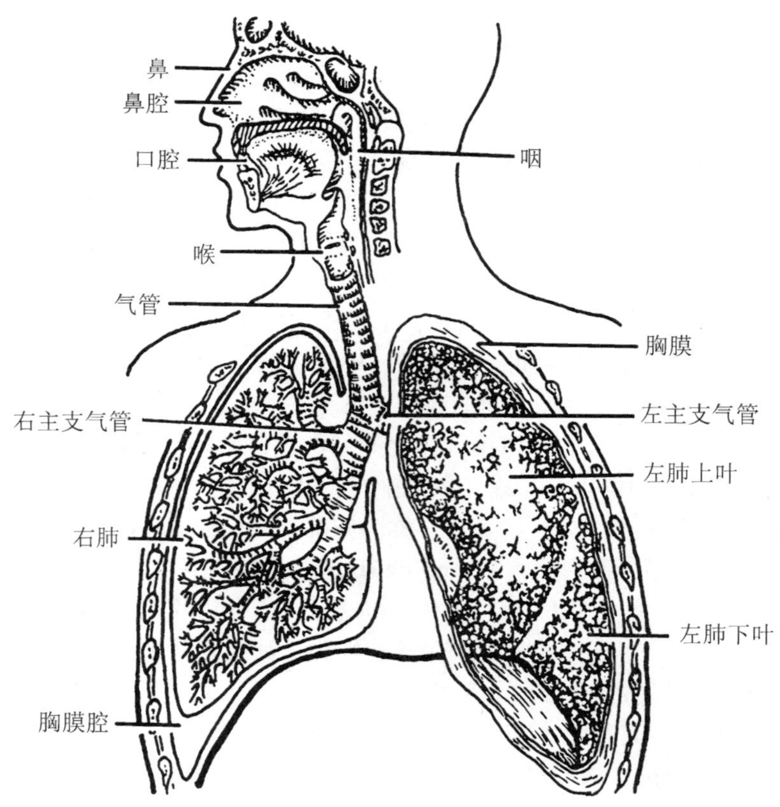

图 6–1　呼吸系统全貌

第一节　鼻

鼻 nose 是呼吸道的起始部，也是嗅觉器官，可分为外鼻、鼻腔和鼻旁窦三部分。

一、外鼻

外鼻 external nose 以鼻骨和鼻软骨为支架，外被覆皮肤，内被覆黏膜，位于面中部。分为骨部和软骨部。软骨部的皮肤因其富含皮脂腺和汗腺，是痤疮、酒渣鼻和疖肿的好发部位。外鼻与额相连的狭窄部，称为鼻根；鼻根与鼻尖之间的部分为鼻背；外鼻前下方的隆起，称为鼻尖；鼻尖向两侧呈半圆形隆起，称为**鼻翼 nasal ala**，呼吸困难患者有鼻翼扇动的症状。外鼻下方的开口，称为鼻孔，为气体出入鼻腔的门户，主要由鼻翼和鼻中隔前下部的游离缘围成。

二、鼻腔

鼻腔 nasal cavity 是呼吸道的起始部，顶部窄，底部宽，为一个前后狭长的腔隙，中部由鼻中隔将其分为左、右两半。由骨、软骨及其表面被覆的黏膜和皮肤构成。鼻腔内衬黏膜，向前方借鼻孔与外界相通，向后方借鼻后孔通咽。每侧鼻腔又借**鼻阈 nasal limen** 分为鼻前庭和固有鼻腔。鼻阈为鼻前庭上方的弧状隆起，是皮肤和黏膜的交界处。

鼻前庭 nasal vestibule 被皮肤覆盖，富含皮脂腺和汗腺，且生有鼻毛，有过滤和净化空气的功能。鼻前庭为疖肿的好发部位，且因其缺少皮下组织，故在发生疖肿时疼痛剧烈。**固有鼻腔 proper nasal cavity** 是鼻腔的主要部分，向前方至鼻阈，向后方借鼻后孔通咽，由骨性和软骨性鼻腔覆以黏膜形成，其形态与骨性鼻腔大致相同，有顶、底、内侧壁和外侧壁（图 6–2）。底即口腔顶，由硬腭和软腭构成。顶较狭窄，由鼻骨、额骨、筛骨筛板和蝶骨体等覆以黏膜构成。左、右侧鼻腔的共同内侧壁是鼻中隔。鼻腔外侧壁自上而下可见上、中、下 3 个**鼻甲 nasal concha**，上鼻甲与中鼻甲由筛骨迷路内侧壁向下方卷曲的薄骨片覆以黏膜构成，二者之间为上鼻道；中鼻甲与下鼻甲之间为中鼻道，下鼻甲下方为下鼻道，位于各鼻甲与鼻中隔之间的腔隙，称为总鼻道。部分人上鼻甲的后上方有最上鼻甲。最上鼻甲或上鼻甲后上方与蝶骨体之间的凹陷区，称为**蝶筛隐窝 sphenoethmoidal recess**（图 6–3）。切除中鼻甲，在中鼻道中部凹向上方的弧形裂隙，称为**半月裂孔 semilunar hiatus**，其前端的漏斗状管道，称为**筛漏斗 ethmoidal infundibulum**，通额窦和前筛窦；上方圆形隆起，称为**筛泡 ethmoidal bulb**，内有中筛窦。鼻泪管开口于下鼻道的前上方。鼻黏膜分为两部分：位于上鼻甲与其相对的鼻中隔及二者上方鼻腔顶部者，称为**嗅区 olfactory region**，富含接受嗅觉刺激的嗅细胞；其余部分则富含有鼻腺，称为**呼吸区 respiratory region**，其黏膜在活体上呈淡红色或红色，内含丰富的血管和腺体，可以提高吸入空气的温度并调节其湿度。

鼻中隔 nasal septum 构成鼻腔的内侧壁，由筛骨垂直板、犁骨和鼻中隔软骨构成支架，表面被覆黏膜。可分为骨部、软骨部和膜部，通常偏向一侧。其前下方的血管丰富、位置浅表，外伤或干燥刺激均易引起出血，因 90% 左右的鼻出血均发生于此区，故称为

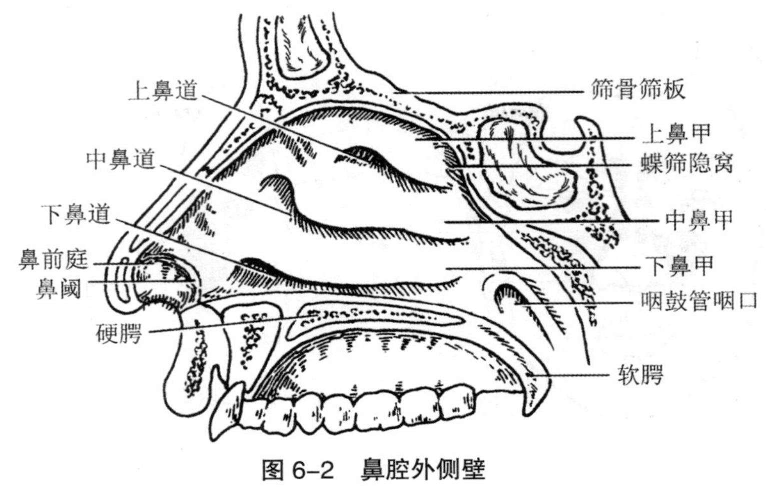

图 6-2 鼻腔外侧壁

易出血区 bleeding area，即 Little 区。

三、鼻旁窦

鼻旁窦 paranasal sinuses 为含气颅骨开口于鼻腔的骨性空腔，左、右侧共有 4 对，分别位于额骨、筛骨、蝶骨和上颌骨内。窦壁内衬黏膜并与鼻腔黏膜相移行，有协助调节吸入空气的温、湿度，对发音起共鸣的作用，又称为副鼻窦（图 6–3、图 6–4）。

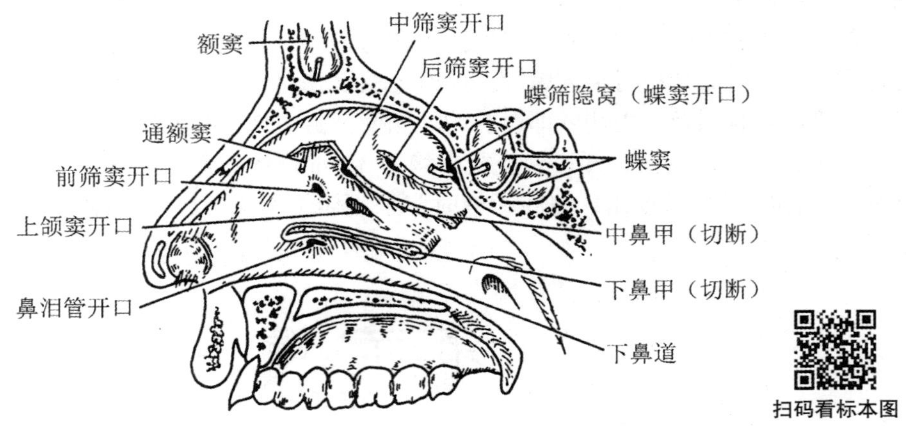

图 6–3 鼻旁窦的开口（上、中、下鼻甲及筛骨迷路内侧壁切除）

1. 额窦 frontal sinus 位于额骨额鳞的下部内，左右各一，呈三棱锥形。底向下方，尖向上方，中隔常偏向一侧，大小不一。中国人额窦平均高 3.2 cm，宽 2.6 cm，前后深度 1.8 cm。额窦口在窦底部通筛漏斗，开口于中鼻道。

2. 筛窦 ethmoidal sinus 位于鼻腔外侧壁上部与两眶之间的筛骨迷路，内有呈蜂窝状的含气小房，每侧 3~18 个。按照部位分为前筛窦、中筛窦和后筛窦。前筛窦的气房有 1~6 个，中筛窦的气房有 1~7 个，二者均开口于中鼻道；后筛窦位于筛骨迷路的后部，开口于上鼻道。因其与视神经管毗邻，后筛窦的感染可向周围蔓延，继而引起视神经炎。

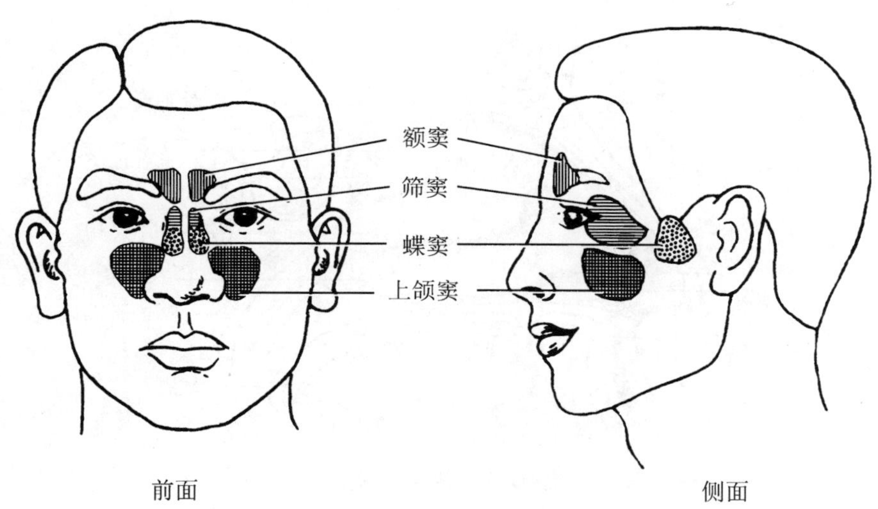

图 6–4　鼻旁窦的体表投影

3. 蝶窦 sphenoidal sinus　蝶骨体内的含气腔隙，位于鼻腔上部的后方，与后筛窦相邻。容积平均 7.5 mL，常被中隔分为左、右腔，窦口直径 2~3 mm，分别开口于左、右蝶筛隐窝。

4. 上颌窦 maxillary sinus　位于上颌骨体内，近似三角形的腔隙，骨壁较薄。成人上颌窦平均高 3.3 cm、宽 2.3 cm、长 3.4 cm，容积平均为 14.6 mL，分为 5 个壁。前壁为上颌骨体前面的尖牙窝，骨质薄；后壁与翼腭窝毗邻；上壁为眶下壁；底壁即上颌骨的牙槽突，常低于鼻腔下壁。因上颌第二前磨牙和第一、二磨牙根部与窦底壁邻近，只有一层薄的骨质相隔，有时牙根可突入窦内。此时牙根仅以黏膜与窦腔相隔，故牙病与上颌窦的炎症或肿瘤可互相累及。内侧壁即鼻腔的外侧壁，由中鼻道和大部分下鼻道构成。上颌窦开口于中鼻道的半月裂孔，开口处直径平均为 3 mm。上颌窦因腔隙大，开口位置较高，若有炎性分泌物则不易排出，窦腔积液时应采用体位引流或经其内侧壁施行穿刺抽液冲洗治疗。

第二节　喉

喉 larynx 主要由喉软骨、喉肌和喉腔黏膜等软组织构成，是呼吸的通道，又是发音的器官。上界是会厌上缘，下界为环状软骨下缘。借喉口与其后方的咽相通，以环状软骨气管韧带连接其下方的气管。喉位于颈前部中份，成年人的喉平对第 3~6 颈椎体高度。其前方由浅入深为皮肤、颈筋膜、舌骨下肌群等成层排列，后方为咽，两侧有颈部血管、神经和甲状腺侧叶等。

一、喉软骨

喉软骨 laryngeal cartilages 构成喉的支架，包括甲状软骨、环状软骨、会厌软骨和成对的杓状软骨等。

1. 甲状软骨 thyroid cartilage 形似盾牌，为最大的喉软骨。位于环状软骨和会厌软骨之间，构成喉的前壁和侧壁，由前缘互相融合的呈四边形的左、右软骨板组成。两软骨板前缘以直角（女性为钝角）相互融合形成前角。前角的上端向前方突出，称为**喉结 laryngeal prominence**，在成年男性尤为显著。喉结上方有呈“V”形的切迹，称为上切迹。左、右软骨板的后缘游离并向上、下方发出突起，分别称为上角和下角。上角较长，借韧带与舌骨大角相连；下角较短，其下端内侧有一个小关节面，与环状软骨相关节（图 6–5）。

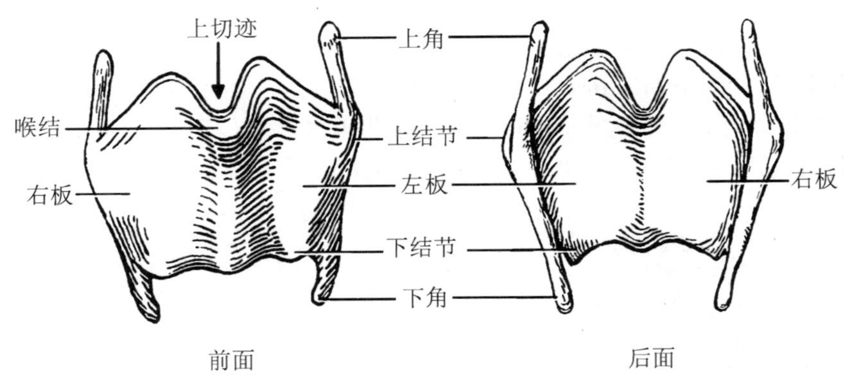

图 6–5 甲状软骨

2. 环状软骨 cricoid cartilage 形似指环，是喉软骨中唯一呈环状的软骨。位于甲状软骨的下方，前方低窄的部分，称为环状软骨弓；后方高而宽阔的部分，称为环状软骨板。环状软骨弓是颈部重要的体表标志，其高度约平第 6 颈椎体。环状软骨板的上缘有与杓状软骨底相关节的一对杓关节面。环状软骨弓与板交界处的外侧面上，有与甲状软骨下角相关节的甲关节面。环状软骨下缘借韧带与气管相连。环状软骨的作用是支撑呼吸道，保持其畅通，其损伤会导致喉狭窄（图 6–6）。

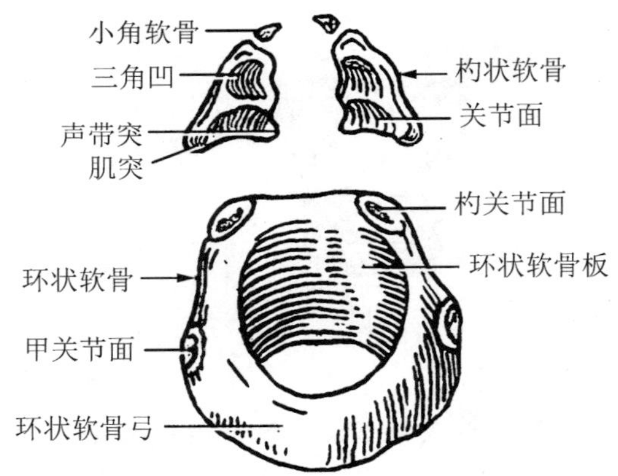

图 6–6 环状软骨和杓状软骨（前面）

3. 会厌软骨 epiglottic cartilage 一个薄而具有弹性的树叶状软骨板，位于舌骨体的后方。上宽下窄，下端借甲状会厌韧带连于甲状软骨前角内面的上部。会厌软骨被覆黏膜构成**会厌 epiglottis**，为喉口的活瓣。当吞咽运动时，喉随咽上提并向前方移动，会厌封闭喉口，阻止食团入喉并引导食团进入咽（图 6–7）。

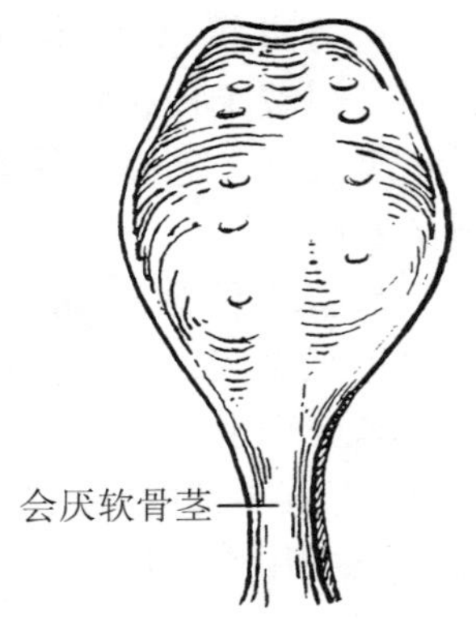

图 6–7 会厌软骨（后面）

4. 杓状软骨 arytenoid cartilage 是一对略呈三棱锥形的软骨，位于环状软骨板上缘的两侧，可分为一尖、一底、两

突、三面。尖向上方，底向下方并与环状软骨板的杓关节面相连结。底面有向前方伸出的突起，称为**声带突 vocal process**，为声韧带附着处；底部向外侧伸出的突起，称为**肌突 muscular process**，大部分喉肌附着于其上（图6–6）。

二、喉的连结

喉的连结分为喉软骨间的连结和喉软骨与舌骨、气管之间的连结（图6–8、图6–9）。

1. 甲状舌骨膜 thyrohyoid membrane 是连于甲状软骨上缘与舌骨之间的结缔组织膜。其中部增厚为甲状舌骨正中韧带。连接甲状软骨上角和舌骨大角的韧带为甲状舌骨外侧韧带，其内常含有麦粒软骨。

2. 环甲关节 cricothyroid joint 是由环状软骨的甲关节面和甲状软骨下角构成的联合关节。在环甲肌牵引下，甲状软骨在冠状轴上能做前倾和复位运动。前倾使甲状软骨前角与杓状软骨间距变大致使声带紧张；复位时，二者间距变小而使声带松弛。

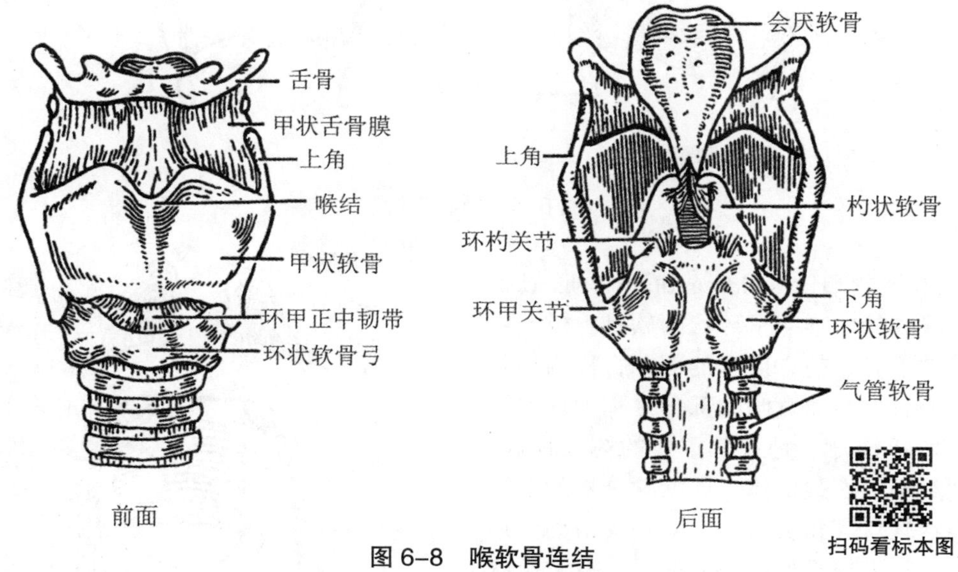

图6–8 喉软骨连结

3. 环杓关节 cricoarytenoid joint 由环状软骨板上缘外侧部的杓关节面和杓状软骨底的关节面构成。杓状软骨可沿该关节垂直轴做旋内和旋外运动，旋内运动时可使声带突互相靠近，缩小声门；旋外运动时使声带突互相分开，开大声门。

4. 方形膜 quadrangular membrane 起自甲状软骨前角的后面和会厌软骨的两侧缘，向后方附着于杓状软骨的前内侧缘，略呈斜方形，构成喉前庭外侧壁的基础（图6–10）。其上缘强厚，包被杓状会厌襞，下缘游离，称为**前庭韧带 vestibular ligament**，构成前庭襞的基础。

5. 弹性圆锥 conus elasticus 连于甲状软骨前角的后面、杓状软骨声带突和环状软骨弓上缘之间，是由弹性纤维构成的膜状结构，略呈上窄下宽的圆锥状。其上缘游离增厚，紧张于甲状软骨至声带突之间，称为**声韧带 vocal ligament**，是构成声襞的基础（图6–10）。其中部的弹性纤维增厚，称为环甲正中韧带。急性喉部疾患导致喉阻塞时，可在环甲正中韧带处进行穿刺，以建立暂时性通气道。当紧急切开弹性圆锥进行抢救时，注

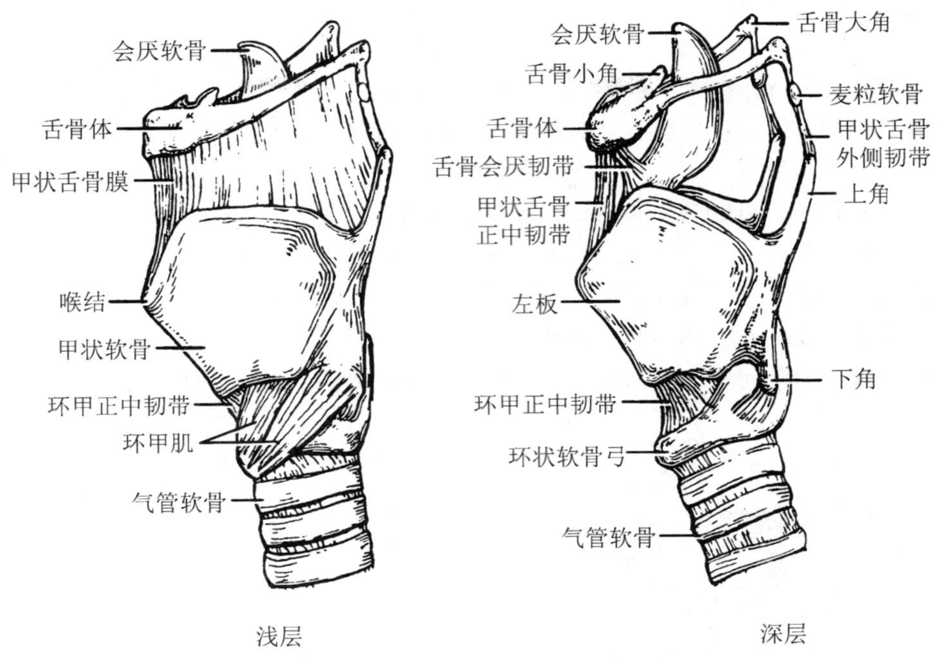

图 6–9 喉软骨连结（侧面）

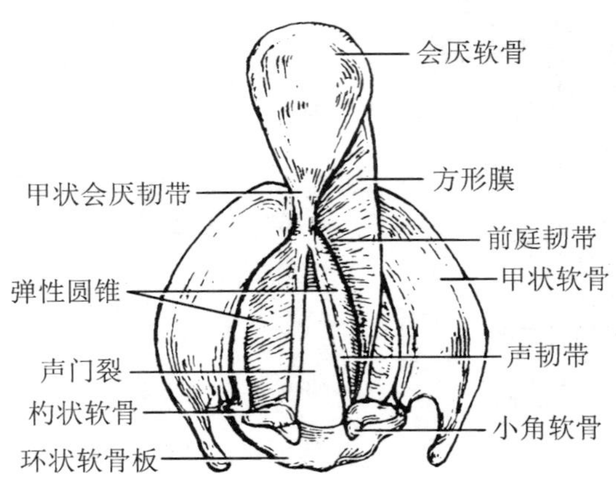

图 6–10 方形膜和弹性圆锥（上面）

意勿损伤环甲动脉吻合弓。声韧带连同声带肌及覆盖于其表面的喉黏膜一起，称为**声带 vocal fold**。

6. 环状软骨气管韧带 cricotracheal ligament 为连接环状软骨下缘和第一气管软骨环的结缔组织膜。

三、喉肌

喉肌 laryngeal muscle 属于横纹肌，是发音的动力器官。可分为附着于喉与邻近结构的喉外肌和附着于喉软骨间的喉内肌。具有紧张或松弛声带、缩小或开大声门裂以及缩

小喉口等作用。按照部位分为内、外侧群；按照功能分为声门开大肌和声门括约肌（图6–11、图6–12）。

1. 环甲肌 cricothyroid muscle 起自环状软骨弓的前外侧面，肌束斜向后上方，止于甲状软骨下角和下缘。环甲肌收缩时可使甲状软骨前倾，增加甲状软骨前角与杓状软骨间距，拉长并紧张声带。

2. 环杓后肌 posterior cricoarytenoid muscle 起自环状软骨板后面，肌纤维斜向外上方，止于同侧杓状软骨的肌突。该肌收缩能使环杓关节在垂直轴上旋转，使声带突外展，声门裂开大，紧张声带。该肌是唯一的一对开大声门裂的喉肌。

3. 环杓侧肌 lateral cricoarytenoid muscle 起自环状软骨弓上缘和弹性圆锥的外面，自甲状软骨板的内侧向后上方斜行，止于杓状软骨肌突的前面。该肌收缩时，牵引肌突向

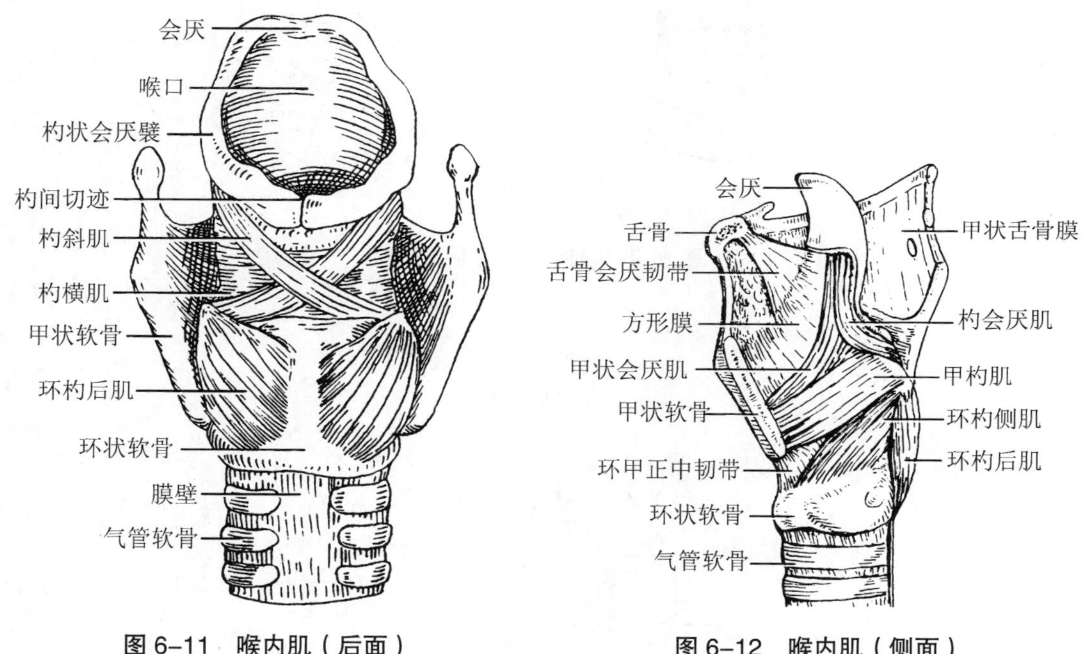

图6–11 喉内肌（后面）

图6–12 喉内肌（侧面）

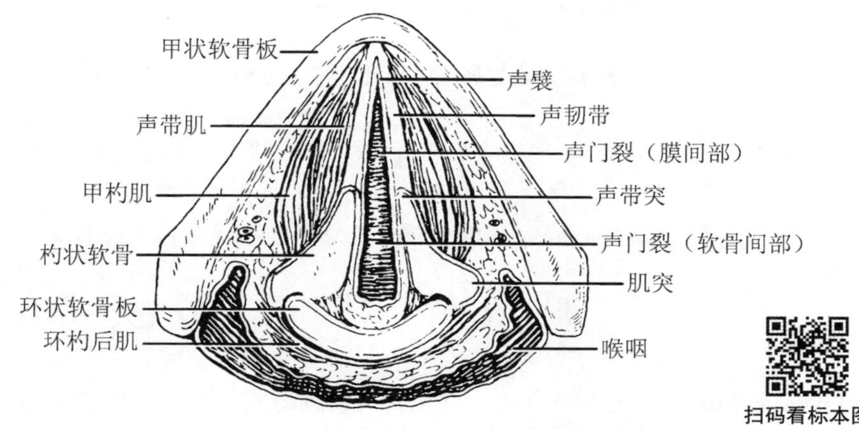

扫码看标本图

图6–13 喉内肌（通过声带水平切面）

前下方运动，使声带突转向内侧，声门裂变窄。

4. 甲杓肌 thyroarytenoid muscle 起自甲状软骨前角的内面，向后方止于杓状软骨外侧面和声带突。上部肌束位于前庭韧带外侧，收缩能缩短前庭襞；下部肌束位于声襞内声韧带的外侧，称为**声带肌 vocalis**，收缩使声襞变短并松弛（图 6–13）；止于杓状软骨外侧面的肌，称甲杓外肌，收缩时可使杓状软骨向内侧旋转，缩小声门裂。

5. 杓肌 arytenoid 位于喉的后壁，包括杓横肌、杓斜肌和杓会厌肌。

四、喉腔

喉腔 laryngeal cavity 是由喉软骨、韧带、纤维膜、喉肌和喉黏膜等共同围成的不规则管腔。向上方起自喉口，与咽相通；向下方连通气管。小儿喉腔狭小，高龄老人的黏膜萎缩变薄，喉腔宽大。喉腔黏膜与咽和气管黏膜相延续。喉腔侧壁有上、下两对突入腔内的黏膜皱襞，上方的一对称为前庭襞，下方的一对称为声襞。借上述两对皱襞将喉腔分为前庭襞上方的喉前庭、声襞下方的声门下腔、前庭襞与声襞之间的喉中间腔（图 6–14）。

前庭襞 vestibular fold 为喉腔侧壁上方的一对呈矢状位、粉红色的黏膜皱襞，由前庭韧带覆盖喉黏膜构成，连于甲状软骨前角的后面与杓状软骨声带突上方的前内侧缘之间。两侧前庭襞之间的裂隙，称为**前庭裂 rima vestibule**，较声门裂宽。**声襞 vocal fold** 为喉腔侧壁下方的一对呈白色的黏膜皱襞，由声韧带覆盖喉黏膜构成，张于甲状软骨前角的后面与杓状软骨声带突之间，较前庭襞更突向喉腔，故两侧声襞之间的裂隙更狭窄。

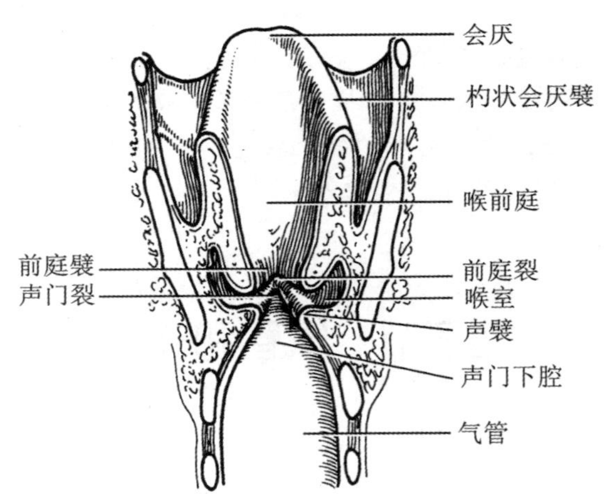

喉腔（冠状切面）

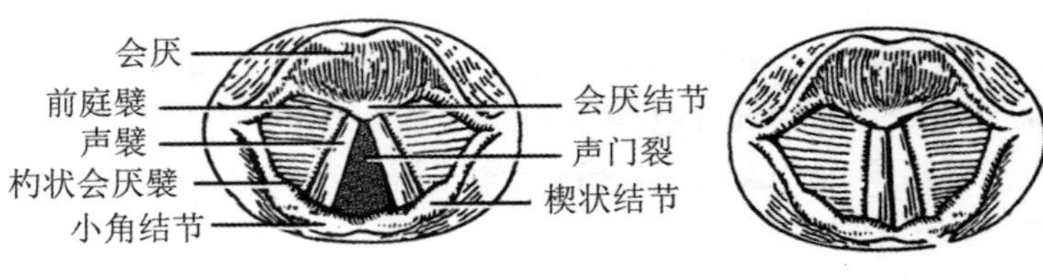

扫码看标本图

图 6–14 喉口及平静呼吸、发声时的声带变化

1. 喉口 aditus larynges 喉腔的上口，由会厌上缘、杓状会厌襞和杓间切迹共同围成。连接杓状软骨尖与会厌软骨侧缘的黏膜皱襞，称为杓状会厌襞。

2. 喉前庭 laryngeal vestibule 为喉口与前庭襞之间上宽下窄呈漏斗状的喉腔。前壁中、下部附着有会厌软骨茎，附着处的上方有呈结节状隆起，称为会厌结节。

3. 喉中间腔 intermediate cavity of larynx 是喉腔在前庭裂和声门裂平面之间的喉腔，容积最小，其两侧位于前庭襞与声襞之间的腔隙，称为**喉室 ventricle of larynx**。**声门裂 fissure of glottis** 是位于两侧声襞、杓状软骨底和声带突之间的裂隙，比前庭裂长而窄，是喉腔最狭窄处。声门裂前 2/3 位于两侧声襞之间，称为**膜间部 intermembranous part**；后 1/3 位于两侧杓状软骨底和声带突之间，称为**软骨间部 intercartilaginous part**。声带和声门裂合称为**声门 glottis**（图 6–13）。

4. 声门下腔 infraglottic cavity 是声襞和环状软骨下缘之间的喉腔，上窄下宽。此区黏膜下组织疏松，炎症时易发生喉水肿，尤以婴幼儿更易发生急性喉水肿造成喉梗阻，导致呼吸困难。

知识链接

环甲膜的位置表浅，且无重要的血管、神经及特殊的组织结构，因此是穿刺或切开最方便和安全的部位。环甲膜在前正中线上增厚的部分为环甲正中韧带，环甲膜穿刺即在此处进行。穿刺时对环甲膜的定位方法：下颌骨向下方移动，感觉到“第一个隆起”时即为甲状软骨；再向下方移动，触到“第一个凹陷”即为环甲膜。

环甲膜穿刺术是现场急救的重要手段，一般适用于 8 岁以下儿童或紧急情况下无条件做环甲膜切开术的成年人。可以快速解除头颈部外伤、异物等引起的呼吸道梗阻导致的窒息及喉头水肿，改善患者的缺氧状态，具有简单、有效、易于掌握的优点，是临床医生应该掌握的基本急救技能之一。

第三节 气管和支气管

一、气管

气管 trachea 为喉和气管杈之间的呼吸管道，成年男、女性气管平均长度分别为 10.31 cm 和 9.71 cm，以胸廓上口为界，分为颈部和胸部。上端起始于环状软骨下缘（平第 6 颈椎体），向下方至胸骨角平面（相当于第 4、5 胸椎体交界处）分为左、右主支气管（图 6–15）。气管的分叉处，称为**气管杈 bifurcation of trachea**；其内面有一个向上方凸的半月状纵嵴，称为**气管隆嵴 carina of trachea**，常略偏向左侧，是支气管镜检查操作时重要的临床定位标志（图 6–16）。

气管主要由气管软骨、平滑肌和结缔组织构成。气管软骨由 14 ~ 17 个呈“C”形缺口向后方的透明软骨环构成。气管软骨后壁缺口由气管的膜壁封闭，该膜壁为弹性纤维和

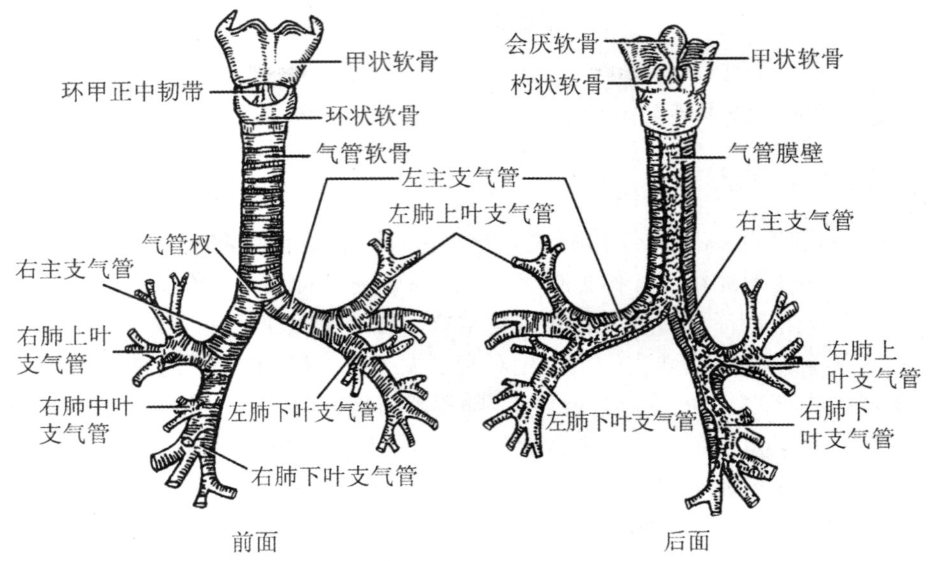

图 6-15 气管与支气管

平滑肌构成的气管肌。由于气管软骨具有支架作用，致使管腔永远保持开放状态，以维持呼吸功能的正常进行。甲状腺峡多位于第 2 ~ 4 气管软骨环的前方，气管切开术常在第 3 ~ 5 气管软骨环处施行。

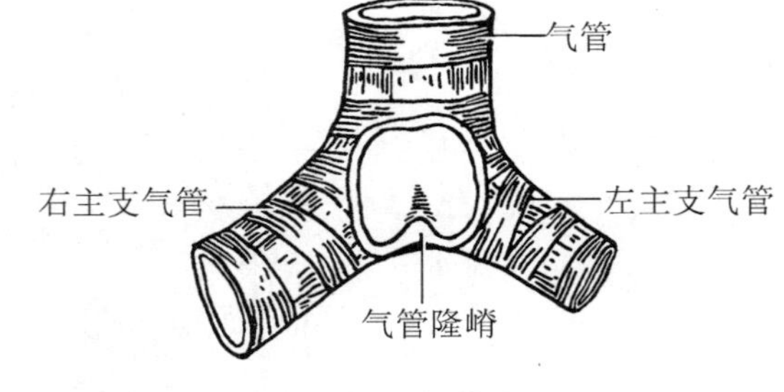

图 6-16 气管隆嵴

二、支气管

支气管 bronchi 是气管分出的各级分支。其中一级分支为左、右主支气管，二级分支为肺叶支气管，三级分支为肺段支气管，如此反复分支达 23~25 级直至肺泡管。

1. 左主支气管 left principal bronchus 为气管杈和左肺门之间的通气管道。细而长，平均长度约 4.72 cm，男性平均长 4.8 cm，女性平均长 4.5 cm。气管外横径男性平均长 1.4 cm，女性平均长 1.3 cm。气管中线与主支气管下缘之间夹角，称为**嵴下角 subcarinal angle**，男性左嵴下角平均为 36.4° ，女性平均为 39.3° 。

2. 右主支气管 right principal bronchus 是气管杈和右肺门之间的通气管道。管径短粗而陡直，平均长度约 2.04 cm，男性平均长 2.1 cm，女性平均长 1.9 cm。气管外横径男性平均长 1.5 cm，女性平均为 1.31 cm。男性嵴下角平均为 21.9° ，女性平均为 24.7° 。

左主支气管细长，嵴下角大，斜行；右主支气管短粗、陡直，因而吸入性异物经气管多进入右主支气管。

第四节　肺

肺 lung 是呼吸系统中最重要的器官，位于胸腔内。

一、肺的位置和形态

左、右肺分别位于纵隔两侧和膈的上方。肺表面覆盖有脏胸膜，透过脏胸膜可见肺实质内有许多呈多角形的小区，称为肺小叶，如感染时则称为小叶性肺炎。肺实质的质地柔软呈海绵状，光滑润泽，富有弹性，内含空气，相对密度小于 1，故浮于水中。未经呼吸的肺，肺内不含空气，质地实而重，相对密度大于 1，入水则下沉。法医常以此判断新生儿是否为子宫内死亡。幼儿肺呈淡红色，随年龄增长，由于吸入空气中尘埃的沉积，颜色逐步变灰暗乃至呈蓝黑色，并出现若干蓝黑色斑，吸烟者尤为明显。成人肺的重量约等于本人重量的 1/50，男性平均为 1 000 ~ 1 300 g，女性平均为 800 ~ 1 000 g。健康成年男性左、右两肺的气体容量为 5 000 ~ 6 500 mL，女性小于男性。

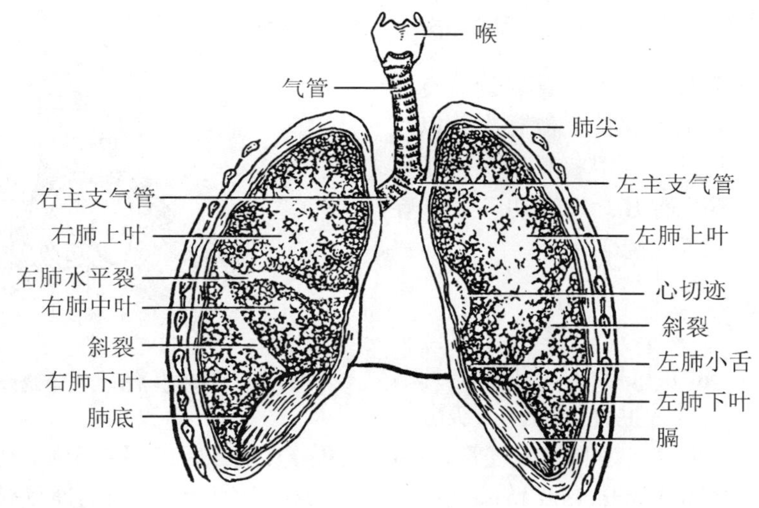

图 6–17　肺的形态

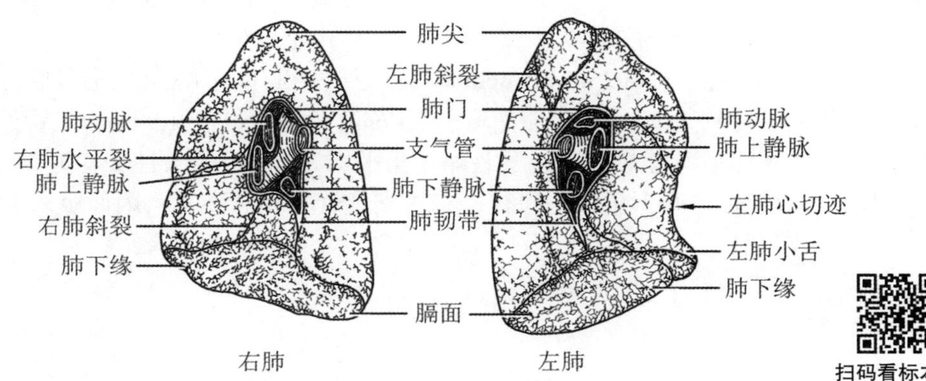

扫码看标本图

图 6–18　肺根的结构

两肺的外形不同，由于膈的右侧受到肝的挤压影响，较左侧高，以及心的位置偏左，故右肺宽而短，左肺狭而长。肺呈圆锥形，分为一尖、一底、二面、三缘（图 6–17、图 6–18）。**肺尖 apex of lung** 即肺的上端，其形钝圆，经胸廓上口突入颈根部，在锁骨中、内侧 1/3 交界处向上方伸至锁骨上方达 2.5 cm，故肺尖的听诊可在此处进行。**肺底 base of lung** 又称为膈面，位于膈肌的上方，受膈肌压迫使肺底呈半月形凹陷。**肋面 costal surface** 即肺的外侧面，与肋和肋间隙相邻。**纵隔面 mediastinal surface** 即内侧面，与纵隔相邻，其中央的椭圆形凹陷，称为**肺门 hilum of lung**，是支气管、肺动脉、肺静脉、支气管动脉、支气管静脉、神经和淋巴管等出入的门户，这些进出肺的结构被结缔组织和胸膜包裹，称为**肺根 root of lung**。两肺根内的结构排列自前向后依次为肺上静脉、肺动脉、主支气管。两肺根的结构自上而下排列不同，左肺根的结构自上而下为肺动脉、左主支气管、肺下静脉；右肺根的结构自上而下为上叶支气管、肺动脉、肺下静脉。前缘为肋面与纵隔面在前部的移行处，较锐利。左肺前缘下部有心切迹，切迹下方有一个突起，称为**左肺小舌 lingula of left lung**。后缘即肋面与纵隔面在后部的移行处，钝圆，位于脊柱两侧的肺沟内。下缘为肋面、纵隔面与膈面的移行处，较薄锐，其位置随呼吸运动而上、下移动。

肺借叶间裂分叶，左肺叶间裂为**斜裂 oblique fissure**，由肺门处的后上方斜向前下方，将左肺分为上、下叶。右肺叶间裂包括斜裂和**水平裂 horizontal fissure**，将右肺分为上、中、下叶。肺的表面有被其毗邻器官压迫形成的压迹或沟，如两肺门前下方均有心压迹；右肺门后方有食管压迹，上方有奇静脉沟；左肺门后方有胸主动脉，上方毗邻主动脉弓等。

二、支气管树

在肺门处，左、右主支气管分出 2 级支气管，进入肺叶，称为**肺叶支气管 lobar bronchi**。左肺有上叶和下叶两个肺叶支气管；右肺有上叶、中叶和下叶 3 个肺叶支气管。肺叶支气管经第二肺门进入肺叶后，陆续再分出次级支气管，即**肺段支气管 segmental bronchi**。各级支气管在肺叶内如此反复分支直达肺泡管，共分 23~25 级，形状如树，称为**支气管树 bronchial tree**（图 6–19）。

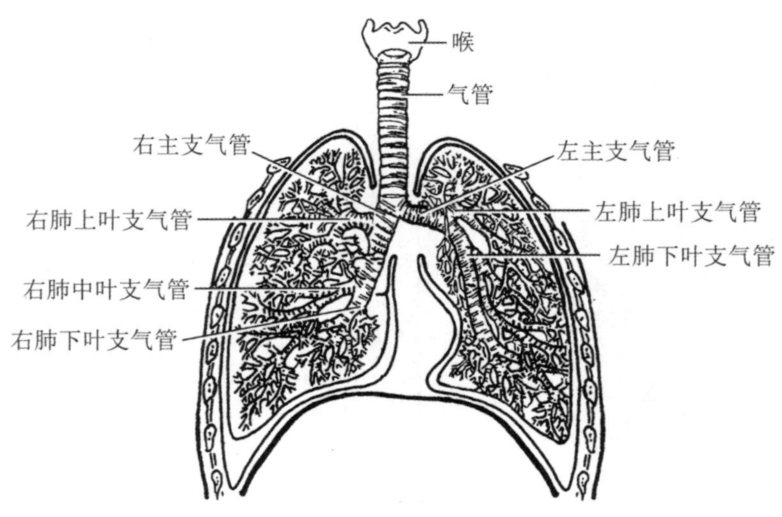

图 6–19 支气管树整体观

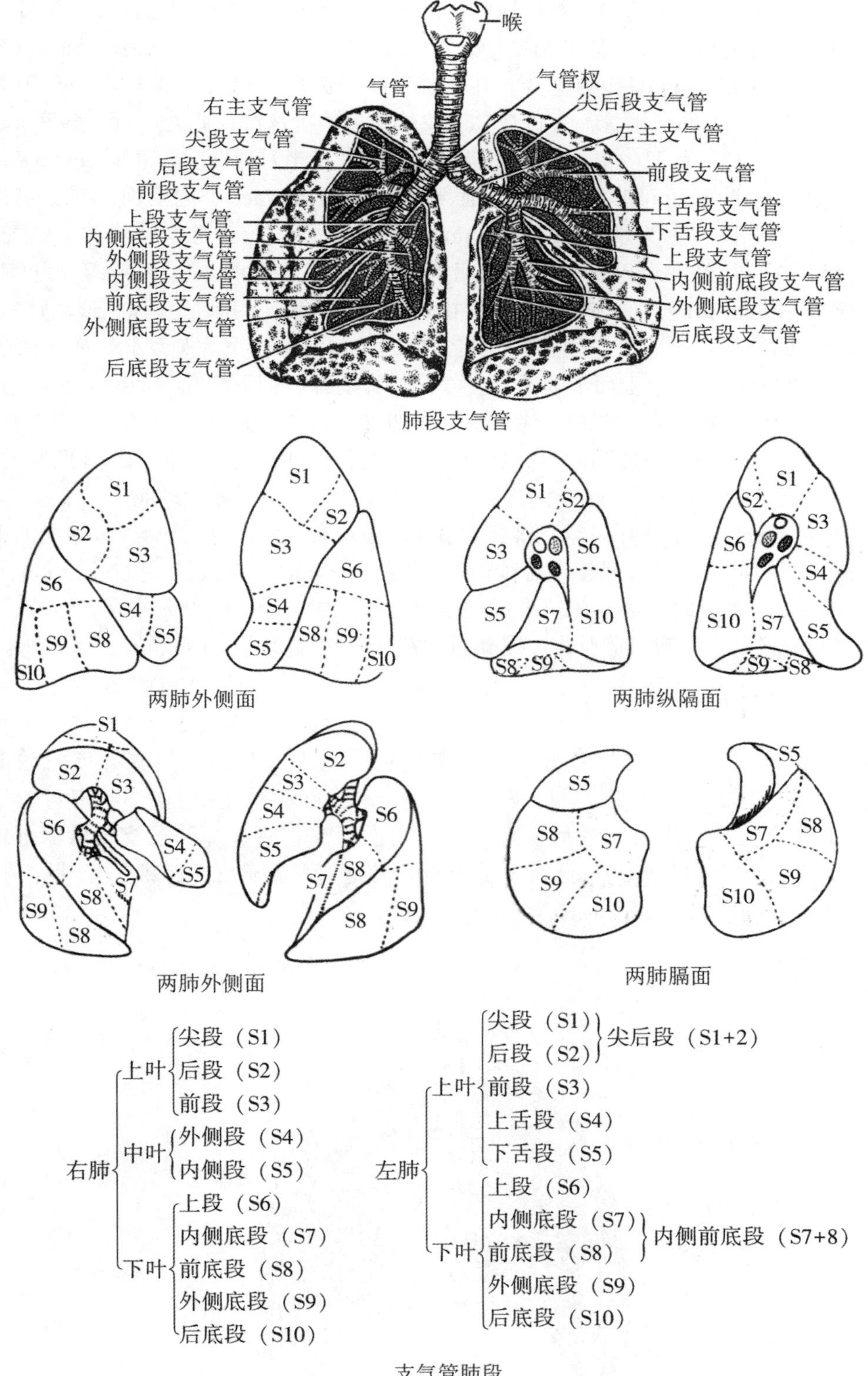

图 6–20　肺段支气管与支气管肺段

三、支气管肺段

每一肺段支气管及其分布区域的肺组织，在结构和功能上均为一个独立的单位，称为**支气管肺段 bronchopulmonary segments**，简称为**肺段 pulmonary segment**。肺段呈圆锥形，尖端伸向肺门，底面朝向肺的表面。通常左、右肺各有 10 个肺段（图 6–20）。有时因左肺出现共干肺段支气管，此时左肺有 8 ～ 9 个肺段。每个肺段由一个肺段支气管分布，相邻肺段以肺静脉属支和疏松结缔组织分隔。当肺段支气管阻塞时，此段的空气出入将被阻断。由于肺段的结构和功能相对独立性，临床可以肺段为单位进行手术切除。

扫码看
课程思政

第五节 胸 膜

胸膜 pleura 为被覆于胸壁内表面、膈上面、纵隔两侧面和肺表面的浆膜。根据衬覆部位不同，将胸膜分为壁胸膜和脏胸膜。脏、壁胸膜之间狭窄、密闭呈负压的腔隙，称为胸膜腔。脏、壁胸膜在肺根表面及其下方互相移行，两层胸膜的移行处在两肺根下方融合形成三角形的皱襞，称为**肺韧带 pulmonary ligament**。

一、壁胸膜

壁胸膜 parietal pleura 根据覆盖部位可分为肋胸膜、膈胸膜、纵隔胸膜和胸膜顶四部分（图 6–21）。

1. 肋胸膜 costal pleura 是壁胸膜最厚、最宽阔的部分，借结缔组织衬覆于胸内筋膜、肋骨、胸骨、肋间肌、胸横肌和肋间血管、神经等诸结构内面。其前缘位于胸骨后方，后缘到达脊柱两侧，下缘以锐角返折移行为膈胸膜，上部移行至胸膜顶。

2. 膈胸膜 diaphragmatic pleura 覆盖于膈上面的壁胸膜，与膈紧密相贴，不易剥离。其内侧缘向上方移行为纵隔胸膜，其余部分向上方均移行于肋胸膜。

3. 纵隔胸膜 mediastinal pleura 衬覆于纵隔的两侧面。纵隔胸膜和肺表面的脏胸膜在肺门处相互移行，其中部包裹进出肺门的支气管、肺动脉、肺静脉和神经等结构构成肺根。纵隔胸膜向上方移行至胸膜顶，下缘与膈胸膜相连，前、后缘延续于肋胸膜。

4. 胸膜顶 cupula of pleura 是肋胸膜和纵隔胸膜向上方的延续，突至胸廓上口平面以上，与肺尖表面的脏胸膜相邻。胸膜顶的体表投影为胸锁关节与锁骨中、内侧 1/3 交界点之间一个凸向上方的弧形线，胸膜顶高出锁骨上方 2.5 cm。由于胸膜顶最凸点高出锁骨的距离最大可达 4 cm，故经此处做臂丛麻醉或针刺治疗时，进针点应高于锁骨上方 4 cm，以防刺破胸膜顶。

二、脏胸膜

脏胸膜 visceral pleura 是覆盖于肺表面，并伸入至肺叶间裂内的一层浆膜（图 6–21）。因其与肺实质连接紧密，故又称为肺胸膜。

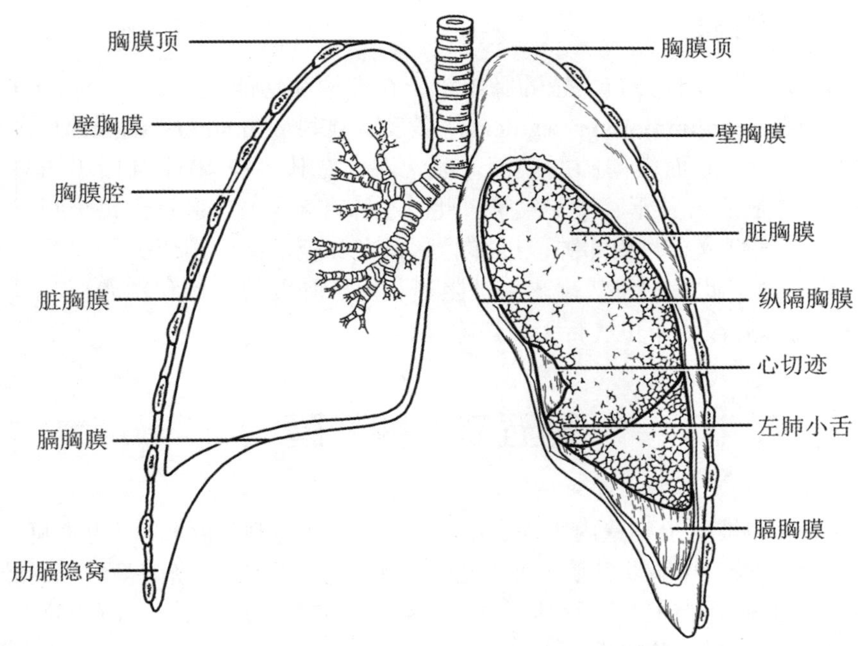

图 6–21　胸膜的配布

三、胸膜腔

胸膜腔 pleural cavity 为壁胸膜和脏胸膜在肺根处相互移行，二者之间围成一个封闭的潜在性腔隙，呈负压，左右各一，互不相通（图 6–21）。胸膜腔内仅有少许浆液以润滑胸膜，减少呼吸时壁、脏胸膜之间的摩擦。

四、胸膜隐窝

胸膜隐窝 pleural recesses 为不同部位的壁胸膜返折并相互移行处的胸膜腔，即使在深吸气时，肺的边缘也不能移至其内，包括肋膈隐窝、肋纵隔隐窝和膈纵隔隐窝等。胸膜隐窝的大小和范围随呼吸而有变化，吸气时肺膨胀部分深入其内，隐窝变小；呼气时肺回缩，隐窝增大（图 6–21）。

1. 肋膈隐窝 costodiaphragmatic recess　位于胸腔两侧的下方，是由肋胸膜与膈胸膜返折形成的一个半环形腔隙，左右各一。是胸膜隐窝中位置最低、容量最大的部位。深度可达两个肋间隙，胸膜腔积液常先积存于肋膈隐窝内。

2. 肋纵隔隐窝 costomediastinal recess　位于覆盖心包表面的纵隔胸膜与肋胸膜相互移行处，在胸膜腔前方形成的隐窝，肺前缘不能伸入。因左肺前缘有心切迹，故左侧肋纵隔隐窝较大。

3. 膈纵隔隐窝 phrennicomediastinal recess　位于膈胸膜与纵隔胸膜之间，由于心尖向左侧突出而形成，故该隐窝仅存在于左侧胸膜腔。

五、胸膜和肺的体表投影

各部壁胸膜相互移行返折之处，称为胸膜返折线。临床上心包穿刺、胸骨劈开、前

纵隔手术等操作中均要涉及胸膜返折线。肋胸膜与纵隔胸膜前缘的返折线是胸膜前界；与其后缘的返折线是胸膜后界；而肋胸膜与膈胸膜的返折线则是胸膜下界（图 6–22）。

1. 胸膜前界的体表投影 上端起自锁骨中、内侧 1/3 交界处上方约 2.5 cm 处的胸膜顶，向内下方斜行，在第 2 胸肋关节平面两侧互相靠拢，在正中线附近垂直下行。右侧在第 6 胸肋关节处越过剑肋角与胸膜下界相移行。左侧在第 4 胸肋关节处转向外下方，沿胸骨左侧缘 2.0~2.5 cm 的距离向下行，在第 6 肋软骨后方与胸膜下界相移行。左、右侧胸膜前界的上、下部彼此分开，中间部相互靠近。胸膜上部在第 2 胸肋关节平面以上的胸骨柄后方，在两侧胸膜前返折线之间呈倒三角形区，称为**胸腺区 region of thymus**。儿童胸腺区较宽，容纳胸腺。成人胸腺区较窄，内有胸腺遗迹及结缔组织。胸膜下部在第 4 胸肋关节平面以下，两侧胸膜返折线互相分离，位于胸骨体下部和左侧第 4、5 肋软骨后方的三角形区，称为**心包区 percardial region**。此区心包的前方无胸膜遮盖，因此左剑肋角处是临床进行心包穿刺术的安全区。

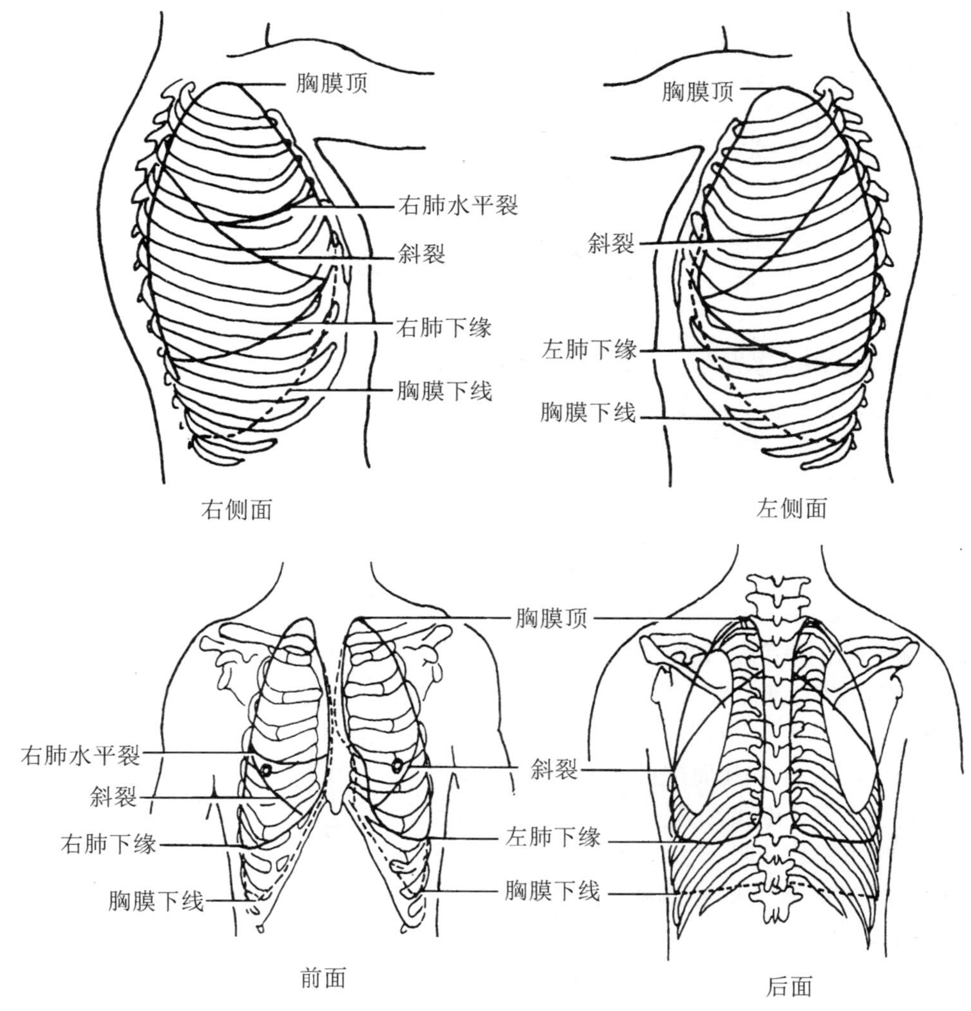

图 6–22 胸膜与肺的体表投影

右侧胸膜下界前内侧端起自第 6 胸肋关节的后方，左侧胸膜下界内侧端则起自第 6 肋软骨后方。两侧胸膜下界起始后分别斜向左、右侧胸下部的外下方，在锁骨中线与第 8 肋相交，腋中线与第 10 肋相交，肩胛线与第 11 肋相交，均止于第 12 胸椎体高度。

2. 肺的体表投影 两肺下缘的体表投影相同，在同一部位的肺下界较胸膜下界高出两个肋的距离。在锁骨中线处肺下缘与第 6 肋相交，腋中线处与第 8 肋相交，肩胛线处与第 10 肋相交，向内侧在第 11 胸椎棘突外侧 2 cm 左右向上方与其后缘相互移行。

知识链接

胸膜腔穿刺术简称为胸穿，是指对有胸膜腔积气（气胸）或积液（胸水）的患者，为了诊断和治疗的需要，经皮穿刺至胸膜腔抽取气体、积液，或通过此穿刺针置入导管进行持续引流的一种临床技术。对未明原因的胸膜腔积液可以抽取液体进行检测，以明确积液的性质，穿刺点主要是根据患者积液的范围而定，常选择腋前线第 5 肋间、腋中线第 6~7 肋间、腋后线第 7~8 肋间、肩胛线第 7~8 肋间。穿刺应沿肋间隙的下位肋骨上缘，垂直于皮肤进针，依次穿过皮肤、浅筋膜、肋间肌和壁胸膜，以避免损伤走行于肋沟下缘的肋间血管、神经。穿刺整个过程必须按照临床操作规范进行，以免发生意外。

第六节 纵 隔

纵隔 mediastinum 为左、右两侧纵隔胸膜之间全部器官、结构和结缔组织的总称。位于胸腔中部，稍偏左，上窄下宽、前短后长呈矢状位。前界为胸骨，后界为脊柱胸段，上界是胸廓上口，下界是膈，两侧为纵隔胸膜。纵隔的分区方法较多，解剖学常用四分法。该方法是在胸骨角平面将纵隔分为上纵隔和下纵隔。下纵隔又以心包为界，分为前、中、后纵隔（图 6–23）。

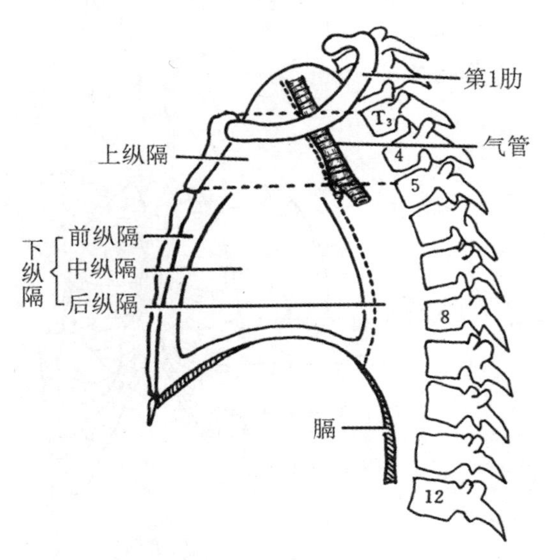

图 6–23 纵隔的四分法

上纵隔内主要结构自前向后有胸腺（儿童期）或胸腺遗迹（成人）；左、右头臂静脉和上腔静脉的上半部分；主动脉弓及其三大分支；气管及其周围的气管旁淋巴结和气管支气管淋巴结；最深层为食管及其左侧的胸导管等（图 6–24）。

前纵隔内有胸腺或胸腺遗迹、纵隔前淋巴结、胸廓内动脉纵隔支、疏松结缔组织和胸骨心包韧带等。

中纵隔内有心及出入心的大血管，如

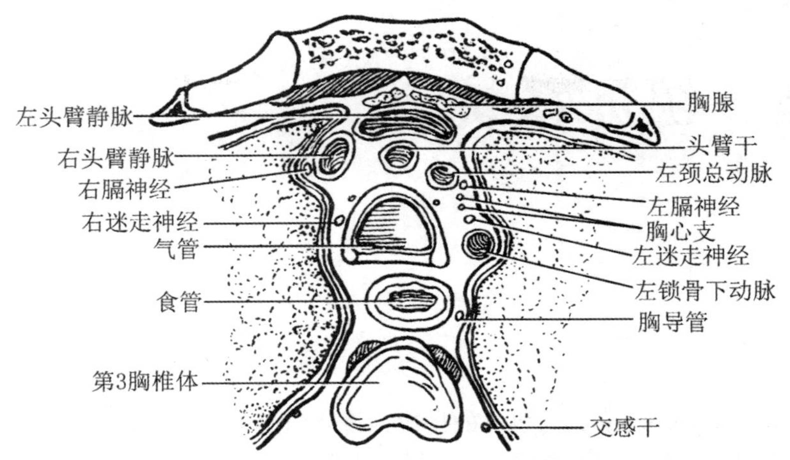

图 6-24 上纵隔内各结构的排列关系

升主动脉、肺动脉干、上腔静脉根部、肺动脉及其分支、左肺静脉、右肺静脉、奇静脉末端和心包等。

后纵隔内有气管杈及左右主支气管、食管、胸主动脉、奇静脉、半奇静脉、胸导管、胸交感干和淋巴结等。

思考题：

1. 简述上颌窦的位置、开口部位和上颌窦穿刺的进针部位及原因。

2. 简述喉口是如何构成的，喉腔分哪几部分，各有何特点。

3. 简述气管异物多见于右侧的原因，异物自口腔到达右主支气管所经过的结构。

4. 简述胸膜腔穿刺时常选用的穿刺点及经过的层次结构。

5. 根据所学呼吸系统的知识，简述新冠肺炎的传染途径、发病过程与呼吸系统各器官的关系，如何有效预防。

（新乡医学院 文小军）

第七章 泌尿系统

泌尿系统 urinary system 参与机体的排泄，将体内溶于水的有害物质、多余的水分及无机盐排出体外，以调节水和电解质平衡，维持内环境的相对稳定。

泌尿系统包括肾、输尿管、膀胱和尿道四部分（图 7–1）。肾产生的尿液，通过输尿管运输至膀胱，并在膀胱内储存；当尿液达到一定量时，在神经系统支配下，膀胱平滑肌收缩，尿液经尿道排出体外。

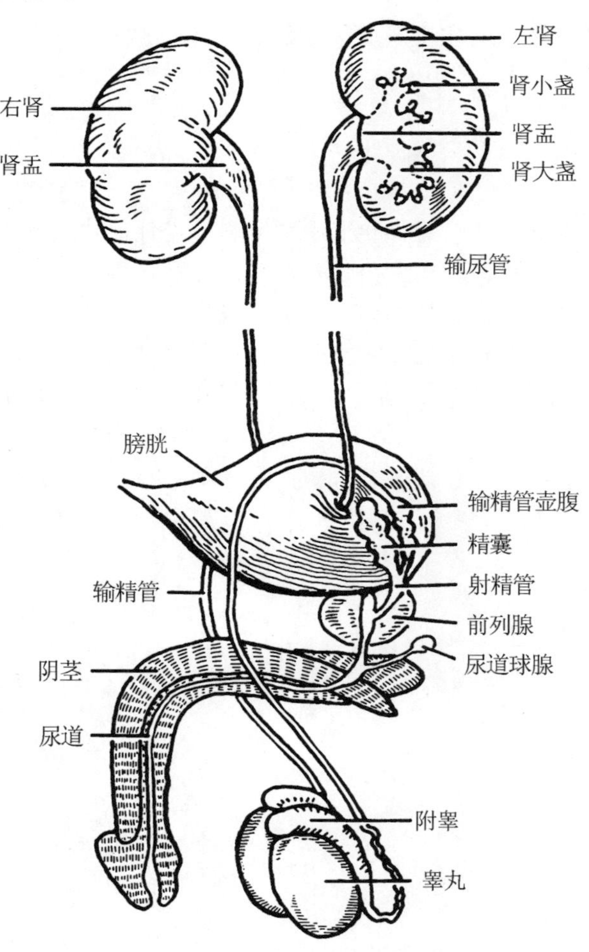

图 7–1 男性泌尿生殖系统概观

第一节 肾

肾 kidney 除产生尿液外，兼具有内分泌功能，可分泌促红细胞生成素、肾素和前列腺素等物质。

一、肾的位置和毗邻

肾位于脊柱两侧，紧贴腹后壁，为腹膜外位器官（图 7–2）。其位置可随呼吸上下移动。左肾位于第 11 胸椎体至第 2 腰椎体之间；右肾较左肾低 1~2 cm，位于第 12 胸椎体至第 3 腰椎体上缘之间。两肾呈“八”字形列于脊柱两侧，上端距脊柱约 4.1 cm，下端距脊柱约 5.5 cm。女性肾低于男性，儿童肾低于成人。

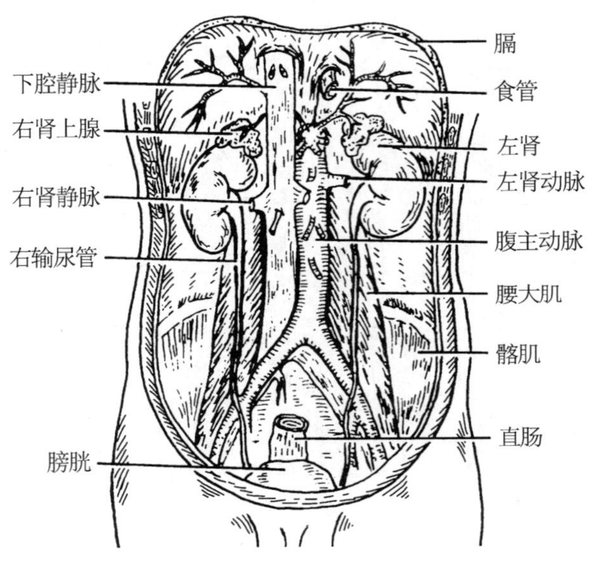

图 7–2 肾和输尿管

临床上常将竖脊肌外侧缘与第 12 肋之间的区域，称为**脊肋角 costovertebral angle**，又称为**肾区 renal region**（图 7–3）。当肾有病患时，触压或叩击该区常有疼痛。

左肾前上部邻接胃底，中部与胰尾相邻，外侧邻接脾，下部毗邻空肠和十二指肠。右肾上部邻近肝右叶，下部邻结肠右曲，内侧毗邻十二指肠降部。两肾后面的上部与膈相邻，下部与腰大肌、腰方肌和腹横肌相邻（图 7–4）。在两肾的上端均有肾上腺。

二、肾的形态

肾为实质性器官，左右各一，形如蚕豆，重 130~150 g，体积约 10 cm × 5 cm × 4 cm，生理状态下呈红褐色，质地柔软。肾可分为内、外侧缘，前、后面，上、下端。其外侧缘隆凸；内侧缘凹陷，称为**肾门 renal hilum**，内有肾盂、肾动脉、肾静脉、神经和淋巴管出入。出入肾门的结构被结缔组织包裹，称为**肾蒂 renal pedicle**。肾门向肾实质凹陷，形成

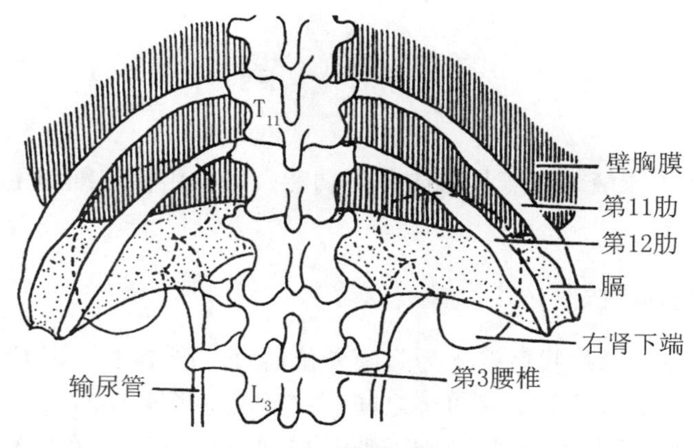

图 7–3　肾的体表投影（后面）

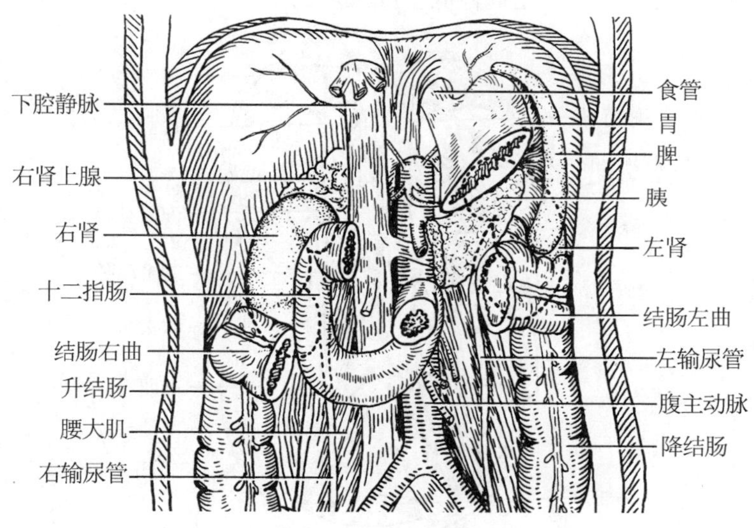

图 7–4　肾的毗邻

腔状的**肾窦 renal sinus**。肾窦周围为肾实质，窦内有肾动脉分支、肾静脉属支、淋巴管、肾小盏、肾大盏、肾盂和脂肪组织等。

三、肾的被膜

肾的表面包有三层被膜（图 7–5），由内向外分别为纤维囊、脂肪囊和肾筋膜。

1. 纤维囊 fibrous capsule　包裹于肾实质表面，薄而坚韧，由致密结缔组织和少量弹力纤维构成。在生理状态下，纤维囊与肾实质疏松结合；病理状态下，纤维囊与肾实质发生粘连，剥离困难。在肾破裂修复或肾部分切除术时，要缝合此囊。

2. 脂肪囊 fatty renal capsule　位于纤维囊的外面，为肾周围的脂肪组织，包裹肾和肾上腺，并与肾窦内的脂肪组织相延续。脂肪囊能吸收震荡、缓冲压力、保护肾。临床上施行肾囊封闭时，即将药物注入脂肪囊内。

3. 肾筋膜 renal fascia　又称为筋膜囊，包裹于脂肪囊外面，分为肾前筋膜和肾后筋膜，两层筋膜在肾上腺上方和肾外侧缘处互相融合；在肾下方两层筋膜分开，其间有输尿

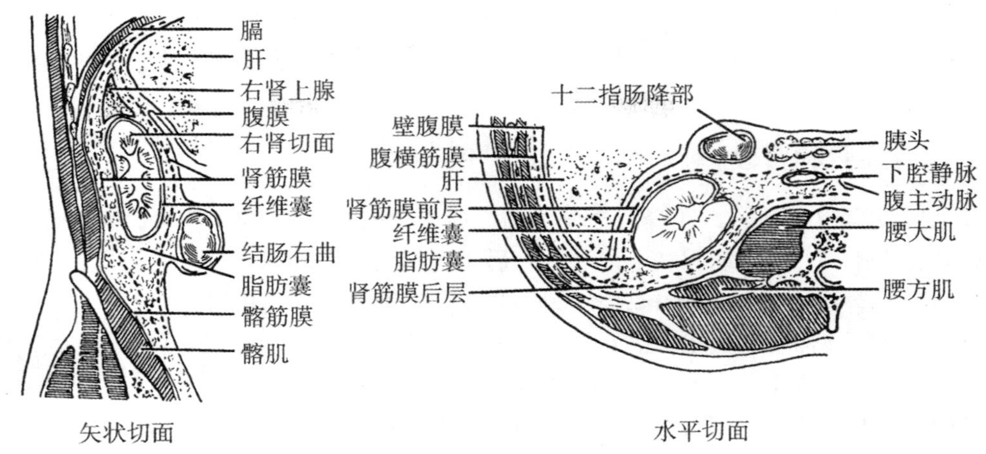

图 7–5　肾的被膜

管通过。自肾筋膜发出结缔组织小束，穿过脂肪囊，与纤维囊相连。

知识链接

肾的位置主要依靠肾的三层被膜，同时也借助肾血管、腹膜和腹内压来维持，肾的毗邻结构对肾也有固定作用。肾发育异常或固定装置不健全时，可在腹腔内移动，有的甚至降到盆腔，也可跨过中线到对侧腹部，称为“游走肾”。主要症状为腰部疼痛，因输尿管弯曲可导致肾积水或尿路感染；也可并发肾发育不全、肾旋转不良、肾血管畸形和输尿管过长等。

四、肾的结构

肾实质分为肾皮质和肾髓质（图 7–6）。

肾皮质 renal cortex 的位置表浅，主要由肾小体和肾小管构成，富含血管，新鲜时呈红褐色。**肾髓质 renal medulla** 位于深部，主要由肾小管构成，形成 15 ~ 20 个**肾锥体 renal pyramid**，约占肾实质厚度的 2/3，色淡红。肾锥体呈圆锥状，底朝向皮质，尖朝向肾窦。伸入肾锥体之间的肾皮质，称为**肾柱 renal column**。2~3 个肾锥体尖端合成一个肾乳头，其顶端有乳头孔，尿液经由乳头孔流入**肾小盏 minor renal calices**。肾小盏为漏斗形的膜状小管，围绕肾乳头。每个肾

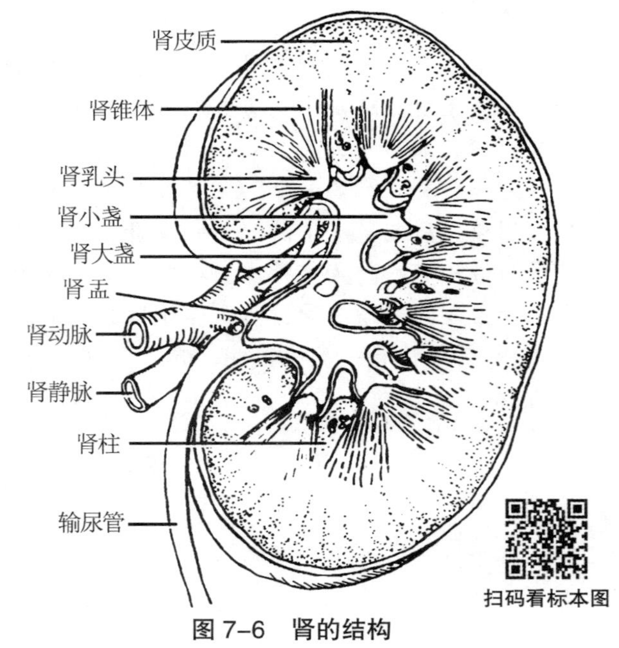

图 7–6　肾的结构

有 7 ～ 8 个肾小盏，相邻 2 ～ 3 个肾小盏合成一个**肾大盏 major renal calices**，每个肾有 2 ～ 3 个肾大盏，肾大盏合成**肾盂 renal pelvis**。肾盂呈前后扁平的漏斗状，出肾门后向下弯曲变细，在肾下端水平移行为输尿管。

五、肾血管和肾段

肾动脉发自腹主动脉，在肾门处分为前、后干（图 7–7）。前干粗大，再分出上段动脉、上前段动脉、下前段动脉和下段动脉；后干延续为后段动脉。每一支肾段动脉分布的肾组织为一个**肾段 renal segment**；各肾段动脉间缺乏吻合支，故肾段可认为是相对独立的结构和功能单位。肾段对肾疾病的定位和部分切除有实用意义，若一个肾段动脉梗阻，可能导致相应肾段组织缺血而坏死。

扫码看
课程思政

肾静脉及其属支与同名动脉伴行，在肾组织内无明确的节段分区，属支间吻合支较丰富。

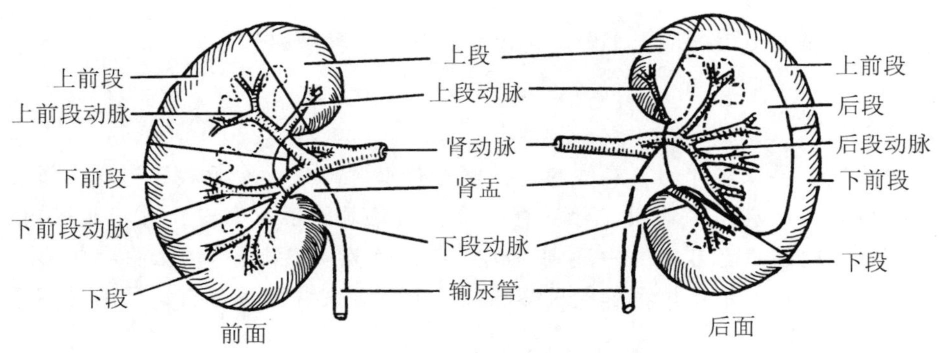

图 7–7　肾动脉与肾段

知识链接

肾在生长发育过程中，可发生位置、形态和数量的变化或畸形（图 7–8）。肾畸形易发生功能障碍，也易出现出血、结石和感染，甚至影响毗邻器官。常见的肾畸形有以下几种，①马蹄肾：两肾下端连接成“U”形，似马蹄铁状，易发生肾盂积水、结石和感染。②多囊肾：在发育过程中肾小管或集合小管异常，导致肾小管滤过物排出困难，引起肾小管膨胀形成囊状，囊肿周围肾组织逐渐萎缩、坏死，直至肾衰竭，多与遗传有关。③双肾盂、双输尿管：在胚胎发育时输尿管芽末端分为两支，出现两个肾盂或两条输尿管，易引起肾积水。④单肾：一侧肾发育不全或缺如，发生率约为 1‰。⑤低位肾：多为单侧，肾位于髂窝或小骨盆内，为胚胎发育过程中肾上升受阻所致。

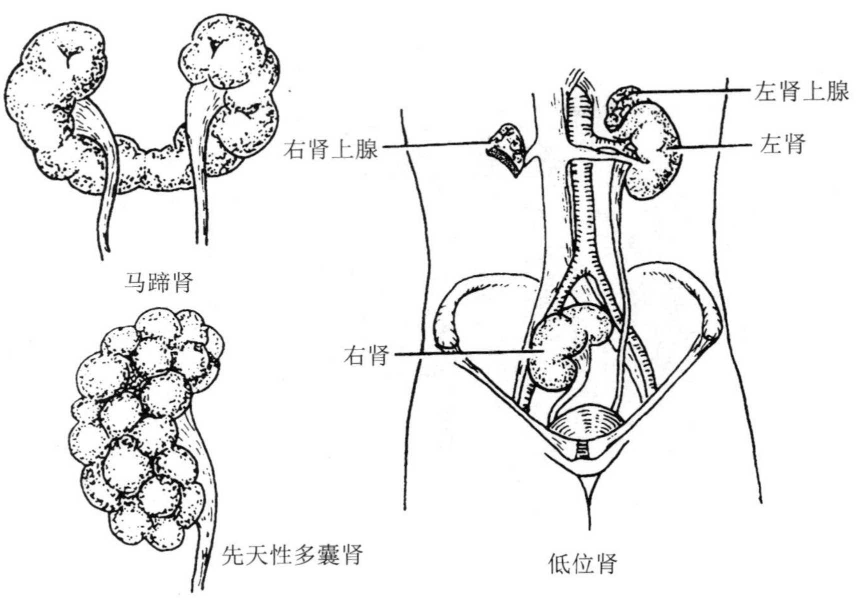

图 7-8 肾的常见畸形

第二节 输尿管

输尿管 ureter 为成对的肌性管道，向上续于肾盂，紧贴腹后壁下行，跨越小骨盆上口，终于膀胱（图 7-9、图 7-10），成人输尿管长 25 ~ 30 cm，管径 0.5~1.0 cm。

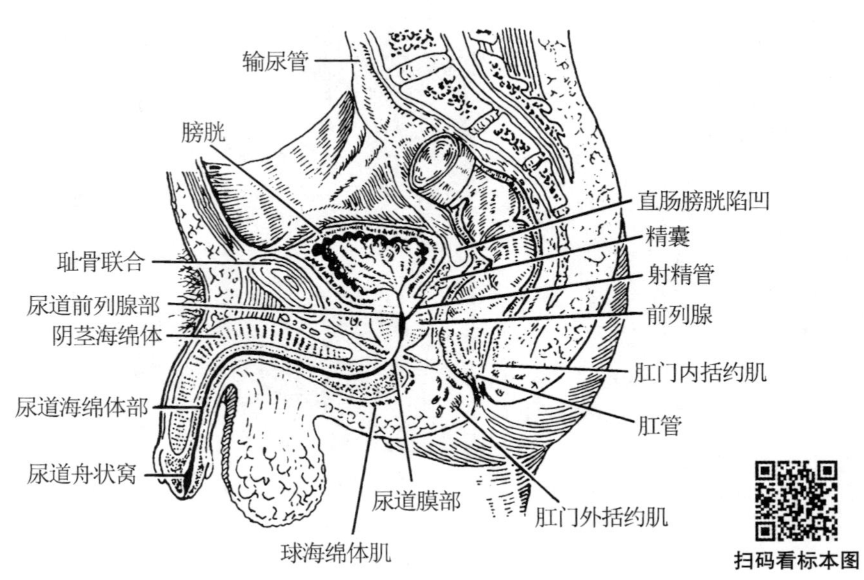

扫码看标本图

图 7-9 男性盆部（正中矢状切面）

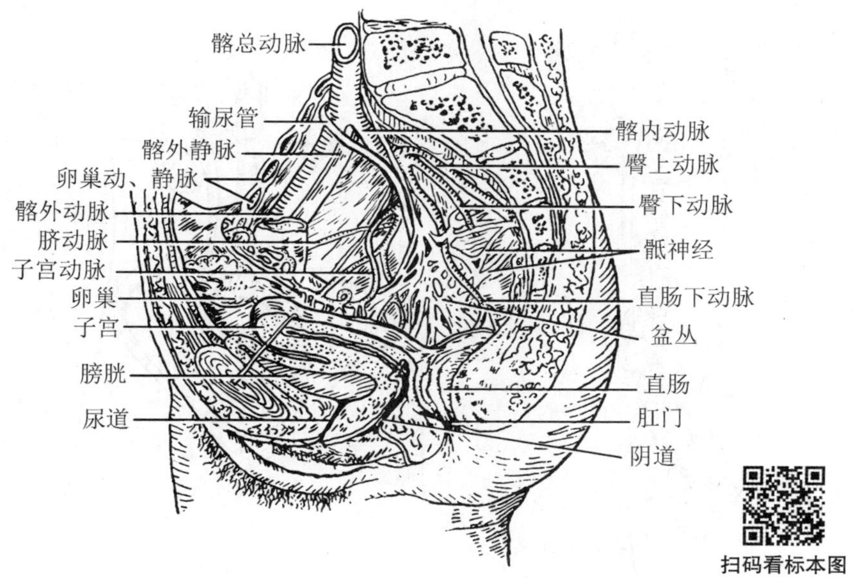

图 7-10 女性盆部（正中矢状切面）

根据输尿管的走行，将其分为腹部、盆部和壁内部。右侧输尿管跨越右髂外动脉的前方；左侧输尿管跨越左髂总动脉的前方，进入小骨盆后移行为盆部，走行向前内侧，斜穿膀胱壁，延续为壁内部，以输尿管口开口于膀胱。女性输尿管在子宫颈外侧 2 cm 处经子宫动脉的后下方走行（图 7-10）。临床上进行子宫切除术时，需注意分离输尿管和子宫动脉，以防损伤输尿管。

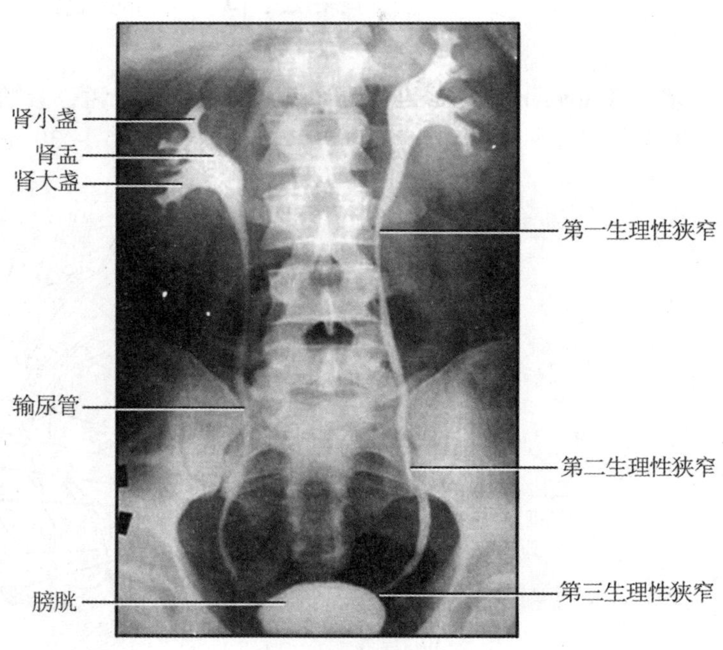

图 7-11 泌尿系统造影

输尿管全程有三处生理性狭窄：第一狭窄位于输尿管起始处，即肾盂与输尿管的移行处；第二狭窄位于输尿管跨过髂血管处；第三狭窄位于输尿管穿经膀胱的壁内部。这些生理性狭窄是输尿管结石易嵌顿处（图 7-11）。

第三节 膀 胱

膀胱 urinary bladder 为囊状肌性器官，可储存尿液。其位置、大小、形状随尿液充盈程度和年龄的不同而变化。正常成人膀胱容量 300 ~ 500 mL，膀胱内尿液达 250 mL 时即有胀感；容量超过 500 mL 时，因膀胱壁的张力可产生疼痛。膀胱最大容量可达 800 mL，新生儿膀胱容量约为 50 mL，女性膀胱容量小于男性，老年人膀胱的平滑肌张力较低，容量变大。

一、膀胱的位置

膀胱位于小骨盆腔的前部，耻骨联合的后方（图 7–9、图 7–10），二者之间为耻骨后间隙，内有结缔组织和静脉丛。

膀胱空虚时，上界不超过耻骨联合上缘；充盈时，上界可高出耻骨联合上缘，此时覆于膀胱上面的腹膜也随之上移。在耻骨联合上方施行膀胱穿刺术可不穿经腹膜腔，以避免发生腹膜腔感染。

男性膀胱后面邻输尿管、输精管壶腹、精囊和直肠，下方毗邻前列腺；女性膀胱后面邻子宫、阴道，下方毗邻尿生殖膈。

二、膀胱的形态

膀胱在空虚时似锥体状，分为膀胱尖、膀胱底、膀胱体和膀胱颈四部分，各部之间无明确界线（图 7–12）。膀胱尖朝向前上，连于脐正中韧带；膀胱底位于后面，两侧有输尿管穿入膀胱壁；膀胱尖与底之间的部分为膀胱体；膀胱颈朝向下方，其下部有尿道内口，男性膀胱颈邻前列腺，女性膀胱颈邻尿生殖膈。充盈的膀胱呈卵圆状。

膀胱底内面的三角形区域称为**膀胱三角 trigone of bladder**（图 7–13），位于左、右输尿管口和尿道内口之间。由于膀胱缺少黏膜下层，黏膜与肌层紧密相连，无论膀胱空虚或充盈，此区均光滑无皱襞。膀胱三角是膀胱结核、炎症和肿瘤的好发部位。左、右输尿管

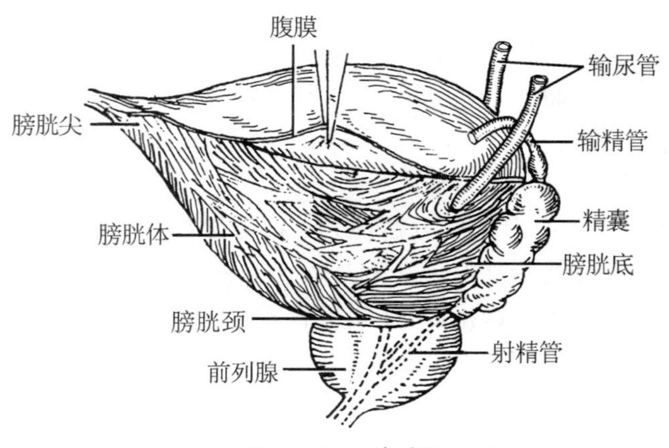

图 7–12 膀胱侧面观

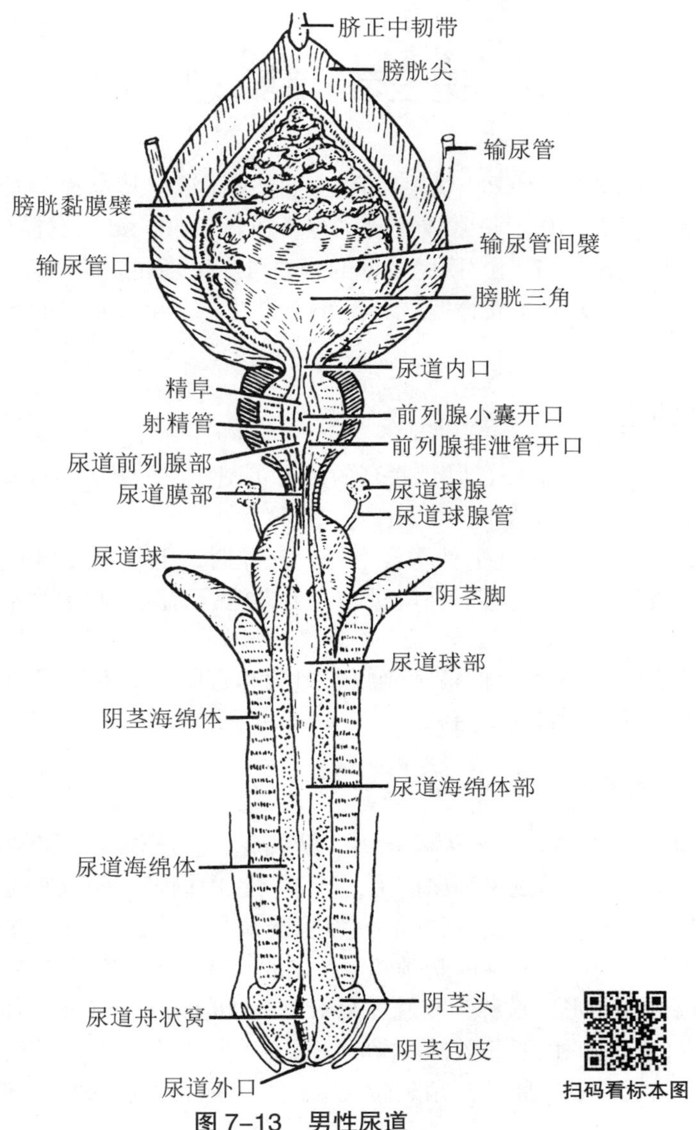

图 7-13 男性尿道

口之间的黏膜皱襞为**输尿管间襞 interureteric fold**，镜下所见为一条苍白色的带状结构，是膀胱镜检查时寻找输尿管口的标志。

三、膀胱壁的结构

膀胱壁由三层组织组成，由内向外为黏膜层、肌层和外膜。肌层由平滑肌纤维构成，称为逼尿肌，逼尿肌收缩，可使膀胱内压升高，压迫尿液由尿道排出。在膀胱与尿道交界处有较厚的环形肌，形成尿道内括约肌。括约肌收缩能关闭尿道内口，防止尿液自膀胱漏出。

第四节 尿 道

尿道 urethra 为排出尿液的肌性管道器官。男、女性尿道在功能和构造上不尽相同，男性尿道除有排尿功能外，兼具排精功能。

一、男性尿道

男性尿道 male urethra 为细长的管道，起自尿道内口，终于尿道外口（图 7–9、图 7–13）。成人尿道长 16 ~ 22 cm，根据走行可分为前列腺部、膜部和海绵体部。①前列腺部：为尿道穿经前列腺的部分，长约 3 cm，管腔最粗；后壁有一条纵行的黏膜突起，称为**尿道嵴 urethral ridge**，其中部高耸的部分为**精阜 seminal colliculus**，射精管开口于此处。前列腺排泄管开口于精阜周围。②膜部：为尿道穿过尿生殖膈的部分，长约 1.5 cm，此部管腔狭窄，周围有尿道膜部括约肌环绕，此肌为骨骼肌，可控制排尿。③海绵体部：为尿道穿过尿道海绵体的部分，长 12~17 cm；位于海绵体球部的尿道称为尿道球部，管腔较宽，尿道球腺开口于此处。尿道位于阴茎头内的部分，扩大成**尿道舟状窝 navicular fossa of urethra**，终于尿道外口。

男性尿道的宽窄不等，有 3 处生理性狭窄、3 个膨大和 2 个弯曲。3 处生理性狭窄分别位于尿道内口、尿道膜部和尿道外口。临床上施行膀胱镜检查或导尿术时，应注意防止损伤尿道。尿道狭窄处亦为尿道结石易嵌顿处。3 个膨大处分别为尿道前列腺部、尿道球部和尿道舟状窝。

尿道全程有耻骨下弯和耻骨前弯两个弯曲。**耻骨下弯 subpubic curvature** 位于耻骨联合下方，由尿道前列腺部、膜部和尿道球部移行处形成，凹向上方，此弯曲恒定。**耻骨前弯 prepubic curvature** 位于耻骨联合前下方，由尿道海绵体部形成，凹向下方，此弯曲不恒定；上提阴茎时，此弯曲可消失。

知识链接

临床上常将尿道前列腺部和膜部合称为后尿道，海绵体部称为前尿道。骨盆骨折或会阴骑跨伤时，易损伤后尿道，引起尿液外渗。

二、女性尿道

女性尿道 famale urethra 长 2.5~5.0 cm，直径 0.6 cm，主要功能为排尿和分泌黏液。前面邻耻骨联合，后面邻阴道；向上起自膀胱的尿道内口，向下穿经尿生殖膈，以尿道外口开口于阴道前庭（图 7–10、图 7–14）。尿道内口周围有平滑肌形成的尿道括约肌环绕；尿道穿经尿生殖膈处，有骨骼肌环绕，称为尿道阴道括约肌，可控制排尿。尿道外口两侧有尿道旁腺，导管开口于尿道外口后部，其感染时形成囊肿可压迫尿道，引起尿路不畅。

女性尿道短、宽，无弯曲，且邻近阴道、肛门，易引发感染，故应注意女性外阴卫生。

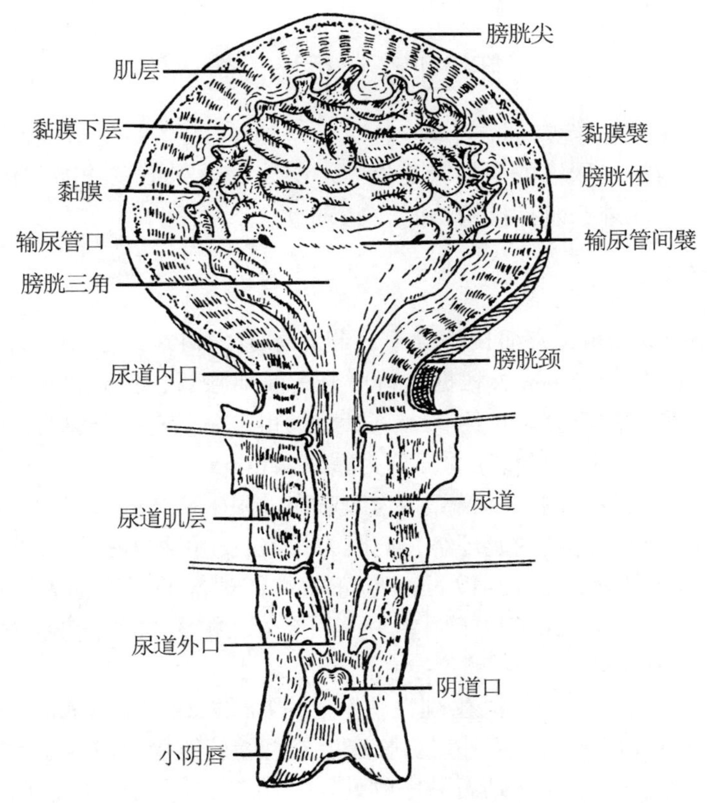

图7-14　女性膀胱和尿道

思考题

1. 患者，李某，男性，42岁，因血尿1天、背部绞疼1小时为主诉到医院就诊，医生检查后诊断为肾结石，医生建议采取药物溶石治疗。简述：①结石形成的原因；②结石的排出途径；③肾结石的预防。

2. 患者，张某，男性，56岁，因血尿来医院就诊。医生检查后初步诊断为膀胱肿瘤，建议患者进行膀胱镜检查。试问：①膀胱镜检查要依次经过哪些结构？②检查过程中要注意哪些事项？③进入膀胱后如何快速寻找到病变部位？

（新乡医学院　王　省）

第八章　男性生殖系统

生殖系统包括男性生殖系统和女性生殖系统两部分，其功能为繁衍后代并形成和维持第二性征。

男性生殖系统 male reproductive system 包括内生殖器和外生殖器。内生殖器由睾丸、输精管道和附属腺体组成。睾丸为男性生殖腺，可产生精子和分泌雄性激素；精子通过输精管道输送并排出体外；附属腺体的分泌物参与精液的组成，可营养精子并增加精子的活性。男性外生殖器由阴茎和阴囊组成。

第一节　男性内生殖器

一、睾丸

1. 位置和形态　睾丸 testis 位于阴囊内，为男性生殖腺，左右各一，右侧略高于左侧（图7–1、图8–1）。正常成人睾丸重约10 g，大小为4 cm × 3 cm × 2.5 cm。睾丸呈扁卵圆状，表面光滑，分为内侧面和外侧面，前缘和后缘，上端和下端。其上端与附睾毗邻；后缘有血管、神经和淋巴管出入，并与附睾邻接；内侧面紧贴阴囊隔。

在胚胎第 8~10 周，睾丸组织在肾下方开始生长；胚胎第 3 个月，睾丸降至髂窝；第 7 个月，降至腹股沟管腹环处；第 9 个月到达腹股沟管皮下环；出生前后降至阴囊内。睾丸随个体的发育逐渐增大增重，至 60~70 岁后开始萎缩。

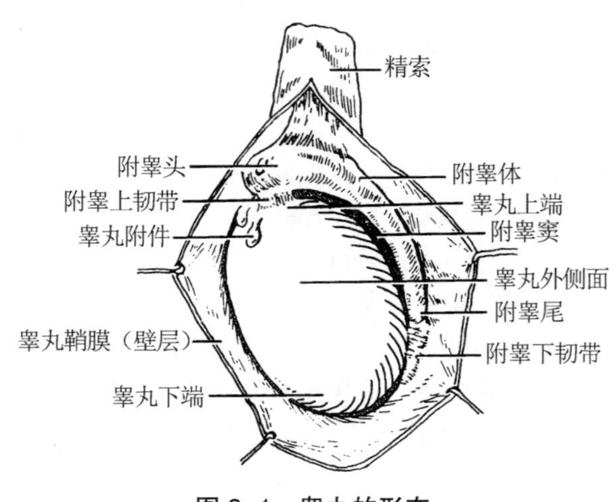

图 8–1　睾丸的形态

2. 睾丸的结构　睾丸表面有一层厚而坚韧的白膜，此膜在睾丸后缘处增厚，且伸入睾丸内形成睾丸纵隔（图8–2）；由睾丸纵隔再发出睾丸小隔，将睾丸实质分为 100~200 个锥状的睾丸小叶。每个睾丸小叶内含有 1~4 条精曲小

管，其上皮细胞可产生精子。精曲小管汇合成精直小管，进入睾丸纵隔交织成睾丸网，从睾丸网发出12~15条睾丸输出小管，在睾丸后缘进入附睾实质，再汇合成附睾管。睾丸的血管伸入睾丸小叶，分布在精曲小管之间，构成睾丸间质，内含有间质细胞。间质细胞分泌男性激素，可促进生殖器官的发育，形成并维持第二性征。

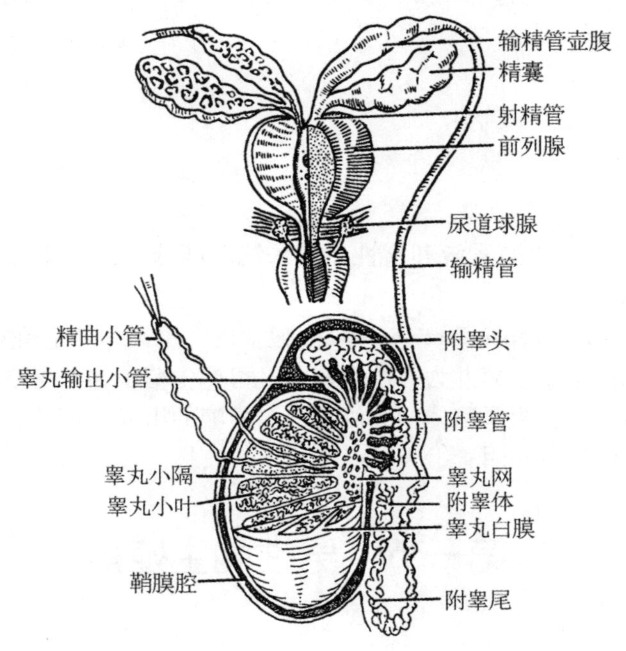

图8-2　睾丸和附睾的结构

二、输精管道

输精管道包括附睾、输精管、射精管和尿道。

（一）附睾

附睾 epididymis 呈镰刀状，贴附于睾丸上端和后缘（图8-1、图8-2），可分为附睾头、体、尾三部分。附睾由睾丸输出小管和迂曲的附睾管构成，一端连接睾丸，另一端连接输精管。附睾尾折曲向上，移行为输精管。附睾可暂存精子，并可分泌精液促进精子发育成熟。附睾为结核的好发部位。

（二）输精管和射精管

1. 输精管 deferent duct　为管壁较厚的肌性管道（图8-2、图8-3），呈条索状，长30~50 cm，起自附睾尾端，为附睾管的直接延续，末端续于射精管。按照走行可分为输精管睾丸部、精索部、腹股沟管部和盆部。

（1）睾丸部：为输精管走行于阴囊内的部分，沿睾丸后缘迂曲上升至睾丸上端。

（2）精索部：延续于睾丸部，至腹股沟管皮下环进入腹股沟管处，在精索内位于其他结构的后内侧。此部的输精管走行于皮下，位置表浅，为外科输精管结扎术的理想部位。

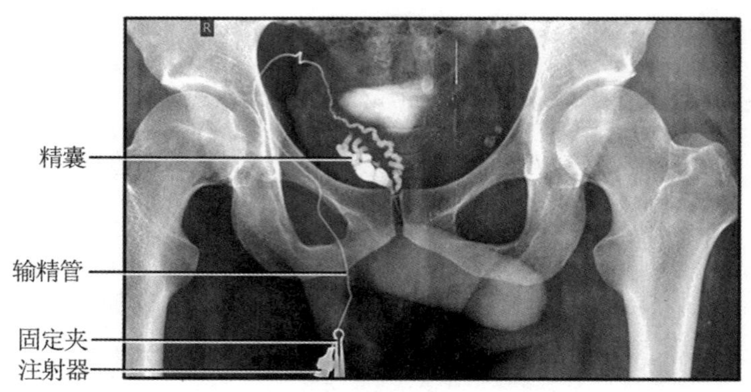

图 8–3　输精管造影

（3）腹股沟管部：穿行于腹股沟管内的部分，从腹股沟管皮下环至腹环处。施行腹股沟疝修补术时，应避免损伤输精管。

（4）盆部：自腹股沟腹环处离开精索，跨越髂外动脉和髂外静脉表面，沿盆壁向内侧弯曲下行，经输尿管末端的前方至膀胱底后面，其膨大处形成输精管壶腹，末端逐渐变细，与精囊的排泄管汇合成射精管。

2. 射精管 ejaculatory duct　长约 2.0 cm，斜穿前列腺实质，开口于尿道嵴。

3. 精索 spermatic cord　为柔韧的条索状结构，自睾丸上端至腹股沟管腹环处。其内主要结构有输精管、睾丸动脉、蔓状静脉丛、神经丛、淋巴管和腹膜鞘突残留，外面包裹有精索外筋膜、提睾肌和精索内筋膜三层被膜。

（三）男性尿道

男性尿道是输精管道的末端，已在“第七章　泌尿系统”讲述。

三、附属腺体

（一）精囊

精囊 seminal vesicle 位于膀胱底的后面，输精管壶腹的外侧，左右各一，由迂曲管道构成（图 8–4）。呈长椭圆状，长 3.0~5.0 cm，宽 1.0~2.0 cm，表面凹凸不平；其排泄管与输精管末端汇合成射精管，分泌物参与精液的组成。精囊随性成熟而逐渐发育增大，老年后腺组织萎缩，功能也逐步减退。

（二）前列腺

前列腺 prostate 位于膀胱与尿生殖膈之间，为不成对的实质性器官（图 8–5），由腺组织和平滑肌构成。前列腺前面邻耻骨联合，后面邻直肠壶腹，重 8~12 g，呈前后略扁的栗子状，宽约 4.1 cm，高约 2.5 cm，前后径约 2.6 cm。上端宽平为前列腺底，紧邻膀胱颈；下端钝细为前列腺尖，毗邻尿生殖膈；前列腺底与尖之间的部分为前列腺体，其后面的纵行浅沟为前列腺沟。前列腺肥大时此沟变浅或消失。在前列腺底处，有男性尿道和射精管穿入其中。前列腺每天分泌约 2.0 mL 前列腺液，排泄管开口于尿道前列腺部的精阜周围；前列腺液是精液的主要成分。

儿童期前列腺腺组织不发达，体积较小；青春期腺体迅速生长发育，腺体增大；中年以后腺组织逐渐萎缩退化，结缔组织增生，可形成前列腺肥大。

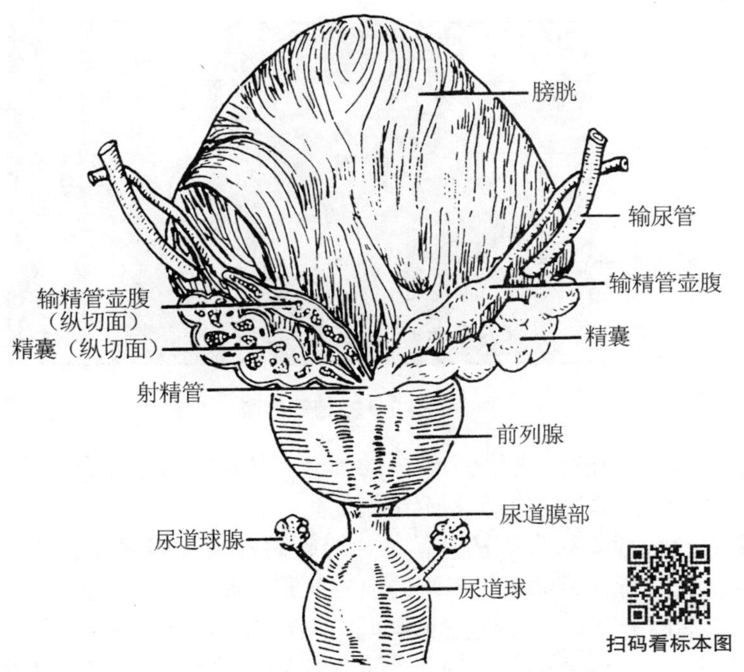

图 8-4　前列腺、精囊和尿道球腺（后面观）

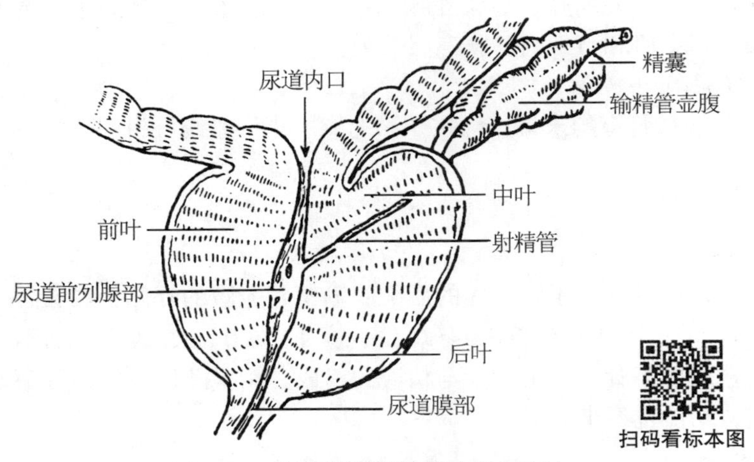

图 8-5　前列腺和射精管（纵切面）

前列腺按照胚胎学研究可分为前叶、中叶、后叶和左、右侧叶五叶（图 8-6）。前叶较小，位于尿道前方；中叶呈楔形，位于尿道与左、右射精管之间；左、右侧叶位于两侧；后叶位于后方。40 岁以后，中叶可变肥大，向上挤压膀胱，压迫尿道引起排尿困难。

前列腺按照临床应用可分为前区、中央区、周缘区和前纤维肌肉基质区四区。

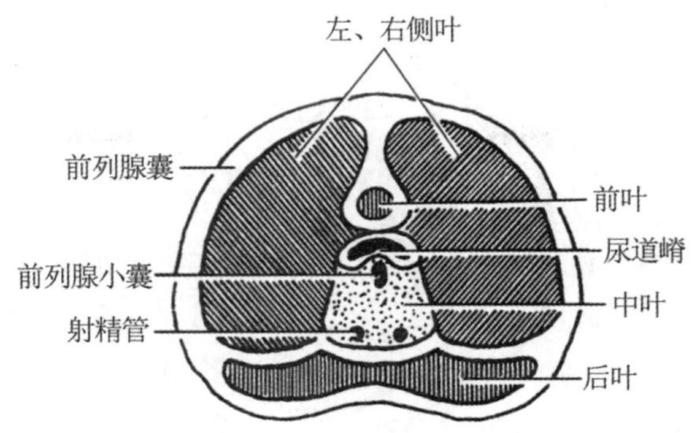

图 8-6 前列腺分叶示意

知识链接

前列腺癌是男性常见的恶性肿瘤，易发于前列腺的周边部，多数病例在直肠或血液检查时被发现。直肠指诊、血清 PSA、经直肠前列腺超声和盆腔 MRI 检查均有助于前列腺癌的诊断。确诊前列腺癌必须通过前列腺穿刺活检。

（三）尿道球腺

尿道球腺 bulbourethral gland 似豌豆大小，左右各一，深埋于会阴深横肌内，其排泄管开口于尿道球部，分泌物也参与精液的组成。

精液 seminal fluid 是输精管道和附属腺体分泌的液体混合形成的乳白色液体，内含有大量精子，呈弱碱性（pH 7.2 ~ 8.0）。正常成人男性一次射精 2 ~ 5 mL，含有精子 3 亿 ~ 5 亿个。

第二节 男性外生殖器

一、阴茎

阴茎 penis 主要由阴茎海绵体和尿道海绵体构成，分为阴茎头、体、根三部分（图 8-7）。前端膨大为阴茎头，富含神经末梢，其尖端有呈矢状位的尿道外口；阴茎根埋藏于阴囊和会阴部皮肤深面，固定于耻骨下支和坐骨支；阴茎头与根之间的圆柱状部分为阴茎体。阴茎头与体移行处环状缩细，称为阴茎颈，临床上称为冠状沟，是丘疹的好发部位。

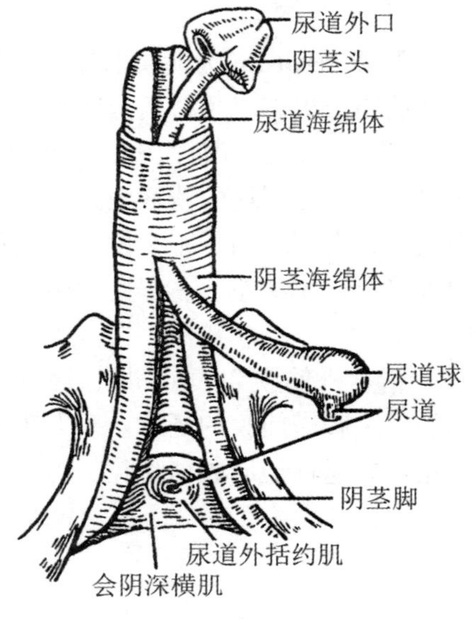

图 8-7 阴茎的海绵体

阴茎内有 2 条**阴茎海绵体 erectile tissue of penis** 和 1 条**尿道海绵体 erectile tissue of urethra**（图 8-7、图 8-8），外面包裹有筋膜和皮肤。阴茎海绵体呈圆柱状，左、右对称，并列于阴茎背侧，二者间的结缔

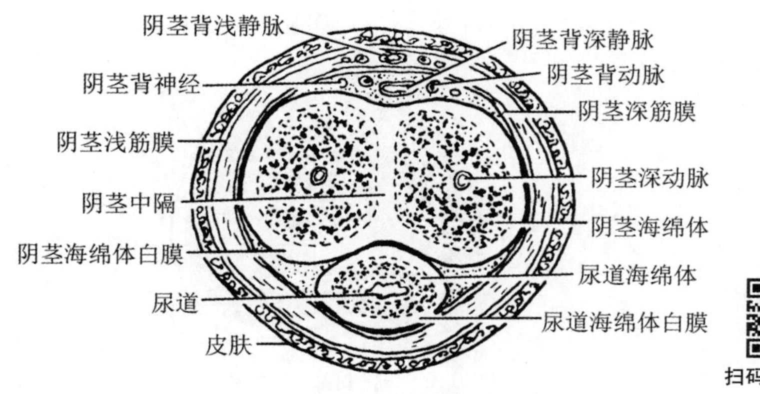

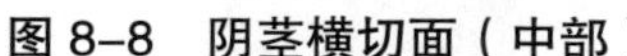
图 8–8　阴茎横切面（中部）

组织间隔为阴茎隔。海绵体前端紧密结合，并嵌入阴茎头周围的陷凹内，其后端分开，形成左、右阴茎脚，附于耻骨下支和坐骨支。尿道海绵体细长，呈圆柱状，位于阴茎海绵体的腹侧，内有尿道贯穿其全长，前端膨大部为阴茎头，后端膨大形成尿道球。海绵体外面均包裹有一层致密而坚韧的纤维膜，为阴茎海绵体白膜和尿道海绵体白膜。海绵体由许多海绵小梁和腔隙构成，腔隙与血管相通，当腔隙充血时阴茎变得粗硬而勃起。

阴茎的皮肤薄而柔软，具有伸展性；在阴茎头处的皮肤形成双层环形皱襞，称为阴茎包皮，包绕阴茎头。包皮内层和阴茎头之间的潜在间隙为包皮腔，是包皮垢易滞留处。阴茎腹面皮肤中线上有一条富含色素的阴茎缝；阴茎包皮与尿道外口在腹侧正中线上相连形成的皮肤皱襞，称为包皮系带。包皮环切手术时，若损伤此韧带将影响阴茎勃起。

幼儿期包皮较长，可包裹整个阴茎头；随年龄增长，包皮逐渐缩退，包皮口变大，阴茎头可外露；成年期，若阴茎头仍不能完全外露，则称为包皮过长；包皮完全包裹阴茎头为包茎。

二、阴囊

阴囊 scrotum 为囊袋状结构（图 8–9），垂于阴茎根部下方。阴囊由皮肤、肉膜、精索外筋膜、提睾肌和精索内筋膜组成。

阴囊的皮肤薄而柔软，皱褶较多，有色素沉着，无脂肪组织，中线处有矢状位的阴囊缝。肉膜为阴囊的浅筋膜，含有平滑肌纤维，可随外界温度变化而收缩，借以调节阴囊内温度，有利于精子正常发育。在正中线上肉膜向深部发出阴囊中隔，将阴囊分为左、右两个囊腔，容纳左、右睾丸和附睾。肉膜向上与腹壁浅筋膜的深层相连，向下与会阴浅筋膜相续。

精索外筋膜为腹外斜肌腱膜的延续；提睾肌来自腹内斜肌和腹横肌的肌纤维；精索内筋膜为腹横筋膜的延续。睾丸鞘膜来源于腹膜，分为脏层和壁层，脏、壁层在睾丸后缘处相互折返移行形成鞘膜腔，内有少量滑液；炎症时滑液增多，可形成鞘膜积液。

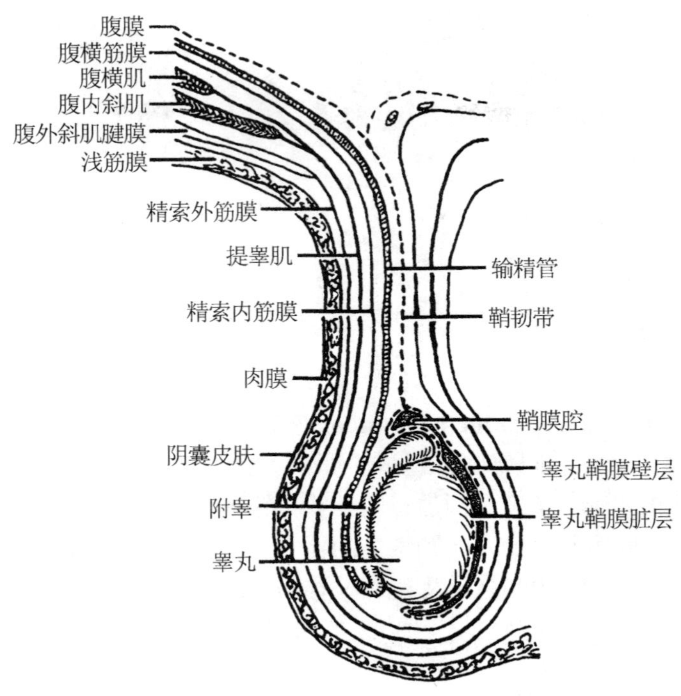

图 8-9 阴囊结构

思考题

1. 简述精子的产生及排出途径。
2. 简述前列腺炎症或肿瘤时，患者为何出现尿急、尿频和尿疼症状。

（新乡医学院 王 省）

第九章　女性生殖系统

女性生殖系统 female reproductive system 包括内生殖器和外生殖器（图 9–1）。内生殖器由生殖腺、输卵管道和附属腺体组成。卵巢为女性生殖腺，产生卵子并分泌雌性激素。输卵管道包括输卵管、子宫和阴道；输卵管可输送卵子；子宫是孕育胎儿的器官，也是产生月经的场所；阴道是排出月经和性交的器官，也是胎儿娩出的通道。前庭大腺是附属腺体，其分泌物可润滑阴道口。外生殖器又称为女阴，包括阴阜、大阴唇、小阴唇、阴道前庭、阴蒂和前庭球等。

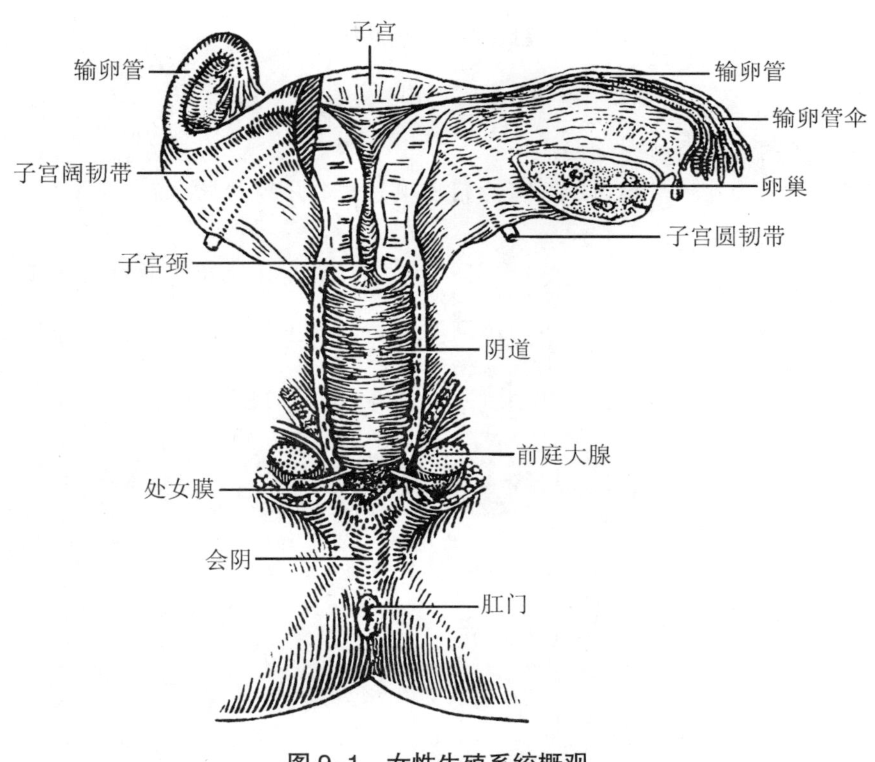

图 9–1　女性生殖系统概观

第一节 女性内生殖器

一、卵巢

卵巢 ovary 左右各一，位于小骨盆侧壁的髂内、外动脉起始处的卵巢窝内（图 9–1、图 9–2），呈扁卵圆状，灰红色。可分为内、外侧面，上、下端，前、后缘。内侧面朝向子宫，与肠管毗邻；外侧面贴于盆腔侧壁。上端邻接输卵管，借**卵巢悬韧带 suspensory ligament of ovary** 连于盆腔侧壁；下端借**卵巢固有韧带 proper ligament of ovary** 连于子宫。前缘有卵巢系膜连于子宫阔韧带，并有神经、血管和淋巴管出入；后缘游离。

正常成年女性的卵巢约为 4 cm × 3 cm × 1 cm，其大小、形态随年龄和排卵期而发生变化（图 9–3）。幼儿时期卵巢较小，表面光滑；性成熟时期，卵巢体积最大，由于卵泡的膨大和卵子的不断排出形成瘢痕，其表面凹凸不平；40 岁左右卵巢开始缩小；绝经后卵巢开始萎缩，月经也随之停止。

卵巢的位置和年龄与大肠充盈程度有关。初生儿卵巢的位置较高，略呈斜位；成人卵巢的位置较低，其长轴近于垂直位；老年女性的卵巢位置更低。

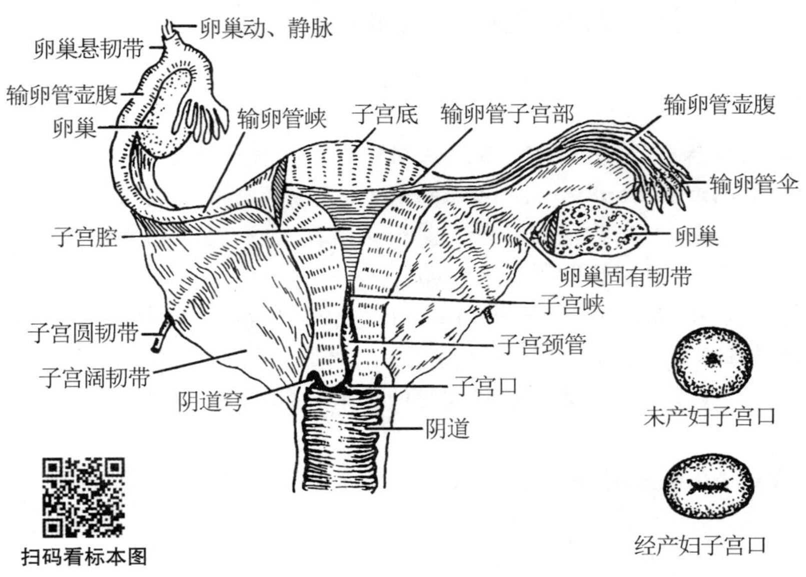

图 9–2 女性内生殖器

二、输卵管

输卵管 uterine tube 为一对长而弯曲的肌性管道（图 9–2、图 9–4），长 10~12 cm，管径约为 0.5 cm，内侧以输卵管子宫口与子宫腔相通；外侧端游离，以输卵管腹腔口开口于腹膜腔。

输卵管管腔粗细不规则，管壁由黏膜、肌层和浆膜构成。黏膜皱襞明显；肌层较厚，

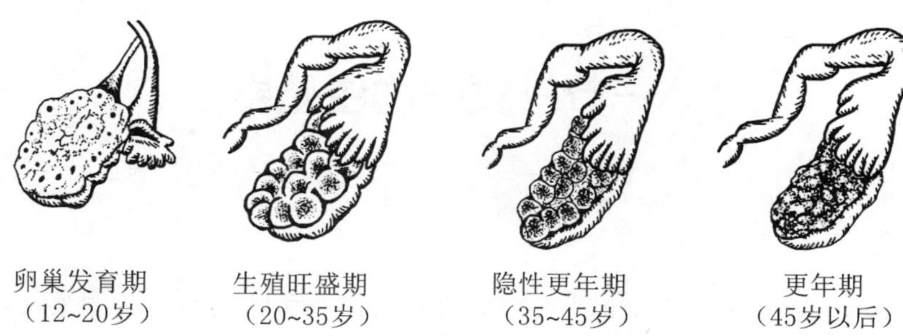

图 9-3　卵巢的年龄变化

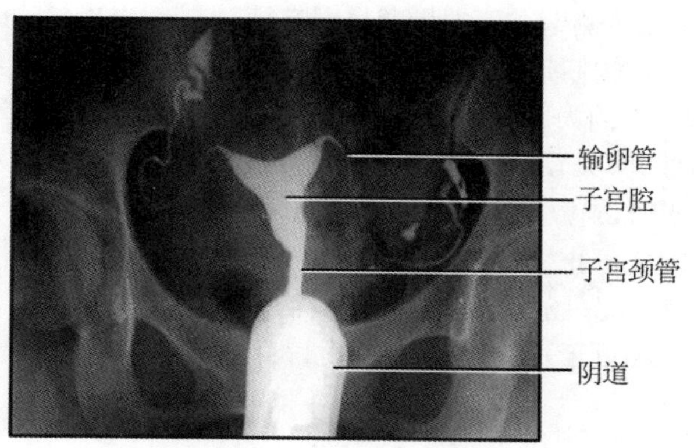

图 9-4　输卵管道造影

有节奏地收缩可引起输卵管的蠕动；外层为浆膜。输卵管自外侧向内侧可分为四部分。

1. 输卵管漏斗 infundibulum of uterine tube　为输卵管外侧端的膨大部分，呈漏斗状，周围有多个手指状突起，称为输卵管伞，覆于卵巢表面，是临床上识别输卵管的标志；突起中最长的为卵巢伞，可引导卵子进入输卵管。

2. 输卵管壶腹 ampulla of uterine tube　向外侧续于输卵管漏斗，管腔扩大成壶腹状，管壁较薄，约占输卵管全长的 2/3，长 5 ~ 8 cm，管腔直径最大可达 1.0 cm 以上。卵子在此处与精子结合形成受精卵。若受精卵在此处着床发育，则为输卵管妊娠，为一种常见的宫外孕。

3. 输卵管峡 isthmus of uterine tube　此段较短，占据输卵管内侧 1/3 段，长 2 ~ 3 cm。向内侧连接输卵管子宫部，外侧续于输卵管壶腹，管腔狭窄，直径最小 0.9 mm，最大达 2.0 mm。临床上输卵管峡是输卵管结扎术（图 9–5）和栓堵术的首选部位。

4. 输卵管子宫部 intramural part of uterine tube　斜穿子宫壁，长约 1.0 cm，管腔直径 0.5 ~ 1.0 mm。其内侧端有输卵管子宫口，通子宫腔，外侧端接输卵管峡。

输卵管的活动度较大，可随子宫位置的变化而移动，也可因自身蠕动和收缩而发生位置改变。右侧输卵管与回肠、阑尾邻近。阑尾炎时，也可引起右侧输卵管伞端梗阻或盆腔粘连。

卵子由卵巢产生，排入腹膜腔，在卵巢伞的引导下进入输卵管漏斗和壶腹部；在壶腹部卵子与精子结合成为受精卵；受精卵经输卵管峡、输卵管子宫部到达子宫腔，然后植

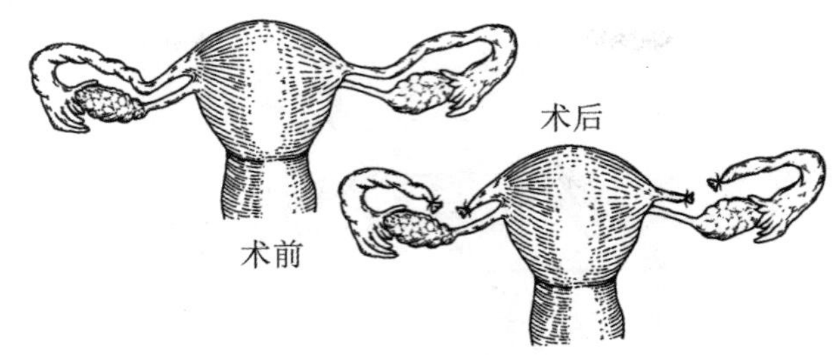

图 9–5 输卵管结扎示意

入子宫内膜。如输卵管炎引起管腔粘连，可导致不孕不育。

输卵管黏膜分泌输卵管液，有助于精子和卵子的运输，对精子和卵子有营养作用。

三、子宫

子宫 uterus 为中空的肌性器官，是产生月经和孕育胎儿的场所。

1. 子宫的形态 子宫呈倒置的梨形（图 9–1、图 9–2），前后略扁，大小约 8 cm × 4 cm × 2.5 cm，分为子宫底、子宫体和子宫颈三部分。子宫底为两侧输卵管子宫口平面以上的凸出部分；子宫底向下移行的部分为子宫体，占子宫的大部分；子宫体向下续于呈圆柱状的**子宫颈 cervix uterus**，成人长约 3.0 cm，为肿瘤的好发部位。子宫颈突入阴道内的部分为子宫颈阴道部，未突入阴道的部分为子宫颈阴道上部。子宫体与子宫颈移行的狭窄部分，称为**子宫峡 isthmus of uterus**，长约 1.0 cm。妊娠时子宫峡逐渐扩展伸长，形成子宫下段；妊娠末期，可长达 10 cm 左右，管壁变得菲薄。临床上剖宫取胎术多在此处进行，可避开腹膜腔，降低腹膜炎的发病概率。

子宫内腔狭窄，分为上、下部。上部位于子宫体内，称为**子宫腔 cavity of uterus**；下部在子宫颈内，称为**子宫颈管 canal of cervix of uterus**。子宫腔为前后略扁的倒置三角形腔隙，与左、右输卵管相通。子宫颈管呈纺锤形，向上通子宫腔，下口称为**子宫口 orifice of uterus**，向下通阴道。经产妇子宫口呈横裂状，未产妇子宫口为圆形（图 9–2）。

2. 子宫壁结构 子宫壁分为黏膜、肌层和浆膜层。黏膜即子宫内膜，呈粉红色，受卵巢激素的影响而发生周期性的脱落和出血，形成月经。肌层为平滑肌，富含血管，正常成人肌层厚约 0.8 cm；妊娠后的肌纤维增生，子宫壁可厚达 2.0 ~ 2.5 cm。浆膜层即覆在子宫表面的腹膜，在子宫下部与膀胱、直肠的浆膜相延续。子宫颈主要由结缔组织构成，内含有平滑肌和血管，子宫颈管的黏膜腺体丰富，分泌碱性黏液，并形成黏液栓，有防御疾病的作用。子宫颈内膜不随月经周期而变化。

扫码看
课程思政

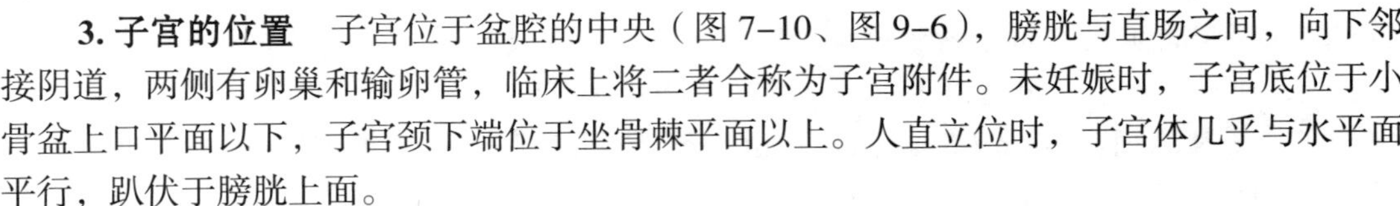

3. 子宫的位置 子宫位于盆腔的中央（图 7–10、图 9–6），膀胱与直肠之间，向下邻接阴道，两侧有卵巢和输卵管，临床上将二者合称为子宫附件。未妊娠时，子宫底位于小骨盆上口平面以下，子宫颈下端位于坐骨棘平面以上。人直立位时，子宫体几乎与水平面平行，趴伏于膀胱上面。

膀胱空虚时，成年女性的子宫呈前屈、前倾位。**前屈 forward bend** 是指子宫颈与子宫体之间呈钝角向前弯曲，约 170°；**前倾 lean forward** 是指子宫长轴与阴道长轴之间的

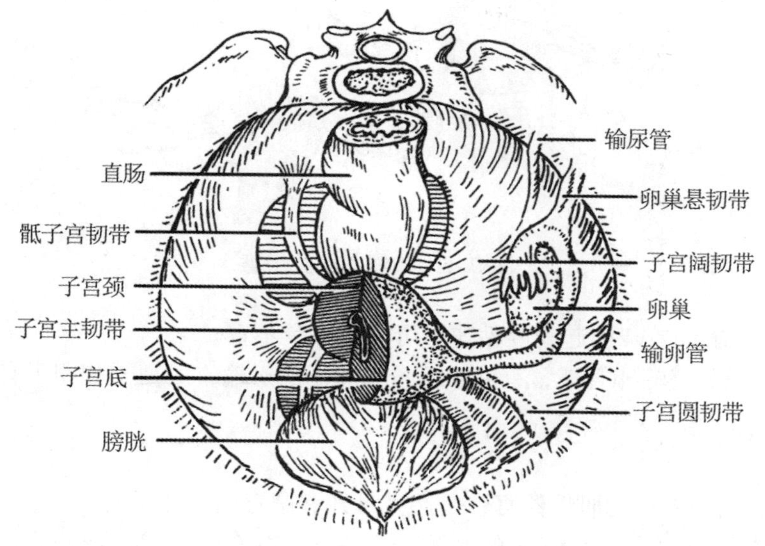

子宫固定装置（上面观）

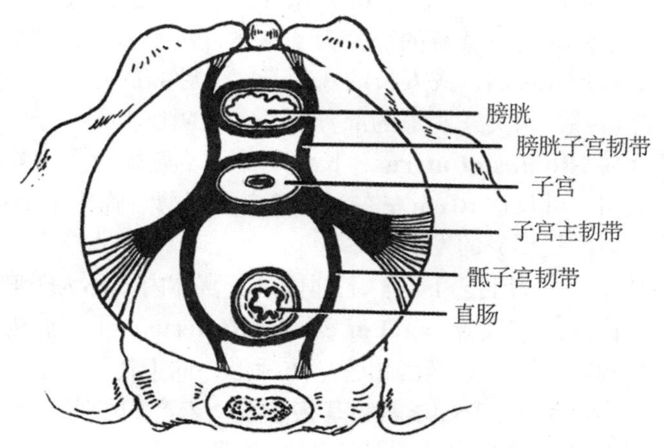

子宫固定装置模式图（上面观）

图 9–6　子宫的固定装置

夹角，略大于 90°。子宫的位置与膀胱和直肠的充盈程度有关。

4. 子宫固定装置　子宫依靠韧带、阴道、盆膈和尿生殖膈等的承托维持其正常位置（图 9–2、图 9–6）。这些结构受损或松弛，可引起子宫脱垂。

（1）**子宫阔韧带 broad ligament of uterus**：为覆于子宫前、后面的脏腹膜在子宫侧缘形成的双层腹膜皱襞，向外侧延伸至盆腔侧壁；其上缘包裹输卵管；两层腹膜间有疏松结缔组织，血管、神经、淋巴管等穿行其间。可防止子宫向侧方移位。

（2）**子宫圆韧带 round ligament of uterus**：为平滑肌和结缔组织构成的圆索状结构，起自子宫底的侧下方，走行于子宫阔韧带两层之间，向前下方穿经腹股沟管，出腹股沟管皮下环后止于阴阜周围。可维持子宫前倾位。

（3）**子宫主韧带 cardinal ligament of uterus**：位于子宫阔韧带下部，自子宫颈两侧连

至盆侧壁；可固定子宫颈，防止子宫下垂。

（4）**子宫骶韧带 uterosacral ligament**：起自子宫颈，向后绕经直肠两侧，止于第 2、3 骶椎前面。向后上牵拉子宫颈，可维持子宫前屈位。

子宫的位置、形态和大小随年龄而变化。新生儿子宫可高出小骨盆上口，输卵管和卵巢位于髂窝，子宫颈的长度大于子宫体。性成熟前期子宫壁迅速增厚，性成熟后子宫颈和子宫体几乎等长。经产妇的子宫内腔增大，重量可增加一倍。绝经期后，子宫萎缩变小。

知识链接

常见的子宫畸形（图 9–7）有：①先天性无子宫：子宫缺如，常并发无阴道，但卵巢发育正常，故第二性征正常。②始基子宫：又称为痕迹子宫，子宫长度仅 1 ~ 3 cm，内膜不发育，故无月经，多合并无阴道。③双角子宫：子宫底部融合不全，子宫外形呈双角形，故称为双角子宫或鞍状子宫。④双子宫：多为双子宫、双阴道。⑤单角或残角子宫：即有子宫腔，子宫口小或无子宫口。⑥中隔子宫：子宫外形正常，管腔被隔成两部分，如纵隔延伸至阴道，则可形成阴道纵隔。

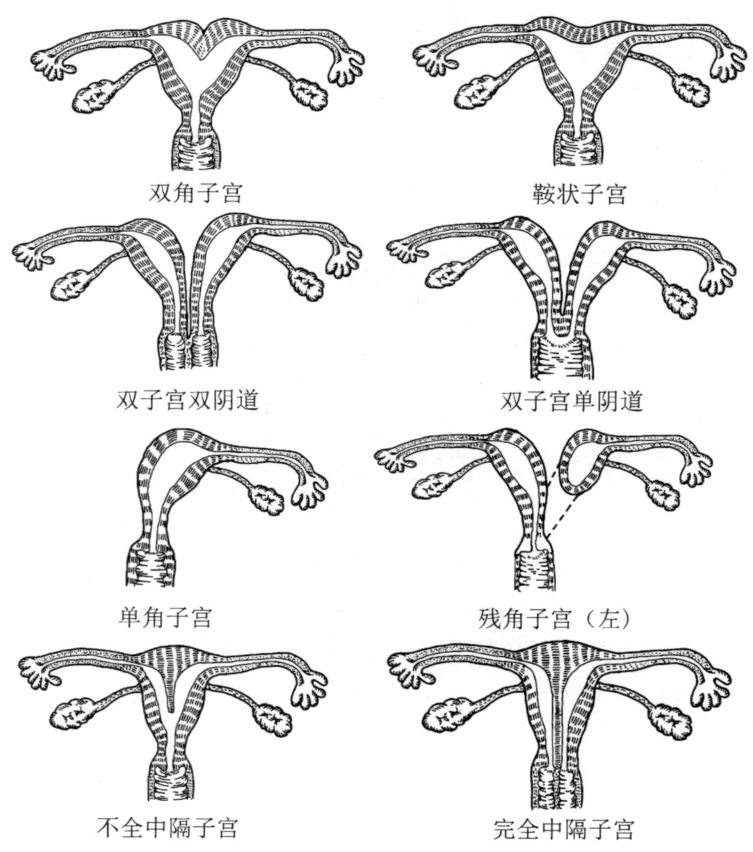

图 9–7　子宫畸形

四、阴道

阴道 vagina 位于小骨盆腔的中央，为前、后略扁的肌性管道结构（图9–1、图9–2），是月经排出和胎儿娩出的通道，也是女性的性交器官。阴道壁由黏膜、肌层和外膜组成，富有延展性。阴道上端包绕子宫颈阴道部，形成环状的**阴道穹 fornix of vagina**；阴道穹分为前部、后部和左、右侧部；阴道穹后部较深，与直肠子宫陷凹间仅隔有腹膜和阴道壁。阴道前面邻膀胱和尿道，后面邻直肠，下部穿经尿生殖膈。尿道阴道括约肌和肛提肌对阴道有括约作用。阴道下端以阴道口开口于阴道前庭。

五、前庭大腺

前庭大腺 greater vestibular gland 位于阴道口两侧的深面，状如豌豆，左右各一（图9–9）。其排泄管开口于阴道前庭，分泌物可润滑阴道口；若排泄管因炎症而阻塞，则形成前庭大腺囊肿。

第二节　女性外生殖器

女性外生殖器又称为女阴，包括阴阜、大阴唇、小阴唇、阴道前庭、阴蒂和前庭球等结构（图9–8、图9–9）。

一、阴阜

阴阜 mons pubis 为耻骨联合前方的皮肤隆起区（图9–8），皮下脂肪组织丰富。性成熟期皮肤长有阴毛。

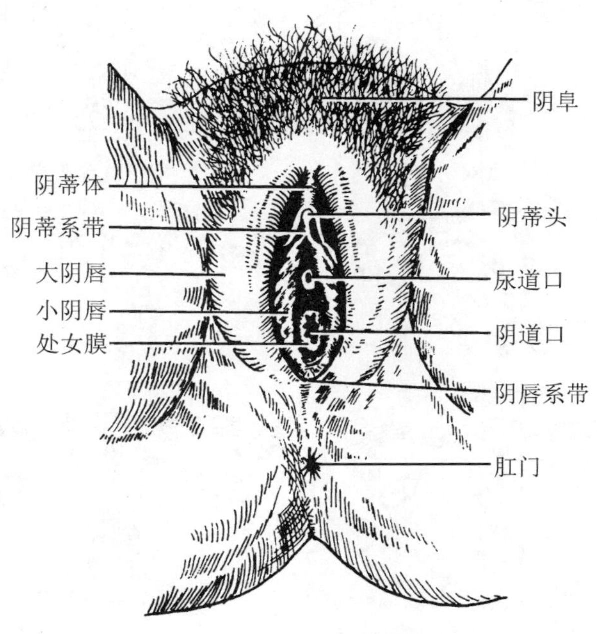

图9–8　女性外生殖器

二、大阴唇和小阴唇

大阴唇 labia majora 为一对从阴阜延续到会阴的皮肤皱襞（图 9–8），前部长有阴毛，富含脂肪组织；内侧面的皮脂腺丰富，其分泌物可湿润阴道前庭。大阴唇前端左、右侧连合形成唇前连合，后端左、右侧连合成唇后连合。

小阴唇 labia minora 为位于阴道口和尿道口两侧的纵行皮肤皱襞（图 9–8），位于大阴唇内侧，薄小而光滑。小阴唇前端形成阴蒂下方的阴蒂系带和包绕阴蒂的阴蒂包皮，两侧小阴唇后端连合形成阴唇系带。

三、阴道前庭

阴道前庭 vaginal vestibule 为两侧小阴唇之间的区域，前部有尿道外口，后部有阴道口；阴道口周围有处女膜，呈环状、唇状、伞状和筛状等，处女膜破裂后阴道口周围留有处女膜痕。处女膜后下部与两侧小阴唇之间有前庭大腺排泄管的开口。

四、阴蒂和前庭球

阴蒂 clitoris 位于唇前连合的后方（图 9–9），由阴蒂海绵体构成，后端以阴蒂脚连于耻骨下支和坐骨支，相当于男性的阴茎海绵体，可勃起。在前部，两侧阴蒂海绵体合成阴蒂体，表面覆有阴蒂包皮，前端露于表面的为阴蒂头，此处感觉神经末梢丰富，感觉敏锐。

前庭球 vestibular ball 位于大阴唇皮下（图 9–9），为男性尿道海绵体的同源结构，由静脉丛构成。前庭球呈马蹄形，中间部狭细；外侧部粗大。

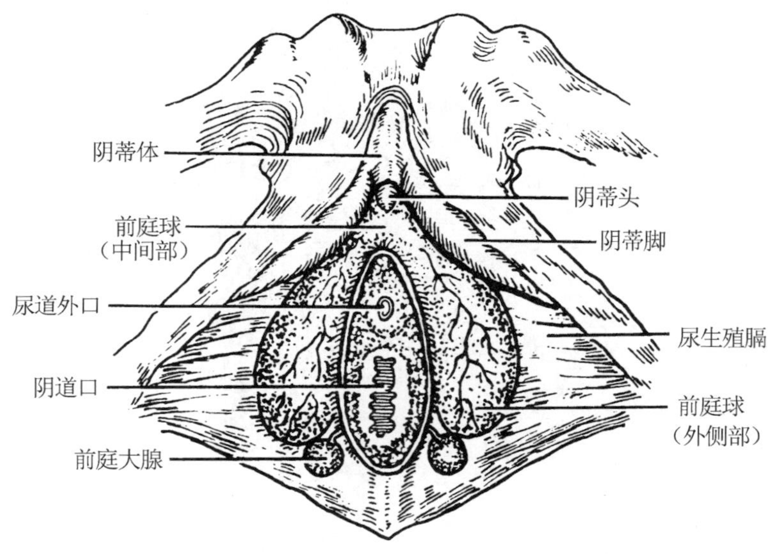

图 9–9　阴蒂、前庭球和前庭大腺

附 1：乳房

乳房 breast 是哺乳动物特有的器官（附图 9–1），由皮肤汗腺特殊分化而来。女性乳

房从青春期开始发育，在妊娠和哺乳期乳腺组织发达，分泌乳汁；乳房是女性的第二性征，也是哺乳器官，还具有美学意义。男性乳房仅由小管组成，保持雏形状态，不再继续发育。

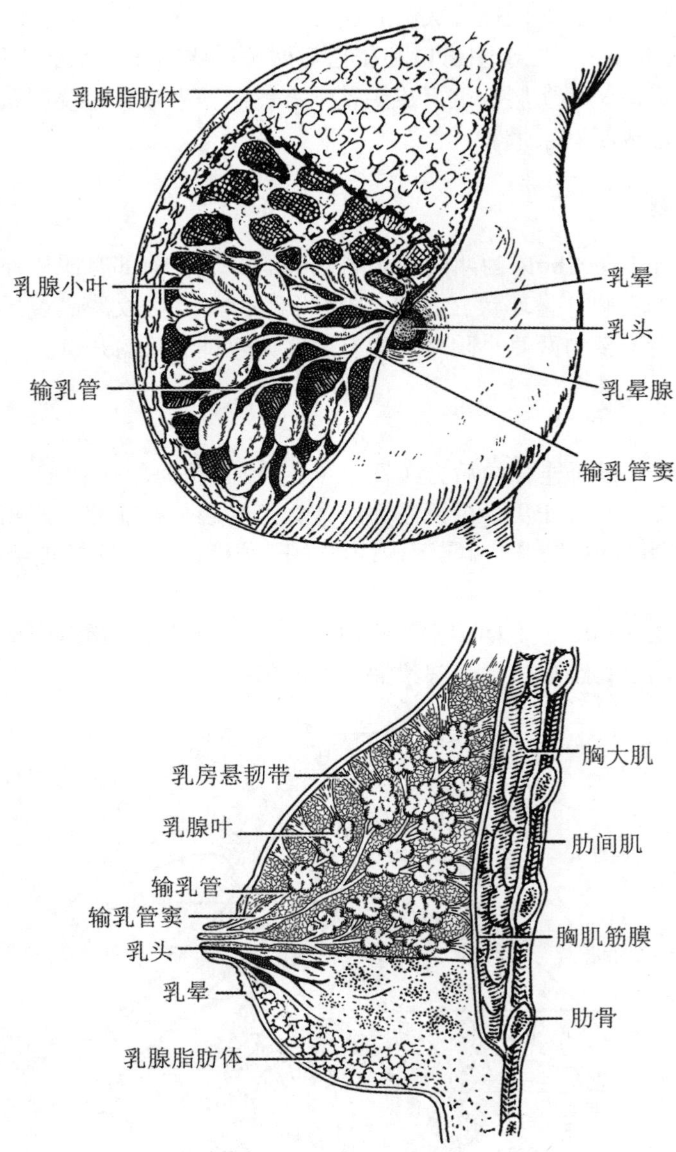

附图 9-1　女性乳房

一、乳房的位置和形态

乳房位于胸大肌的表面，在第 3~6 肋之间，内侧至胸骨旁线，外侧达腋中线。乳房和胸肌筋膜之间的腔隙为**乳房后间隙 retromammary space**，内有疏松结缔组织和淋巴管，无大血管，故乳房可有轻度移动。临床上乳房假体即植于此间隙内。乳腺癌变时，乳房可

与胸大肌发生粘连，固定于胸大肌上。

成年未产妇的乳房呈半球形，紧张且富有弹性。乳房中央有**乳头 nipple**，约平第 4 肋间隙，其顶端有输乳管开口。乳头周围色素较深的环形皮肤区为**乳晕 areola**，表面有多个点状隆起，其深方为乳晕腺，可分泌油脂样物质滑润乳头。乳头和乳晕的皮肤薄弱，易损伤。

乳房可因种族、遗传、年龄和哺乳等因素发生形态变化。妊娠和哺乳期乳腺增生，乳房增大。非哺乳期乳房的主要成分是脂肪组织，腺组织萎缩，乳房变小。老年女性乳房萎缩下垂，失去弹性。

二、乳房的结构

乳房由乳腺、脂肪组织、皮肤和结缔组织构成。结缔组织伸入乳腺将腺组织分割成 15 ~ 20 个乳腺叶，每个乳腺叶包含若干个乳腺分泌小叶和输乳小管；输乳小管汇聚成**输乳管 lactiferous duct**；在近乳头处输乳管膨大成可储存乳汁的**输乳管窦 lactiferous sinus**，其末端变细，以输乳孔开口于乳头。乳腺叶和输乳管均以乳头为中心呈放射状排列，故乳腺手术时应以乳头为中心做放射状切口，可减少对乳腺叶和输乳管的损害。乳腺周围的胸壁浅筋膜和纤维组织向深层和浅层发出小纤维束，分别连于胸肌筋膜和皮肤，称为**乳房悬韧带 suspensory ligament of breast** 或 Cooper 韧带，对乳腺起支持和固定作用。若乳腺癌出现淋巴水肿时，乳房皮肤将出现小凹，呈橘皮样改变，是乳腺癌的典型症状。

附 2：会阴

会阴 perineum 有狭义和广义之分。狭义会阴是指肛门和外生殖器之间的软组织区域。在男性系指阴茎根部与肛门之间的部分；在女性系指阴道前庭后端与肛门之间的部分，又称为产科会阴。妇女分娩时要注意保护此区域，以免造成撕裂。广义会阴是指封闭小骨盆下口的所有软组织，呈菱形，其境界与骨盆下口一致，前界为耻骨联合下缘，后界为尾骨尖，两侧界为耻骨下支、坐骨支、坐骨结节和骶结节韧带。以两侧坐骨结节连线为界，将会阴分为前、后部，前部为**尿生殖区 urogenital region**，也称为尿生殖三角，男性有尿道穿过，女性有尿道和阴道穿过。后部为**肛区 anal region**，也称为肛三角，有肛管通过。

会阴部的器官结构除男、女性外生殖器外，主要是骨骼肌和筋膜，本节重点叙述会阴肌。

一、肛区的肌

肛区肌群包括肛提肌、尾骨肌和肛门外括约肌（附图 9–2）。

1. 肛提肌 levator ani　是骨盆底的成对扁肌，左、右侧连合成尖端向下的漏斗状，封闭骨盆下口的大部分。起自耻骨后面、坐骨棘和**肛提肌腱弓 tendinous arch of levator ani**（由闭孔筋膜增厚形成），纤维向后下、内侧，止于会阴中心腱、直肠壁、尾骨和肛尾韧带（肛门和尾骨之间的结缔组织束），在女性尚有纤维分散止于阴道壁。两侧肛提肌的前内侧缘之间留有一个呈三角形的裂隙，称为**盆膈裂孔 pelvic hiatus**，是尿道和女性阴道的穿行部位。肛提肌靠内侧的肌束左、右侧结合形成“U”形襻，从后方套绕直肠和阴道。肛提

肌的作用是构成盆底，提起盆底，承托盆腔器官，并有括约肛管和阴道的作用。

2. 尾骨肌 coccygeus 起自坐骨棘，止于骶骨下端和尾骨的外侧缘，覆盖于骶棘韧带的上面。参与构成盆底，并对骶骨和尾骨有固定作用。

3. 肛门外括约肌 sphincter ani externus 为环绕肛门的骨骼肌，分为皮下部、浅部和深部，是肛门的随意括约肌。

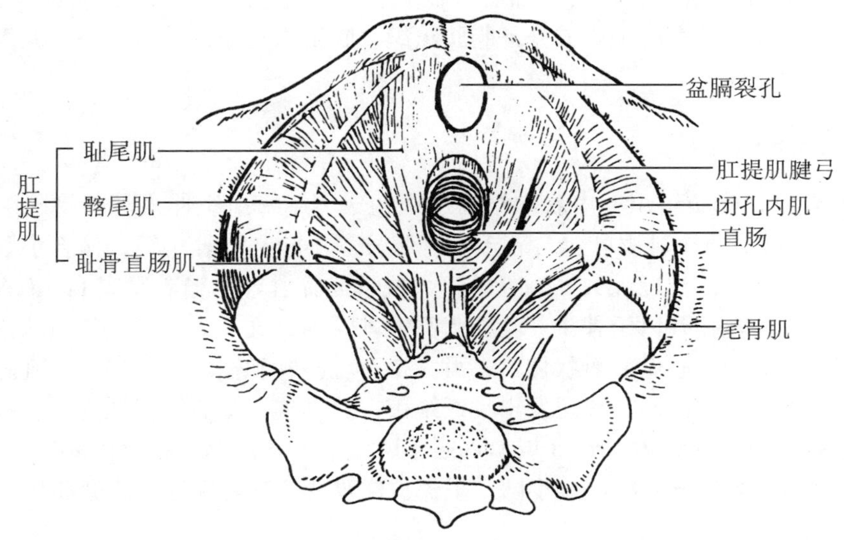

附图 9–2 肛提肌和尾骨肌（上面观）

二、尿生殖区的肌

尿生殖区的肌分为浅、深层，浅层有会阴浅横肌、球海绵体肌和坐骨海绵体肌（附图 9–3、附图 9–4），深层有会阴深横肌和尿道括约肌（附图 9–5）。

1. 会阴浅横肌 superficial transverse muscle of perineum 左右各一，起自坐骨结节，止于会阴中心腱，有固定会阴中心腱的作用。

2. 球海绵体肌 bulbocavernosus 左右各一，在男性包绕尿道球及其前方的尿道海绵体，起自会阴中心腱和尿道球下面的中缝，止于阴茎背面的筋膜。收缩时可使尿道缩短变细，协助排尿和射精，并参与阴茎勃起。在女性此肌可分为左、右两部分，覆盖在前庭球的表面，又称为阴道括约肌，可缩小阴道口。

3. 坐骨海绵体肌 ischiocavernosus 起自坐骨结节，止于阴茎脚的表面。男性者覆盖在阴茎脚的表面，收缩时压迫阴茎海绵体根部，阻止静脉血液回流，参与阴茎勃起，又称为阴茎勃起肌。此肌在女性较薄弱，又称为阴蒂勃起肌。

4. 会阴深横肌 deep transverse muscle of perineum 位于尿生殖膈上、下筋膜之间，肌束横行，张于两侧坐骨支之间，肌纤维在中线上互相交织，部分纤维止于会阴中心腱，收缩时可加强会阴中心腱的稳固性。

5. 尿道括约肌 sphincter of urethra 位于尿生殖膈上、下筋膜之间，位于会阴深横肌的前方。在男性围绕尿道膜部周围，是尿道的随意括约肌；在女性围绕尿道和阴道，可紧

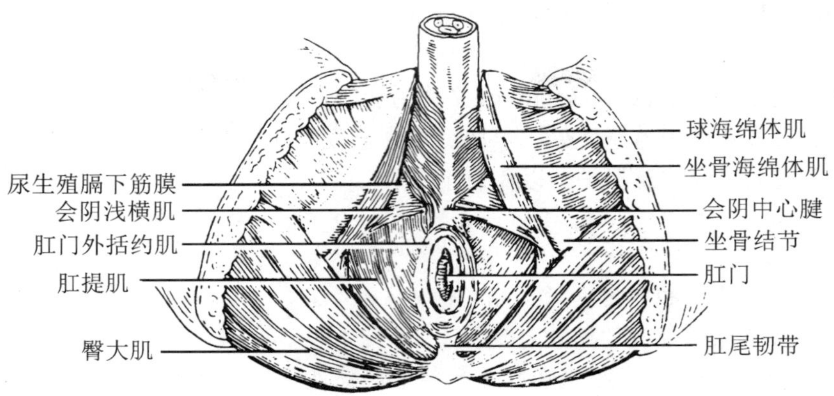

附图 9-3 男性会阴肌（浅层）

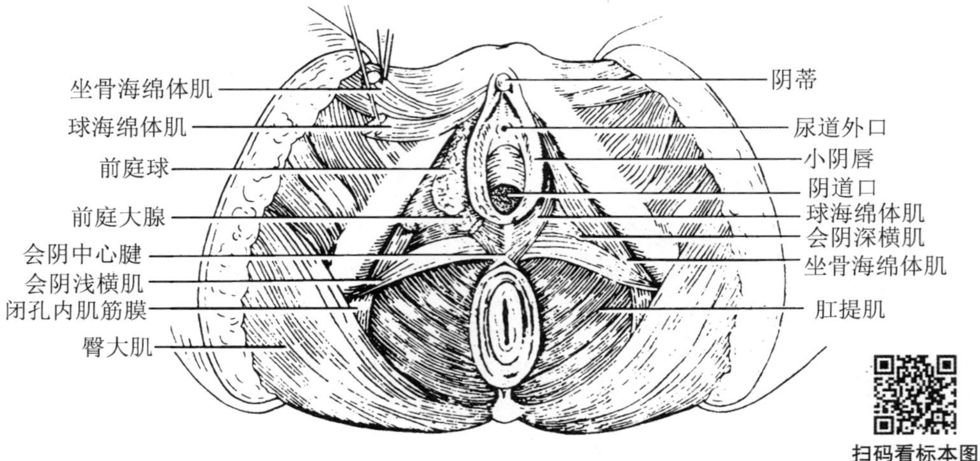

附图 9-4 女性会阴肌（浅层）

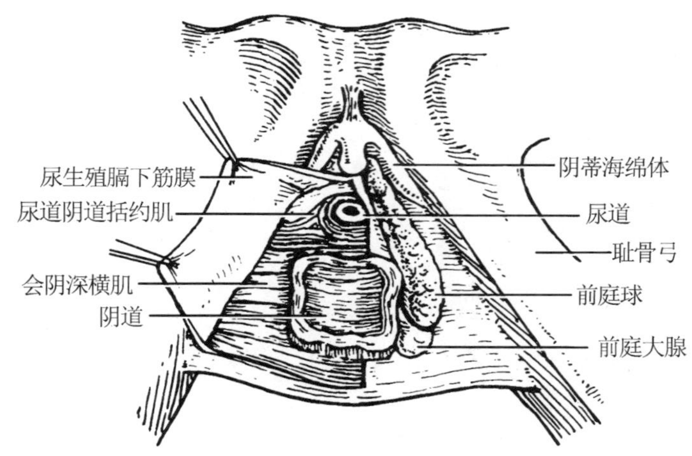

附图 9-5 女性会阴肌（深层）

缩尿道和阴道，称为**尿道阴道括约肌 urethrovaginal sphincter**。尿道括约肌和会阴深横肌不能截然分开，二者也合称为尿生殖三角肌。

会阴中心腱 perineal central tendon 又称为会阴体，是狭义会阴深面的一个腱性结构，尿生殖区的肌大多数都附着于此处，可协助加强盆底，对盆腔脏器有承托作用。分娩时会阴中心腱受压较大，要注意保护，以免发生撕裂。

思考题：

1. 简述卵子的产生和排出途径。
2. 简述剖宫取胎术经过的结构层次。
3. 某女性患者，55岁，因子宫脱垂5年来医院就诊。医生建议进行手术治疗。请问：①子宫脱垂的可能原因有哪些？②请为患者制订完善的手术方案。③术中应注意哪些毗邻器官结构的安全？

（新乡医学院　王　省　范锡印）

第十章　腹　膜

一、概述

腹膜 peritoneum 是覆盖于腹、盆壁及其脏器表面的一层浆膜，薄而光滑，半透明，由内皮和少量结缔组织构成（图 10–1）。其中，覆盖于腹、盆腔脏器表面的腹膜较薄，称为**脏腹膜 visceral peritoneum**；衬于腹、盆壁的腹膜较厚，称为**壁腹膜 parietal peritoneum**。壁腹膜和脏腹膜互相延续，围成一个不规则的潜在性腔隙，称为**腹膜腔 peritoneal cavity**。男性的腹膜腔是一个封闭的腔隙，女性腹膜腔则借输卵管的腹腔口，经输卵管、子宫、阴道与外界相通。壁腹膜与腹、盆壁之间有一层疏松结缔组织，在腹后壁和腹前壁下部则含有较多的脂肪组织。脏腹膜紧贴于脏器表面，从组织结构和功能方面都可视为脏器的一部分，如胃壁和肠壁的脏腹膜又是各自的外膜。

腹膜具有分泌、吸收、保护、支持、防御、修复等功能，可分泌少量浆液（100 ~ 200 mL）润滑和保护脏器，吸收腹腔内的液体和空气等。上腹部（特别是膈下区）的腹膜

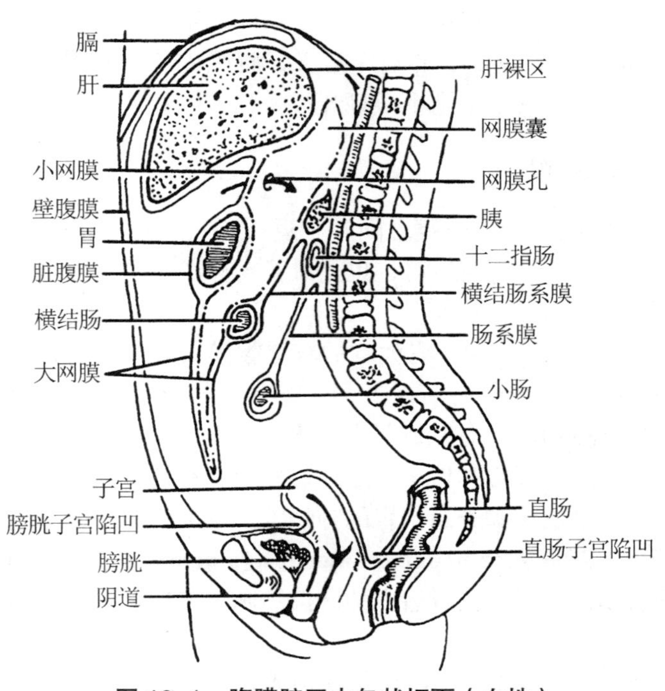

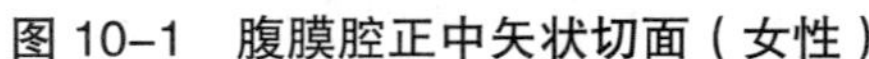
图 10–1　腹膜腔正中矢状切面（女性）

吸收能力较强，因此腹膜炎症或术后患者多采取半卧位，使液体流至下腹部，以减缓腹膜对有害物质的吸收。腹膜形成的韧带、系膜等结构起到支持和固定脏器的作用。腹膜和腹膜腔内浆液中含有大量的巨噬细胞，可吞噬细菌和有害物质，起到防御作用。腹膜分泌的浆液中含有纤维素，可促进伤口的愈合和炎症的局限化。如果手术操作粗暴或腹膜在空气中暴露时间过久，也可造成小肠纤维性粘连，甚至导致梗阻等。

知识链接

腹膜透析是利用人体自身的腹膜作为透析膜的一种透析方式。通过灌入腹腔的透析液与腹膜另一侧的毛细血管内的血浆成分进行溶质和水分的交换，清除体内潴留的代谢产物和过多的水分，同时通过透析液补充机体所必需的物质。通过不断更新腹透液，达到肾脏替代或支持治疗的目的。

二、腹膜与腹、盆腔脏器的关系

根据脏器被腹膜覆盖的范围，将腹、盆腔腔器分为腹膜内位器官、腹膜间位器官和腹膜外位器官三类。

1. 腹膜内位器官 intraperitoneal organ 表面几乎完全被腹膜覆盖的器官，如胃、十二指肠上部、空肠、回肠、盲肠、阑尾、横结肠、乙状结肠、脾、卵巢和输卵管等。

2. 腹膜间位器官 interperitoneal organ 表面大部分被腹膜覆盖的器官，如肝、胆囊、升结肠、降结肠、子宫、充盈的膀胱和直肠上段等。

3. 腹膜外位器官 extraperitoneal organ 仅一面被腹膜覆盖的器官，如肾、肾上腺、输尿管、空虚的膀胱、胰和十二指肠的降部、水平部以及直肠的中、下段等。

了解脏器与腹膜的关系有重要的临床意义，腹膜内位器官的手术必须打开腹膜腔，肾、输尿管等腹膜外位器官的手术则不必打开腹膜腔，可避免腹膜腔的感染和术后粘连。

三、腹膜形成的结构

壁腹膜与脏腹膜之间，或脏腹膜之间互相返折移行，形成了网膜、系膜和韧带等结构，这些结构不仅可以连接和固定器官，也是血管、神经等进入脏器的途径。

（一）网膜

网膜 omentum 是连于胃小弯、胃大弯的双层腹膜皱襞，其间有血管、神经、淋巴管和结缔组织等（图 10–2）。

1. 小网膜 lesser omentum 是从肝门向下方移行至胃小弯和十二指肠上部的双层腹膜结构。小网膜的左侧部连于肝门和胃小弯之间，称为**肝胃韧带 hepatogastric ligament**，其内含有胃左、右血管、淋巴结和分布于胃的神经等。小网膜的右侧部连于肝门和十二指肠上部之间，称为**肝十二指肠韧带 hepatoduodenal ligament**，其内有位于右前方的胆总管，位于左前方的肝固有动脉，以及二者后方的肝门静脉。上述结构的周围有淋巴管、淋巴结和神经丛伴行。

2. 大网膜 greater omentum 由四层腹膜构成，形似围裙覆盖于空、回肠和横结肠的

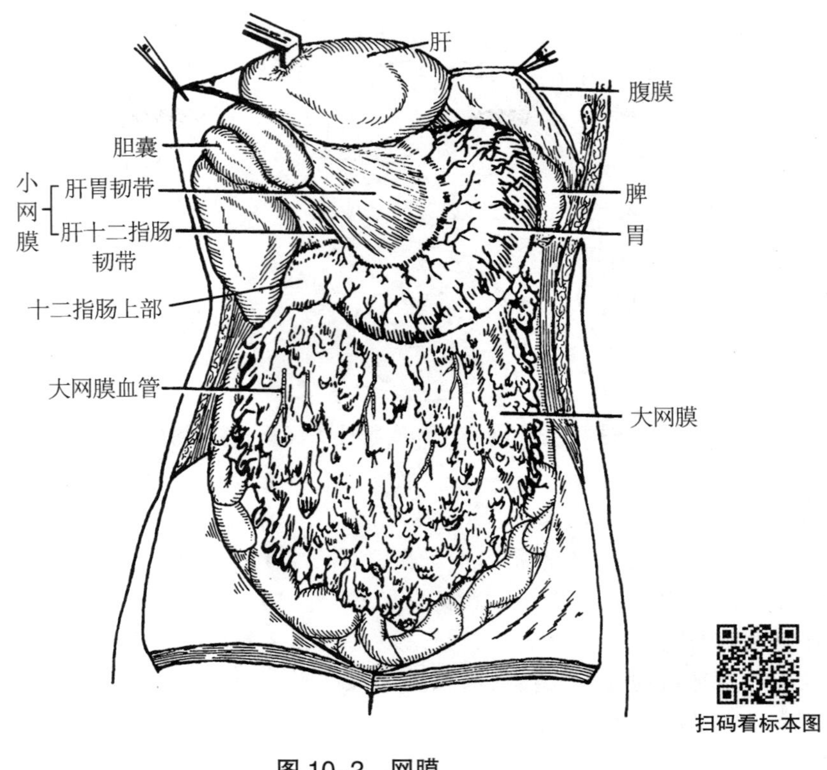

图 10–2 网膜

前方，其左缘与胃脾韧带相连续。胃大弯和十二指肠上部的前、后层腹膜向下方延伸，形成大网膜的前两层，降至脐平面稍下方，再返折向上方，形成大网膜的后两层，返折至横结肠，包绕横结肠的前、后壁汇合成横结肠系膜，而连于胃大弯和横结肠之间的大网膜前两层则形成**胃结肠韧带 gastrocolic ligament**。

大网膜前两层和后两层的腹膜之间走行有许多血管分支，在胃大弯下方约 1 cm 处，胃网膜左、右血管向胃大弯和大网膜发出许多分支。大网膜中还含有丰富的脂肪组织和巨噬细胞。当腹膜腔内有炎症时，大网膜的下垂部分可向病变的部位移动，包裹病灶并阻止炎症扩散蔓延。小儿的大网膜较短，一般在脐平面以上，不易包裹病灶。

3. 网膜囊 omental bursa 是小网膜和胃后方的扁窄腔隙（图 10–3），为腹膜腔的一部分。网膜囊的下部为大网膜前、后层之间的潜在性腔隙，随着年龄的增长，大网膜的前两层和后两层逐渐粘连愈合，该部亦逐渐消失。网膜囊的上壁为肝尾状叶和膈；前壁为小网膜、胃后壁和胃结肠韧带；后壁为横结肠及其系膜、胰、左肾、左肾上腺等；下壁为大网膜前、后层的愈合处。网膜囊的左侧为脾韧带、胃脾韧带和脾肾韧带；右侧借网膜孔连通腹膜腔的其余部分。

4. 网膜孔 omental foramen 又称为 Winslow 孔，按照形状可以分为三角型、裂隙型、圆型、椭圆型和半月型 5 种形态，除新生儿外，均以裂隙为多见。其上界为肝尾状叶，下界为十二指肠上部，前界为肝十二指肠韧带，后界为腹膜覆盖的下腔静脉。网膜孔可容纳 1 ~ 2 指，其高度约在第 12 胸椎体至第 2 腰椎体的前方。

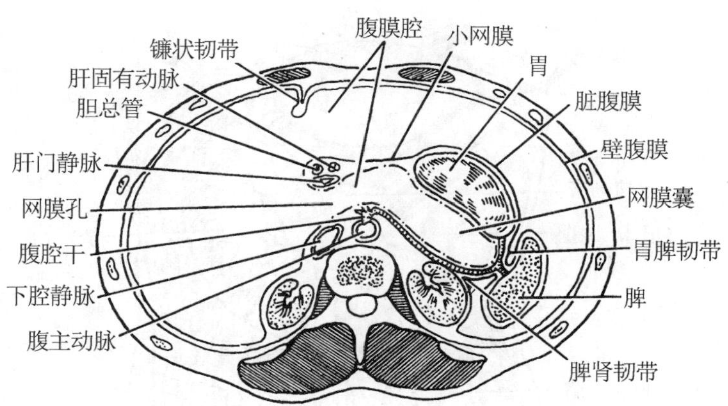

图 10–3　网膜囊和网膜孔（经第 1 腰椎体水平）

知识链接

胃后壁穿孔是胃溃疡的常见并发症，胃内容物常积聚于网膜囊内，继而经网膜孔→肝肾隐窝→右结肠旁沟→右髂窝→盆腔→直肠膀胱陷凹或直肠子宫陷凹。胃后壁穿孔可以波及与胃后壁相邻的胰、横结肠、左肾上腺和左肾等。手术切开腹壁后进入腹膜腔，可经胃结肠韧带或横结肠系膜进入网膜囊内手术处理穿孔部位，切开胃结肠韧带时应注意胃网膜左、右动脉，切开横结肠系膜时应注意中结肠动脉。

（二）系膜

将器官系连固定于腹、盆壁的双层腹膜结构，称为**系膜 mesangium**，其内含有出入该器官的血管、神经、淋巴管和淋巴结等（图 10–4）。

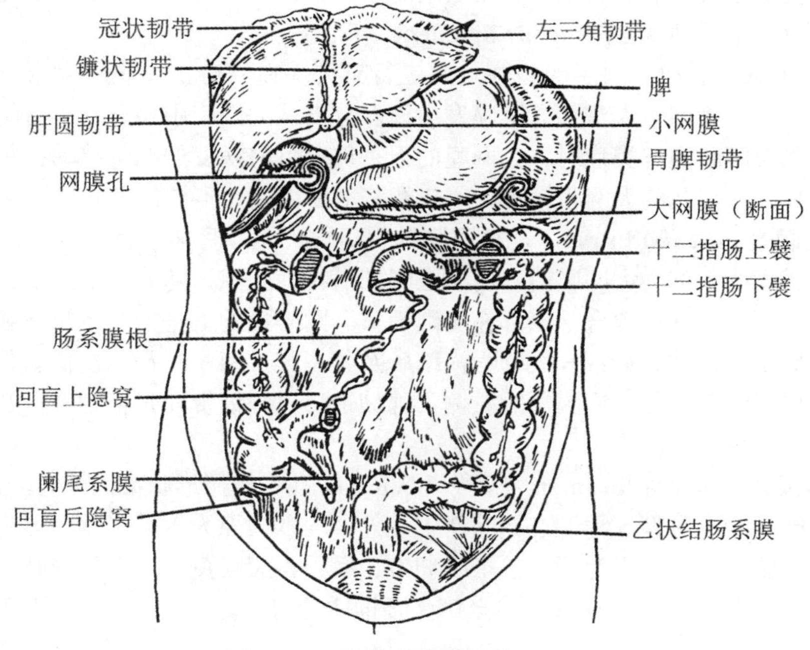

图 10–4　腹膜形成的结构

1. 肠系膜 mesentery 是将空肠和回肠固定于腹后壁的双层腹膜结构。附着于腹后壁的部分为肠系膜根，起自第2腰椎体左侧，斜向右下方，止于右骶髂关节的前方，长约15 cm。空、回肠的肠系膜缘长达5 ~ 7 m，故肠系膜整体呈扇形。肠系膜内含有肠系膜上动、静脉及其分支、淋巴管、淋巴结、神经丛和脂肪组织等。

2. 阑尾系膜 mesoappendix 是阑尾与肠系膜下端之间的三角形双层腹膜结构。阑尾动、静脉走行于系膜的游离缘内，在阑尾切除术时应从系膜的游离缘进行血管结扎。

3. 横结肠系膜 transverse mesocolon 是连于横结肠与腹后壁之间的双层腹膜结构，呈横位，其根部起自结肠右曲，主要沿胰的前缘向左侧，至结肠左曲。通常以横结肠系膜为标志将腹膜腔划分为结肠上区和结肠下区。系膜内含有中结肠动、静脉及其分支，以及淋巴管、淋巴结和神经丛等。

4. 乙状结肠系膜 sigmoid mesocolon 是连于乙状结肠与左下腹之间的双层腹膜结构，系膜根部附着于左髂窝和盆腔左后壁。该系膜较长，故乙状结肠活动度较大时易发生肠扭转。系膜内含有乙状结肠血管、直肠上血管、淋巴管、淋巴结和神经丛等结构。

（三）韧带

腹、盆壁与脏器之间或相邻脏器之间的腹膜结构，称为**韧带 ligament**，多数为双层，少数为单层，有固定脏器的作用。

1. 肝的韧带 除肝下方的肝胃韧带和肝十二指肠韧带外，还有肝上方的镰状韧带、冠状韧带和左、右三角韧带。

镰状韧带 falciform ligament 呈矢状位，是腹前壁和膈下面连于肝上面的双层腹膜结构，侧面观呈镰刀状。镰状韧带的下缘游离并增厚，由脐延伸至肝的脏面，内含有**肝圆韧带 ligamentum teres hepatis**，是胚胎时期脐静脉闭锁后的遗迹。镰状韧带位于中线的右侧，在腹壁手术时要注意避免损伤肝圆韧带及伴行的附脐静脉。

冠状韧带 coronary ligament 呈冠状位，是膈下面返折至肝膈面的前、后两层腹膜结构，两层之间无腹膜被覆的肝表面为肝裸区。左、右三角韧带系冠状韧带的左、右侧端，由前、后两层腹膜形成。

2. 脾的韧带 主要有胃脾韧带、脾肾韧带和膈脾韧带。**胃脾韧带 gastrosplenic ligament** 是胃底和胃大弯上部至脾门之间的双层腹膜结构，向下方与大网膜左侧部相延续，内含有胃短血管和胃网膜左血管及淋巴管等。**脾肾韧带 splenorenal ligament** 是脾门至左肾前面的双层腹膜结构，内含有胰尾、脾血管和淋巴结、神经丛等。**膈脾韧带 phrenicosplenic ligament** 为脾肾韧带的上部，自脾上极连至膈下。此外，在脾下极与结肠左曲之间，偶尔可见**脾结肠韧带 splenocolic ligament**。

3. 胃的韧带 除肝胃韧带、胃脾韧带和胃结肠韧带外，还有**胃膈韧带 gastrophrenic ligament**，即胃贲门左侧和食管腹段连于膈下面的腹膜结构。

此外，在脾的下方，膈与结肠左曲之间还有**膈结肠韧带 phrenicocolic ligament**，固定结肠左曲并承托脾。

（四）腹膜襞、腹膜隐窝和陷凹

脏器之间或脏器与腹、盆壁之间腹膜形成的隆起，称为**腹膜襞 peritoneal folds**，其深部常有血管走行。在腹膜襞之间或腹膜襞与腹、盆壁之间形成的凹陷，称为**腹膜隐窝 peritoneal recess**，较大的隐窝为陷凹。**肝肾隐窝 hepatorenal recess** 位于肝右叶与右肾之

间，在仰卧位时是腹膜腔的最低部位。

腹膜陷凹主要位于盆腔内，为腹膜在盆腔脏器之间移行返折形成（图 10-1）。男性有**直肠膀胱陷凹 rectovesical pouch**，位于膀胱与直肠之间，凹底距肛门 7 ~ 8 cm。女性有**膀胱子宫陷凹 vesicouterine pouch**，位于膀胱与子宫之间，凹底约在子宫峡水平。女性在子宫与直肠之间，形成较深的**直肠子宫陷凹 rectouterine pouch**，又称为 Douglas 腔，与阴道后穹之间仅隔以阴道后壁和腹膜，凹底距肛门约 3.5 cm。在直立位或坐位时，男性的直肠膀胱陷凹和女性的直肠子宫陷凹是腹膜腔的最低部位，腹膜腔内的积液易聚积于此处。临床上对疾病进行诊治时可在直肠前壁或阴道后穹穿刺引流。

思考题

1. 简述腹部手术后患者多采取半卧位的原因。
2. 简述腹膜内位、间位、外位器官的区别及其在临床上的应用。
3. 简述网膜囊和网膜孔的围成及其临床意义。

（焦作同仁医院　杨昌辉）

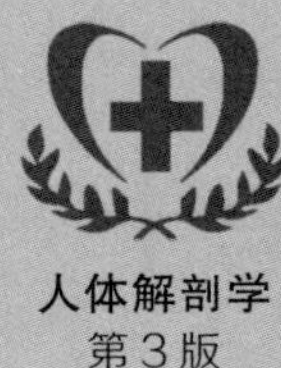

第三篇

脉管系统

脉管系统 vascular system 包括心血管系统和淋巴系统，是以心为中心分布于全身的密闭、连续管道。心血管系统由心、动脉、毛细血管和静脉组成，血液在血管中循环流动。淋巴系统包括淋巴管道、淋巴器官和淋巴组织。淋巴液沿淋巴管道向心流动，最后汇入静脉，是静脉的辅助管道。脉管系统的主要功能是物质运输。血液将消化系统吸收的营养物质和肺吸收的氧运送到全身器官的组织和细胞，同时将组织和细胞的代谢产物、多余的水和二氧化碳运送到肾、肺、皮肤等排出体外，以保证身体新陈代谢的正常进行。内分泌器官和分散在体内各处的内分泌细胞所分泌的激素，以及生物活性物质亦由脉管系统输送到相应的靶器官，以实现体液调节。此外，脉管系统对维持人体内酸碱平衡、体温调节，以及实现防御功能等均具有重要作用。另外，脉管系统还有内分泌功能，心肌细胞、血管平滑肌细胞和内皮细胞等可产生心钠素、肾素、血管紧张素等多种生物活性物质参与机体的功能调节。

第十一章　心血管系统

第一节　总　论

一、心血管系统的组成

心血管系统 cardiovascular system 包括心、动脉、毛细血管和静脉。

心 heart 主要是由心肌构成的中空性肌性器官，心腔内充满血液，是血液循环的“动力泵”，也兼有重要的内分泌功能。心内部被心间隔分为左、右两半，每半又各分为心房和心室，故心有 4 个腔：左心房、左心室、右心房和右心室。心房和心室通过房室口相通，左、右半心互不相通。运送血液回心房的血管为静脉，经心室发出的血管为动脉。在房室口和动脉口处均有瓣膜，它们颇似泵的阀门，可顺流而开启，逆流而关闭，保证血液定向流动。心在神经和体液的调节下，有节律地收缩和舒张，将静脉内的血液回流到心房，然后泵入心室，再由心室射入动脉，如此推动血液循环。

动脉 artery 是运送血液离心的管道。动脉在走行、分布的过程中，逐渐分支，管径越分越细，管壁越来越薄，最终移行为毛细血管。动脉根据管腔大小和管壁构造不同，可分为大、中、小三种。动脉管壁较静脉壁厚，可分为三层：内膜菲薄，腔面为一层光滑扁平的内皮细胞，能减少血流阻力；中膜较厚，含有平滑肌、弹性纤维和胶原纤维，大动脉以弹性纤维为主，中、小动脉以平滑肌为主；外膜由疏松结缔组织构成，含有胶原纤维和弹性纤维，可防止血管过度扩张。动脉壁的结构与其功能密切相关。大动脉中膜的弹性纤维丰富，有较大的弹性，心室射血时，管壁被动扩张，缓冲心搏的压力；心室舒张时，管壁弹性回缩，推动血液继续向前流动。中、小动脉尤其是小动脉的中膜平滑肌可在神经体液调节下收缩或舒张以改变管腔大小，从而影响血流外周阻力的大小和局部的血流量，对维持正常血压起着重要作用。

毛细血管 blood capillary 是血液循环的基本功能单位，为连接动、静脉末梢间的管道。管径 7~9 μm，管壁主要由一层内皮细胞和基膜构成。毛细血管彼此吻合成网，除角膜、晶状体、毛发、指甲、软骨、牙釉质和被覆上皮外，遍布全身各处。毛细血管的数量最多，管壁薄，通透性大，管内血流缓慢，这些结构特点有利于血液与组织液进行物质交换。

静脉 vein 是运送血液回心的管道。小静脉由毛细血管汇合形成，在向心回流过程中不断接受属支，逐渐汇合成中静脉、大静脉，最后注入心房。静脉管壁也分为内膜、中膜

和外膜，但其界线常不明显。根据管腔大小和管壁构造不同，静脉也可分为大、中、小三种。除上腔静脉、下腔静脉、头臂静脉和髂总静脉等大静脉外，其他在教科书中有名称者，多属于中静脉。与相应的动脉比较，静脉管壁薄、管腔大、弹性小、容血量较大、血流速度缓慢。

二、血液循环途径

血液由左心室泵出，经主动脉及其分支到达全身毛细血管，血液在此与周围的组织、细胞进行物质和气体交换，再通过各级静脉，返流回右心房，这种周而复始的循环流动，称为**血液循环 blood circulation**（图 11–1）。

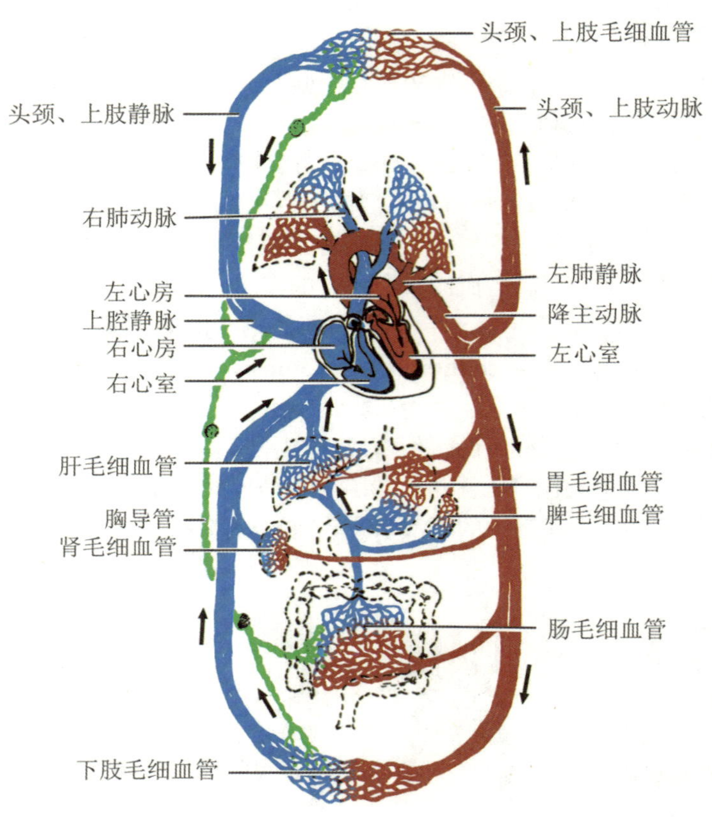

图 11–1 血液循环示意图

1. 体循环 又称为大循环，血液由左心室搏出，经主动脉及其各级分支到达毛细血管，最后经上、下腔静脉流回右心房。体循环的路径长，流经范围广，把动脉血输送到全身各器官结构，对其进行滋养，并将全身各处的代谢产物和二氧化碳运回心。

2. 肺循环 又称为小循环，血液由右心室搏出，经肺动脉干及其各级分支到达肺泡毛细血管进行气体交换，再经 4 条肺静脉流回左心房。小循环路径较短，压力较低，仅通过肺，主要使静脉血转变成氧饱和的动脉血。

体循环和肺循环同时进行，二者通过左、右房室口相互衔接。两个循环的路径虽然

不同，功能各异，但都是血液循环密不可分的组成部分。血液循环路径中任何一部分发生病变，如心瓣膜病、房间隔或室间隔缺损、肺部疾患、血管病变等都会影响血液循环的正常进行。

三、血管吻合及其功能意义

人体的血管除动脉—毛细血管—静脉相连通外，动脉与动脉之间、静脉与静脉之间甚至个别部位的动脉与静脉之间，可借血管支（吻合支或交通支）彼此连接，形成**血管吻合 vascular anastomosis**（图 11–2）。

1. 动脉间吻合 人体内许多部位或器官的两条动脉干之间存在交通支相连，如脑底动脉之间。在经常活动或易受压的部位，其邻近的多条动脉分支常互相吻合成动脉网，如关节网。常改变形态的器官，两动脉末端或其分支可直接吻合形成动脉弓，如掌深弓、掌浅弓、胃小弯动脉弓等。这些吻合都有缩短循环时间和调节血流量的作用。

2. 静脉间吻合 除具有和动脉相似的吻合形式外，常在脏器周围或脏器壁内形成静脉丛，以保证在脏器扩大或腔壁受压时血流通畅。静脉吻合远比动脉丰富，吻合形式多样。

3. 动、静脉吻合 在体内的一些部位，如指尖、趾端、鼻、唇、外耳皮肤、生殖器勃起组织等处，小动脉和小静脉之间可借血管吻合支直接相连，形成小动、静脉吻合。这种吻合具有缩短循环途径、调节局部血流量和体温的作用。

4. 侧支吻合 有的血管主干在走行中发出与其平行的侧副管。发自主干不同高度的侧副管彼此吻合，称为**侧支吻合 collateral anastomosis**。正常状态下侧副管较细小，但当主干阻塞时，侧副管逐渐增粗，血流可经扩大的侧支吻合到达阻塞以下的血管主干，使血流受阻区的血液循环得到不同程度的代偿恢复。这种通过侧支建立的循环，称为**侧支循环 collateral circulation** 或侧副循环（图 11–2）。侧支循环的建立显示了血管的适应能力和可塑性，对于保证器官在病理状态下的血液供应具有重要意义。

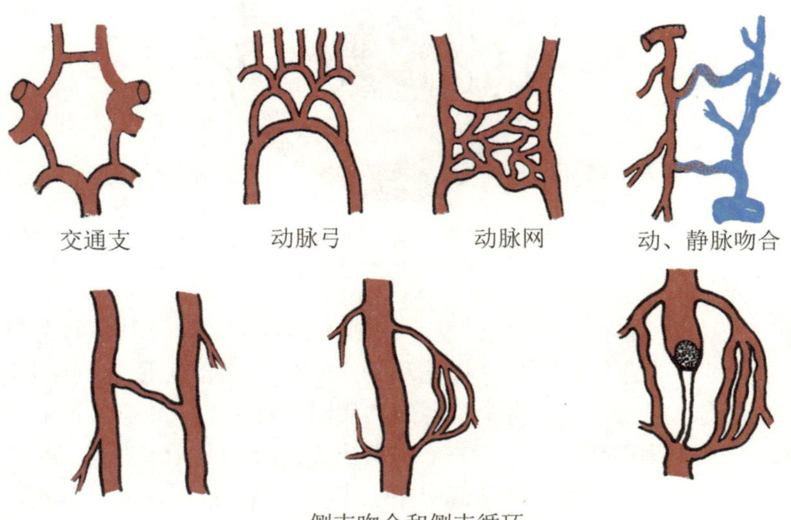

图 11–2 血管吻合和侧支循环示意

体内少数器官内的动脉与相邻动脉之间无吻合，这种动脉称为**终动脉 terminal artery**，如视网膜中央动脉。终动脉的阻塞可导致供血区的组织缺血甚至坏死。如果某一支动脉与邻近动脉虽有吻合，但当该动脉阻塞后，邻近动脉不足以代偿其血液供应，这种动脉称为功能性终动脉，如脑、肾和脾内的部分动脉分支。

第二节 心

一、心的位置、外形和毗邻

（一）位置和毗邻

心 heart 形似倒置的、前后稍扁的圆锥体，周围包裹以心包，斜位于胸腔的中纵隔内。我国成年男性正常心的重量约 284 g ± 50 g，女性约 258 g ± 49 g，但心的重量可因年龄、身高、体重和体力活动等因素不同而有差异。

心约 2/3 位于正中线的左侧，1/3 位于正中线的右侧（图 11–3），前方对向胸骨体和第 2 ～ 6 肋软骨，后方平对第 5 ～ 8 胸椎体，两侧与胸膜腔和肺相邻（图 11–4），上方连接出入心的大血管，下方邻膈。心的长轴自右肩斜向左肋下区，与身体正中线构成 45°角。心底被出入心的大血管根部和心包折缘所固定，心室部分可活动（图 11–3、图 11–5）。心的位置可因体型、呼吸运动中膈肌的升降或体位的不同而有所改变。

（二）外形

心的外形根据形态可分为一尖、一底、两面、三缘，表面尚有 4 条沟（图 11–6、图 11–7）。

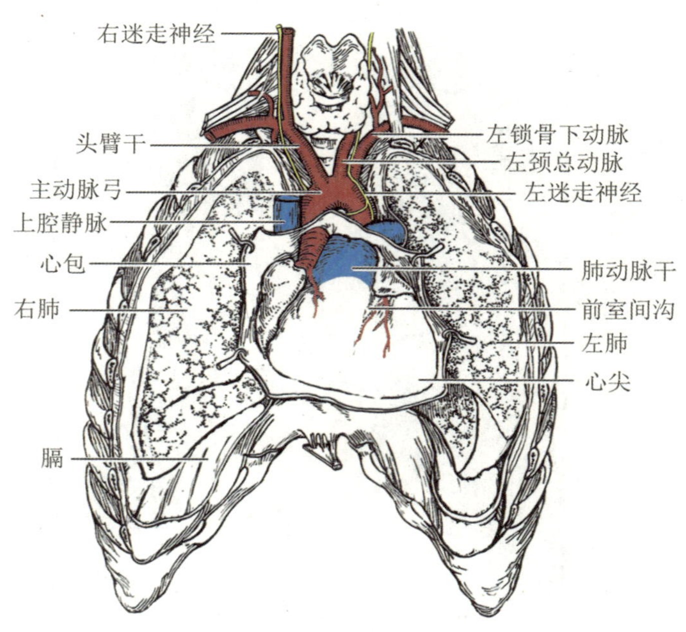

图 11–3 心的位置

1. 心尖 cardiac apex 圆钝、游离，由左心室构成，朝向左前下方，与左胸前壁接近，在左侧第 5 肋间隙的锁骨中线内侧 1 ~ 2 cm 处可触及心尖搏动。

2. 心底 cardiac base 朝向右后上方，主要由左心房和小部分的右心房构成。上、下腔静脉分别从上、下方注入右心房，左、右肺静脉分别从两侧注入左心房。心底后面隔心包与食管、迷走神经和胸主动脉等相邻。

3. 面 前面为胸肋面，朝向前上方，大部分由右心房和右心室构成，小部分由左心耳和左心室构成（图 11–6）。该面大部分隔着心包被胸膜和肺遮盖，小部分隔着心包与胸骨体下部和左侧第 4 ~ 6 肋软骨邻近，故在左侧第 4 肋间隙与胸骨左侧缘处进行心内注射，

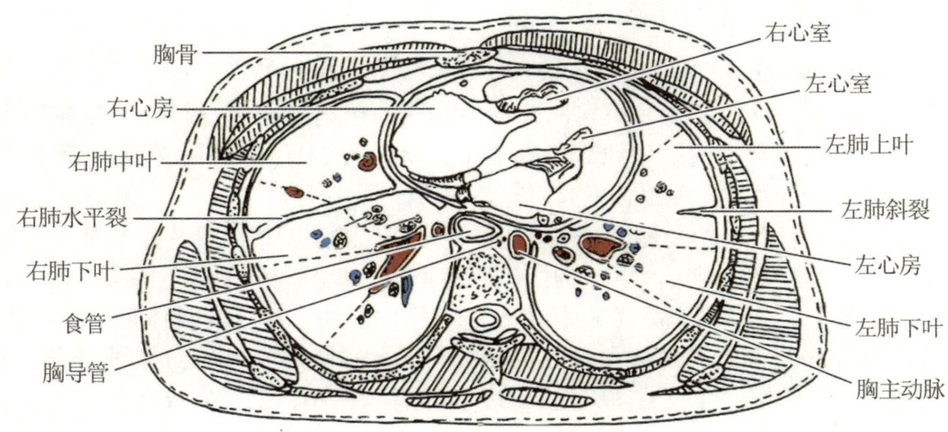

图 11–4 胸部横切面（示心的位置及毗邻）

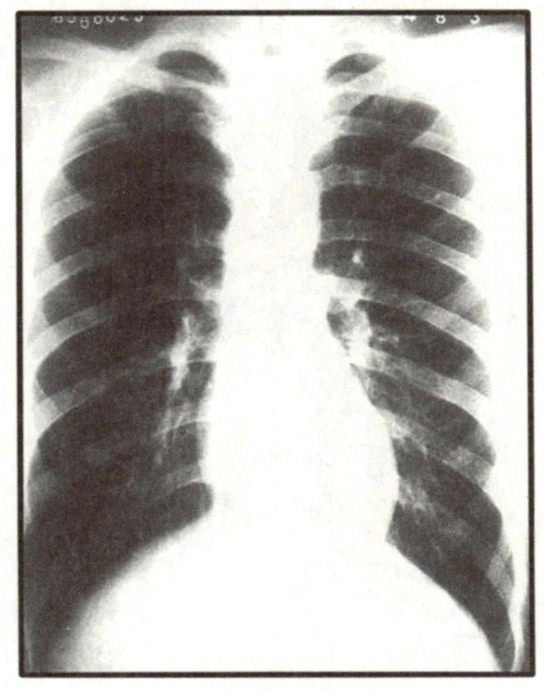

图 11–5 正常胸部正位 X 线片

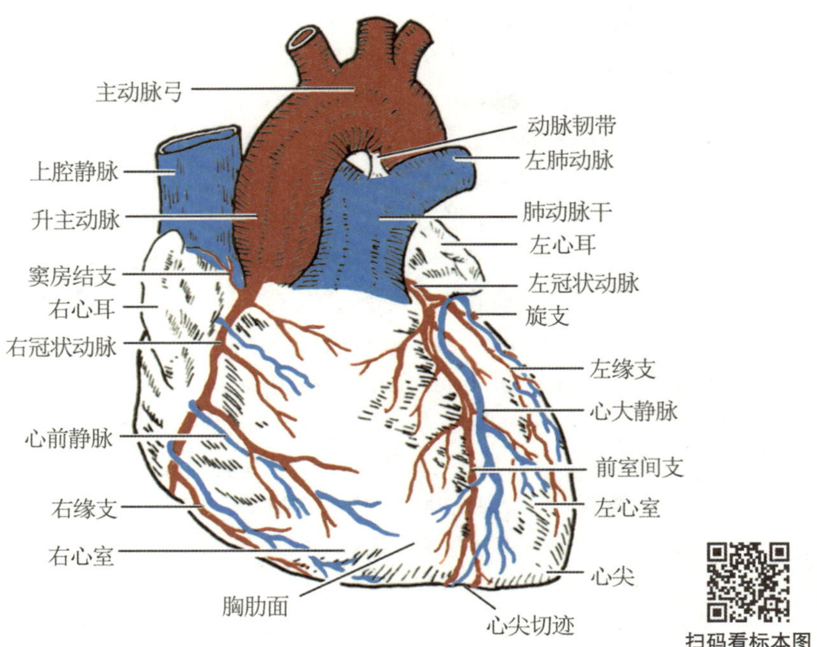

图 11-6　心的外形和血管（前面观）

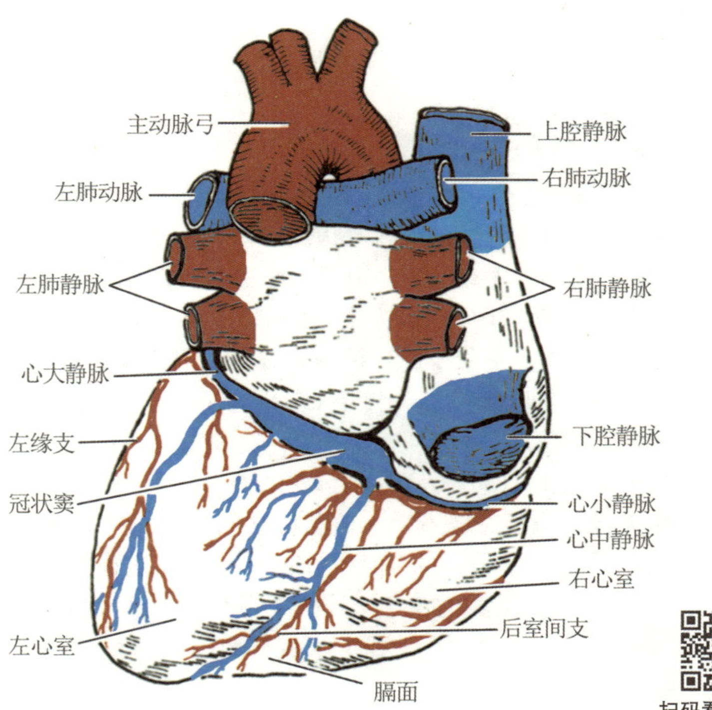

图 11-7　心的外形和血管（后下面观）

一般不会伤及胸膜和肺。胸肋面上部可见起自右心室的肺动脉干走行向左上方，起自左心室的升主动脉在肺动脉干后方向右上方走行。下面为膈面，大部分由左心室，小部分由右心室构成，几乎呈水平位，朝向下方并略朝向后方，隔心包与膈毗邻。

4. 缘 下缘较锐，介于膈面与胸肋面之间，接近水平位，由右心室和心尖构成。左缘较钝，位于胸肋面与肺面之间，绝大部分由左心室构成，仅上方一小部分有左心耳参与。右缘由右心房构成。心的左、右缘形态圆钝，无明确的边缘线。

5. 沟 可作为 4 个心腔的表面分界。**冠状沟 coronary sulcus** 又称为房室沟，几乎呈冠状位，近似环形，前方被肺动脉干所中断，是右上方的心房与左下方的心室表面分界。**前室间沟 anterior interventricular groove** 位于心室的胸肋面，是冠状沟向前下方至心尖右侧的浅沟；**后室间沟 posterior interventricular groove** 位于膈面，也是由冠状沟向下方至心尖右侧的浅沟。前、后室间沟是左、右心室在心表面的分界。前、后室间沟在心尖右侧的汇合处稍凹陷，称为心尖切迹。冠状沟和前、后室间沟内被冠状血管和脂肪组织等填充。在心底，右心房与右上、下肺静脉交界处的浅沟，称为**后房间沟 posterior interatrial sulcus**，是左、右心房在心表面的分界。后房间沟、后室间沟与冠状沟的相交处，称为**房室交点 cruxarea**，是心表面的一个重要标志。此处是左、右心房与左、右心室在心后面相互接近之处，其深面有重要的血管和神经等结构。由于在此处冠状沟的左侧高于右侧，后房间沟偏右，而后室间沟偏左，故房室交点不是一个十字交叉点，而应视为一个区域。

二、心腔

心被心间隔分为左、右半心，左、右半心各分成左心房、左心室和右心房、右心室 4 个腔，同侧心房和心室借房室口相通。

（一）右心房

右心房 right atrium 位于心的右上部，是心腔中最靠右侧的部分（图 11–8），壁薄而腔大。有 3 个入口，即上、下腔静脉口和冠状窦口；一个出口，即右房室口。右心房根据形态可分为前、后部。前部为固有心房，由原始心房衍变而来；后部为腔静脉窦，由原始静脉窦右角发育形成。固有心房向左前方突出的部分，称为**右心耳 right auricle**。固有心房与腔静脉窦在心表面以上、下腔静脉口前缘连线处的**界沟 sulcus terminalis** 为界。在腔面，与界沟相对应的纵行肌隆起，称为**界嵴 crista terminalis**，界嵴向下方与下腔静脉瓣相延续。

固有心房构成右心房的前部，其内面有许多大致平行排列的肌束，称为梳状肌，起自界嵴，向前外侧走行，止于右房室口。梳状肌之间的心房壁较薄。在心耳处，肌束交错成网。当心功能障碍时，心耳处的血流缓慢，易淤积形成血栓。腔静脉窦位于右心房的后部，内壁光滑，无肌性隆起，内有上、下腔静脉口和冠状窦口。**上腔静脉口 orifice of superior vena cava** 开口于腔静脉窦的上部，**下腔静脉口 orifice of inferior vena cava** 开口于腔静脉窦的下部。两大静脉分别回流人体上半身和下半身的血液进入右心房。在下腔静脉口的前缘可有下腔静脉瓣（Eustachian 瓣），此瓣有时不显著或缺如。**冠状窦口 orifice of coronary sinus** 位于下腔静脉口与右房室口之间，相当于房室交点区的深面。窦口后缘有冠状窦瓣（Thebesian 瓣），出现率为 70%，此口导引心壁的血液进入右心房。

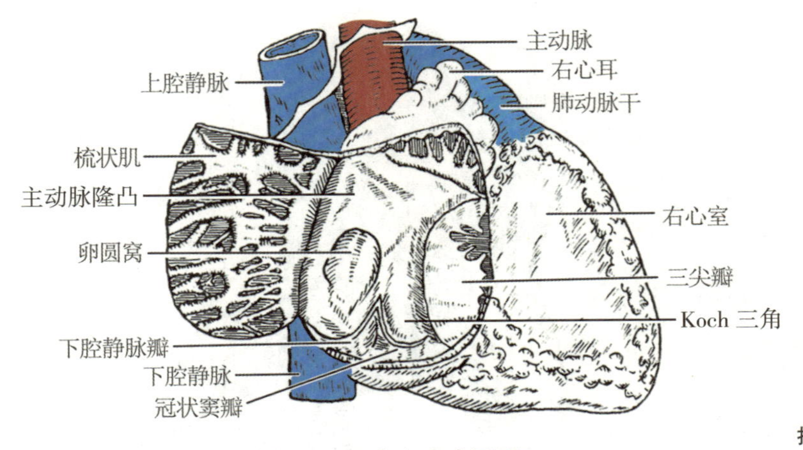

图 11-8 右心房内面观

房间隔较薄，其右侧面的中下部有一个卵圆形凹陷，称为**卵圆窝 fossa ovalis**，是胚胎时期卵圆孔闭合后的遗迹，是房间隔缺损的好发部位，也是从右心房进入左心房心导管穿刺的理想部位。房间隔前上部由主动脉窦向右心房凸起而形成主动脉隆凸，为心导管术的重要标志。

右心房的冠状窦口前内缘、三尖瓣隔侧尖附着缘和 Todaro 腱之间的三角区，称为 **Koch 三角 Koch triangle**（图 11-8）。Todaro 腱为下腔静脉口前方心内膜下的一个腱性结构，它向前方经房间隔附着于中心纤维体（右纤维三角），向后方与下腔静脉瓣相延续。Koch 三角前部的心内膜深面有房室结，其尖对着膜性室间隔的房室部。

右心房的前下部为右房室口，右心房的血液由此流入右心室。

（二）右心室

右心室 right ventricle 位于右心房的前下方，构成胸肋面的大部分（图 11-9）。右心室前壁较薄，只有左心室壁厚度的 1/3，供应血管相对较少，通常是右心室手术的切口部位。在右房室口与肺动脉口之间有一个弓形的肌性隆起，称为**室上嵴 supraventricular crest**，将右心室腔分成流入道和流出道两部分。

1. 右心室流入道 又称为固有心腔（窦部），从右房室口延伸至右心室尖。右心室壁厚 3~4 mm。室壁有许多纵横交错的肌性隆起，称为**肉柱 trabeculae carneae**。在室腔前、后、内侧壁上有 3 个（或 3 组）锥体形的肌隆起，称为**乳头肌 papillary muscle**。右心室乳头肌分为前、后、隔侧 3 群：前乳头肌 1~5 个，位于右心室前壁的中下部，由其尖端发出 5~10 条细索样的腱索呈放射状连于三尖瓣前、后尖；后乳头肌较小，多数为 2~3 个，位于下壁，发出腱索多数连于三尖瓣后尖；隔侧乳头肌小，但数量较多，位于室间隔右侧面的中上部。前乳头肌根部有 1 条肌束横过心室腔至室间隔的下部，称为**隔缘肉柱 septomarginal trabeculae**（也称为**节制索 moderator band**），形成右心室流入道的下界，有防止心室过度扩张的功能。房室束的右束支和供应前乳头肌的血管可通过隔缘肉柱到达前乳头肌，在右心室手术时，要防止损伤隔缘肉柱，以免发生右束支传导阻滞。

右心室流入道的入口为**右房室口 right atrioventricular orifice**，呈卵圆形，其周围由致密结缔组织构成的三尖瓣纤维环围绕。**三尖瓣 tricuspid valve**（**右房室瓣 right**

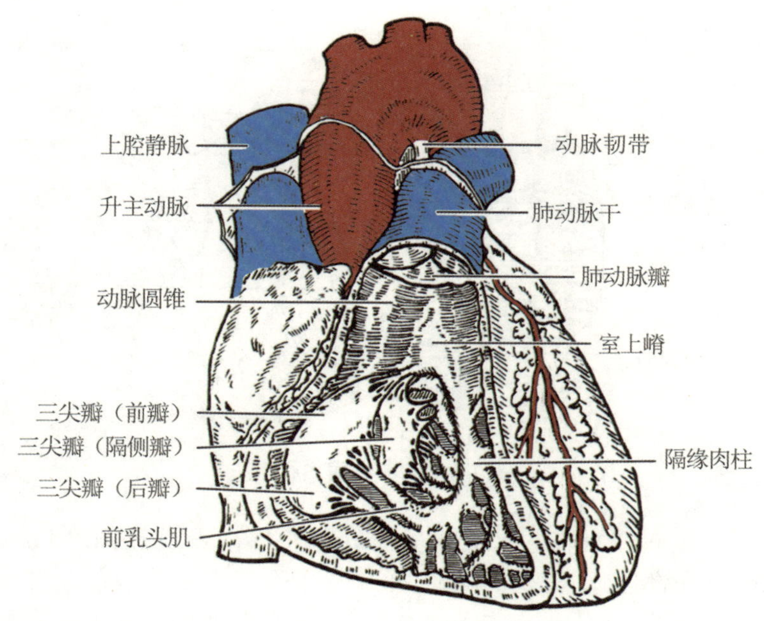

图 11-9　右心室内部结构

atrioventricular valve）基底附着于该环上，瓣膜游离缘垂入心室腔（图 11-10）。位于两个相邻瓣膜之间的瓣膜组织，称为连合，相应 3 个瓣的连合分别为前内侧连合、后内侧连合和外侧连合。病理情况下的瓣膜粘连多发生在连合处，可造成房室口狭窄。三尖瓣的游离缘和心室面借腱索连于乳头肌。当心室收缩时，由于三尖瓣环缩小及血液推动，使三尖瓣紧闭，因乳头肌收缩和腱索牵拉，使瓣膜不致翻向心房，从而防止血液倒流入右心房。三尖瓣环、三尖瓣、腱索和乳头肌在结构和功能上是一个整体，称为**三尖瓣复合体 tricuspid valve complex**。它们共同保证血液的单向流动，其中任何一部分结构损伤，都会导致血流动力学上的改变。

2. 右心室流出道　又称为**动脉圆锥 conus arteriosus** 或漏斗部，位于右心室的前上方，内壁光滑无肉柱，呈圆锥体状，其前壁自下向上逐渐变薄，当右心室负担过大时，动脉圆锥首先扩大。动脉圆锥的出口，称为**肺动脉口 orifice of pulmonary trunk**，通向肺动脉干。肺动脉口周围有肺动脉纤维环围绕，附有 3 个彼此相连的半月形的**肺动脉瓣 pulmonary valve**（图 11-9、图 11-10），瓣膜游离缘朝向肺动脉干方向，游离缘中点增厚的部分，称为半月瓣小结。肺动脉瓣与肺动脉壁之间的袋状腔隙，称为肺动脉窦。当心室收缩时，血液冲开肺动脉瓣进入肺动脉干；当心室舒张时，肺动脉窦被倒流的血液充盈，使 3 个瓣膜相互靠拢，肺动脉口关闭，阻止血液反流入右心室。

（三）左心房

左心房 left atrium 位于右心房的左后方，构成心底的大部分，是 4 个心腔中最靠后的一个腔（图 11-11）。前部向右前方突出的部分，称为**左心耳 left auricle**，覆盖于肺动脉干根部左侧和左冠状沟前部，因与二尖瓣邻近，是心外科最常用的手术入路之一。左心耳内有与右心耳相似的肌性隆起。左心房后部较大，壁光滑，称为左心房窦（固有心房），腔面光滑，其后壁两侧各有一对肺静脉开口。左心房窦前下部借**左房室口 left**

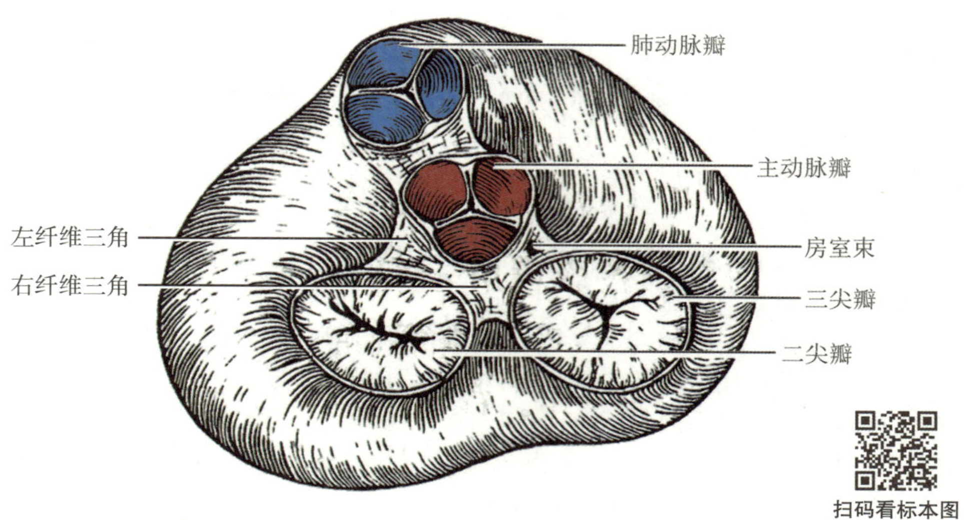

图 11-10 心瓣膜和纤维环（上面观）

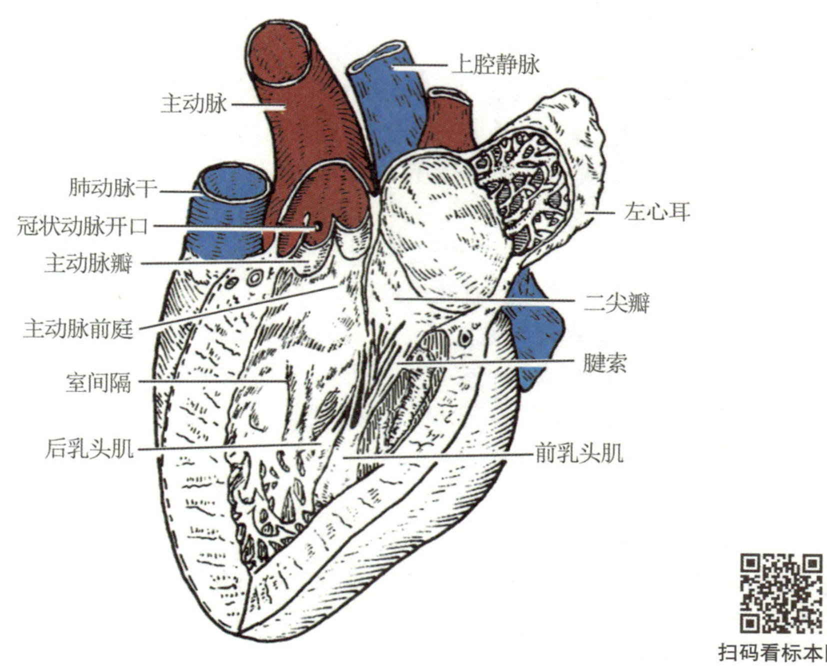

图 11-11 左心房和左心室

atrioventricular orifice 通向左心室。

（四）左心室

左心室 left ventricle 位于右心室的左后方，呈圆锥形，锥底被左房室口和主动脉口所占据（图 11-11）。室壁厚 10~12 mm，约为右室壁的 3 倍。左心室前壁介于前室间沟、左房室沟和左冠状动脉旋支的左缘支三者之间的区域内，血管较少，是左心室手术的入路部位。左心室腔以二尖瓣前尖为界分为左后方的流入道和右前方的流出道两部分。流

入道又称为左心室窦部，位于二尖瓣前尖的左后方。流入道的入口，称为**左房室口 left atrioventricular orifice**，周径平均 10 cm，可容 2~3 个手指。左房室口周围的致密结缔组织环为二尖瓣纤维环。**二尖瓣 mitral valve**（**左房室瓣 left atrioventricular valve**）基底附于二尖瓣环，游离缘垂入心室腔。前尖瓣呈半卵圆形，位于前内侧，介于左房室口与主动脉口之间；后尖瓣略似长条形，位于后外侧。与两切迹相对处的前、后尖叶融合，称为前外侧连合和后内侧连合。二尖瓣借助腱索附着于乳头肌上（图 11–10、图 11–11）。二尖瓣环、二尖瓣、腱索和乳头肌在结构和功能上为一整体，称为**二尖瓣复合体 mitral complex**，可以防止心室收缩时血液逆流进入左心房。

左心室乳头肌较右心室者粗大，根据位置可分为前乳头肌和后乳头肌。前乳头肌 1~5 个，位于左心室前外侧壁的中部，常为单个粗大的锥状肌束。后乳头肌 1~5 个，位于左心室后壁的内侧部，从乳头肌起始的腱索连于二尖瓣的边缘上。当左心室收缩时，乳头肌对腱索产生一个垂直的牵拉力，使二尖瓣有效地靠拢、闭合；心室射血时又限制瓣尖翻向心房。左心室流出道又称为**主动脉前庭 aortic vestibule**、主动脉圆锥或主动脉下窦，位于左心室腔的右上角，为左心室的前内侧部分，室间隔构成流出道的前内侧壁，二尖瓣前尖瓣构成后外侧壁。此部的室壁光滑无肉柱，缺乏伸展性和收缩性。流出道出口，称为**主动脉口 aortic orifice**，其周围主动脉纤维环上附有 3 个半月形的瓣膜，称为**主动脉瓣 aortic valve**，瓣膜大而坚韧，按照瓣膜的方位可分为左半月瓣、右半月瓣和后半月瓣。每个瓣膜相对的主动脉壁向外膨出，半月瓣与主动脉壁之间的袋状腔隙，称为主动脉窦。通常将主动脉窦命名为主动脉右窦、左窦、后窦（图 11–10、图 11–11）。冠状动脉口一般位于主动脉窦内的主动脉瓣游离缘以上，当心室收缩主动脉瓣开放时，瓣膜未贴附窦壁，进入窦内的血液形成小涡流，这样不仅有利于心室射血后主动脉瓣立即关闭，还可保证无论在心室收缩或舒张时都不会影响足够的血液流入冠状动脉，从而保证心肌有充分的血液供应。

左、右侧心房和心室的收缩是同步的，当左、右心室收缩时，左、右房室瓣关闭，主动脉瓣和肺动脉瓣开放，血液射入主动脉和肺动脉。当心室舒张时，左、右房室瓣开启，主动脉瓣和肺动脉瓣闭合，血流由心房流入心室。

扫码看
课程思政

三、心的构造

（一）心纤维性支架

心纤维性支架 cardiac fibrous scaffolds 又称为心纤维骨骼，位于房室口、肺动脉口和主动脉口的周围，由致密结缔组织构成。心纤维性支架为心肌纤维和心瓣膜提供附着处，在心肌运动中起支持和稳定作用。心纤维性支架包括左纤维三角、右纤维三角、4 个瓣膜纤维环（肺动脉瓣环、主动脉瓣环、二尖瓣环和三尖瓣环）。右纤维三角又称为**中心纤维体 central fibrous body**，位于二尖瓣环、三尖瓣环和主动脉后瓣环之间，向下方附着于室间隔肌部，向前方逐渐移行为室间隔膜部，略呈三角形或前宽后窄的楔形。中心纤维体与房室结、房室束的关系十分密切。房室束穿过中心纤维体的右上部，走行向下方，在室间隔膜部和肌部交界处离开中心纤维体。左纤维三角位于主动脉瓣环与二尖瓣环之间，体积较小，其前方与主动脉左瓣环相连，向后方发出纤维带，与右纤维三角发出的纤维带共同形成二尖瓣环（图 11–10、图 11–12）。

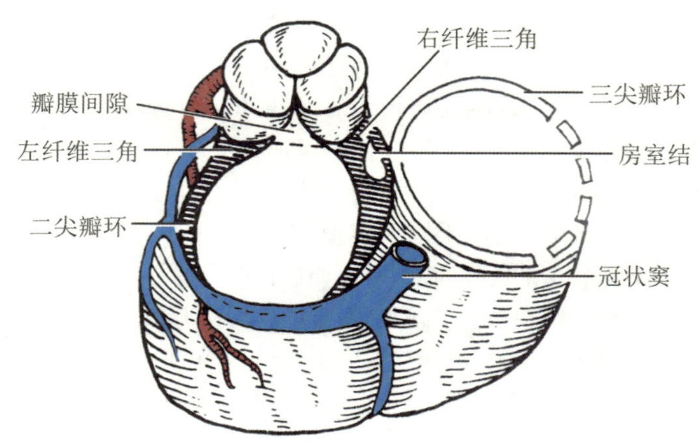

图 11-12　心纤维性支架模式图

（二）心壁

心壁由心内膜、心肌层和心外膜构成，心肌层是构成心壁的主要部分。心内膜被覆于心腔内面，由内皮和内皮下层构成。内皮与大血管的内皮相延续。内皮下层由结缔组织构成，又称为心内膜下层。在房室口与动脉口处，心内膜向心腔折叠形成心瓣膜。心肌层（图 11-13）构成心壁的主体，包括心房肌和心室肌两部分。心房肌较薄，心室肌较厚，尤其是左心室肌。心房肌和心室肌附着于心纤维性支架，被其分开而不延续，为心房和心室不进行同时收缩提供了形态基础。心房肌较薄，由浅、深层组成。浅层肌横行，环绕左、右心房；深层肌为左、右心房所固有，呈襻状或环状，一部分环形纤维环绕心耳、腔静脉口、肺静脉口和卵圆窝周围。当心房收缩时，这些肌纤维具有括约作用，可阻止血液逆流。心房肌具有分泌心钠素的功能。心室肌较厚，一般分为浅、中、深层。浅层肌斜行，在心尖捻转形成心涡，并转入深层移行为纵行的深层肌，上行延续于肉柱和乳头肌，

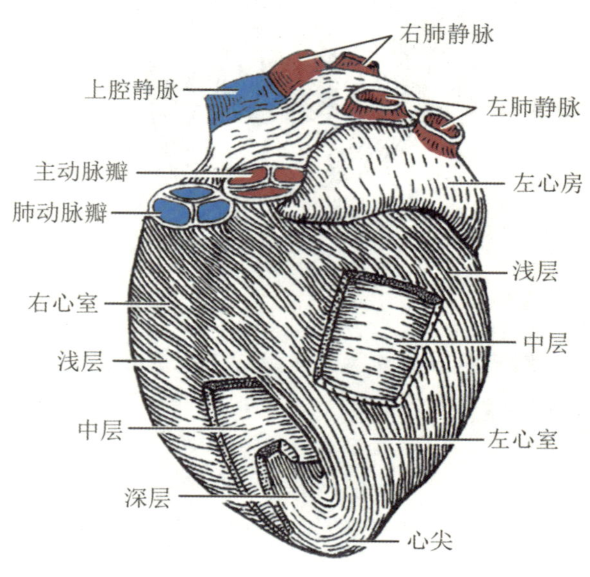

图 11-13　心肌层构筑

并附着于纤维环。中层肌的肌纤维环行，分别环绕左、右心室，也有联系左、右心室的“S”形肌纤维。心外膜即浆膜性心包的脏层，为被覆在心肌表面的一层扁平上皮细胞（间皮）。间皮深面为薄层结缔组织，在大血管与心连通处，结缔组织与血管外膜相连。

（三）房间隔和室间隔

房间隔 interatrial septum 又称为房中隔，位于左、右心房之间（图 11–14），由两层心内膜中间夹心房肌纤维和结缔组织构成。房间隔右侧面的中下部有卵圆窝，此处最薄。**室间隔 interventricular septum** 又称为室中隔，位于左、右心室之间（图 11–14），由两侧的心内膜和心肌构成。室间隔可分为肌部和膜部两部分。肌部占据室间隔的大部分，由肌组织被覆心内膜形成，厚 1 ~ 2 cm，其左侧面的心内膜深面有左束支及其分支通过，在右侧有右束支通过。膜部位于心房与心室交界部位，此处薄弱，缺少心肌，是室间隔缺损的易发部位。**房室隔 atrioventricular septum** 为房间隔和室间隔之间的过渡、重叠区域。房室隔右侧面全部属于右心房，左侧面则属于左心室流入道后部和流出道前部，大致呈前窄后宽的三角形。房室隔前部的膜部后下缘处主要有房室束，与隔侧瓣尖附着缘相交叉；在前部后端的中心纤维体右侧有房室结。

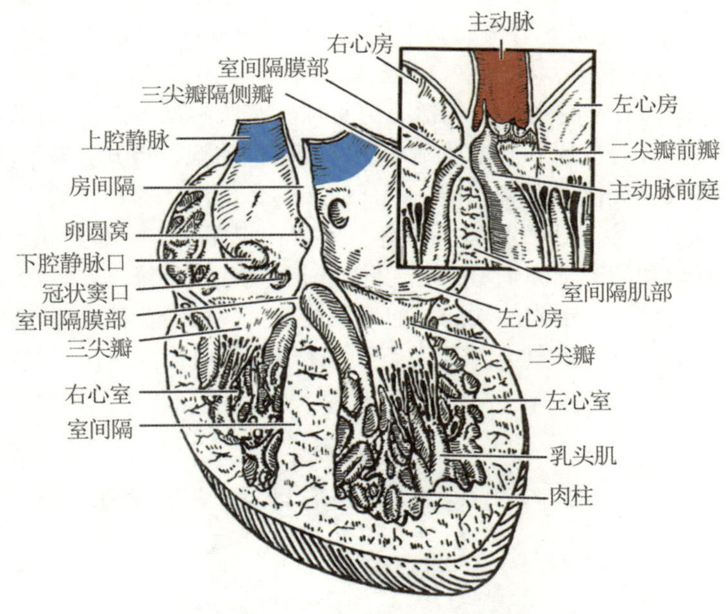

图 11–14　房间隔和室间隔

知识链接

经皮静脉或动脉介入治疗先天性心脏病

经皮股静脉穿刺动脉导管未闭封堵术：经皮股静脉穿刺点，由引导介入器械到达动脉导管的位置，经造影确定动脉导管最狭窄部位的直径。该介入术的穿刺层次结构和引导途径为：皮肤→浅筋膜→深筋膜→股静脉→髂外静脉→髂总静脉→下腔静脉→下腔静脉口→右心房→右房室口→右心室→肺动脉口→肺动脉→未闭的动脉导管→主动脉弓→胸主动脉。

经皮股动脉穿刺动脉导管未闭封堵术：穿刺点与经皮股静脉穿刺相同，将介入器械引导到达动脉导管的途径为：股动脉→髂外动脉→髂总动脉→降主动脉→主动脉弓→未闭的动脉导管。

经皮股静脉和股动脉穿刺室间隔缺损封堵术：经皮股静脉穿刺与上述股静脉穿刺部位和层次相同，介入器械的引导途径为：股静脉→右心室→室间隔缺损部；经皮股动脉穿刺与前述的股动脉穿刺部位和层次相同，需要将器械引导由股动脉→左心室→室间隔缺损部，即分别经股动、静脉建立2套引导器械共同到达室间隔缺损部的两侧，以封堵缺损孔道。

四、心传导系统

心肌细胞按照形态和功能可分为两类：普通心肌细胞和特化的心肌细胞。前者构成心房壁和心室壁的主要部分，主要功能是机械性收缩；后者主要功能是产生和传导兴奋，控制心的节律性活动。心传导系包括：窦房结、结间束、房室交界区、房室束、左右束支和 Purkinje 纤维网（图 11-15）。

1. 窦房结 sinuatrial node 多呈长梭形（或半月形），位于上腔静脉与右心房交界处的界沟上 1/3 的心外膜深面，从心外膜表面用肉眼不易辨认。窦房结的长轴与界沟基本平行。人心的窦房结内恒定地有窦房结动脉从其中央穿过。窦房结内主要有起搏细胞

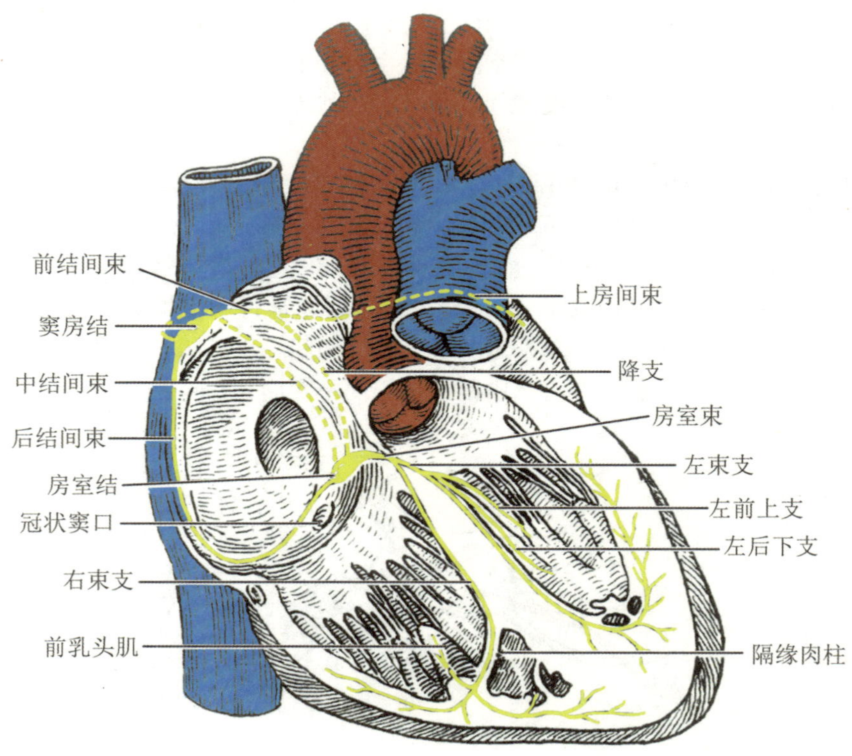

图 11-15 心传导系统

（pacemaker cell，P 细胞）和移行细胞（transitional cell，T 细胞），还有丰富的胶原纤维，形成网状支架。窦房结能自发地发出节律性冲动，是心的正常起搏点。

2. 结间束 是窦房结和房室结之间的纤维传导束。长期以来一直未定论，目前大多数学者还是倾向于结间束的存在。结间束有 3 条（图 11-15）。①前结间束：由窦房结头端发出向左侧走行，呈弓状绕上腔静脉前方和右心房前壁，向左侧行至房间隔上缘分为两束：一束左行分布于左心房前壁，称为上房间束（Bachmann 束）；另一束下行经卵圆窝前方的房间隔，下降至房室结的上缘。②中结间束：由窦房结右上缘发出，向右侧、向后方呈弓状绕过上腔静脉，然后进入房间隔，经卵圆窝前缘，下降至房室结上缘，此束即 Wenckebach 束。③后结间束：又称为 Thorel 束，由窦房结下端（尾部）发出，在界嵴内下行，然后转向下内侧，经下腔静脉瓣，越冠状窦口的上方，至房室结的后缘。此束在走行中分出纤维至右心房壁。有学者研究认为结间束是由排列规律的心房肌构成，形成优势传导通路，并非由特化的心肌细胞构成。

3. 房室交界区 又称为房室结区，是心传导系在心房与心室互相连接部位的特化心肌结构，位于冠状窦口与右房室口之间的心内膜下，即房室隔的 Koch 三角内。房室交界区由房室结、房室结的心房扩展部和房室束近侧部三部分组成，各部之间无截然的分界（图 11-16）。**房室结 atrioventricular node** 是房室交界区的中央部分，为一个矢状位的扁薄结构，左下方邻右纤维三角，右侧有薄层心房肌和心内膜覆盖。房室结的后上端和右侧面有数条纤维束伸至房间隔和冠状窦口周围，即房室结的心房扩展部。房室结的前端变细穿入中心纤维体，形成房室束。房室束穿出中心纤维体走行于肌性室间隔上缘，再经过室间隔膜部的后下缘分为左、右束支。房室结内主要有起搏细胞、移行细胞和少量 Purkinje 细胞，细胞之间含有丰富的胶原纤维。房室交界区的主要功能是：①传导窦房结发放的冲动至心室肌；②延搁窦房结下传至心室的时间；③次级起搏点；④过滤室上冲动，保证心室有效收缩。

4. 房室束 atrioventricular bundle 又称为 His 束，起自房室结前端，穿中心纤维体，向前下方走行于室间隔膜部的后下缘，分为右束支和左束支。房室束走行中与一些重要结构相毗邻，心外科手术如瓣膜置换、室间隔修补时要注意避免损伤房室束。

5. 左束支 left bundle branch 自房室束起始后，走行于室间隔左侧的心内膜下，在肌性室间隔上、中 1/3 交界水平，分为前组、后组和间隔组三组，其分支从室间隔上部的前、中、后 3 个方向散向整个左心室内面，在心内膜深面移行至 Purkinje 纤维网。

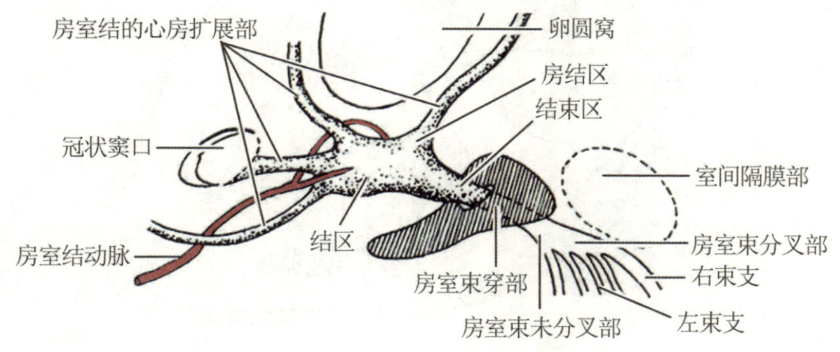

图 11-16 房室交界区的位置和分布

6. 右束支 right bundle branch 起自房室束分叉部的末端，从室间隔膜部下缘的中部向前下方弯曲走行，表面有室间隔右侧面的薄层心肌覆盖，经过右心室圆锥乳头肌的后方，向下方进入隔缘肉柱，到达右心室前乳头肌根部移行为 Purkinje 细胞，分布于右心室壁。右束支分支较晚，主干为圆索状且较长，故易受局部病灶影响而发生传导阻滞。

7.Purkinje 纤维网 左、右束支最终在心内膜下交织，由 Purkinje 细胞规则排列形成，主要分布于室间隔中下部、心尖、乳头肌的下部和游离室壁的下部，室间隔上部、动脉口和房室口附近则分布稀少或没有。心内膜下 Purkinje 纤维网发出纤维分支以直角或钝角进入心室壁内则构成心肌内 Purkinje 纤维网，最后与收缩心肌相连。

五、心的血管

分布于心壁的动脉来自左、右冠状动脉；回流心壁的静脉血，绝大部分经冠状窦汇入右心房，一部分直接回流入右心房；极少部分回流入左心房和左、右心室。心本身的循环称为**冠状循环 coronary circulation**。

（一）冠状动脉

冠状动脉分为左、右冠状动脉，其分支命名原则一般是根据其支配区域和分支的部位而定。

1. 左冠状动脉 left coronary artery 起自主动脉的主动脉左窦，主干很短，5 ~ 10 mm，较右冠状动脉粗，经左心耳与肺动脉干之间左行，然后分为前室间支和旋支（图 11–6）。左冠状动脉主干的分叉处常发出对角支，向左下方斜行，分布于左心室前壁，粗大者也可至前乳头肌。

前室间支 anterior interventricular branch 也称为前降支，可视为左冠状动脉的直接延续，沿前室间沟下行（图 11–6），多数绕过心尖切迹至膈面上行一小段距离，亦可与后室间支末梢吻合。前室间支的主要分支有左心室前支、右心室前支、室间隔前支。右心室前支的第 1 支往往分出左圆锥支，分布于肺动脉圆锥。此支与右冠状动脉右圆锥支互相吻合形成动脉环，称为 Vieussens 环。前室间支沿途发出分支分布于左心室前壁、前乳头肌、心尖、右心室前壁的一小部分、室间隔的前 2/3 和心传导系的右束支、左束支前半。如前室间支的血流受阻，则引起前壁心肌和室间隔前部心肌梗死。

旋支 circumflex branch 也称为左旋支，由左冠状动脉主干发出后沿左侧冠状沟，绕心左缘至左心室膈面（图 11–6），多在心左缘与后室间沟之间的中点附近分支而终止。旋支的主要分支有左缘支、左心室后支、窦房结支、左心房支、左心房旋支。旋支及其分支分布于左心房、左心室前壁一小部分、左心室侧壁、左心室后壁的一部分或大部分，甚至可到达左心室后乳头肌，约 40% 人的分支分布于窦房结。

2. 右冠状动脉 right coronary artery 起自主动脉的主动脉右窦，走行于右心耳与肺动脉干之间，沿冠状沟右侧走行，绕心右缘至膈面，末端至后室间沟延续为后室间支（图 11–6、图 11–7）。右冠状动脉的分支有：窦房结支、右缘支、后室间支、右旋支、右心房支、房室结支。右冠状动脉一般分布于右心房、右心室前壁大部分、右心室侧壁和后壁的全部、左心室后壁的一部分和室间隔后 1/3，包括左束支的后半和房室结、窦房结。

知识链接

经皮冠状动脉介入治疗术是针对冠心病心绞痛患者，采用经皮动脉穿刺，将球囊或支架等相关器械送入冠状动脉病变的狭窄部，以球囊内扩张或支架支撑的方式解除其狭窄或梗阻，重建冠状动脉有效供血的技术方法。可选用经皮股动脉或桡动脉或肱动脉穿刺进行。

经皮股动脉穿刺冠状动脉介入治疗：在腹股沟中点下方约 2 cm，股动脉搏动最强处刺入皮肤，经皮肤→浅筋膜→阔筋膜→股鞘进入股动脉。当持针手感到动脉明显搏动时，即可穿入血管，穿刺成功即可见动脉血搏动性流出。将血管支架通过股动脉→髂外动脉→髂总动脉→降主动脉→主动脉弓→升主动脉、主动脉左窦或右窦→左或右冠状动脉口→左或右冠状动脉的病变部位（可为冠状动脉主干，或冠状动脉 1 个或多个分支）。

经皮桡动脉穿刺冠状动脉介入治疗：在前臂前面的桡侧，腕横纹近侧 3 cm，或桡骨茎突近侧 1 cm，桡动脉搏动最强、走行较直的部位，此处位置较浅。穿刺层次为：皮肤→浅筋膜→深筋膜→桡动脉。将冠状动脉扩张器械送入，通过桡动脉→肱动脉→腋动脉→锁骨下动脉→主动脉弓→升主动脉、左或右主动脉窦→左或右冠状动脉口→左或右冠状动脉（或冠状动脉分支）的病变部位。

3. 冠状动脉的分布类型 按照 Schlesinger 分型原则，以后室间沟为标准，将我国冠状动脉分布类型分为三型（图 11–17）。①右优势型（65.7%）：右冠状动脉在心室膈面的分布范围，除右心室膈面外，还越过房室交点和后室间沟，分布于左心室膈面的一部分或全部。②均衡型（28.7%）：左、右心室的膈面各由本侧的冠状动脉供应，互不越过房室交点。后室间支为左或右冠状动脉的终末支，或同时来自左、右冠状动脉。③左优势型（5.6%）：左冠状动脉较大，除发出分支分布于左心室膈面外，还越过房室交点和后室间沟分布于右心室膈面的一部分，后室间支和房室结动脉均发自左冠状动脉。

4. 壁冠状动脉 冠状动脉主干及主要分支的一段被心肌所覆盖，被覆盖的该段动脉为壁冠状动脉，一般长 0.2~5.0 cm。覆盖壁冠状动脉的称为心肌桥。壁冠状动脉好发于前、

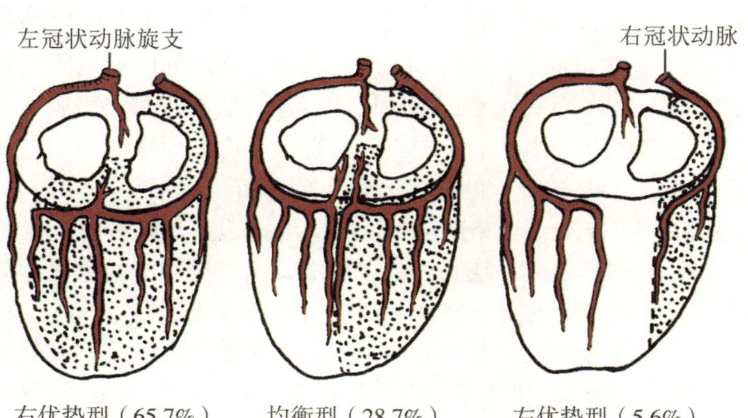

图 11–17　冠状动脉的分支类型（后面观）

后室间支（图 11–18）。一般认为，壁冠状动脉受心肌桥的保护，局部承受的应力较小，心舒张时亦可控制血管，使之不过度扩张，较少发生动脉的硬化。在冠状动脉手术时，应注意壁冠状动脉的存在。

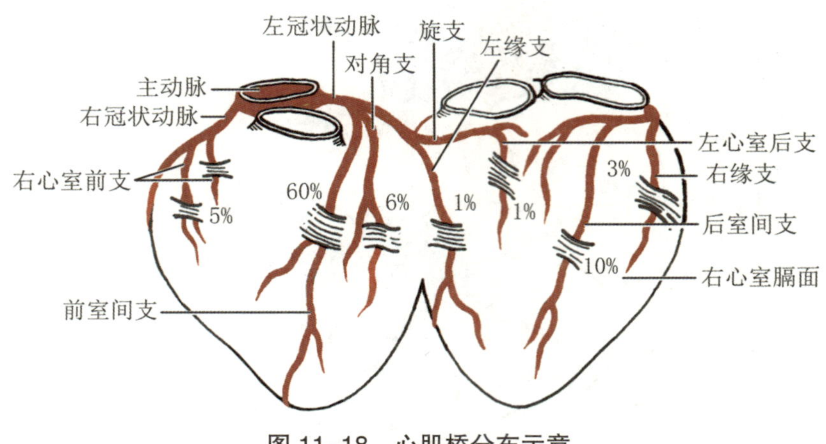

图 11–18 心肌桥分布示意

（二）心的静脉

心的静脉血大部分（约 60%）由冠状窦汇入右心房，一小部分直接注入右心房（图 11–19），极少部分直接回流入左、右心房和左、右心室。**冠状窦 coronary sinus** 位于心膈面，左心房与左心室之间的冠状沟内，长 4~5 cm，注入右心房的冠状窦口。冠状窦口常有一个半月形瓣膜。冠状窦起始部的壁较薄，其表面由左、右心房来的薄层肌束覆盖，有类似瓣膜的作用。冠状窦的主要属支有**心大静脉 great cardiac vein**、**心中静脉 middle cardiac vein** 和**心小静脉 small cardiac vein**。心前静脉和心最小静脉（又称为 Thebesius 静脉）大多数直接开口于右心房（图 11–19）。心静脉之间的吻合非常丰富，冠状窦属支之间及属支和心前静脉之间均在心表面有广泛的吻合。

（三）冠状血管的侧支循环

冠状动脉侧支循环可分为壁内侧副血管、冠状动脉分支间吻合和冠状动脉与心外动脉的吻合。

1. 壁内侧副血管 是心壁内特殊血管与心腔之间的交通（图 11–20），包括：①心最小静脉。②动脉心腔血管：是冠状动脉与心腔之间直接交通的血管，直径 200 ~ 1 000 μm，其组织结构与动、静脉吻合一致。③心肌窦状隙：呈不规则的网状，由小动脉分支和毛细血管分出的薄壁血管构成。心肌窦状隙之间可有吻合管互相连接。心壁中的小动脉可以通过心肌窦状隙与心腔相通。

2. 冠状动脉分支间的吻合 一侧或两侧冠状动脉分支之间均存在吻合，最主要的是位于肌性室间隔和房间隔。此外，在室间沟附近的室壁、房室交点和左、右心房壁等处也存在这种吻合。

3. 冠状动脉与心外动脉的吻合 主要通过升主动脉壁动脉网、肺动脉壁动脉网和心房动脉网的直接吻合，或通过心包动脉网间接与心外动脉吻合。

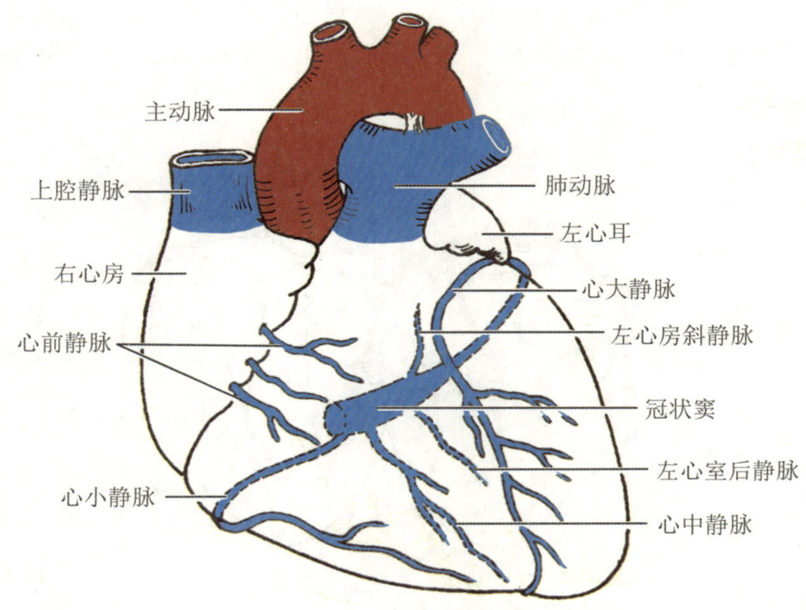

图 11–19　心静脉模式图（前面观）

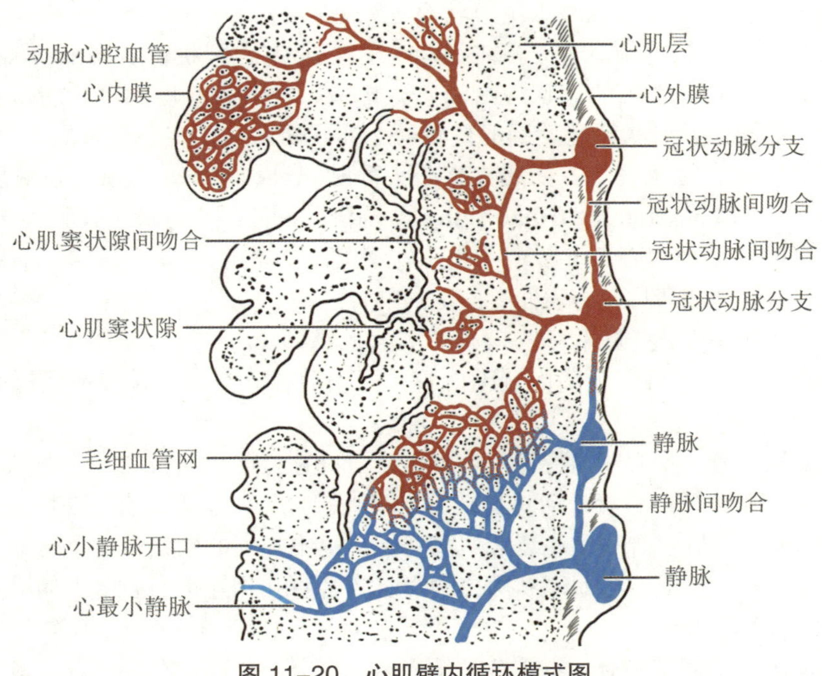

图 11–20　心肌壁内循环模式图

六、心的神经

心的神经包括交感神经、副交感神经和感觉神经。免疫组织化学研究证实，心内有降钙素基因相关肽、神经降压素和 P 物质等多种肽能神经纤维，它们可能参与对心各种复杂功能的调节（见“神经系统”）。

七、心的淋巴回流

心的淋巴管道包括毛细淋巴管和淋巴管，分别位于心内膜下、心肌内和心外膜下，形成丛并彼此吻合。毛细淋巴管在心肌细胞之间十分丰富，与毛细血管近似 1 ∶ 1 的比例配布。心肌深层的淋巴丛由深层流向浅层，最后在心外膜下汇集成左、右淋巴干。左淋巴干在冠状沟左段形成，经肺动脉干与左心房之间上升，注入气管、支气管淋巴结。右淋巴干在冠状沟右侧段形成，在升主动脉的前方上升，回流至上纵隔的纵隔前淋巴结。

八、心包

心包 pericardium 是圆锥形纤维浆膜囊（图 11–21），包裹心和出入心的大血管根部，分为内、外层，外层是纤维心包，内层为浆膜心包。

纤维心包 fibrous pericardium 由坚韧的纤维性结缔组织构成，有保护和支持心的作用。上方包裹出入心的升主动脉、肺动脉干、上腔静脉和肺静脉的根部，并与这些大血管的外膜相延续。下方与膈的中心腱愈着。由于纤维心包的伸展性差，当心包积液时不易扩展，可压迫心，影响心的正常搏动和静脉回流。

浆膜心包 serous pericardium 位于心包囊的内层，又分为脏、壁层。壁层衬于纤维心包的内面，与纤维心包紧密相贴。脏层包裹于心肌的表面，形成心外膜。脏、壁两层在出入心的大血管根部相互移行，两层之间的潜在性腔隙，称为**心包腔 pericardial cavity**，内含有少量浆液，可减少心搏动时的摩擦。

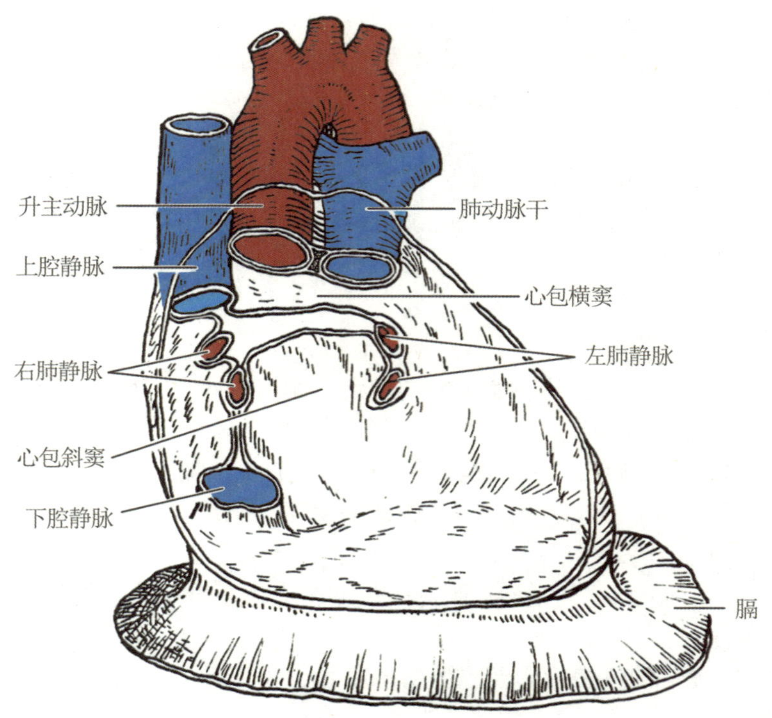

图 11–21 心包

在心包腔内，浆膜心包脏、壁两层返折处的间隙，称为**心包窦 pericardial sinus**（图 11-21），主要包括以下几种。①**心包横窦 transverse pericardial sinus**，为心包腔在主动脉、肺动脉后方与上腔静脉、左心房前壁前方之间的间隙。当心直视手术需要阻断主动脉和肺动脉血流时，可在心包横窦前后方钳夹这两个大血管。②**心包斜窦 oblique pericardial sinus**，为位于左心房后壁的左右肺静脉、下腔静脉与心包后壁之间的心包腔，上端闭锁，下端向左前下方开口。心包斜窦较深，往往是心包炎积液之处。③**心包前下窦 anterior inferior sinus of pericardium**，位于心包腔前下部的心包前壁与膈之间的交角处，由心包前壁移行至下壁形成。人体直立位时，该处位置最低，心包积液常积存于此窦中，是心包穿刺比较安全的部位。从左剑肋角处进行心包穿刺，恰可进入该窦。

知识链接

心包穿刺术主要用于对心包积液性质的判断、向心包腔内注射药物和协助病因的诊断等。心包前下窦的位置较低，是心包积液潴留处，心包腔穿刺的适宜部位就在于此处。

1. 心前区穿刺　穿刺点位于左侧第 5 肋间隙或第 6 肋间隙，心浊音界左缘向内侧 1 ～ 2 cm 处进针，此处可避免损伤胸膜。穿刺针应自下而上，向后内侧朝向脊柱方向缓慢进针。此部位穿刺技术的难度较胸骨下穿刺小，但不适于渗出液量较少的心包炎患者。穿经层次为皮肤→浅筋膜→深筋膜→胸大肌→肋间外膜→肋间内肌→胸内筋膜→纤维心包和浆膜心包壁层→心包腔。进针深度为 2 ～ 3 cm。

2. 胸骨下（剑突下）穿刺　取左侧剑肋角作为胸骨下穿刺点，进针时针体与腹壁的角度为 30° ～ 45° ，针刺向上、后、左侧刺入心包腔底部。穿经层次为皮肤→浅筋膜→深筋膜→腹直肌→膈→膈筋膜→纤维心包和浆膜心包壁层→心包腔。进针深度为 3 ～ 5 cm。

在穿刺过程中，感觉到针尖抵抗感突然消失时，提示穿刺针已经穿过心包壁层，如针尖感到心搏动，此时应退针少许，以免划伤心肌。

九、心的体表投影

心的位置受多种因素影响，如年龄、性别、体型、体位、膈肌运动和心本身的搏动均可影响心的位置。心外形的体表投影通常采用四点连线确定（图 11-22）。①左上点：位于左侧第 2 肋软骨的下缘，距胸骨侧缘约 1.2 cm 处。②右上点：位于右侧第 3 肋软骨上缘，距胸骨侧缘约 1 cm 处。③右下点：位于右侧第 7 胸肋关节处。④左下点：位于左侧第 5 肋间隙，距前正中线约 7 ～ 9 cm。左、右上点连线为心的上界，左、右下点连线为心的下界，右上点与右下点之间微向右侧凸的弧形连线为心的右界，左上点与左下点之间微向左侧凸的弧形连线为心的左界。

房室口、动脉口的体表投影及瓣膜听诊部位：由于影响心的位置的因素较多，心内各口的位置相对变化。右房室口的体表投影在胸骨体中线右侧正对第 4 肋间隙处，三尖瓣的听诊区在胸骨体下段偏右处。左房室口投影在胸骨体的左侧，第 3 肋间隙的高度；二尖

瓣听诊区在心尖处。主动脉瓣的投影位于胸骨左缘第 3 肋间隙高度，听诊部位在胸骨右侧第 2 肋间隙的前端。肺动脉口投影在胸骨体的左缘，相当于第 3 胸肋关节处；肺动脉瓣的听诊区在左侧第 2 肋间隙前端（图 11–22）。

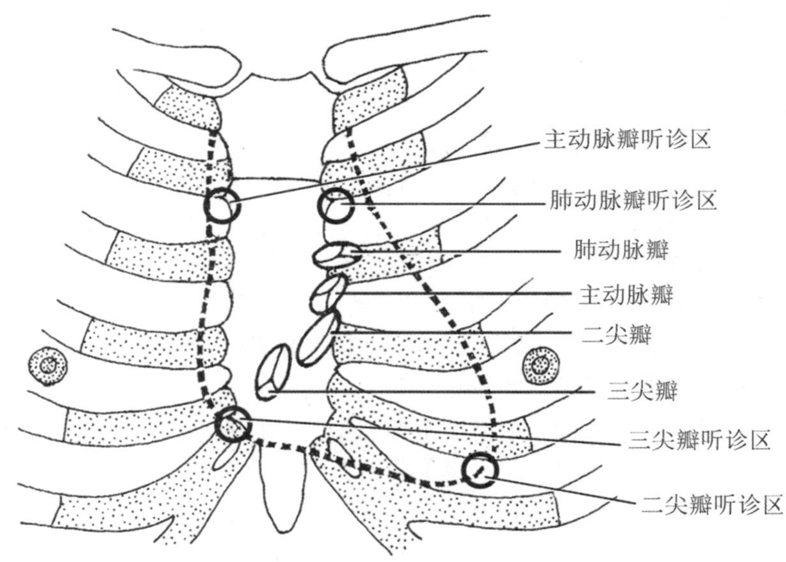

图 11–22 心的体表投影及瓣膜听诊部位

知识链接

胸外心脏按压术是对心搏骤停患者恢复心搏功能所使用的人工急救方法，通过有节奏地按压胸廓，将心挤压于胸骨和脊柱之间，使血液从左、右心室排出，进入动脉；松开时胸骨和两侧肋骨、肋软骨借其弹性回缩而恢复至原位。此时胸腔负压增大，静脉血被吸引向心回流，心充盈。如此反复按压以代替心舒缩的泵血功能，从而建立起有效的血液循环，维持心和脑的基础血供。同时通过挤压刺激心，促进其恢复自主节律，达到复苏的目的。

正确的按压部位是胸骨中、下 1/3 交界处。术者应站在患者一侧，以一手掌根部接触患者胸骨，伸直手指与肋骨平行，另一手掌压在该手背上，两臂位于胸骨正前方，双肘关节伸直。利用上半身重量垂直下压，将胸骨、肋骨及肋软骨向脊柱方向做有节奏的、带冲击式的按压，每次胸骨下陷程度以胸廓大小而定，一般成人每次按压使胸骨下陷 4 ~ 5 cm，然后迅速放松，解除压力，让胸骨自行复位。如此有节奏地反复进行，按压时间与放松时间大致相等，挤压次数成人以每分钟 80 ~ 100 次为宜。

（新乡医学院 郭志坤）

第三节　动　脉

动脉 artery 是导血出心的血管，发自左心室的主动脉及其各级分支运送动脉血（富含氧气），而发自右心室的肺动脉干及其各级分支运送静脉血（含有二氧化碳较多）。动脉可分为器官外动脉和器官内动脉。动脉干的分支从离开主干到进入器官前的一段，称为器官外动脉；进入器官后的称为器官内动脉。

器官外动脉的分布有其基本规律：①动脉分布与人体结构相适应，人体左、右侧对称，动脉分支也呈对称性。②每个大局部（头颈、躯干、上肢和下肢）均有 1 ~ 2 条动脉干。③躯干结构有体壁和内脏之分，动脉亦分为壁支和脏支。壁支仍保留其胚胎时的原始分节状态，呈节段性和对称性分布，如肋间后动脉、腰动脉（图 11–23）。④动脉常有静脉、神经伴行，形成血管神经束。有的血管神经束还包有结缔组织鞘，在四肢的走行中多与长骨平行。⑤动脉多走行于身体的屈侧、深部或安全隐蔽处，如骨、肌和筋膜形成的沟或管内，不易受到损伤。⑥动脉常以最短距离到达其分布的器官，但睾丸动脉、卵巢动脉例外，此与胚胎发生过程中的睾丸和卵巢下降有关。⑦动脉分布形式与器官形态有关。容积经常变化的中空性器官如胃、肠等，其动脉在器官外先吻合成动脉弓，由弓再发出分支进入器官；经常活动、容易受压的部位，其动脉相互吻合形成动脉网或动脉弓；位置相对固定的器官如肝、肾等，动脉从其凹侧的门进入。⑧动脉的管径不仅取决于其供应器官的大小，而且与器官的功能有关。如肾动脉的管径较为粗大，此与肾过滤血液产生尿液的功

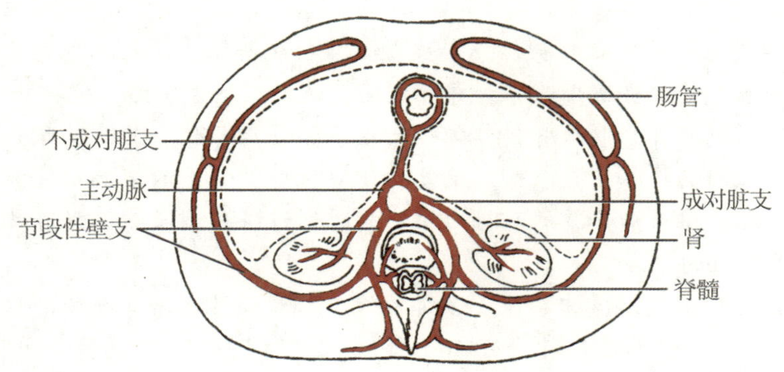

图 11–23　躯干动脉分布示意

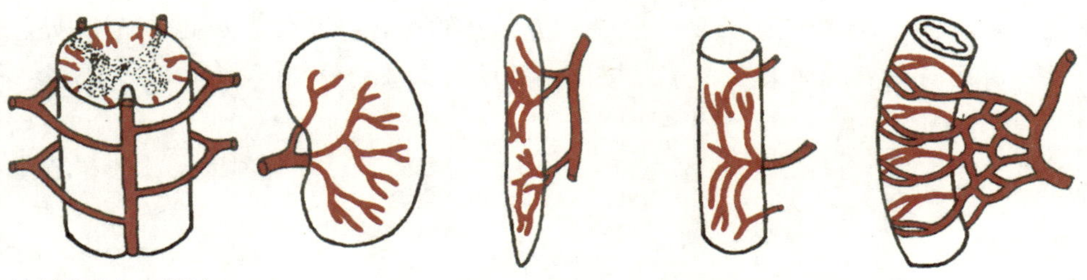

图 11–24　器官内动脉分布模式图

能有关。

器官内动脉的分布形式与器官的构造密切相关，结构相似的器官其动脉分布形式也大致相同。实质性器官内的动脉呈放射状、纵行状和集中状分布。分叶状结构的实质性器官如肝、肾等，动脉由门进入其内，分支呈放射状分布；中空或管状器官的动脉呈横行、纵行或放射状分布（图 11–24）。

一、肺循环的动脉

肺动脉干 pulmonary trunk 为一个短粗的动脉干，是肺循环的动脉主干。起自右心室肺动脉口，在升主动脉的前方向左后上方斜行，至主动脉弓的下方，分为左肺动脉和右肺动脉（图 11–25）。

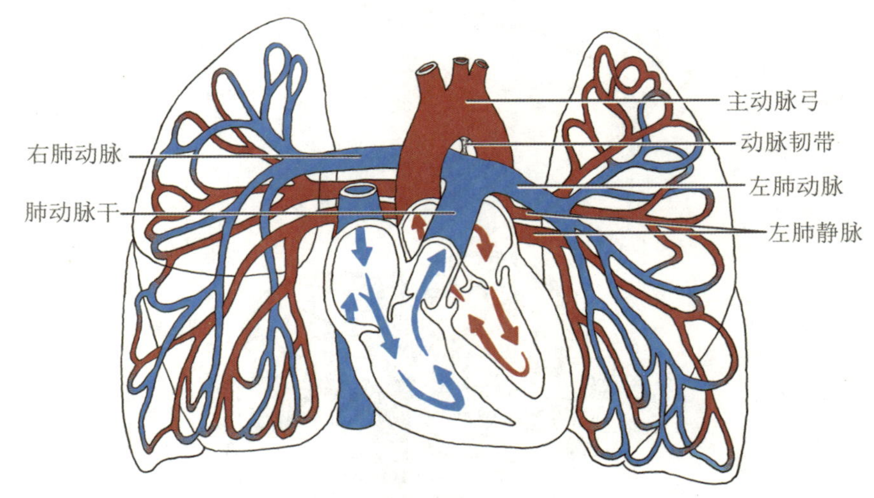

图 11–25 肺动脉及其分支

1. 左肺动脉 left pulmonary artery 较短，横跨左主支气管的前方至左肺门，分为两支进入左肺上、下叶。

2. 右肺动脉 right pulmonary artery 较长，横行向右，经升主动脉和上腔静脉后方至右肺门处，分为 3 支分别进入右肺上叶、中叶和下叶。

在肺动脉干分叉处稍左侧与主动脉弓的下缘之间，连有一条短的纤维结缔组织索，称为**动脉韧带 arterial ligament**，是胚胎时期动脉导管闭锁后的遗迹。出生 6 个月动脉导管仍未闭锁，则称为动脉导管未闭，是一种常见的先天性心脏病。

二、体循环的动脉

主动脉 aorta 是体循环的动脉主干。主动脉自左心室发出后，按走行部位分为升主动脉、主动脉弓和降主动脉三部分（图 11–26、图 11–27）。

升主动脉 ascending aorta 为主动脉自左心室发出的起始段，在胸骨后方，其向右前上方斜行，至右侧第 2 胸肋关节后方延续为主动脉弓。在升主动脉根部发出左、右冠状动脉，分支分布于心。

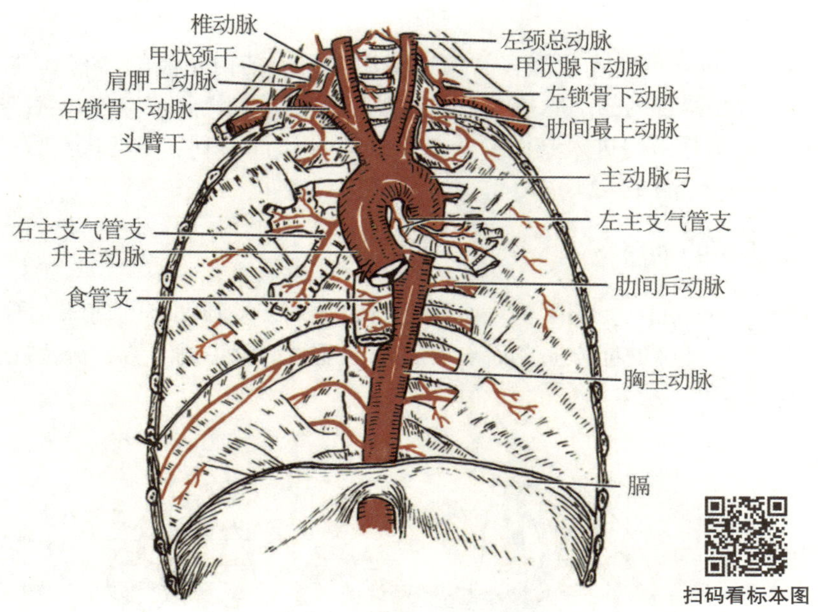

图 11-26　胸主动脉及其分支

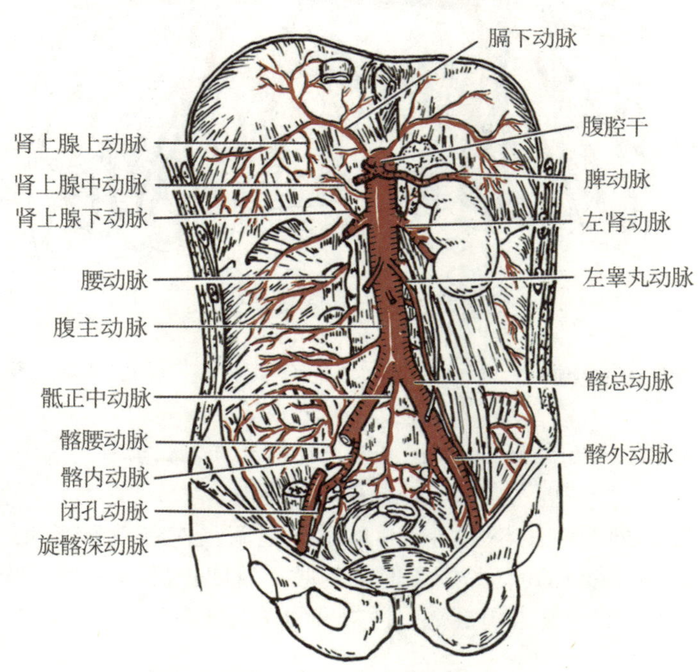

图 11-27　腹主动脉及其分支

主动脉弓 aortic arch 是升主动脉的延续，呈弓形弯向左后方，平第 4 胸椎体下缘移行为胸主动脉。在主动脉弓的凸侧自右向左依次发出头臂干、左颈总动脉和左锁骨下动脉三大分支（图 11-26）。**头臂干 brachiocephalic trunk** 为一条短干，向右上方斜行至右胸锁关节的后方，分为右颈总动脉和右锁骨下动脉。主动脉弓壁外膜下有丰富的神经末梢，称为压力感受器，能感受血压的变化。在主动脉弓下方靠近动脉韧带处，有 2 ~ 3 个粟粒

状小体，称为**主动脉小球 aortic glomera**，为化学感受器，能感受血液中氧和二氧化碳浓度的变化。

降主动脉 descending aorta 为主动脉弓的延续，沿脊柱的左侧下行逐渐转至脊柱的前方，在第 12 胸椎体高度穿膈的主动脉裂孔进入腹腔，至第 4 腰椎体下缘处分为左、右髂总动脉。降主动脉以膈的主动脉裂孔为界分为胸主动脉和腹主动脉（图 11–26、图 11–27）。

（一）颈总动脉

颈总动脉 common carotid artery 为头颈部的动脉主干（图 11–28），左右各一。左颈总动脉起自主动脉弓，右颈总动脉起自头臂干。两侧颈总动脉均经过胸锁关节的后方，沿食管、气管和喉的外侧上行，至甲状软骨上缘高度分为颈内动脉和颈外动脉。当头面部大出血，可在胸锁乳突肌的前缘、环状软骨平面，将颈总动脉向后压向第 6 颈椎的颈动脉结节上，暂时进行急救止血。

在颈总动脉分叉处有颈动脉窦和颈动脉小球两个重要结构。**颈动脉窦 carotid sinus** 为颈总动脉末端和颈内动脉起始处的膨大部分，壁内有压力感受器。当血压升高时，颈动脉窦扩张刺激窦壁上的压力感受器，可反射性地引起心跳变慢、血压下降。**颈动脉小球 carotid glomus** 位于颈总动脉分叉处的后方，是一个扁椭圆形的小体，为化学感受器，能感受血液中二氧化碳浓度的变化。当血液中二氧化碳浓度升高时，可刺激颈动脉小球，反射性地促使呼吸加深、加快，降低血中的二氧化碳浓度。

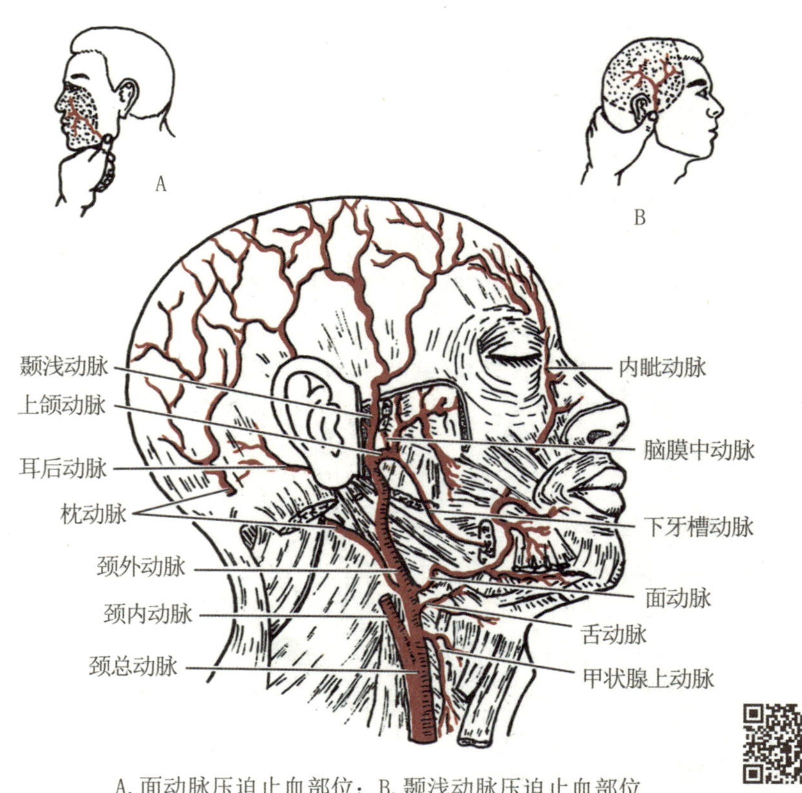

A. 面动脉压迫止血部位；B. 颞浅动脉压迫止血部位

扫码看标本图

图 11–28 颈外动脉及其分支

1. 颈外动脉 external carotid artery 平甲状软骨上缘起自颈总动脉，初居颈内动脉的前内侧，后经其前方绕至其外侧，上行穿腮腺达下颌颈处分为颞浅动脉和上颌动脉两个终支。颈外动脉的分支有8条（图11-28）。

（1）**甲状腺上动脉 superior thyroid artery**：起自颈外动脉的起始处，走行向前下，分支分布于甲状腺上部和喉。

（2）**舌动脉 lingual artery**：在甲状腺上动脉上方，平舌骨大角处起自颈外动脉前壁，行向前内侧，分布于舌、舌下腺和腭扁桃体。

（3）**面动脉 facial artery**：在舌动脉稍上方，约平下颌角高度起自颈外动脉前壁。向前经下颌下腺深面，至咬肌前缘处绕下颌体下缘进入面部，沿口角及鼻翼的外侧迂曲上行至内眦，改称为内眦动脉。面动脉分支分布于下颌下腺、面部和腭扁桃体等。在咬肌前缘与下颌体下缘交界处，面动脉的位置表浅可触及其搏动，当面部出血时，可在此处压迫止血（图11-28A）。

（4）**颞浅动脉 superficial temporal artery**：在下颌颈平面发自颈外动脉，经外耳门前方上行，跨颧弓根部前面至颞部皮下，分支分布于腮腺和颞、顶、额部的软组织。在耳屏前方颧弓根部可触及颞浅动脉搏动，当颅顶出血时，可在此处压迫止血（图11-28 B）。

（5）**上颌动脉 maxillary artery**：在下颌颈平面发自颈外动脉，经下颌颈深面进入颞下窝，穿过翼内、外肌之间行向前内侧至翼腭窝，沿途发出分支分布于外耳道、鼓室、硬脑膜、牙、牙龈、鼻腔和腭等处。其中分布于硬脑膜的分支，称为**脑膜中动脉 middle meningeal artery**，在下颌颈深面起自上颌动脉，向上穿棘孔进入颅中窝，分为前支和后支，紧贴颅骨内面走行。前支经翼点深面，颞部骨折时可伤及此动脉，引起硬膜外血肿。

（6）**枕动脉 occipital artery**：自面动脉起点相对处起自颈外动脉的后壁，行向后上，经乳突根部的内侧，分支分布于枕部。

（7）**耳后动脉 posterior auricular artery**：在二腹肌后腹上缘高度起自颈外动脉的后壁，行向后上，分支分布于耳郭后方的皮肤。

（8）**咽升动脉 ascending pharyngeal artery**：在颈外动脉起始端起自其内侧壁，沿咽侧壁上升，分布于咽和颅底等处。

2. 颈内动脉 internal carotid artery 自颈总动脉发出后，垂直上行至颅底，穿颈动脉管进入颅腔。颈内动脉在颈部无分支，在颅内分支分布于脑和视器（见第十九章　脑和脊髓的被膜、血管及脑脊液循环）。

（二）锁骨下动脉

锁骨下动脉 subclavian artery 为上肢的动脉主干（图11-29）。左锁骨下动脉起自主动脉弓，右锁骨下动脉起自头臂干。锁骨下动脉经胸锁关节后方斜行向外侧至颈根部，呈弓形经胸膜顶前方，穿斜角肌间隙，在第1肋外侧缘处延续为腋动脉。从胸锁关节向外上至锁骨中点画一条弓形线，弓的最高点距锁骨上缘约1.5 cm，为锁骨下动脉的体表投影。上肢出血时，可在锁骨中点上方向后下将此动脉压向第1肋进行止血。

锁骨下动脉主要分支有以下四支（图11-29）。①**椎动脉 vertebral artery**：在前斜角肌内侧起自锁骨下动脉，向上穿第6颈椎以上的横突孔，经枕骨大孔进入颅腔，两侧椎动脉汇合成1条基底动脉，分支分布于脑和脊髓。②**胸廓内动脉 internal thoracic artery**：在椎动脉起点的对侧发自锁骨下动脉的下壁，下行进入胸腔，距胸骨外侧约1 cm处，沿

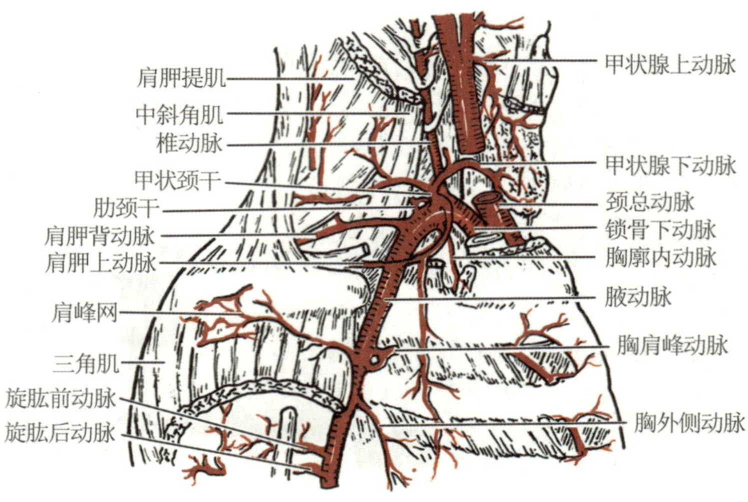

图 11-29　锁骨下动脉及其分支

第 1 ~ 6 肋软骨后面下降，分支分布于胸前壁、膈、心包和乳房等处。在第 6 肋间隙处，胸廓内动脉末端分出肌膈动脉和腹壁上动脉两终支。肌膈动脉行于第 7 ~ 9 肋软骨后面，分支分布于胸前壁下部、腹前壁肌和膈。腹壁上动脉穿膈进入腹直肌鞘内，经腹直肌深面下降，在脐附近与腹壁下动脉吻合，分支分布于腹直肌和腹膜。③**甲状颈干 thyrocervical trunk**：为一条短干，在椎动脉外侧的前斜角肌内侧缘起自锁骨下动脉，立即分为甲状腺下动脉、肩胛上动脉等数支。**甲状腺下动脉 inferior thyroid artery** 向上至甲状腺下端，分布于甲状腺、咽、喉、气管和食管等处。**肩胛上动脉 suprascapular artery** 自甲状颈干发出后，至冈上、下窝，分布于冈上肌、冈下肌和肩胛骨。④**肋颈干 costocervical trunk**：在甲状颈干的外侧起自锁骨下动脉，迅速发出分支分布于颈深肌和第 1、2 肋间隙后部。

1. 腋动脉 axillary artery　在第 1 肋外侧缘处接续于锁骨下动脉，经腋窝深部至背阔肌下缘处移行为肱动脉（图 11-30）。腋动脉的主要分支有：①胸肩峰动脉，在胸小肌上

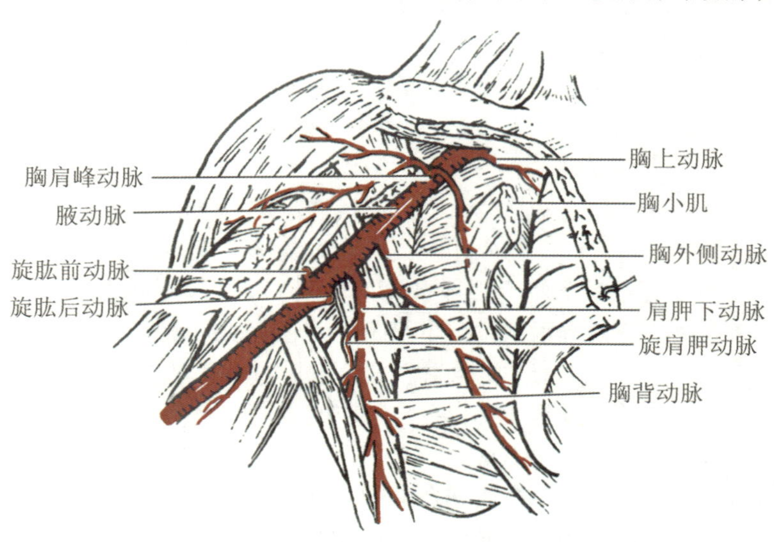

图 11-30　腋动脉及其分支

缘起自腋动脉，立即分支分布于胸大肌、胸小肌、三角肌和肩关节。②胸外侧动脉，在腋中线前方，沿前锯肌表面下降，分支分布于前锯肌、胸大肌和乳房。③肩胛下动脉，沿肩胛下肌下缘行向后下，分为胸背动脉和旋肩胛动脉。前者与胸背神经伴行，分布于背阔肌和前锯肌；后者穿三边孔，至冈下窝分布于附近诸肌。④旋肱后动脉，与腋神经伴行，穿经四边孔，绕肱骨外科颈至三角肌和肩关节。

2. 肱动脉 brachial artery 为腋动脉的直接延续，沿肱二头肌内侧沟下行至肘窝，平桡骨颈高度分为桡动脉和尺动脉（图 11–31）。肱动脉的位置表浅，在肱二头肌内侧缘处可触及其搏动。在肘窝处，肱二头肌腱的内上方，是触摸肱动脉搏动和测量血压的听诊部位。前臂和手部大出血时，可在臂中部将此动脉压向肱骨进行暂时止血。肱动脉主要分支为**肱深动脉 deep brachial artery**，伴桡神经沿桡神经沟下行，分布于肱骨和肱三头肌，其终支参与组成肘关节动脉网。

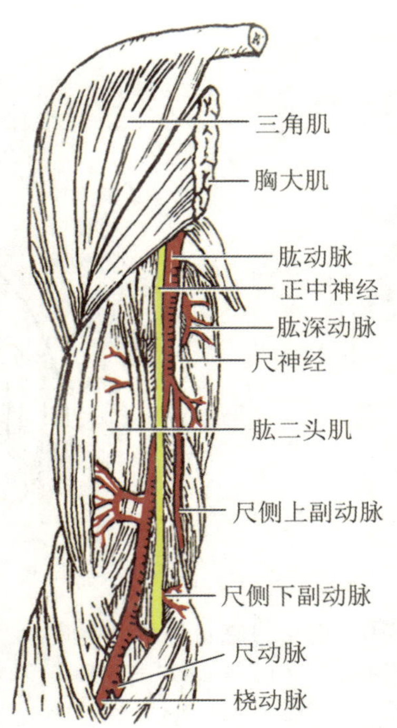

图 11–31 肱动脉及其分支

知识链接

血压测量是临床上观察患者病情变化的一项重要检测指标。肱动脉距心较近，因此临床上通常选择肱动脉进行血压测量。肱动脉在肘窝处位于肱二头肌肌腱内侧，位置表浅，能触及其搏动，此处作为临床测量血压时的听诊部位。取仰卧或坐位测血压，被测手臂应裸露并伸直，手掌向上；测量时注意肘部与心保持同一水平；袖带大小要合适，袖带气囊应至少包裹 80% 的臂部，袖带下缘距肘窝 2 ~ 3 cm。注意要将听诊器头放在肘窝肱动脉搏动处，袖带要快速充气，然后平稳缓慢地放气。影响血压的因素较多，一天中夜间血压常比白天低，白天血压有上午 8 ~ 10 时和下午 4 ~ 6 时两个高峰。血压受气温变化影响，夏季比冬季低。一般右臂血压高于左臂。此外，被测者的情绪变化会引起血压波动，愤怒、痛苦、紧张等均可使血压升高。

3. 桡动脉 radial artery 自肱动脉发出后，先走行于肱桡肌与旋前圆肌之间，而后在肱桡肌腱与桡侧腕屈肌腱之间下行，在腕关节上方绕桡骨茎突远端转至手背，穿第 1 掌骨间隙至手掌，与尺动脉掌深支吻合形成掌深弓（图 11–35）。在桡骨茎突的内上方，桡动脉位置表浅，是中医诊脉的常用部位，主要感知动脉搏动的频率、节律、长短、张力、幅度等。桡动脉主要分支有：①拇主要动脉，自桡动脉进入手掌处发出，分为 3 支，分布于拇指掌面两侧和示指桡侧。②掌浅支，在腕关节前方发自桡动脉，下行至手掌与尺动脉的末端吻合，形成掌浅弓（图 11–32）。

4. 尺动脉 ulnar artery 在指浅屈肌和尺侧腕屈肌之间下行，经豌豆骨桡侧进入手掌，其末端与桡动脉掌浅支吻合成掌浅弓。尺动脉的主要分支有：①**骨间总动脉 common**

interosseous artery，自尺动脉上端发出，在骨间膜上缘分为骨间前动脉和骨间后动脉（图 11–32、图 11–33），分别沿骨间膜前面和后面下行，分支分布于前臂肌、尺骨和桡骨。②掌深支，在豌豆骨桡侧发自尺动脉，穿小鱼际至掌深部，与桡动脉末端吻合成掌深弓。

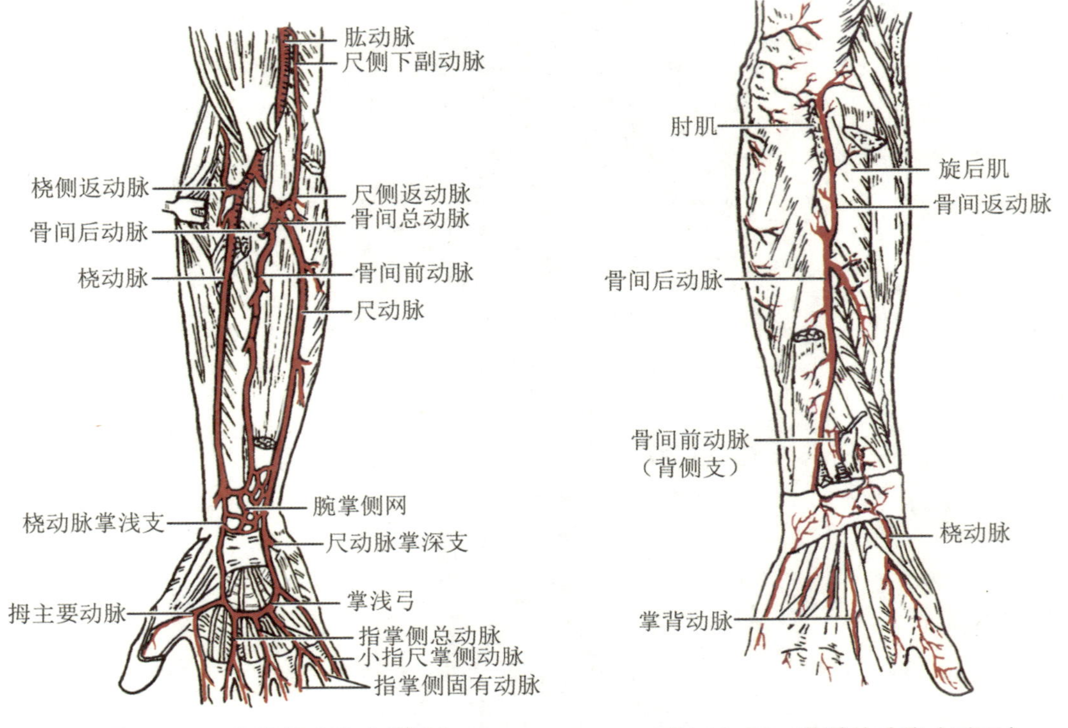

图 11–32 前臂的动脉（前面）

图 11–33 前臂的动脉（后面）

5. 掌浅弓 superficial palmar arch 和掌深弓 deep palmar arch 掌浅弓位于掌腱膜与屈指肌腱之间，由尺动脉的末端和桡动脉的掌浅支吻合形成，弓的凸侧约平掌骨中部（图 11–34）。自弓的凸侧发出 3 条指掌侧总动脉和 1 条小指尺掌侧动脉。前者行至掌指关节附近，每支又分为 2 条指掌侧固有动脉，分别分布于第 2 ～ 5 指的相对缘；后者分布于小指尺侧缘。掌深弓位于屈指肌腱深面，由桡动脉末端和尺动脉掌深支吻合形成（图 11–35）。约平腕掌关节高度自凸侧发出 3 条掌心动脉，至掌指关节附近，分别注入相应的指掌侧总动脉。

（三）胸主动脉

胸主动脉 thoracic aorta 是胸部的动脉主干，位于胸腔后纵隔内，在第 4 胸椎体下缘左侧续于主动脉弓，平第 12 胸椎体高度穿膈的主动脉裂孔后延续为腹主动脉（图 11–26）。胸主动脉的分支有壁支和脏支。

1. 壁支 包括肋间后动脉、肋下动脉和膈上动脉。

（1）**肋间后动脉 posterior intercostal artery**：共 11 对（图 11–36），除第 1、2 对肋间后动脉起自锁骨下动脉外，第 3 ～ 11 对肋间后动脉起自胸主动脉，沿肋沟走行，分支分布于胸壁、腹壁上部、背部和脊髓等处。

（2）**肋下动脉 subcostal artery**：1 对，走行于第 12 肋的下方，分布于附近的区域。

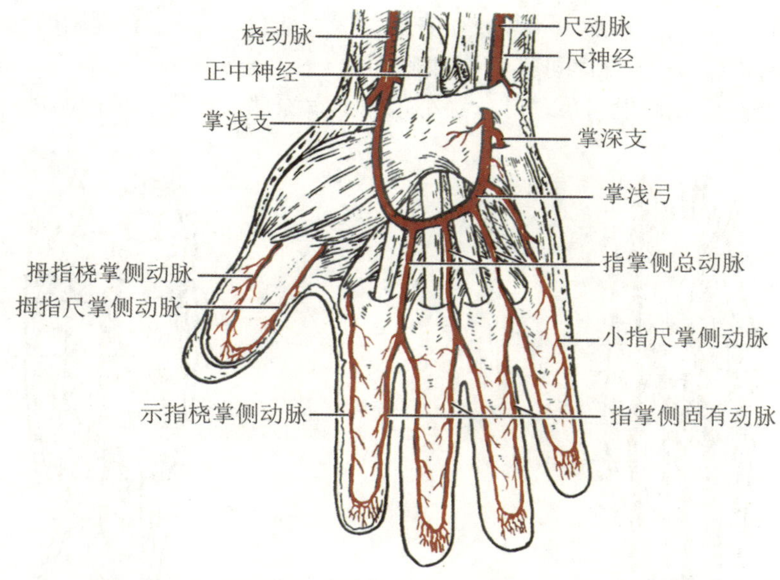

图 11–34　手掌的动脉（掌侧面浅层）

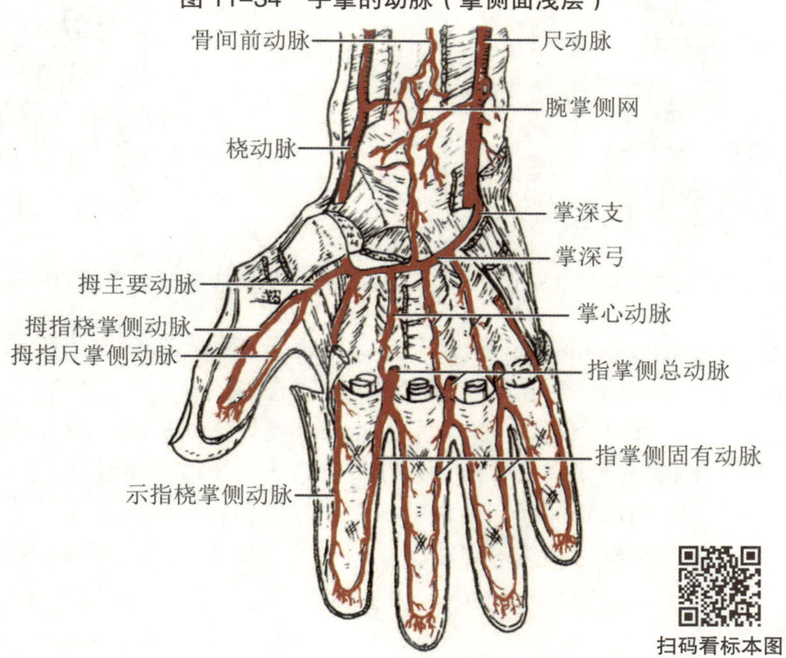

图 11–35　手掌的动脉（掌侧面深层）

（3）膈上动脉：1 对，分布于膈上面的后部。

2. 脏支　细小，主要有支气管动脉、食管动脉和心包动脉等，分别分布于气管、食管和心包等处。

（四）腹主动脉

腹主动脉 abdominal aorta 为腹部的动脉主干，上端在膈的主动脉裂孔处延续于胸主动脉，沿脊柱左前方下行，在第 4 腰椎体下缘处分为左、右髂总动脉（图 11–27）。其分

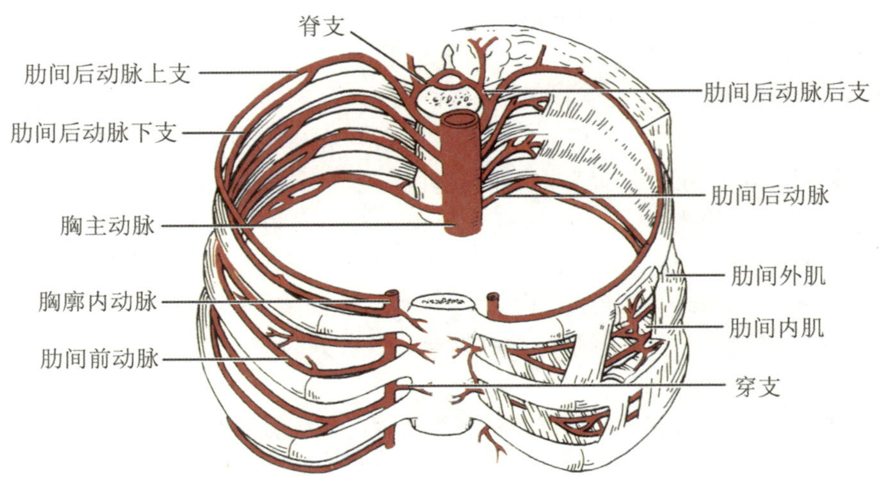

图 11-36 胸壁的动脉

支亦分为壁支和脏支。

1. 壁支 细小，包括膈下动脉、腰动脉和骶正中动脉。

（1）膈下动脉：1 对，除分布于膈下面外，还发出肾上腺上动脉，分布于肾上腺。

（2）**腰动脉 lumbar artery**：4 对，自腹主动脉后壁发出，分布于腰部、腹壁、脊髓等处。

（3）骶正中动脉：1 支，自腹主动脉下端分叉处后壁发出，沿骶骨前面下行，分布于盆腔后壁。

2. 脏支 分为成对和不成对两种。成对的脏支有肾上腺中动脉、肾动脉、睾丸动脉（男性）或卵巢动脉（女性）；不成对脏支较粗大，包括腹腔干、肠系膜上动脉和肠系膜下动脉。

（1）**肾上腺中动脉 middle suprarenal artery**：在腹腔干起点的稍下方，平第 1 腰椎体处起自腹主动脉前壁，分布于肾上腺，并在腺内与肾上腺上动脉（起自膈下动脉）、肾上腺下动脉（起自肾动脉）吻合。

（2）**肾动脉 renal artery**：平第 1、2 腰椎体之间起自腹主动脉侧壁，横行向外侧（图 11-27），在达肾门前发出肾上腺下动脉至肾上腺，在肾门附近分为前干和后干，经肾门进入肾。部分人尚有副肾动脉发自肾动脉等，不经肾门至肾上端或下端。

（3）**睾丸动脉 testicular artery**：细而长，在肾动脉起始处稍下方自腹主动脉前壁发出，行向外下，经腹股沟管至阴囊（图 11-27）。睾丸动脉参与精索的组成，故又称为精索内动脉，分布于睾丸和附睾。在女性为**卵巢动脉 ovarian artery**，经卵巢悬韧带下降进入盆腔，分布于卵巢和输卵管壶腹。

（4）**腹腔干 coeliac trunk**：短而粗，在膈的主动脉裂孔稍下方发自腹主动脉前壁，立即分为胃左动脉、肝总动脉和脾动脉（图 11-37、图 11-38）。

1）**胃左动脉 left gastric artery**：行向左上方至胃贲门附近，在小网膜两层之间沿胃小弯转向右行，并与胃左动脉吻合，沿途其分支分布于食管腹段、贲门和胃小弯附近的胃壁。

2）**肝总动脉 common hepatic artery**：行向右至十二指肠上部的上缘，进入肝十二指肠韧带内，分为肝固有动脉和胃十二指肠动脉（图 11–37、图 11–38）。①**肝固有动脉 proper hepatic artery**：在肝十二指肠韧带内上行，左侧邻胆总管，后方邻肝门静脉，至肝门处分为左、右支，分别进入肝左、右叶。右支在进入肝右叶前发出**胆囊动脉 cystic artery**，经胆囊三角，分布于胆囊。肝固有动脉还发出**胃右动脉 right gastric artery**，沿胃小弯左行，与胃左动脉吻合，沿途分支分布于胃小弯附近的胃壁。②**胃十二指肠动脉 gastroduodenal artery**：经十二指肠上部和幽门后方下行，至胃下缘处分为**胃网膜右动脉 right gastroepiploic artery** 和胰十二指肠上动脉。前者沿胃大弯左行，分支分布于胃大弯右侧的胃壁和大网膜，并与胃网膜左动脉吻合。后者分为前支和后支，分布于胰头和十二指肠。

3）**脾动脉 splenic artery**：沿胰上缘左行至脾门后，分为数条脾支进入脾（图 11–37、图 11–38）。脾动脉沿途发出数条细小的胰支，分布于胰体和胰尾。在入脾前发出胃短动脉至胃底；发出**胃网膜左动脉 left gastroepiploic artery** 沿胃大弯右行与胃网膜右动脉吻

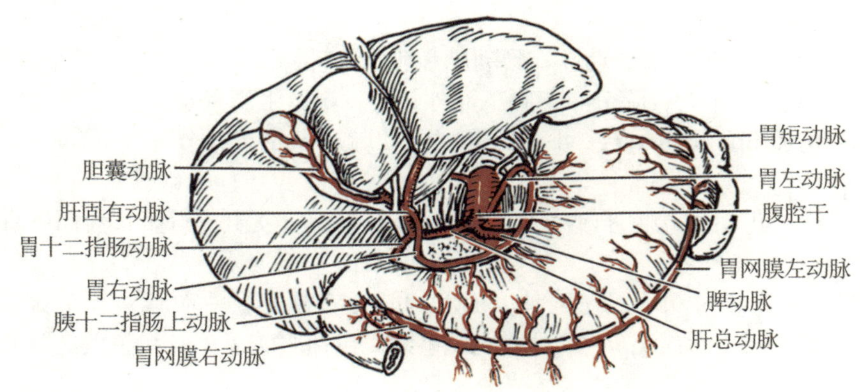

图 11–37　腹腔干及其分支（胃前面）

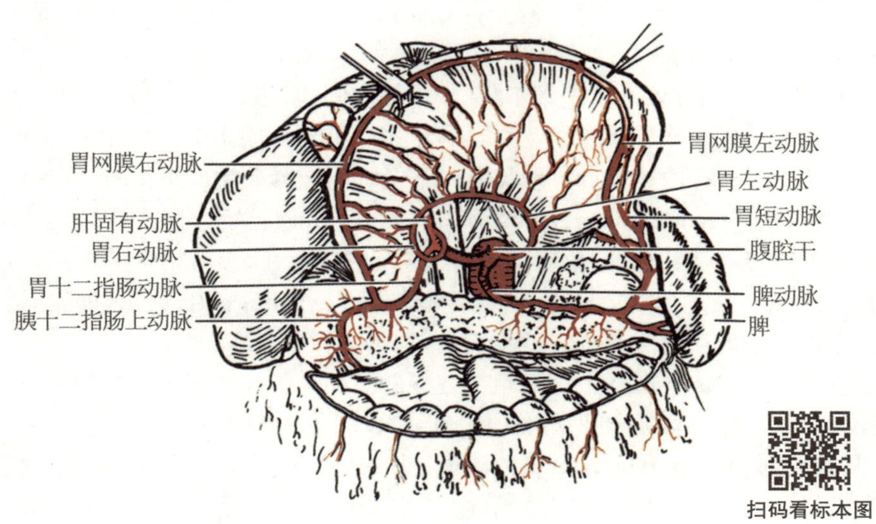

图 11–38　腹腔干及其分支（胃后面）

合，分布于胃大弯和大网膜。

（5）**肠系膜上动脉 superior mesenteric artery**：在腹腔干起始处的稍下方，约平第 1 腰椎体高度起自腹主动脉前壁，在胰头和胰颈交界处的后方下行，经过十二指肠水平部前方进入肠系膜根部，行向右髂窝（图 11–39）。其主要分支有：

1）胰十二指肠下动脉：经胰头和十二指肠之间，与胰十二指肠上动脉吻合，分支分布于胰和十二指肠。

2）**空肠动脉 jejunal artery** 和**回肠动脉 ileal artery**：有 13 ～ 18 支，自肠系膜上动脉左侧壁发出，走行于肠系膜内，分支分布于空肠和回肠（图 11–39、图 11–40）。各支动脉的分支相互吻合形成动脉弓。空肠的动脉弓一般为 1 ～ 3 级，而回肠的动脉弓多为 3 ～ 5 级，从最后一级弓再发出直行小支进入肠壁。

3）**回结肠动脉 ileocolic artery**：为肠系膜上动脉右侧壁发出的最下一条分支，行向右下至盲肠附近，分支分布于回肠末端、盲肠、阑尾和升结肠下部（图 11–40）。其中至阑尾的分支，称为**阑尾动脉 appendicular artery**，经回肠末端后方，沿阑尾系膜的游离缘至阑尾尖，分支分布于阑尾。

4）**右结肠动脉 right colic artery**：在回结肠动脉起始处的上方发自肠系膜上动脉的右侧壁，行向右，并发出升支和降支，分别与中结肠动脉和回结肠动脉吻合，分支分布于升结肠。

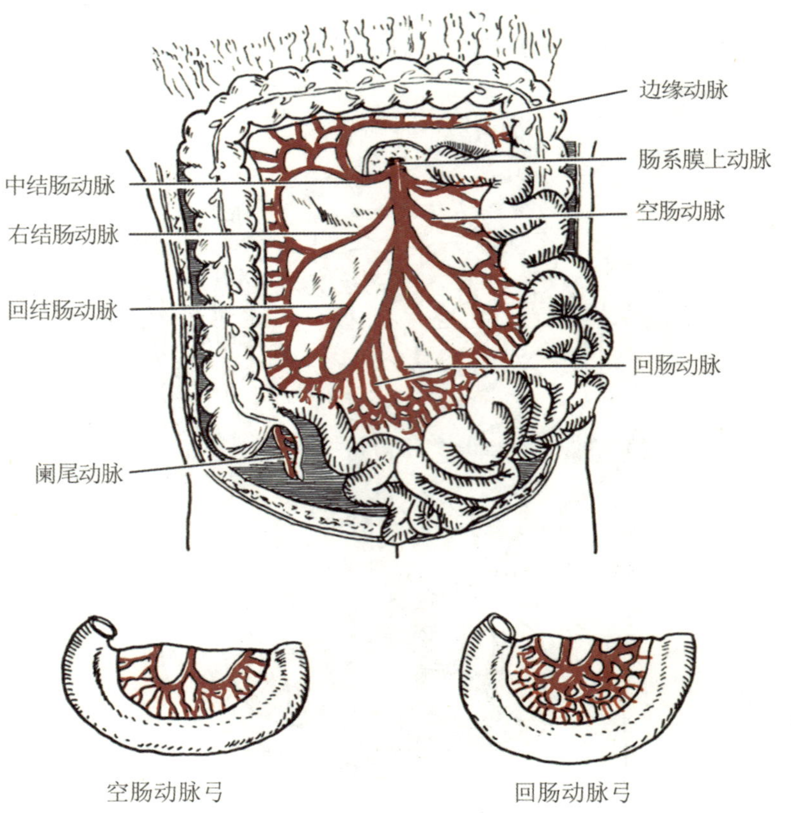

图 11–39 肠系膜上动脉及其分支

5）**中结肠动脉 middle colic artery**：在胰的下缘发自肠系膜上动脉的右侧壁，行向右前进入横结肠系膜，分为左支和右支，分别与左、右结肠动脉吻合，分支分布于横结肠。

（6）**肠系膜下动脉 inferior mesenteric artery**：约平第3腰椎体高度起自腹主动脉的前壁，行向左下，沿途发出左结肠动脉、乙状结肠动脉和直肠上动脉（图11-41），分支分布于降结肠、乙状结肠和直肠上部。

1）**左结肠动脉 left colic artery**：贴腹后壁走行，分为升支和降支，分别与中结肠动脉和乙状结肠动脉吻合，分支分布于降结肠。

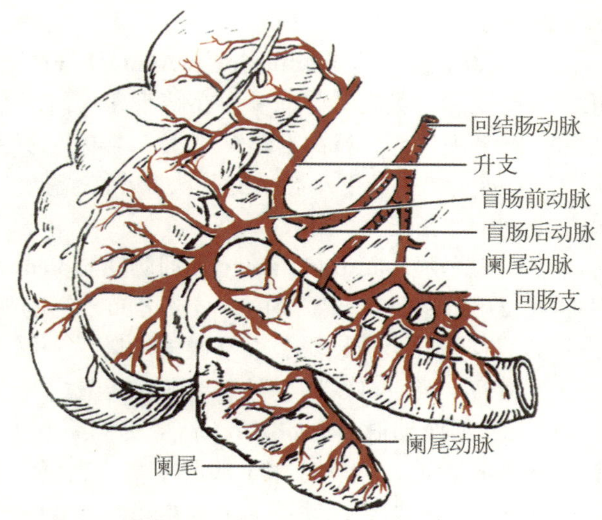

图11-40　回结肠动脉及其分支

2）**乙状结肠动脉 sigmoid artery**：有2～3支，行向左下进入乙状结肠系膜，分支分布于乙状结肠。乙状结肠动脉与左结肠动脉和直肠上动脉之间存在吻合。

3）**直肠上动脉 superior rectal artery**：为肠系膜下动脉主干的直接延续，在乙状结肠系膜内下行，至第3骶椎处分为两支，沿直肠上部的两侧下降，并与直肠下动脉的分支吻

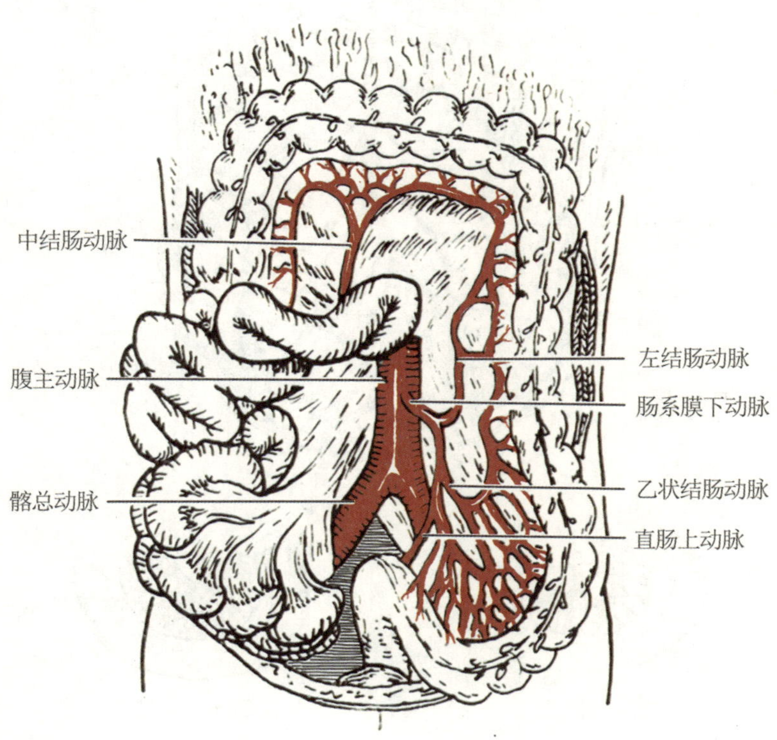

图11-41　肠系膜下动脉及其分支

合，分支分布于直肠上部。

（五）髂总动脉

髂总动脉 common iliac artery 左右各一，在第 4 腰椎体高度自腹主动脉末端发出，沿腰大肌内侧行向外下，至骶髂关节的前方分为髂内动脉和髂外动脉（图 11–42、图 11–43）。

1. 髂内动脉 internal iliac artery 为盆部和会阴的动脉主干，短而粗，沿盆腔侧壁下行，发出壁支和脏支（图 11–42、图 11–43）。

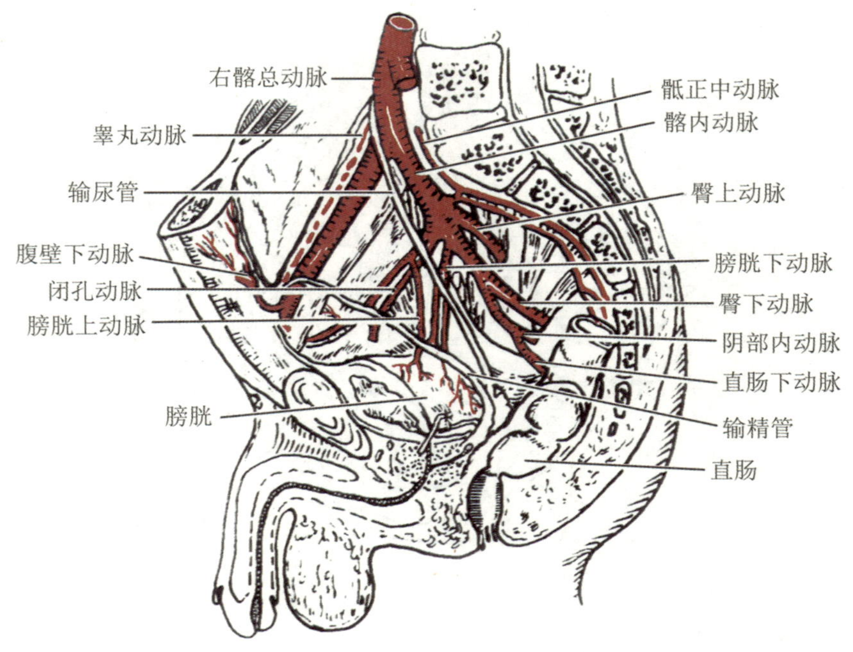

图 11–42 盆腔的动脉（男性）

（1）壁支：

1）**闭孔动脉 obturator artery**：沿盆腔侧壁行向前下，穿闭膜管出盆腔，分布于大腿肌内侧群和髋关节（图 11–42、图 11–43）。

2）**臀上动脉 superior gluteal artery**：穿梨状肌上孔至臀上部，分布于臀中肌和臀小肌等（图 11–44）。

3）**臀下动脉 inferior gluteal artery**：穿梨状肌下孔至臀下部，分布于臀大肌和髋关节等（图 11–44）。

4）髂腰动脉：细小，在髂内动脉的上端附近发出，先上行至髂后上棘，再转向外侧，分布于髂腰肌。

5）骶外侧动脉：沿骶骨外侧缘前面下降，分布于盆腔后壁及骶管内结构。

（2）脏支：

1）**脐动脉 umbilical artery**：为胎儿时期的动脉干，自髂内动脉的起始处发出，行向内下方，后转向上贴腹前壁上行至脐。出生后其远侧段闭锁形成脐内侧韧带，而近侧段仍保留管腔，并发出 2 ~ 3 条**膀胱上动脉 superior vesical artery**，分布于膀胱尖和膀胱体。

2）**膀胱下动脉 inferior vesical artery**：在闭孔动脉起始处稍下方发自髂内动脉，沿盆

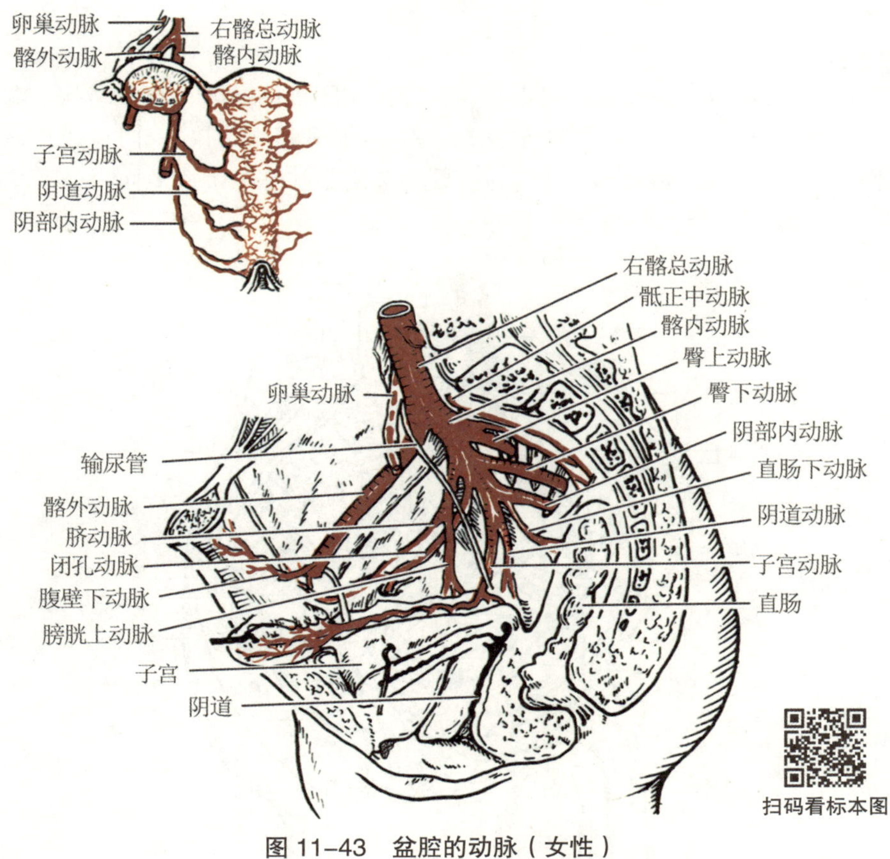

图 11-43　盆腔的动脉（女性）

腔侧壁下行，分支分布于男性的膀胱底、精囊、前列腺等和女性的膀胱、阴道等。

3）**直肠下动脉 inferior rectal artery**：起自髂内动脉，行向内下，分支分布于直肠下部，并与直肠上动脉吻合。

4）**子宫动脉 uterine artery**：沿盆腔侧壁下行进入子宫阔韧带内，在子宫颈外侧约 2 cm 处，从输尿管的前上方跨越并与之交叉，后沿子宫侧缘迂曲上行至子宫底（图 11-43），分支分布于子宫、输卵管、阴道和卵巢，并与卵巢动脉吻合。

5）**阴部内动脉 internal pudendal artery**：在臀下动脉的前方下行，穿梨状肌下孔出盆腔，后经坐骨小孔至坐骨肛门窝，并发出肛动脉、会阴动脉和男性阴茎动脉（女性阴蒂动脉），分支分布于肛门、会阴部和外生殖器（图 11-45）。

2. 髂外动脉 external iliac artery　为下肢的动脉主干（图 11-46），沿腰大肌内侧缘下行，经腹股沟韧带中点深面至股前部，延续为股动脉。髂外动脉在腹股沟韧带上方发出**腹壁下动脉 inferior epigastric artery**，向内上方进入腹直肌鞘，分布于腹直肌，并与腹壁上动脉吻合。另外，髂外动脉还发出旋髂深动脉，沿腹股沟韧带外侧伴行向外上，分支分布于髂嵴和附近诸肌。

3. 股动脉 femoral artery　在腹股沟韧带中点深面续于髂外动脉，在股三角内下行，穿经收肌管，出收肌腱裂孔至腘窝移行为腘动脉（图 11-46）。在腹股沟韧带中点下方，

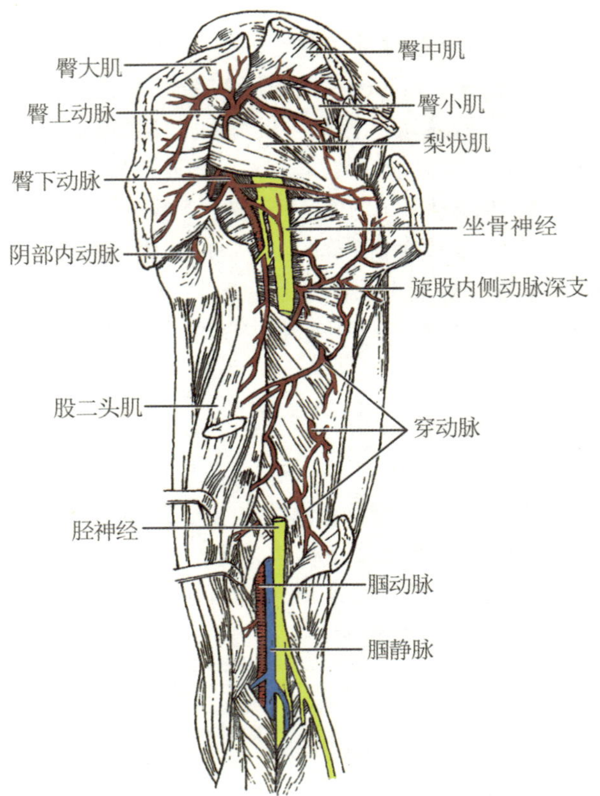

图 11-44　臀部和股后部的动脉

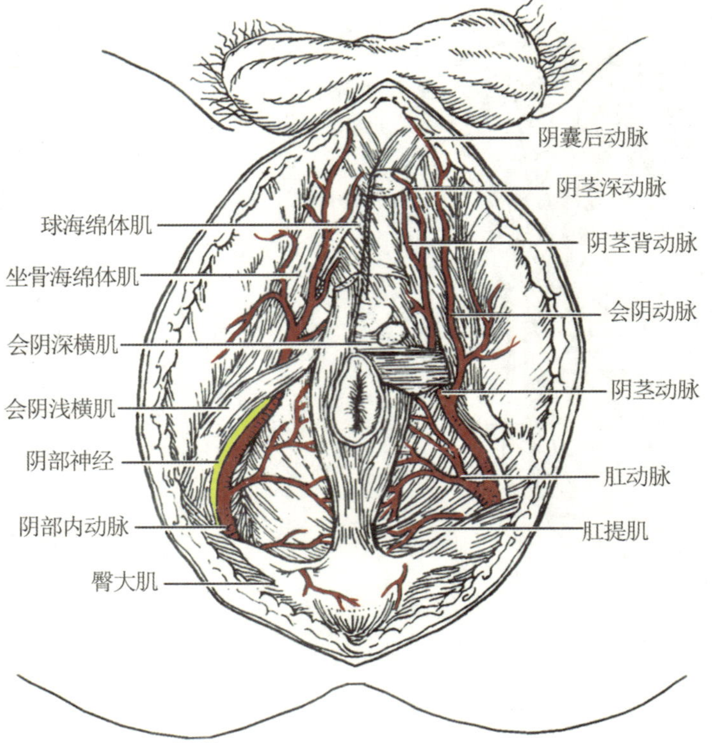

图 11-45　会阴的动脉（男性）

可触及股动脉的搏动，当下肢出血时可在此处进行压迫止血。股动脉的分支有：

（1）**股深动脉 deep femoral artery**：在腹股沟韧带中点下方 2 ~ 5 cm 处起自股动脉，行向后下内侧（图 11–46）。股深动脉沿途发出旋股内侧动脉分布于大腿肌内侧群；旋股外侧动脉分布于大腿肌前群；穿动脉 3 ~ 4 支，分布于大腿肌后群、内侧群和股骨。

（2）腹壁浅动脉、旋髂浅动脉和阴部外动脉：较细小，均在腹股沟韧带中点稍下方发自股动脉（图 11–46）。腹壁浅动脉行向上，分布于腹前壁下部的皮肤和浅筋膜；旋髂浅动脉沿腹股沟韧带下方行向外上至髂前上棘，分布于附近的皮肤和浅筋膜；阴部外动脉沿腹股沟韧带下方行向内下，分布于外阴部的皮肤和浅筋膜。

知识链接

动脉穿刺常用于动脉造影和支架植入等，临床上多选择桡动脉、肱动脉或股动脉进行穿刺。桡动脉穿刺：穿刺点位于腕横纹上 1 ~ 2 cm 的动脉搏动处；肱动脉穿刺：穿刺点位于肘横纹上方的动脉搏动处；股动脉穿刺：穿刺点位于腹股沟韧带中点下方 1 ~ 2 cm 的动脉搏动处。动脉穿刺时穿刺点应选择动脉搏动最明显处，操作完毕拔针后，局部用棉球进行压迫止血，压迫时间 5 ~ 10 分钟，以避免形成血肿。

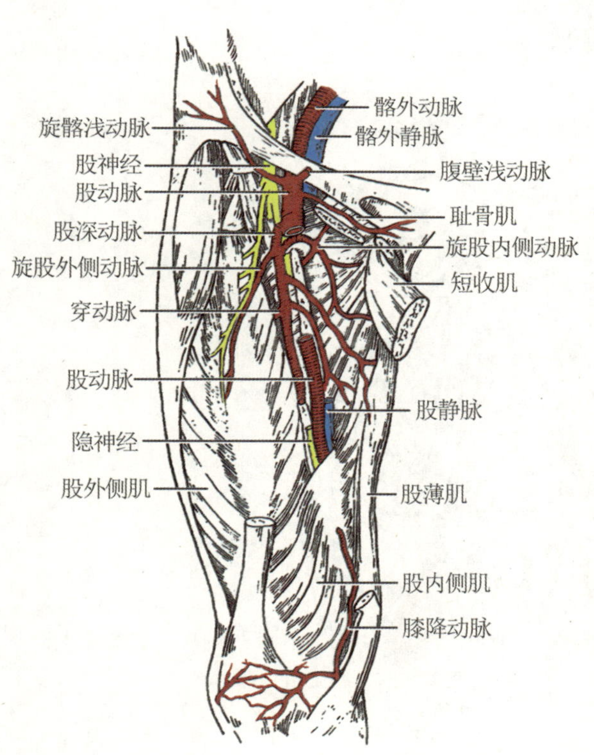

图 11–46　股动脉及其分支

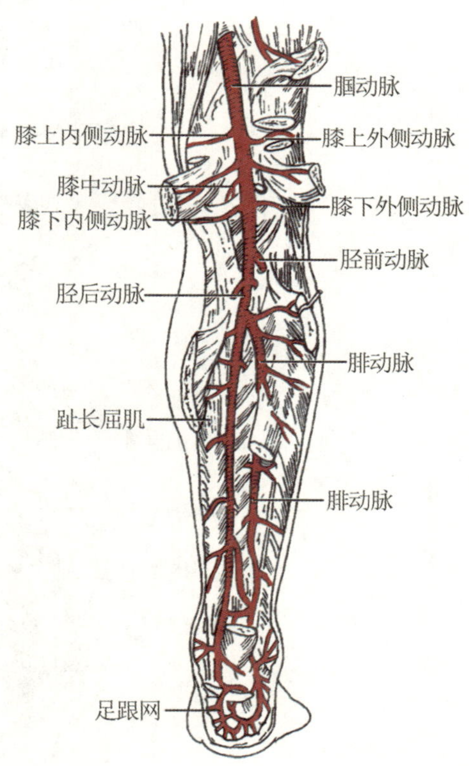

图 11–47　小腿的动脉（后面）

4. 腘动脉 popliteal artery 在收肌腱裂孔处续于股动脉，在腘窝深部下行，至腘肌下缘分为胫前动脉和胫后动脉（图 11–44、图 11–47）。腘动脉在腘窝内还发出数条小分支，分布于膝关节及邻近肌，并参与形成膝关节网。

5. 胫后动脉 posterior tibial artery 在小腿后面浅、深层肌之间下行，经内踝后方转至足底，分为足底内侧动脉和足底外侧动脉（图 11–47）。胫后动脉的分支有：

（1）**腓动脉 peroneal artery**：自胫后动脉的起始处发出，沿腓骨外侧缘下降，分支分布于胫骨、腓骨及附近诸肌。

（2）足底内侧动脉：沿足底内侧前行，分支分布于足底的内侧部（图 11–48）。

（3）足底外侧动脉：沿足底外侧行向前外侧至第 5 跖骨底处，再转向内侧达第 1 跖骨间隙处，与足背动脉的足底深支吻合形成足底弓（图 11–48）。由弓上发出 4 条跖足底总动脉，向前再各分为 2 条趾足底固有动脉，分布于足趾的相对缘。

6. 胫前动脉 anterior tibial artery 自腘动脉发出后，立即向前穿小腿骨间膜上端至小腿前面，下行于小腿前群肌之间，在踝关节前方延续为足背动脉（图 11–49）。胫前动脉沿途分支分布于小腿前群肌，并参与形成膝关节网。

7. 足背动脉 dorsal artery of foot 在踝关节前方延续于胫前动脉，沿踇长屈肌腱与趾

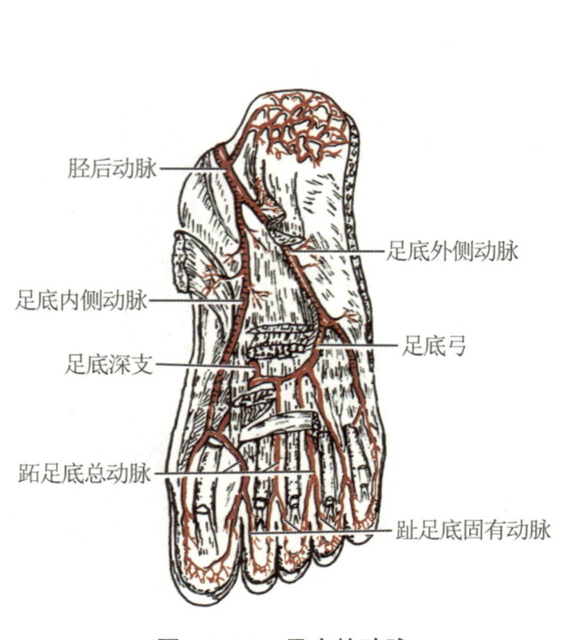

图 11–48 足底的动脉

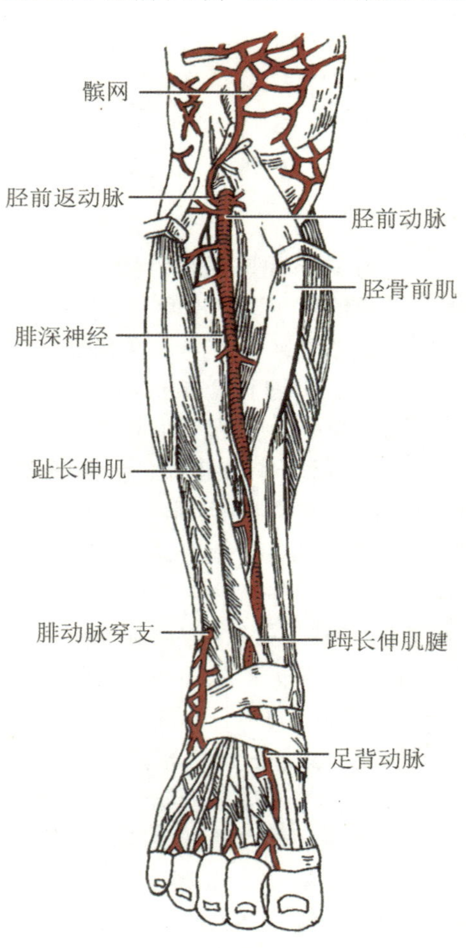

图 11–49 小腿的动脉（前面）

长屈肌腱之间前行达第1跖骨间隙近侧端，分为第1跖背动脉和足底深支（图11–50）。在踝关节前方，内、外踝连线中点处可触及足背动脉搏动，当足部出血时可在此压迫止血。足背动脉的主要分支有：

（1）足底深支：在第1跖骨间隙近侧端发至足背动脉，穿第1跖骨间隙到达足底，与足底外侧动脉的末端吻合形成足底深弓。

（2）第1跖背动脉：自第1跖骨间隙近侧端行向前，至间隙远侧端分支分布于踇趾背侧内、外侧缘和第2趾内侧缘。

（3）弓状动脉：在第1、2跗跖关节附近发自足背动脉，在跖骨底处呈弓形行向外侧，由弓发出3条跖背动脉，前行至趾骨底附近各自分为2支趾背动脉，分布于第2～5趾的相对缘。

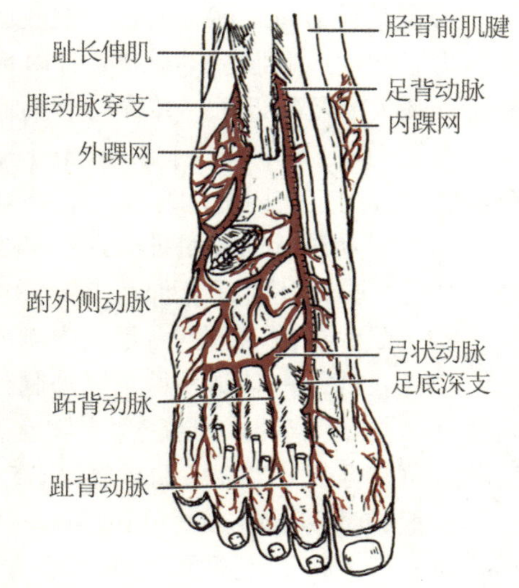

图11–50 足背动脉及其分支

（新乡医学院 刘恒兴）

第四节 静 脉

静脉vein是输送血液回心的血管，起始于毛细血管，止于心房。静脉的数量比动脉多，管径较粗，管腔较大。与伴行的动脉相比，静脉管壁薄而柔软，弹性较小。标本上的静脉管壁塌陷，管腔内常含有瘀血。在结构和配布方面，静脉有下列特点。①**静脉瓣venous valve**：成对，半月形，游离缘朝向心（图11–51）。静脉瓣有保证血液向心流动和防止血液逆流的作用。受重力影响较大部位的静脉瓣较多（如四肢），受重力影响小的部位静脉瓣少或无静脉瓣（如躯干）。②体循环静脉分为浅、深静脉：浅静脉位于浅筋膜内，不与动脉伴行，最后注入深静脉。临床上常经浅静脉注射、输液、输血、取血和插入导管等。深静脉位于深筋膜深面，与动脉伴行，又称为伴行静脉。深静脉的名称和走行与伴行动脉相同，引流范围与伴行动脉的分布范围基本一致。③静脉的吻合比较丰富：浅静脉在手部和足部等部位吻合成静脉网，深静脉环绕容积经常变动的脏器周围或壁内（如膀胱、子宫和直肠等）形成静脉丛。在器官扩张或受压时，静脉丛仍能保证血流通畅。浅静脉之间、深静脉之间和浅、深静脉之间都存在丰富的交通支，有利于侧支循环的建立。④结构特殊的静脉：包括**硬脑膜窦sinus of dura mater**和**板障静脉diploic vein**。硬脑膜窦位于颅腔内，窦壁无平滑肌，窦内无瓣膜，故外伤时出血难

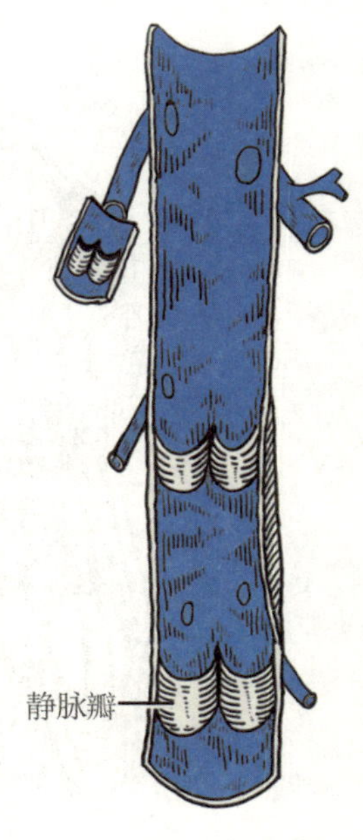

图11–51 静脉瓣

止。板障静脉位于板障内，壁薄无瓣膜，借导静脉连接头皮静脉和硬脑膜窦（图 11–52）。

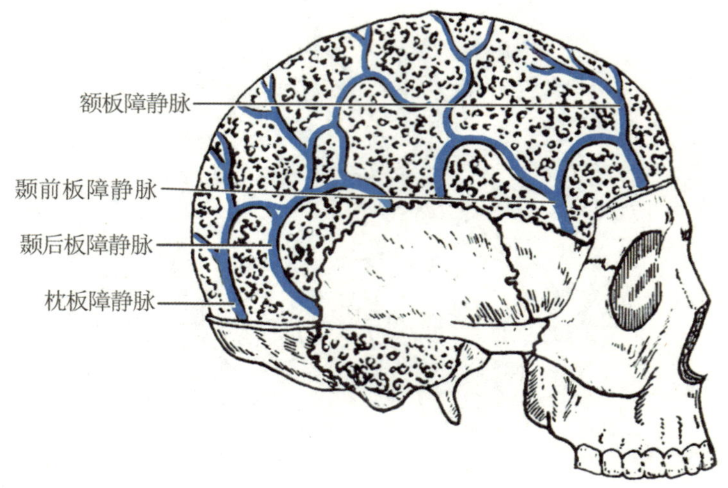

图 11–52 板障静脉

影响静脉血回流的因素：静脉瓣顺血流开放，逆血流关闭，是保证静脉血回流的重要装置；心舒张时心室吸引心房和大静脉的血液。如果心收缩力显著减弱，心室排空不完全，静脉血回流减少；吸气时，胸膜腔负压加大，胸腔内大静脉的内压降低，从而促进静脉血回流；脏器运动和动脉搏动有助于静脉血回流；体位改变也对静脉血回流产生影响。

全身的静脉分为肺循环的静脉和体循环的静脉。

一、肺循环的静脉

肺静脉 pulmonary vein 每侧两条，分别为左肺上、下静脉和右肺上、下静脉。肺静脉起自肺门，向内侧穿过纤维心包，注入左心房后部。肺静脉将含氧量高的血液输送到左心房。左肺上、下静脉分别收集左肺上、下叶的血液，右肺上静脉收集右肺上、中叶的血液，右肺下静脉收集右肺下叶的血液。

二、体循环的静脉

体循环的静脉包括上腔静脉系、下腔静脉系和心静脉系（见本章第二节）。下腔静脉系中收集腹腔内不成对器官（除肝外）静脉血液的血管组成肝门静脉系。

（一）上腔静脉系

上腔静脉系由上腔静脉及其属支组成，收集头颈部、上肢和胸部（心和肺除外）等上半身的静脉血。

1. 头颈部静脉 浅静脉包括面静脉、颞浅静脉、颈前静脉和颈外静脉，深静脉包括颅内静脉、颈内静脉和锁骨下静脉等（图 11–53）。

（1）**面静脉 facial vein**：位于面部浅筋膜内。起自**内眦静脉 angular vein**，在面动脉的后方下行（图 11–54）。在下颌角下方跨越颈内、外动脉的表面，下行至舌骨大角附近注入颈内静脉。面静脉通过眼上静脉和眼下静脉与颅内的海绵窦交通，并通过**面深静脉**

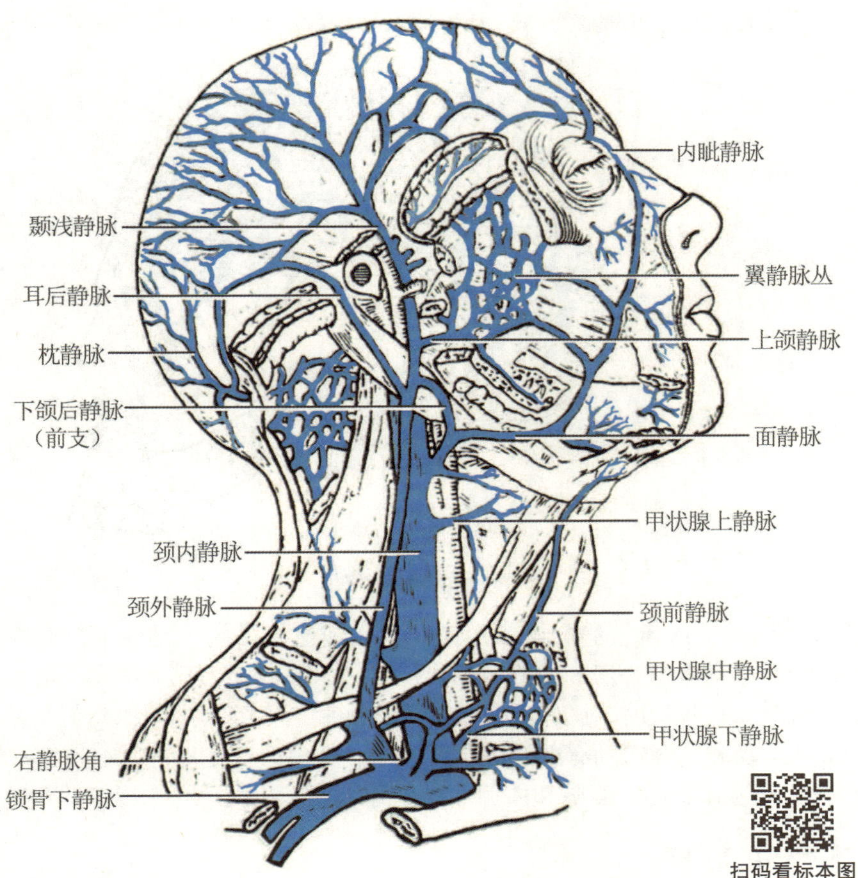

图 11-53　头颈部的静脉

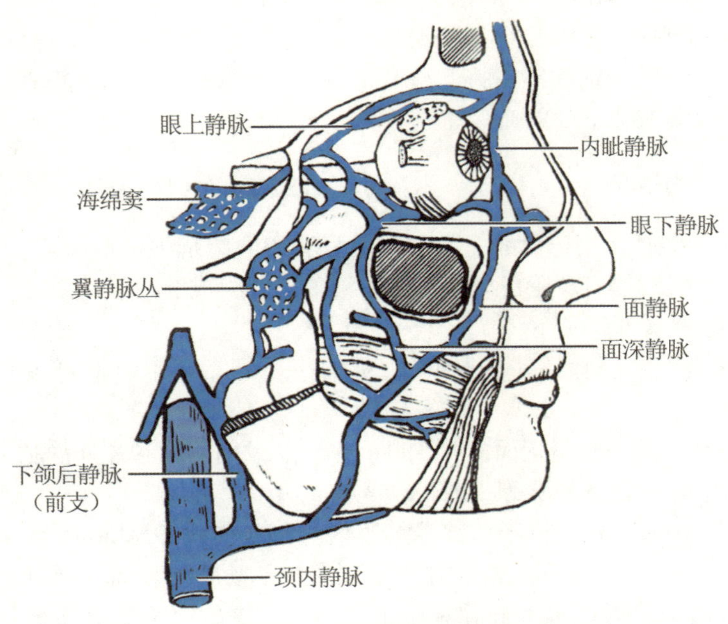

图 11-54　面静脉及其交通

deep facial vein 与翼静脉丛交通，继而与海绵窦交通。面静脉在口角平面以上常缺乏静脉瓣，面肌的收缩可促使血液逆流。因此，面部发生化脓性感染时，若处理不当（如挤压等），可导致颅内感染。临床上将鼻根至两侧口角的三角区域，称为“危险三角”。

（2）**下颌后静脉 retromandibular vein**：由颞浅静脉和上颌静脉在腮腺内汇合形成。上颌静脉起自翼内肌和翼外肌之间的**翼静脉丛 pterygoid venous plexus**。下颌后静脉下行至腮腺下端处分为前、后支，前支注入面静脉，后支与耳后静脉、枕静脉汇合形成颈外静脉。下颌后静脉收集面侧区和颞区的静脉血。

（3）**颈外静脉 external jugular vein**：由下颌后静脉的后支、耳后静脉和枕静脉在下颌角处汇合形成，沿胸锁乳突肌表面下行，至锁骨上方穿深筋膜，注入锁骨下静脉或静脉角。颈外静脉主要收集头皮和面部的静脉血。静脉末端有一对瓣膜，但不能防止血液逆流。正常人站立或坐位时，颈外静脉常不显露。当心脏疾病或上腔静脉阻塞引起颈外静脉回流不畅时，在体表可见静脉充盈轮廓，称为颈静脉怒张。颈外静脉穿深筋膜处，二者彼此紧密融合，当静脉壁受伤破裂时，管腔不易闭合，可导致气栓。

（4）**颈前静脉 anterior jugular vein**：起自颏下方的浅静脉，沿颈前正中线两侧下行，注入颈外静脉末端或锁骨下静脉。左、右颈前静脉在胸骨柄上方常吻合成颈静脉弓。气管切开时应注意避开颈静脉弓，避免发生出血。

（5）**颈内静脉 internal jugular vein**：在颈静脉孔处续于乙状窦，在颈动脉鞘内沿颈内动脉和颈总动脉外侧下行，至胸锁关节后方与锁骨下静脉汇合成头臂静脉。颈内静脉的颅内属支有乙状窦和岩下窦，收集颅骨、脑膜、脑、泪器和前庭蜗器等处的静脉血（见第十九章）。颅外属支包括面静脉、舌静脉、咽静脉、甲状腺上静脉和甲状腺中静脉等。颈内静脉壁附着于颈动脉鞘，并通过颈动脉鞘与周围的颈深筋膜和肩胛舌骨肌中间腱相连，故管腔经常处于开放状态，有利于血液回流。当颈内静脉外伤时，由于管腔不能闭锁和胸腔负压对血液的吸引，可导致空气栓塞。

（6）**锁骨下静脉 subclavian vein**：在第 1 肋外侧缘续于腋静脉，向内侧行于腋动脉前下方，至胸锁关节后方与颈内静脉汇合成头臂静脉。颈内静脉和锁骨下静脉汇合处形成的夹角，称为**静脉角 venous angle**，是淋巴导管的注入部位。锁骨下静脉的主要属支是腋静脉和颈外静脉。临床上常经锁骨上或锁骨下入路做锁骨下静脉导管插入。

知识链接

锁骨下静脉穿刺置管术：深静脉穿刺置管术是抢救危重患者、测定中心静脉压、长期静脉给药、胃肠道外营养支持治疗、化疗等常用的外科技术。由于锁骨下静脉较颈内静脉易于固定，检测中心静脉压较颈内静脉标准、可靠，故首选锁骨下静脉穿刺途径。穿刺时，患者取平卧位，肩部稍垫高，头部偏向对侧，取锁骨中点与内侧 1/3 之间、锁骨下一个半横指处为穿刺点。穿刺针在穿刺点与体表呈 15°~25°、与胸骨纵轴约呈 45°。针尖指向喉结方向，沿锁骨下缘缓慢推进，进针 2.5~4.5 cm，边进针边回抽，直至抽出暗红色血液，说明穿刺针已经刺入锁骨下静脉。

2. 上肢静脉

（1）上肢浅静脉：包括头静脉、贵要静脉、肘正中静脉及其属支（图 11–55、图 11–56）。临床上常用手背静脉网、前臂和肘部前面的浅静脉采血、输液和注射药物。

1）**头静脉 cephalic vein**：起自手背静脉网的桡侧，沿前臂下部的桡侧、前臂上部和肘部的前面及肱二头肌外侧沟上行，再经三角肌与胸大肌间沟上行至锁骨下窝，穿深筋膜注入腋静脉或锁骨下静脉。头静脉在肘窝处通过肘正中静脉与贵要静脉交通。头静脉收集手部和前臂桡侧浅层结构的静脉血。

2）**贵要静脉 basilic vein**：起自手背静脉网的尺侧，沿前臂尺侧上行，至肘部转至前面，在肘窝处接受肘正中静脉，再经肱二头肌内侧沟上行至臂部中点高度，穿深筋膜注入肱静脉，或伴肱静脉上行，注入腋静脉。贵要静脉收集手部和前臂尺侧浅层结构的静脉血。

3）**肘正中静脉 median cubital vein**：变异较多，通常在肘窝处连接头静脉和贵要静脉。

4）**前臂正中静脉 median vein of forearm**：起自手掌静脉丛，沿前臂前面上行，注入肘正中静脉。前臂正中静脉有时分叉，分别注入头静脉和贵要静脉，因而不存在肘正中静脉。前臂正中静脉收集手掌侧和前臂前部浅层结构的静脉血。

（2）上肢深静脉：与同名动脉伴行，且多为 2 条。由于上肢的静脉血主要由浅静脉引流，故深静脉较细。2 条肱静脉在大圆肌下缘处汇合成**腋静脉 axillary vein**。腋静脉位于腋动脉的前内侧，在第 1 肋外侧缘续为锁骨下静脉。腋静脉收集上肢浅、深静脉的血液。

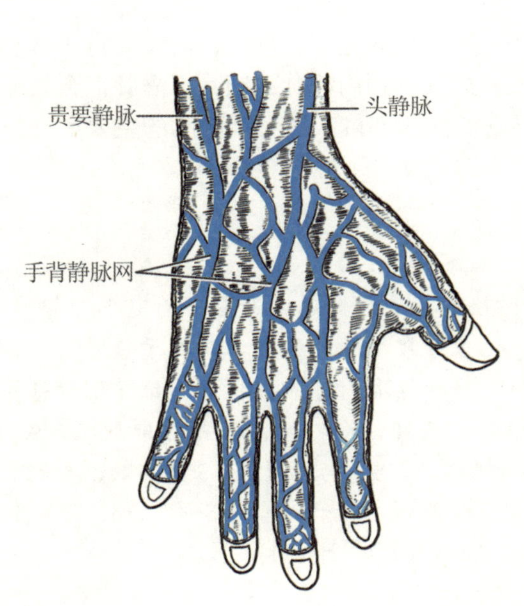

图 11–55　手背浅静脉

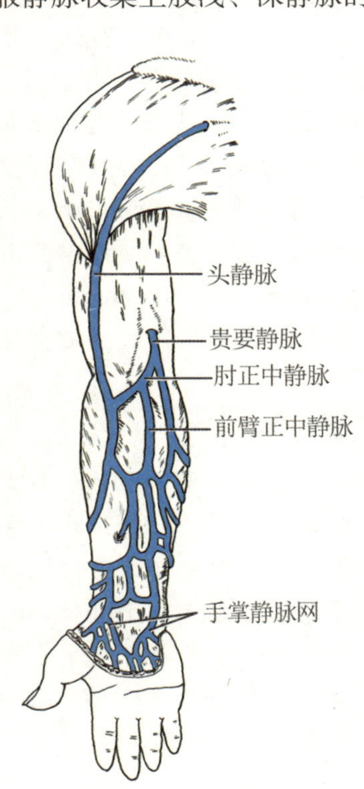

图 11–56　上肢浅静脉

3. 胸部静脉 主要有头臂静脉、上腔静脉、奇静脉及其属支（图 11–57）。

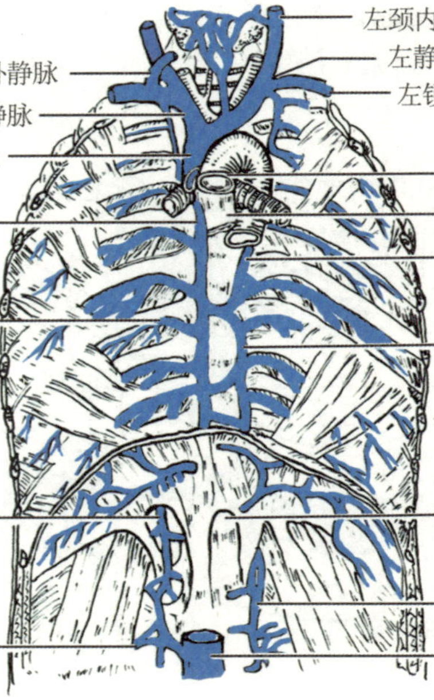

图 11–57 上腔静脉及其属支

（1）**头臂静脉 brachiocephalic vein**：由颈内静脉和锁骨下静脉在胸锁关节后方汇合形成。左头臂静脉比右头臂静脉长，向右下斜越左锁骨下动脉、左颈总动脉和头臂干的前方，至右侧第 1 胸肋结合处的后方与右头臂静脉汇合成上腔静脉。头臂静脉还接受椎静脉、胸廓内静脉、肋间最上静脉和甲状腺下静脉等的静脉血。

（2）**上腔静脉 superior vena cava**：由左、右头臂静脉汇合形成。沿升主动脉右侧下行，至右侧第 2 胸肋关节后方穿纤维心包，平第 3 胸肋关节下缘注入右心房。在穿纤维心包之前，有奇静脉注入。

（3）**奇静脉 azygos vein**：在右膈脚处起自右腰升静脉，沿食管后方和胸主动脉右侧上行，至第 4 胸椎体高度向前勾绕右肺根上方，注入上腔静脉。奇静脉沿途收集右侧肋间后静脉、食管静脉、支气管静脉和半奇静脉的血液。奇静脉向上连通上腔静脉，向下借右腰升静脉连于下腔静脉，故是沟通上腔静脉系和下腔静脉系的重要通道之一。当上腔静脉或下腔静脉阻塞时，该通道可成为重要的侧支循环途径。

（4）**半奇静脉 hemiazygos vein**：在左膈脚处起自左腰升静脉，沿胸椎体左侧上行，约至第 8 胸椎体高度经胸主动脉和食管后方向右跨越脊柱，注入奇静脉。半奇静脉收集左侧下部肋间后静脉、食管静脉和副半奇静脉的血液。

（5）**副半奇静脉 accessory hemiazygos vein**：沿胸椎体左侧下行，注入半奇静脉或向右跨过脊柱前方注入奇静脉。副半奇静脉收集左侧上部的肋间后静脉的血液。

（6）脊柱静脉：椎管内、外有丰富的静脉丛（图 11–58），按照部位将其分为**椎外静脉丛 external vertebral plexus** 和**椎内静脉丛 internal vertebral plexus**。椎内静脉丛位于硬膜外隙内，收集椎骨、脊膜和脊髓的静脉血。椎外静脉丛位于椎体前方、椎弓及其突起的

后方，收集椎体和附近骨骼肌的静脉血。椎内、外静脉丛无瓣膜，互相吻合，注入附近的椎静脉、肋间后静脉、腰静脉和骶外侧静脉等。脊柱静脉丛向上经枕骨大孔与硬脑膜窦交通，向下与盆腔静脉丛交通。因此，脊柱静脉丛是沟通上、下腔静脉系和颅内、外静脉的重要通道。当盆、腹、胸腔等部位发生感染、肿瘤或寄生虫时，可经脊柱静脉丛侵入颅内或其他远位器官。

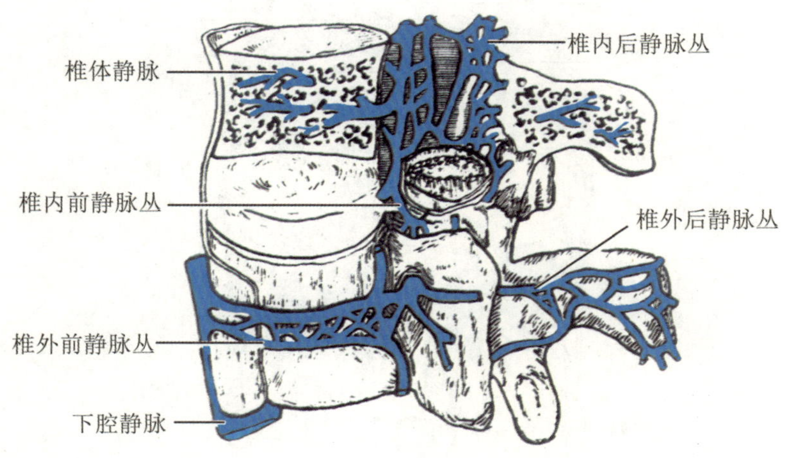

图 11-58　脊柱的静脉

（二）下腔静脉系

下腔静脉系由下腔静脉及其属支组成，收集下半身的静脉血。

1. 下肢静脉　较上肢静脉的静脉瓣多，浅静脉与深静脉之间的交通丰富。

（1）下肢浅静脉：包括小隐静脉和大隐静脉及其属支（图 11-59、图 11-60）。

1）**小隐静脉 small saphenous vein**：在足部外侧缘起自足背静脉弓，经外踝后方，沿小腿后面上行，至腘窝下角处穿深筋膜，再经腓肠肌两头之间上行，注入腘静脉。小隐静脉收集足部外侧部和小腿后部浅层结构的静脉血。

2）**大隐静脉 great saphenous vein**：是全身最长的静脉。在足部内侧缘起自足背静脉弓，经内踝前方，沿小腿内侧面、膝关节内后方、大腿内侧面上行，至耻骨结节外下方 3~4 cm 处穿阔筋膜的隐静脉裂孔，注入股静脉。大隐静脉在注入股静脉之前接受股内侧静脉、股外侧静脉、阴部外静脉、腹壁浅静脉和旋髂浅静脉等 5 条属支。大隐静脉收集足部、小腿和大腿的内侧部及大腿前部浅层结构的静脉血。大隐静脉在内踝前方的位置表浅而恒定，是输液和注射的常用部位。大隐静脉和小隐静脉借穿静脉与深静脉交通。穿静脉的瓣膜朝向深静脉，可将浅静脉的血液引流入深静脉。当深静脉回流受阻时，穿静脉的瓣膜关闭不全，深静脉血液反流入浅静脉，可导致下肢浅静脉曲张。

（2）下肢深静脉：足部和小腿的深静脉与同名动脉伴行，均为 2 条。胫前静脉和胫后静脉汇合成腘静脉。腘静脉穿收肌腱裂孔移行为**股静脉 femoral vein**。股静脉伴股动脉上行，经腹股沟韧带后方续为髂外静脉。股静脉接受大隐静脉和与股动脉分支伴行的静脉。股静脉在腹股沟韧带的稍下方，位于股动脉内侧，临床上常在此处做静脉穿刺插管。

2. 腹、盆部静脉　主要有髂外静脉、髂内静脉、下腔静脉和肝门静脉及其属支（图

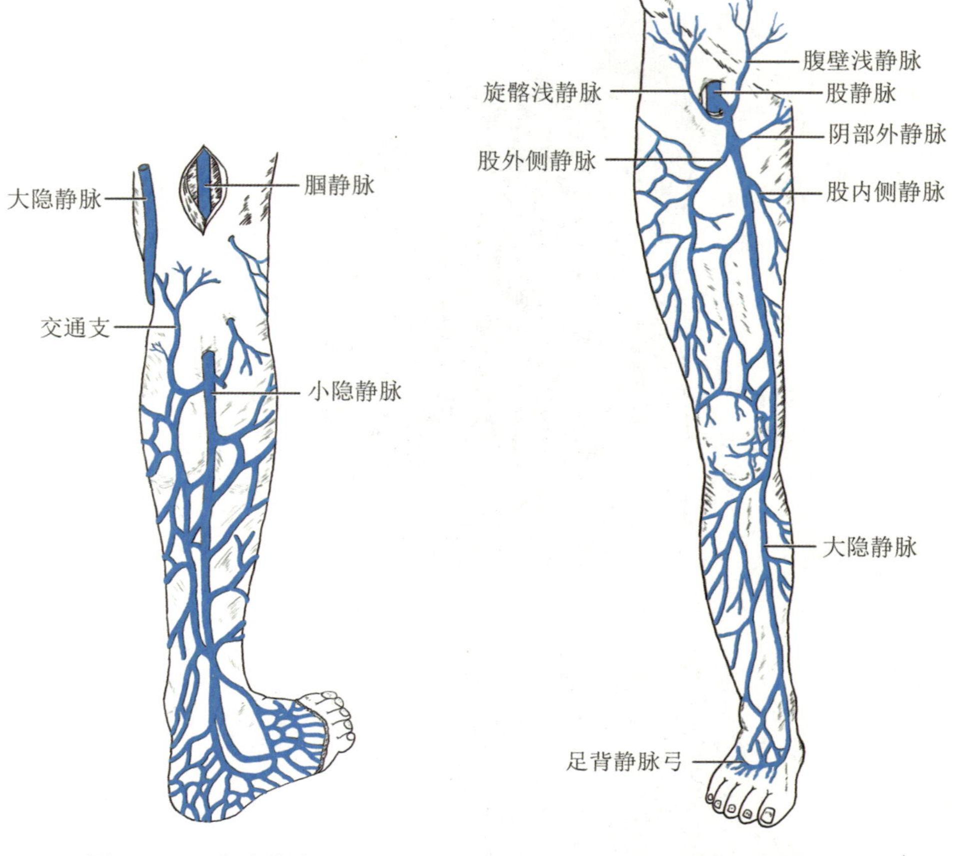

图 11–59　小隐静脉

图 11–60　大隐静脉及其属支

11–61、图 11–62）。

（1）**髂外静脉 external iliac vein**：是股静脉的直接延续。左髂外静脉沿髂外动脉的内侧上行，右髂外静脉先沿髂外动脉的内侧，后沿其后方上行，至骶髂关节前方与髂内静脉汇合成髂总静脉。髂外静脉接受腹壁下静脉和旋髂深静脉。

（2）**髂内静脉 internal iliac vein**：沿髂内动脉后内侧上行，与髂外静脉汇合成髂总静脉。髂内静脉的属支与同名动脉伴行。盆腔内脏器的静脉在器官壁内或表面形成丰富的静脉丛，男性有膀胱静脉丛和直肠静脉丛，女性还有子宫静脉丛和阴道静脉丛。这些静脉丛在盆腔器官扩张或受压迫时有助于血液回流。

（3）**髂总静脉 common iliac vein**：由髂外静脉和髂内静脉汇合形成。双侧髂总静脉伴髂总动脉上行至第 5 腰椎体右侧汇合成下腔静脉。左髂总静脉长而倾斜，先沿左髂总动脉内侧，后沿右髂总动脉后方上行。右髂总静脉短而垂直，先行于右髂总动脉后方，后行于动脉外侧。髂总静脉接受髂腰静脉和骶外侧静脉，左髂总静脉尚接受骶正中静脉。

（4）**下腔静脉 inferior vena cava**：由左、右髂总静脉在第 4 或第 5 腰椎体右前方汇合形成，沿腹主动脉右侧和脊柱右前方上行，经肝的腔静脉沟，穿膈的腔静脉孔进入胸腔，再穿纤维心包注入右心房。下腔静脉的属支分为壁支和脏支两类，多数与同名动脉伴行

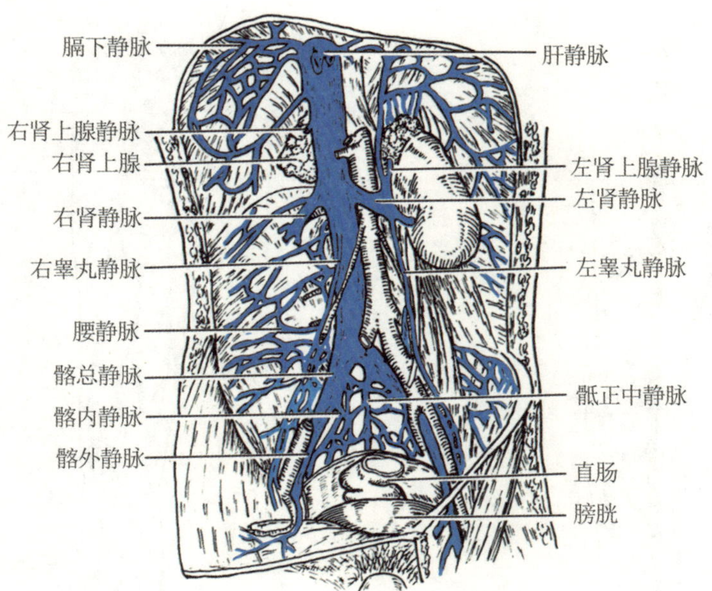

图 11-61 下腔静脉及其属支

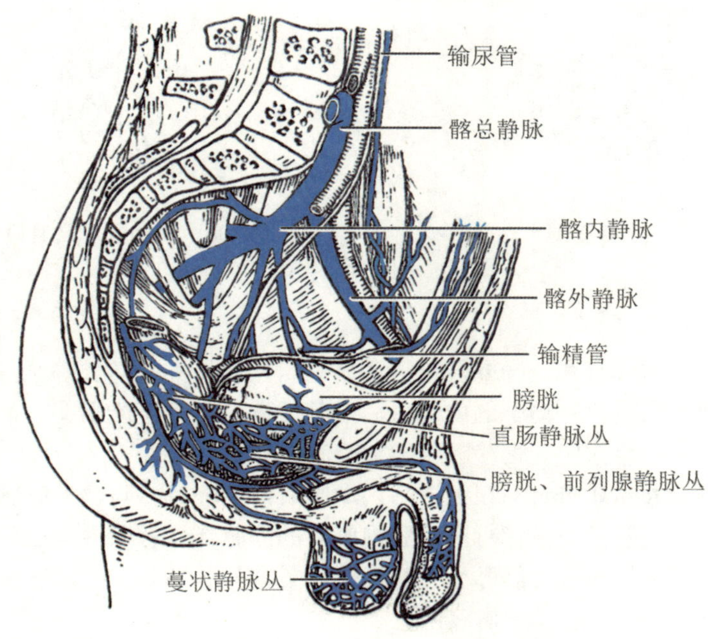

图 11-62 盆部静脉（男性）

（图 11-61）。

1）壁支：包括 1 对膈下静脉和 4 对腰静脉，各腰静脉之间的纵支连成腰升静脉。左、右腰升静脉向上分别续为半奇静脉和奇静脉，向下与髂总静脉和髂腰静脉交通。

2）脏支：包括睾丸静脉或卵巢静脉、肾静脉、右肾上腺静脉和肝静脉等（图 11-61）。

睾丸静脉 testicular vein 起自睾丸和附睾的小静脉吻合成蔓状静脉丛，经腹股沟管进入盆腔，汇合成睾丸静脉，左侧以直角注入左肾静脉，右侧以锐角注入下腔静脉。由于左睾丸静脉以直角注入左肾静脉，是左侧精索静脉易发生曲张的原因之一。因静脉血回流受阻，严重者可导致不育。**卵巢静脉 ovarian vein** 起自卵巢静脉丛，在卵巢悬韧带内上行，汇合成卵巢静脉，注入部位与睾丸静脉相同。

肾静脉 renal vein 在肾门处合为一干，经肾动脉前方向内侧走行，注入下腔静脉。左肾静脉比右肾静脉长，跨越腹主动脉的前方。左肾静脉接受左睾丸静脉和左肾上腺静脉。

肾上腺静脉 suprarenal vein 在左侧注入左肾静脉，右侧注入下腔静脉。

肝静脉 hepatic vein 由小叶下静脉汇合形成。肝左静脉、肝中静脉和肝右静脉在腔静脉沟处注入下腔静脉。

（5）肝门静脉系：由肝门静脉及其属支组成，收集腹、盆部消化道（包括食管腹段，齿状线以下的肛管除外）、脾、胰和胆囊的静脉血（图 11–63）。其起始端和末端与毛细血管相连，无瓣膜。

1）**肝门静脉 hepatic portal vein**：多由肠系膜上静脉和脾静脉在胰颈后方汇合形成，经胰颈和下腔静脉之间上行进入肝十二指肠韧带，在肝固有动脉和胆总管的后方上行至肝门，分为两支进入肝左叶和肝右叶，在肝内反复分支，最终注入肝血窦。肝血窦含有来自肝门静脉和肝固有动脉的血液，经肝静脉注入下腔静脉。

2）肝门静脉的属支：包括肠系膜上静脉、脾静脉、肠系膜下静脉、胃左静脉、胃右静脉、胆囊静脉和附脐静脉等，多与同名动脉伴行。**脾静脉 splenic vein** 起自脾门处，经脾动脉下方和胰后方向右行，与**肠系膜上静脉 superior mesenteric vein** 汇合成肝门静脉。**肠系膜下静脉 inferior mesenteric vein** 注入脾静脉或肠系膜上静脉。**胃左静脉 left gastric**

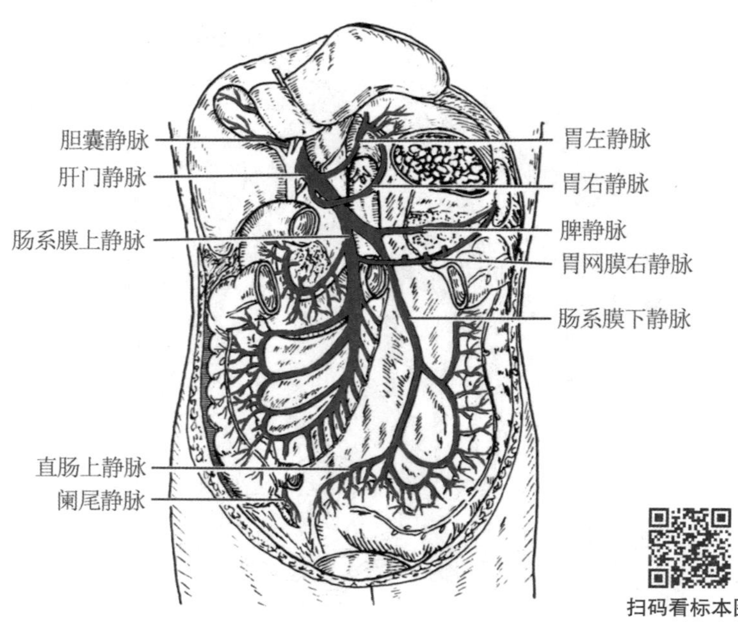

图 11–63 肝门静脉及其属支

vein 在贲门处与奇静脉和半奇静脉的属支吻合。**胃右静脉 right gastric vein** 接受幽门前静脉。幽门前静脉经幽门与十二指肠交界处的前方上行，是手术时区别幽门和十二指肠上部的标志。**胆囊静脉 cystic vein** 注入肝门静脉主干或肝门静脉右支。**附脐静脉 paraumbilical vein** 起自脐周静脉网，沿肝圆韧带上行至肝下面注入肝门静脉。

3）肝门静脉系与上、下腔静脉系之间的交通途径（图 11-64）：①通过食管静脉丛，形成肝门静脉系的胃左静脉与上腔静脉系的奇静脉、半奇静脉之间的交通。②通过直肠静脉丛，形成肝门静脉系的直肠上静脉与下腔静脉系的直肠下静脉、肛静脉之间的交通。③通过脐周静脉网，形成肝门静脉系的附脐静脉与上腔静脉系的胸腹壁静脉、腹壁上静脉或与下腔静脉系的腹壁浅静脉、腹壁下静脉之间的交通。④通过椎内、外静脉丛形成腹后壁前方的肝门静脉系的小静脉与上、下腔静脉系的肋间后静脉和腰静脉之间的交通。⑤肝门静脉系在肝裸区、胰、十二指肠、升结肠和降结肠等处的小静脉与上、下腔静脉系的膈下静脉、肋间后静脉、肾静脉和腰静脉等交通。

正常情况下，肝门静脉系与上、下腔静脉系之间的交通支细小，血流量少。肝硬化、肝肿瘤、肝门处淋巴结肿大或胰头肿瘤等可压迫肝门静脉，导致肝门静脉回流受阻，此时肝门静脉系的血液经上述交通途径形成侧支循环，通过上、下腔静脉系回流。由于血流量

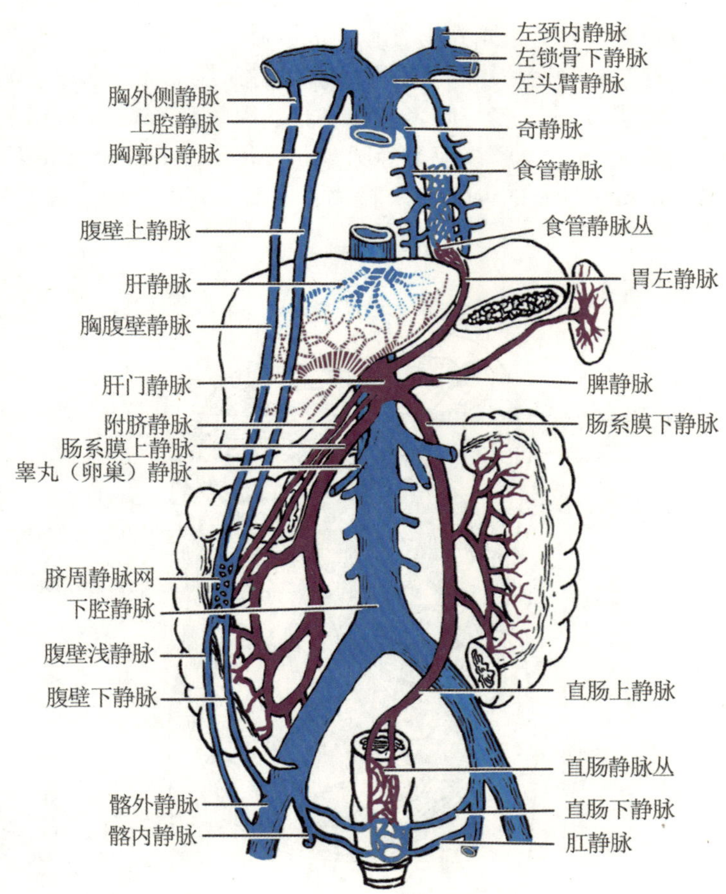

图 11-64　肝门静脉与上、下腔静脉系之间的交通

增多，交通支变得粗大和弯曲，出现静脉曲张。如果食管静脉丛和直肠静脉丛曲张破裂，则引起呕血和便血。当肝门静脉系的侧支循环失代偿时，可引起收集静脉血范围的器官瘀血，出现脾大和腹水等。

思考题:

1. 简述左、右冠状动脉的分布范围。冠状动脉的哪些分支容易罹患疾病？为什么？
2. 心传导系统不同部位的形态结构存在何种差异？简述常见心律失常的解剖学基础。
3. 分布于胃的动脉有哪些？分别供应胃的哪些部位?
4. 人体各部可触及哪些动脉搏动？如何确定触摸点?
5. 自头静脉滴注药物治疗阑尾炎，药物经哪些途径到达阑尾?
6. 口服核黄素后，经何途径随尿液排出?

（新乡医学院　范锡印）

第十二章　淋巴系统

第一节　总　论

淋巴系统 lymphoid system 由淋巴管道、淋巴组织和淋巴器官组成（图 12–1）。淋巴管道和淋巴结的淋巴窦内含有淋巴液，简称为淋巴。自小肠绒毛中的中央乳糜池至胸导管的淋巴管道中的淋巴因含乳糜微粒呈白色，其他部位的淋巴管道中的淋巴无色透明。血液流经毛细血管动脉端时，一些成分经毛细血管壁进入组织间隙，形成组织液。组织液与细胞进行物质交换后，大部分经毛细血管静脉端吸收入静脉，小部分水分和大分子物质进入毛细淋巴管（图 12–2），形成淋巴液。淋巴液沿淋巴管道和淋巴结的淋巴窦向心流动，最

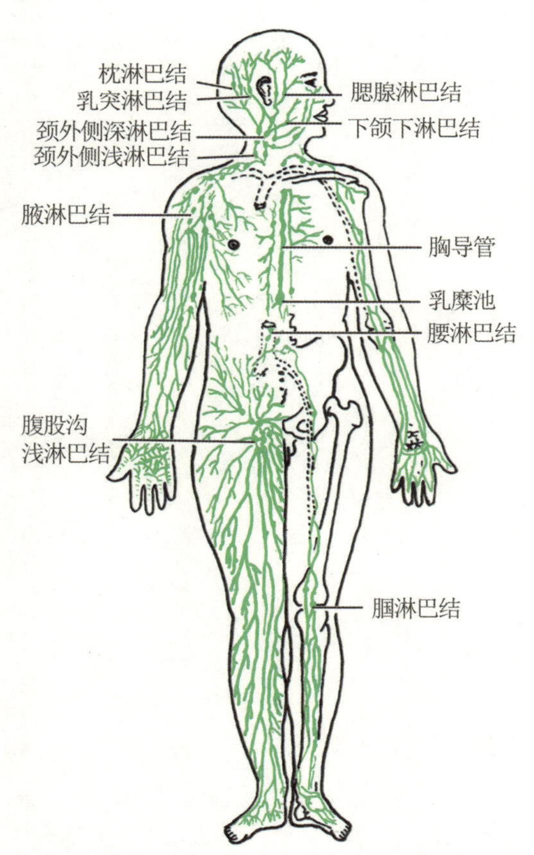

图 12–1　全身淋巴管和淋巴结示意

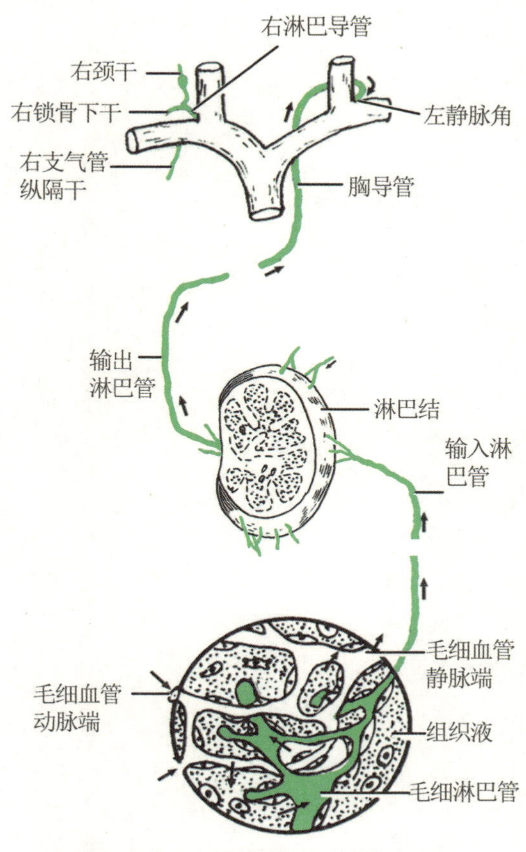

图 12–2　淋巴管和淋巴结模式图

后注入静脉。因此，淋巴管道是静脉的辅助管道。此外，淋巴器官和淋巴组织具有产生淋巴细胞、过滤淋巴液和参与免疫应答的功能。

知识链接

艾滋病又称为获得性免疫缺陷综合征（acquired immune deficiency syndrome，AIDS），由感染艾滋病病毒（HIV）引起。HIV是一种能攻击人体免疫系统的病毒，它把人体的T淋巴细胞作为主要攻击目标，使人体丧失免疫功能。因此，人体易于感染各种疾病，并可发生恶性肿瘤，病死率较高。HIV在人体内的潜伏期平均为8～9年。艾滋病的传播途径主要有性接触传播、血液传播、母婴传播3种。一般接触如共同用餐、握手等不会传播艾滋病。要关爱艾滋病患者，更不要歧视艾滋病患者。

一、淋巴系统的组成和结构特点

（一）淋巴管道

1. 毛细淋巴管 lymphatic capillary 毛细淋巴管以膨大的盲端起始，互相吻合成毛细淋巴管网，然后汇合成淋巴管（图12-3）。毛细淋巴管由很薄的内皮细胞构成，内皮细胞间隙较大，基膜不完整。内皮细胞外面有纤维细丝牵拉，使毛细淋巴管处于扩张状态。因此，毛细淋巴管的通透性较大，蛋白质、细胞碎片、异物、细菌和肿瘤细胞等容易进入毛细淋巴管。到目前为止，认为上皮、角膜、晶状体、软骨和脊髓等处无毛细淋巴管。

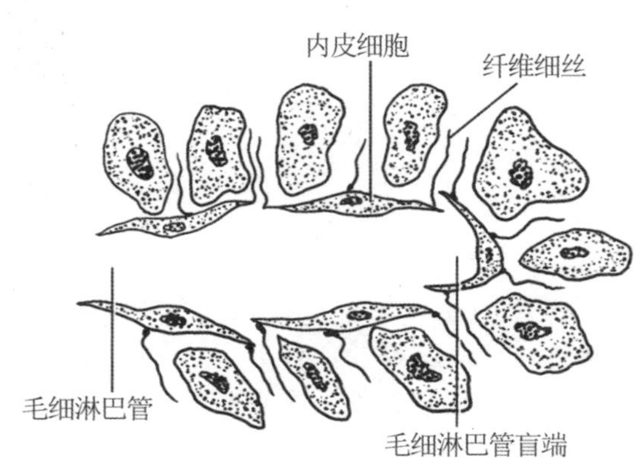

图12-3 毛细淋巴管的结构

2. 淋巴管 lymphatic vessel 由毛细淋巴管网汇合成，管壁结构与静脉相似。淋巴管有丰富的瓣膜，具有防止淋巴液逆流的功能。由于相邻两对瓣膜之间的淋巴管段扩张明显，淋巴管外观呈串珠状或藕节状。淋巴管分为浅淋巴管和深淋巴管两类，浅淋巴管位于浅筋膜内，与浅静脉伴行；深淋巴管位于深筋膜深面，多与血管、神经伴行。浅、深淋巴管之间存在丰富的交通。

3. 淋巴干 lymphatic trunk 淋巴管注入淋巴结，由淋巴结发出的淋巴管在膈下和颈根部汇合成9条淋巴干（图12-4）。淋巴干包括左、右**腰干 lumbar trunk**，左、右**支气管纵隔干 bronchomediastinal trunk**，左、右**锁骨下干 subclavian trunk**，左、右**颈干 cervical trunk**和1条**肠干 intestinal trunk**。

4. 淋巴导管 lymphatic duct 淋巴干汇合成胸导管和右淋巴导管，分别注入左、右静脉角（图12-4）。此外，少数淋巴管注入盆腔静脉、肾静脉、肾上腺静脉和下腔静脉。

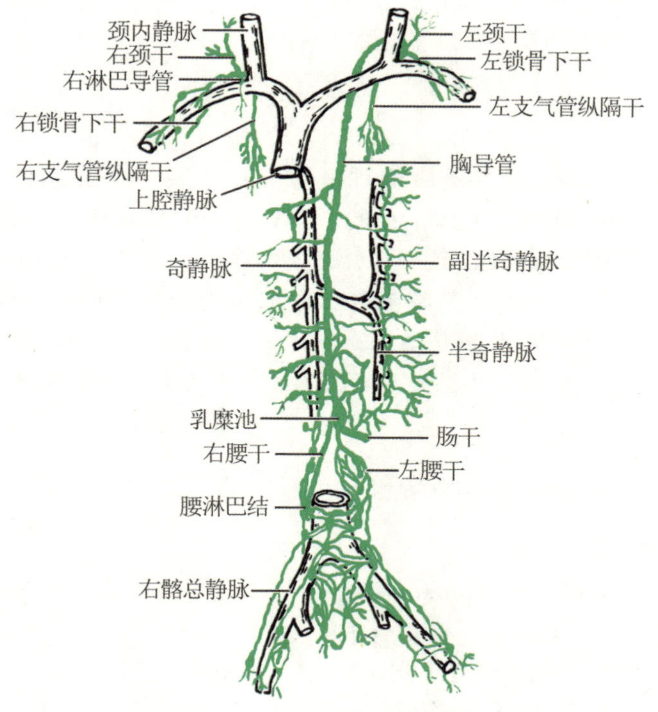

图 12-4　淋巴干和淋巴导管

（二）淋巴组织

淋巴组织分为弥散淋巴组织和淋巴小结两类。除淋巴器官外，消化、呼吸、泌尿、生殖管道和皮肤等处含有丰富的淋巴组织，起防御屏障的作用。

1. 弥散淋巴组织　主要位于消化道和呼吸道的黏膜固有层。

2. 淋巴小结　包括小肠黏膜固有层内的孤立淋巴滤泡、集合淋巴滤泡和阑尾壁内的淋巴小结等。

（三）淋巴器官

淋巴器官包括淋巴结、胸腺、脾和扁桃体。

淋巴结 lymph node 为大小不一的圆形或椭圆形灰红色小体（图 12-5），一侧隆凸，另一侧凹陷，其凹陷中央处为**淋巴结门 hilum of lymph node**。淋巴结凸侧连有输入淋巴管，数目较多。淋巴结门有输出淋巴管、神经和血管出入。一个淋巴结的输出淋巴管可成为另一个淋巴结的输入淋巴管。淋巴结多成群分布，数

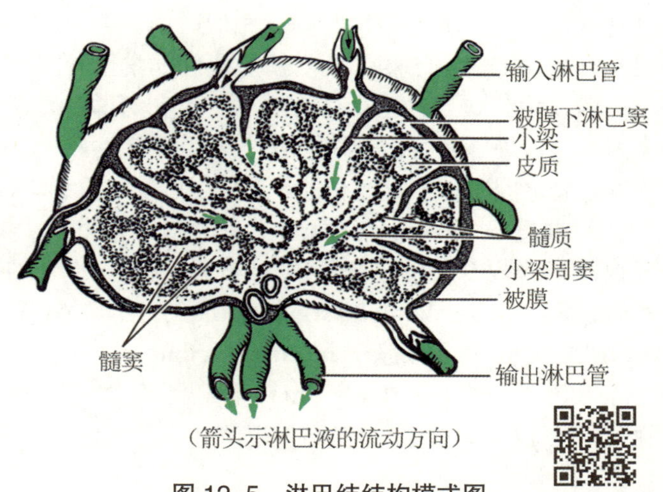

图 12-5　淋巴结结构模式图

目不恒定，青年人有 400~450 个淋巴结。淋巴结按照位置不同分为浅淋巴结和深淋巴结，浅淋巴结位于浅筋膜内，深淋巴结位于深筋膜深面。淋巴结多沿血管排列，位于关节屈侧和体腔的隐藏部位，如肘窝、腋窝、腘窝、腹股沟、脏器门和体腔大血管附近。淋巴结的主要功能是滤过淋巴、产生淋巴细胞和进行免疫应答。淋巴结内的淋巴窦是淋巴管道的一个组成部分，故淋巴结对淋巴引流起着重要作用。

引流某器官或部位淋巴的第一级淋巴结，称为**局部淋巴结 regional lymph node**，临床通常称为哨位淋巴结。当某器官或部位发生病变时，细菌、毒素、寄生虫或肿瘤细胞可沿淋巴管进入相应的局部淋巴结，该淋巴结进行阻截和清除，从而阻止病变扩散。此时，淋巴结发生细胞增殖等病理变化，导致淋巴结肿大。如果局部淋巴结不能阻止病变的扩散，病变可沿淋巴管道向远处蔓延。因此，局部淋巴结肿大常反映其引流范围存在病变。了解淋巴结的位置、淋巴引流范围和淋巴引流途径，对于病变的诊断和治疗具有重要意义。甲状腺、食管和肝的部分淋巴管可不经过淋巴结，直接注入胸导管，这可引起肿瘤细胞更容易迅速向远处转移。

二、淋巴回流的因素

在安静状态下，每小时约有 120 mL 淋巴流入血液，每天回流的淋巴相当于全身血浆总量。淋巴流动缓慢，流量是静脉的 1/10。远近相邻两对瓣膜之间的淋巴管段构成“淋巴管泵”，通过平滑肌的收缩和瓣膜的开闭，推动淋巴向心流动。淋巴管周围的动脉搏动、骨骼肌收缩和胸腔负压对于淋巴回流有促进作用。运动和按摩有助于改善淋巴回流功能。如果淋巴回流受阻，大量含蛋白质的组织液不能及时吸收，可导致淋巴水肿。

第二节 淋巴导管

一、胸导管

胸导管 thoracic duct 是全身最大的淋巴管（图 12-4、图 12-6），平第 12 胸椎体下缘高度起自**乳糜池 cisterna chyli**，经主动脉裂孔进入胸腔。沿脊柱右前方和胸主动脉与奇静脉之间上行，至第 5 胸椎体高度，经食管与脊柱之间向左侧斜行，再沿脊柱左前方上行，经胸廓上口至颈部。在左颈总动脉和左颈内静脉的后方转向前内下方，注入左静脉角。胸导管末端有一对瓣膜，阻止静脉血逆流入胸导管。在标本上，胸导管末段常含有血液，外观似静脉。乳糜池位于第 1 腰椎体前方，呈囊状膨大，接收左、右腰干和肠干的淋巴。胸导管在注入左静脉角处接收左颈干、左锁骨下干和左支气管纵隔干的淋巴。胸导管引流下肢、盆部、腹部、左上肢、左胸部和左头颈部的淋巴，即全身 3/4 部位的淋巴。胸导管与肋间淋巴结、纵隔后淋巴结、气管支气管淋巴结和左锁骨上淋巴结之间存在广泛的淋巴侧支通路。胸导管内的肿瘤细胞可转移至这些淋巴结。胸导管常发出较细的侧支注入奇静脉和肋间后静脉等，故结扎胸导管末段时，一般不会引起淋巴水肿。

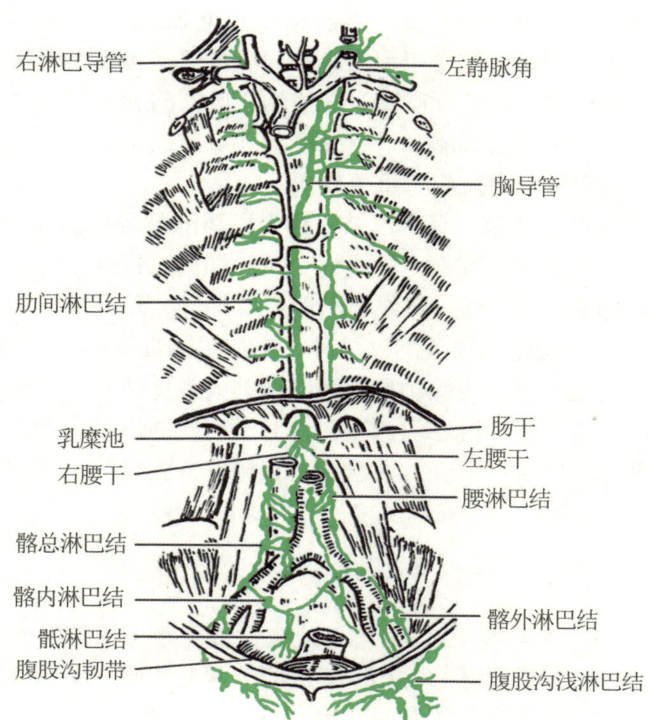

图 12-6　胸导管和腹盆部淋巴结

二、右淋巴导管

右淋巴导管 right lymphatic duct 长 1.0~1.5 cm，由右颈干、右锁骨下干和右支气管纵隔干汇合形成，注入右静脉角（图 12-4、图 12-6）。右淋巴导管引流右上肢、右胸部和右头颈部的淋巴，约全身 1/4 部位的淋巴。右淋巴导管与胸导管之间存在着交通。

第三节　淋巴结的位置和淋巴引流范围

一、头颈部的淋巴管和淋巴结

头颈部的淋巴结在头、颈部交界处呈环状排列，在颈部沿静脉纵向排列，少数淋巴结位于消化管和呼吸道周围。头颈部淋巴结的输出淋巴管下行，直接或间接地注入颈外侧下深淋巴结。

（一）头部的淋巴结

头部淋巴结多位于头、颈部交界处，主要引流头面部淋巴，输出淋巴管直接或间接注入颈外侧上深淋巴结（图 12-7）。

1. 枕淋巴结 occipital lymph node　分为浅、深群，分别位于斜方肌起点表面和头夹肌深面，引流枕部和项部的淋巴。

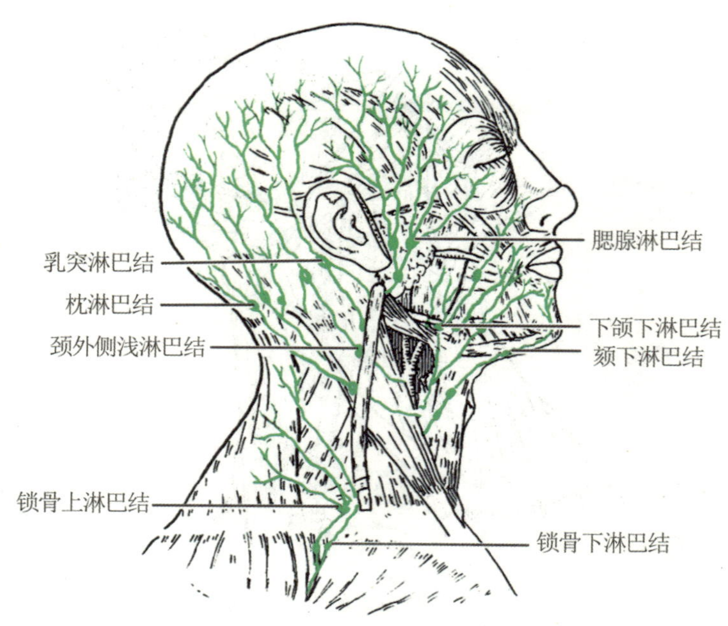

图 12-7 头颈部浅层的淋巴管和淋巴结

2. 乳突淋巴结 mastoid lymph node 又称为耳后淋巴结，位于胸锁乳突肌止点表面，引流颅顶部、颞区和耳郭后面的淋巴。

3. 腮腺淋巴结 parotid lymph node 分为浅、深群，分别位于腮腺表面和腮腺实质内，引流额区、颅顶、颞区、耳郭、外耳道、颊部和腮腺等处的淋巴。

4. 下颌下淋巴结 submandibular lymph node 位于下颌下腺附近和下颌下腺实质内，引流面部和口腔器官的淋巴。

5. 颏下淋巴结 submental lymph node 位于颏下部，引流舌尖、下唇中部和颏部的淋巴。

（二）颈部的淋巴结

颈部淋巴结主要包括颈前淋巴结和颈外侧淋巴结（图 12-7、图 12-8）。

1. 颈前淋巴结 anterior cervical lymph node 分为颈前浅、深淋巴结。

（1）颈前浅淋巴结：沿颈前静脉排列，引流颈前部浅层结构的淋巴，输出淋巴管注入颈外侧下深淋巴结。

（2）颈前深淋巴结：可分为四组。

1）**喉前淋巴结 prelaryngeal lymph node**：位于喉的前方，引流喉和甲状腺的淋巴，输出淋巴管注入气管前淋巴结、气管旁淋巴结和颈外侧下深淋巴结。

2）**甲状腺淋巴结 thyroid lymph node**：经甲状腺峡部的前方，引流甲状腺的淋巴，输出淋巴管注入气管前淋巴结、气管旁淋巴结和颈外侧上深淋巴结。

3）**气管前淋巴结 pretracheal lymph node**：位于气管颈部的前方，引流喉、甲状腺和气管颈部的淋巴，输出淋巴管注入气管旁淋巴结和颈外侧下深淋巴结。

4）**气管旁淋巴结 paratracheal lymph node**：位于气管和食管之间的侧沟内，沿喉返神经排列，引流喉、甲状腺、气管和食管的淋巴，输出淋巴管注入颈外侧下深淋巴结。感

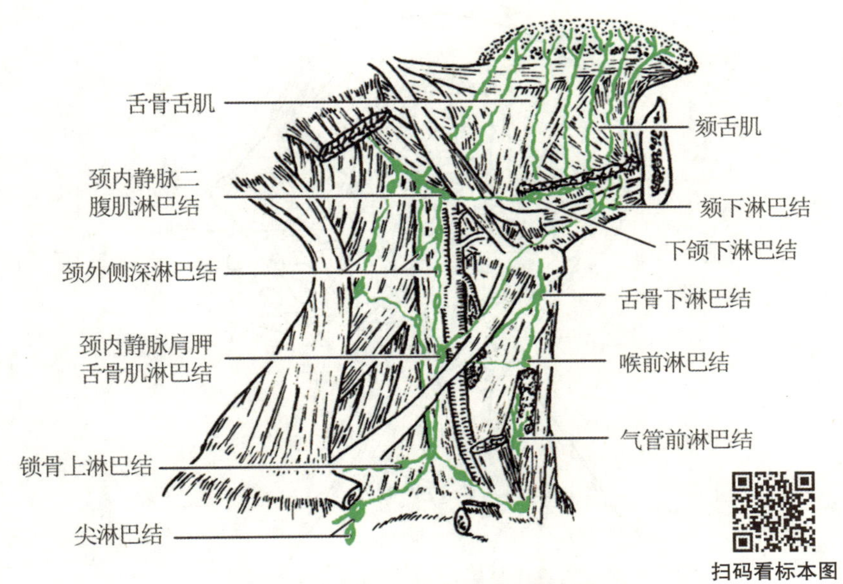

图 12-8　头颈部深层的淋巴管和淋巴结

染或肿瘤转移可引起气管旁淋巴结肿大，压迫喉返神经，出现声音嘶哑。

2. 颈外侧淋巴结 lateral cervical lymph node　分为颈外侧浅、深淋巴结。

（1）**颈外侧浅淋巴结 superficial lateral cervical lymph node**：沿颈外静脉排列，引流颈外侧浅层结构的淋巴，并收纳枕淋巴结、乳突淋巴结和腮腺淋巴结的输出淋巴管，其输出淋巴管注入颈外侧深淋巴结。

（2）**颈外侧深淋巴结 deep lateral cervical lymph node**：主要沿颈内静脉排列，部分淋巴结沿副神经和颈横血管排列。以肩胛舌骨肌为界分为颈外侧上、下深淋巴结两群。

1）颈外侧上深淋巴结：主要沿颈内静脉上段排列。位于面静脉、颈内静脉和二腹肌后腹之间的淋巴结，称为颈内静脉二腹肌淋巴结，又称为角淋巴结，引流鼻咽部、腭扁桃体和舌根的淋巴。鼻咽癌和舌根癌常首先转移至该淋巴结。位于颈内静脉与肩胛舌骨肌中间腱交叉处的淋巴结，称为颈内静脉肩胛舌骨肌淋巴结，引流舌尖的淋巴，舌尖癌常首先转移至该淋巴结。沿副神经排列的淋巴结，称为副神经淋巴结。颈外侧上深淋巴结引流鼻、舌、咽、喉、甲状腺、气管、食管、枕部、项部和肩部等处的淋巴，并收纳枕、耳后、腮腺、下颌下、颏下和颈外侧浅淋巴结等的输出淋巴管，其输出淋巴管注入颈外侧下深淋巴结或颈干。

2）颈外侧下深淋巴结：主要沿颈内静脉下段排列。沿颈横血管分布的淋巴结，称为**锁骨上淋巴结 supraclavicular lymph node**，其中位于前斜角肌前方的淋巴结，称为**斜角肌淋巴结 scalene lymph node**。胸、腹、盆部的肿瘤，尤其是食管腹段癌和胃癌，癌细胞栓子可经胸导管转移至该淋巴结，常可在胸锁乳突肌后缘与锁骨上缘形成的夹角处触摸到肿大的淋巴结。颈外侧下深淋巴结引流颈根部、胸壁上部和乳房上部的淋巴，并收纳颈前淋巴结、颈外侧浅淋巴结和颈外侧上深淋巴结的输出淋巴管，其输出淋巴管合成颈干，左侧注入胸导管，右侧注入右淋巴导管。

3. 咽后淋巴结 retropharyngeal lymph node　位于咽后壁和椎前筋膜之间，引流鼻腔

后部、鼻旁窦、鼻咽部和喉咽部的淋巴，输出淋巴管注入颈外侧上深淋巴结。

二、上肢的淋巴管和淋巴结

上肢浅、深淋巴管分别与浅静脉和深血管伴行，直接或间接注入腋淋巴结。

1. 肘淋巴结 cubital lymph node 分为浅、深群，分别位于肱骨内上髁上方和肘窝深血管周围。浅群又称为滑车上淋巴结。肘淋巴结通过浅、深淋巴管引流手部尺侧半和前臂尺侧半的淋巴，其输出淋巴管沿肱血管注入腋淋巴结（图 12–1）。

2. 锁骨下淋巴结 infraclavicular node 又称为三角胸肌淋巴结，位于三角肌与胸大肌的间沟内，沿头静脉排列，收纳沿头静脉上行的浅淋巴管，其输出淋巴管注入腋淋巴结，少数注入锁骨上淋巴结。

3. 腋淋巴结 axillary lymph node 位于腋窝的疏松结缔组织内，沿血管排列，按照位置分为五群（图 12–9）。

（1）**胸肌淋巴结 pectoral lymph node**：位于胸小肌下缘处，沿胸外侧血管排列，引流腹前外侧壁、胸外侧壁及乳房外侧部和中央部的淋巴，其输出淋巴管注入中央淋巴结和尖淋巴结。

（2）**外侧淋巴结 lateral lymph node**：沿腋静脉远侧段排列，收纳除注入锁骨下淋巴结以外的上肢浅、深淋巴管，其输出淋巴管注入中央淋巴结、尖淋巴结和锁骨上淋巴结。

（3）**肩胛下淋巴结 subscapular lymph node**：沿肩胛下血管排列，引流颈后部和背部的淋巴，其输出淋巴管注入中央淋巴结和尖淋巴结。

（4）**中央淋巴结 central lymph node**：位于腋窝中央的疏松结缔组织中，收纳上述三群淋巴结的输出淋巴管，其输出淋巴管注入尖淋巴结。

（5）**尖淋巴结 apical lymph node**：沿腋静脉近侧段排列，引流乳腺上部的淋巴，并收纳上述四群淋巴结和锁骨下淋巴结的输出淋巴管，其输出淋巴管合成锁骨下干，左侧注

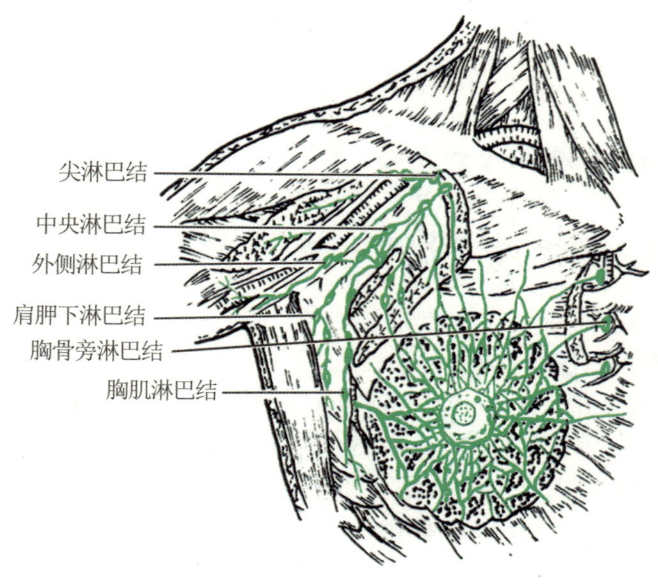

图 12–9 腋淋巴结和乳房淋巴管（女性）

入胸导管，右侧注入右淋巴导管。少数输出淋巴管注入锁骨上淋巴结。

三、胸部的淋巴管和淋巴结

胸部淋巴结位于胸壁内和胸腔脏器周围。

（一）胸壁的淋巴结

胸后壁和胸前壁的大部分浅淋巴管注入腋淋巴结，胸前壁上部的浅淋巴管注入颈外侧下深淋巴结，胸壁的深淋巴管注入胸壁淋巴结。

1. 胸骨旁淋巴结 parasternal lymph node 沿胸廓内血管排列，引流胸腹前壁和乳房内侧部的淋巴，并收纳膈上淋巴结的输出淋巴管，其输出淋巴管参与合成支气管纵隔干（图 12–9、图 12–10）。

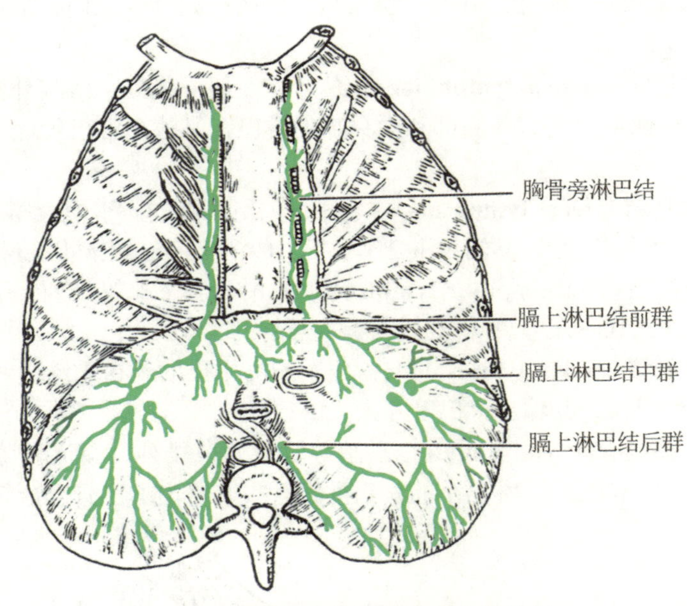

图 12–10 胸骨旁淋巴结和膈上淋巴结

2. 肋间淋巴结 intercostal lymph node 多位于肋头附近，沿肋间后血管排列，引流胸后壁的淋巴，其输出淋巴管注入胸导管（图 12–6）。

3. 膈上淋巴结 superior phrenic lymph node 位于膈的胸腔面，分为前、中、后三群，引流膈、壁胸膜、心包和肝上面的淋巴，其输出淋巴管注入胸骨旁淋巴结和纵隔前、后淋巴结（图 12–10）。

（二）胸腔器官的淋巴结

1. 纵隔前淋巴结 anterior mediastinal lymph node 位于上纵隔前部和前纵隔内，在大血管和心包的前方，引流胸腺、心、心包和纵隔胸膜的淋巴，并收纳膈上淋巴结外侧群的输出淋巴管，其输出淋巴管参与合成支气管纵隔干。

2. 纵隔后淋巴结 posterior mediastinal lymph node 位于上纵隔后部和后纵隔内，沿胸主动脉和食管排列，引流心包、食管和膈的淋巴，并收纳膈上淋巴结中、后群的输出淋巴管，其输出淋巴管注入胸导管。

3. 气管、支气管和肺的淋巴结 这些淋巴结引流肺、脏胸膜、支气管、气管和食管的淋巴，并收纳纵隔后淋巴结的输出淋巴管（图 12–11）。在成年人，由于大量灰尘颗粒沉积在淋巴结内，淋巴结变黑色。

（1）**肺淋巴结 pulmonary lymph node**：位于肺叶支气管和肺段支气管分支夹角处，其输出淋巴管注入支气管肺淋巴结。

（2）**支气管肺淋巴结 bronchopulmonary lymph node**：位于肺门处，又称为肺门淋巴结，其输出淋巴管注入气管支气管淋巴结。

（3）**气管支气管淋巴结 tracheobronchial lymph node**：分为上、下群，分别位于气管杈的上、下方，其输出淋巴管注入气管旁淋巴结。

（4）**气管旁淋巴结 paratracheal lymph node**：沿气管排列。气管旁淋巴结、纵隔前淋巴结和胸骨旁淋巴结的输出淋巴管汇合成支气管纵隔干。左、右支气管纵隔干分别注入胸导管和右淋巴导管。

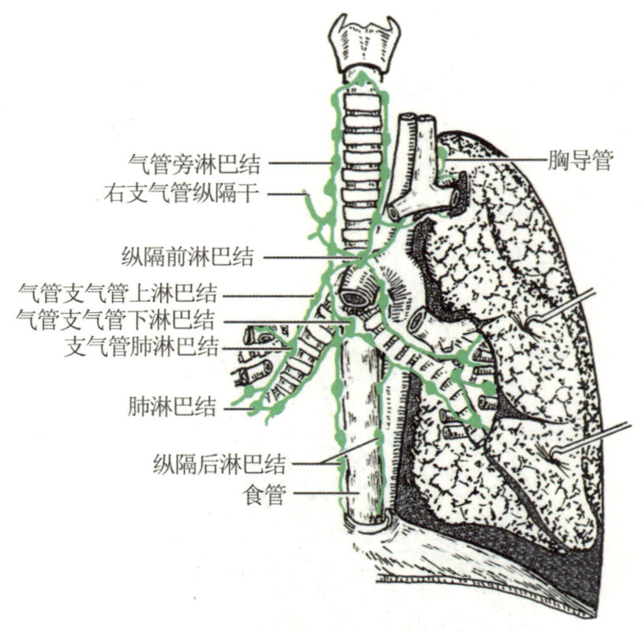

图 12–11 胸腔脏器的淋巴结

四、下肢的淋巴管和淋巴结

下肢浅、深淋巴管分别与浅静脉和深血管伴行，直接或间接注入腹股沟淋巴结。此外，臀部的深淋巴管沿深血管注入髂内淋巴结。

1. 腘淋巴结 popliteal lymph node 分为浅、深群，分别沿小隐静脉末端和腘血管排列，收纳足部外侧缘和小腿后外侧部的浅淋巴管及足部和小腿的深淋巴管，其输出淋巴管沿股血管上行，注入腹股沟深淋巴结（图 12–1）。

2. 腹股沟淋巴结 按照位置可分为腹股沟浅、深淋巴结。

（1）**腹股沟浅淋巴结 superficial inguinal lymph node**：位于腹股沟韧带下方，分为上、

下群。上群与腹股沟韧带平行排列，引流腹前外侧壁下部、臀部、会阴和子宫底的淋巴。下群沿大隐静脉末端分布，收纳除足部外侧缘和小腿后外侧部外的下肢浅淋巴管。其输出淋巴管注入腹股沟深淋巴结或髂外淋巴结（图 12-1、图 12-6）。

（2）**腹股沟深淋巴结 deep inguinal lymph node**：位于股静脉周围和股管内，引流大腿深部结构和会阴的淋巴，并收纳腘淋巴结深群和腹股沟浅淋巴结的输出淋巴管，其输出淋巴管注入髂外淋巴结（图 12-6）。

五、盆部的淋巴管和淋巴结

盆部淋巴结沿盆腔血管排列（图 12-6、图 12-12、图 12-13）。

1. 骶淋巴结 sacral lymph node 沿骶正中血管和骶外血管排列，引流盆腔后壁、直肠、前列腺或子宫等处的淋巴，其输出淋巴管注入髂内淋巴结或髂总淋巴结。

2. 髂内淋巴结 internal iliac lymph node 沿髂内动脉及其分支和髂内静脉及其属支排列，引流大部分盆壁、盆腔脏器、会阴深部、臀部和大腿后部深层结构的淋巴，其输出淋巴管注入髂总淋巴结。

3. 髂外淋巴结 external iliac lymph node 沿髂外血管排列，引流腹前壁下部、膀胱、前列腺或子宫颈和阴道上部的淋巴，并收纳腹股沟浅、深淋巴结的输出淋巴管，其输出淋巴管注入髂总淋巴结。

4. 髂总淋巴结 common iliac lymph node 沿髂总血管排列，收纳上述三群淋巴结的输出淋巴管，其输出淋巴管注入腰淋巴结。

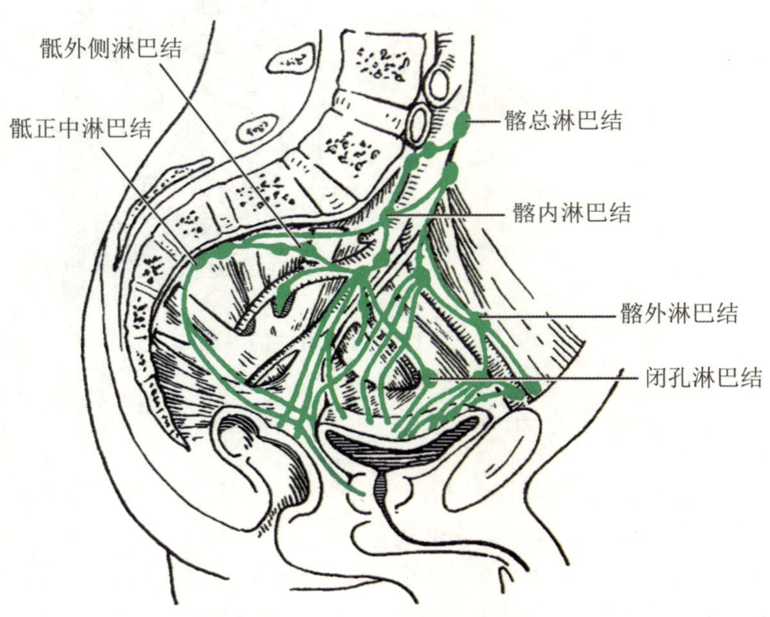

图 12-12　男性盆部的淋巴结

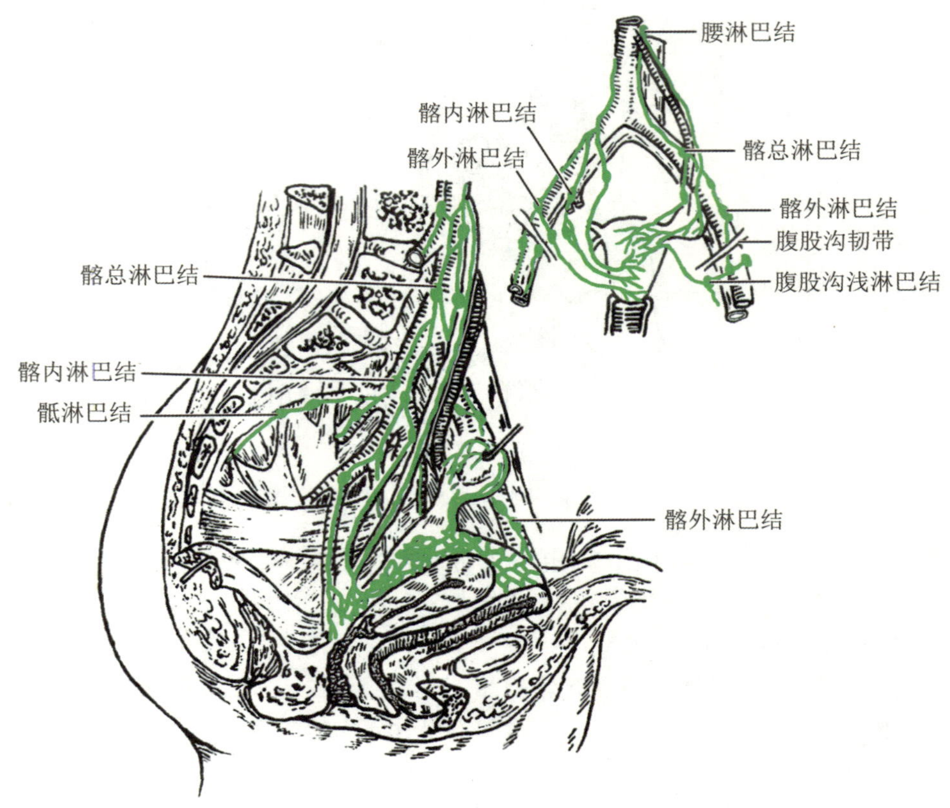

图 12–13 女性盆部淋巴结和子宫的淋巴管

六、腹部的淋巴管和淋巴结

腹部淋巴结位于腹后壁和腹腔脏器周围，沿腹腔血管排列。

（一）腹壁的淋巴结

脐平面以上腹前外侧壁的浅、深淋巴管分别注入腋淋巴结和胸骨旁淋巴结，脐平面以下腹壁的浅淋巴管注入腹股沟浅淋巴结，深淋巴管注入腹股沟深淋巴结、髂外淋巴结和腰淋巴结。

腰淋巴结 lumbar lymph node 位于腹后壁，沿腹主动脉和下腔静脉分布（图 12–6），引流腹后壁深层结构和腹腔成对器官的淋巴，并收纳髂总淋巴结的输出淋巴管，其输出淋巴管汇合成左、右腰干。

（二）腹腔器官的淋巴结

腹腔成对器官的淋巴管注入腰淋巴结，不成对器官的淋巴管注入沿腹腔干、肠系膜上动脉和肠系膜下动脉及其分支排列的淋巴结。

1. 沿腹腔干及其分支排列的淋巴结 胃左、右淋巴结，胃网膜左、右淋巴结，幽门上、下淋巴结，肝淋巴结，胰淋巴结和脾淋巴结引流相应动脉分布范围的淋巴，其输出淋巴管注入位于腹腔干周围的**腹腔淋巴结 celiac lymph node**（图 12–14）。

2. 沿肠系膜上动脉及其分支排列的淋巴结 肠系膜淋巴结沿空、回肠动脉排列，回

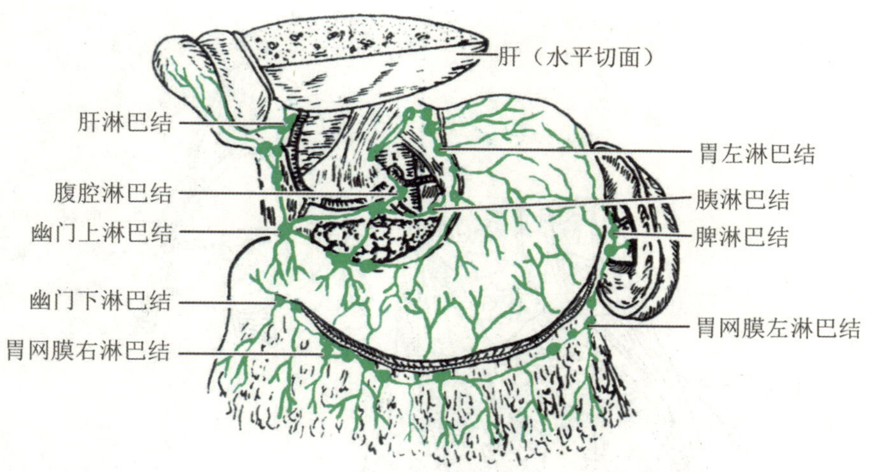

图 12–14　沿腹腔干及其分支排列的淋巴结

结肠淋巴结、右结肠淋巴结和中结肠淋巴结沿同名动脉排列，这些淋巴结引流相应动脉分布区域的淋巴，其输出淋巴管注入位于肠系膜上动脉根部周围的**肠系膜上淋巴结 superior mesenteric lymph node**（图 12–15）。

3. 沿肠系膜下动脉及其分支排列的淋巴结　左结肠淋巴结、乙状结肠淋巴结和直肠上淋巴结引流相应动脉分布区域的淋巴，其输出淋巴管注入肠系膜下动脉根部周围的**肠系膜下淋巴结 inferior mesenteric lymph node**（图 12–15）。

腹腔淋巴结、肠系膜上淋巴结和肠系膜下淋巴结的输出淋巴管汇合成肠干。

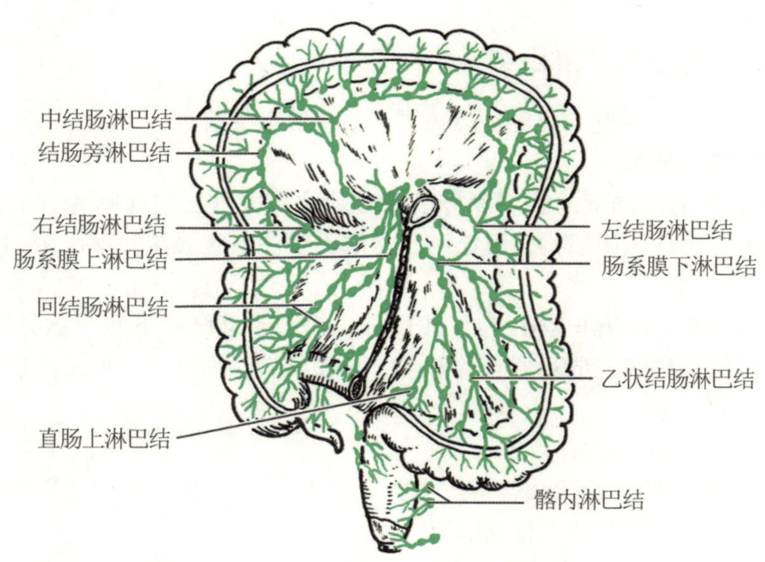

图 12–15　大肠的淋巴管和淋巴结

第四节 胸 腺

胸腺 thymus 是中枢淋巴器官，可以培育、选择和向周围淋巴器官和淋巴组织输送T淋巴细胞，参与细胞免疫反应。胸腺兼具内分泌功能（见第二十章 内分泌系统）。

第五节 脾

脾 spleen 是人体最大的淋巴器官（图12–16），具有储血、造血、清除衰老红细胞和进行免疫应答的功能。

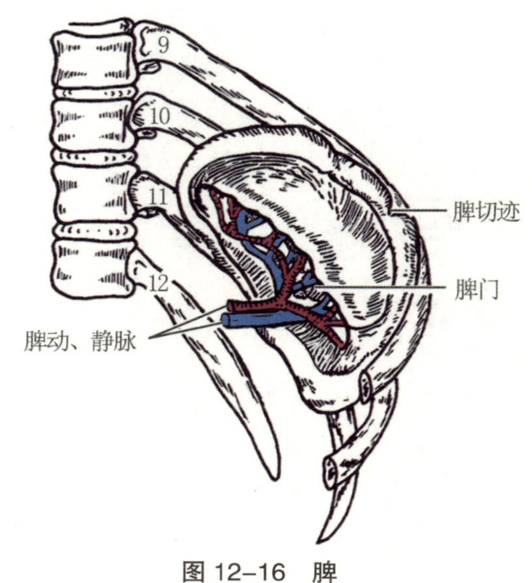

图 12–16 脾

脾位于左季肋区的胃底与膈之间，介于第9~11肋，长轴与第10肋一致。正常时在左肋弓下不能触及脾。脾的位置可随呼吸和体位不同而变化，站立比平卧时低2.5 cm。脾由胃脾韧带、脾肾韧带、膈脾韧带和脾结肠韧带支持固定。

脾呈暗红色，质软而脆。脾可分为膈、脏两面，前、后两端和上、下两缘。膈面光滑隆凸，朝向膈。脏面凹陷，其中央处为**脾门 splenic hilum**，是血管、神经和淋巴管出入的部位。脏面与胃底、左肾、左肾上腺、胰尾和结肠左曲相邻。前端较宽，朝向前外侧，可达腋中线。后端钝圆，朝向后内侧，距离正中线4~5 cm。上缘较锐利，朝向前上方，前部有2~3个**脾切迹 splenic notch**。当脾大时，脾切迹是触诊脾的标志。下缘较钝，朝向后下方。

在脾的附近，特别是胃脾韧带和大网膜中尚存在有**副脾 accessory spleen**，出现率为10%~40%。副脾的位置、大小和数目不定，其功能与脾相同。因脾功能亢进而做脾切除术时，应同时切除副脾。

思考题：

1. 李某，女性，39岁，因右侧乳房硬块来医院就诊，经检查诊断为早期乳腺癌，需要施行乳腺癌根治术和腋淋巴结清除术，请考虑：①腋窝的位置及其内结构；②腋淋巴结的分群，各群淋巴结的位置及收纳范围；③乳房的淋巴流向；④乳腺癌根治方法及原因。

2. 某患者左侧第1趾感染，细菌毒素如何进入血液？口服抗生素后药物又经何途径到达患处？

（新乡医学院 范锡印）

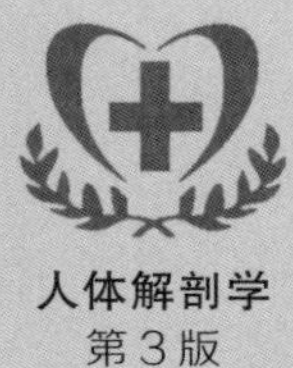

第四篇
感觉器

感觉器 sensory organ 为机体感受刺激的装置，是**感受器 receptor** 及其附属结构的总称。

感受器的种类繁多，形态和功能各异。根据感受器所在的部位和接受刺激的来源将其分为三类。**外感受器 exteroceptor** 分布于皮肤、黏膜、视器和蜗器等处，接受来自外界环境的痛、温、触、压、光、声等刺激，如位于皮肤的感受器可以接受外界的痛、温、触、压等刺激。**内感受器 interoceptor** 分布于内脏器官和心血管等处，接受体内渗透压、压力、温度、离子、化合物浓度变化等刺激，如位于主动脉弓的压力感受器和化学感受器分别可以感受血压和血液中二氧化碳浓度的变化。**本体感受器 proprioceptor** 分布于骨骼肌、肌腱、关节、韧带、前庭等处，接受机体运动和平衡变化时产生的刺激，如维持人体直立行走时的平衡状态。感觉的产生由感受器、传入通路和大脑皮质3个部分共同活动完成。其中任何一个部分受到损伤，都会影响感觉的产生。

第十三章 视 器

视器 visual organ 由眼球和眼副器构成。眼球的功能是接受光波刺激，将光刺激转变为神经冲动，通过视神经将冲动传至视觉中枢从而产生视觉。眼副器包括眼睑、结膜、泪器、眼球外肌、眶脂体和眶筋膜等，位于眼球周围或附近，对眼球起支持、保护和运动作用。

第一节 眼 球

眼球 eyeball 近似球形，位于眶的前部，是视器的主要部分。借筋膜与眶壁相连，后部借视神经连于间脑的视交叉。眶腔呈四棱锥形，内侧壁近似平行，外侧壁向后相交成90° 。眼眶内侧壁与外侧壁的夹角为45° 。眼球前面的正中点，称为前极；后面的正中点，称为后极。前、后极的连线，称为**眼轴 ocular axis**。从瞳孔中点至视网膜中央凹的连线，称为**视轴 optic axis**。眼轴与视轴相交呈锐角。眼球前、后极中点的圆周线，称为赤道，即**中纬线 midlatitude line**，通过中纬线可将眼球切成前、后两半；环绕前、后极的连线，称为经线，与赤道线呈直角相交。眼球由眼球壁及其内容物等构成（图 13–1）。

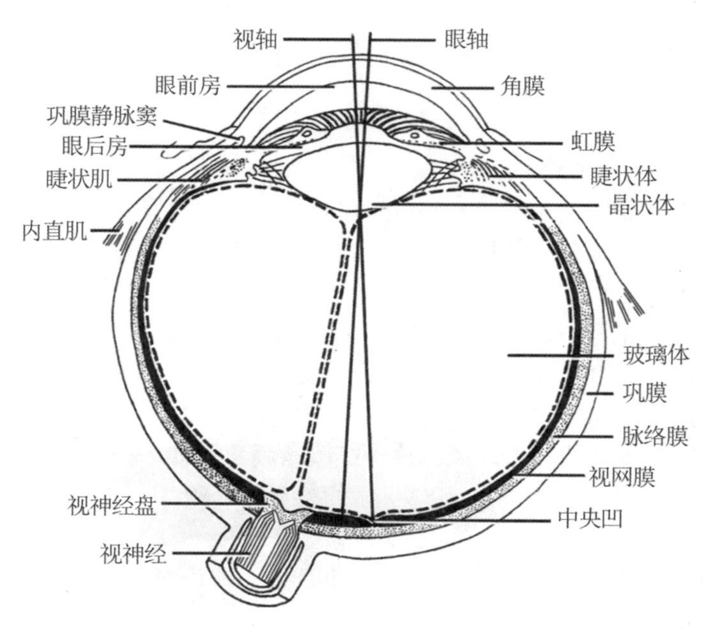

图 13–1 眼球的水平切面

一、眼球壁

从外向内依次分为眼球纤维膜、血管膜和视网膜三层。

（一）纤维膜

纤维膜 fibrous membrane 位于眼球壁最外面，由致密结缔组织构成，从前向后可分为角膜和巩膜两部分，角膜与巩膜交界处，称为角膜缘，对维持眼球外形和保护眼球内容物起重要作用。

1. 角膜 cornea 位于眼球的正前方，占纤维膜的前1/6，无色透明，富有弹性，外凸内凹，曲度较大，具有屈光作用。无血管，但有丰富的感觉神经末梢，感觉极为敏感。角膜炎或溃疡可导致角膜混浊，失去透明性，影响视觉。

扫码看
课程思政

2. 巩膜 sclera 呈乳白色，占纤维膜的后5/6，质地坚韧、不透明，有保护眼球内容物和维持眼球形态的作用。巩膜与角膜交界处深面有一个环形的**巩膜静脉窦 sinus venosus sclerae**，是房水流出的通道。巩膜的厚度不一，后部稍厚，向前逐渐变薄，在眼球的赤道附近最薄，在眼球外肌附着处再度增厚。

知识链接

准分子激光原位角膜磨镶术是用准分子激光通过对角膜瓣下基质层进行屈光性切削，使角膜曲率适中，从而使光线能够直接聚焦在视网膜上，达到屈光矫正的目的。现已在世界范围内广泛开展，应用于治疗中、高度屈光不正。因其良好的安全性、预测性及有效性已经越来越广泛地被人们所接受，并且随着准分子激光系统的不断完善和各种高技术的充分运用，准分子激光屈光矫正手术更加精确、稳定，具有广阔的应用前景。

（二）血管膜

血管膜 vascular membrane 位于眼球纤维膜的内面，含有大量的血管和色素细胞，呈棕黑色，具有营养眼球内组织和遮光的作用。血管膜由前向后分为虹膜、睫状体和脉络膜三部分。

1. 虹膜 iris 位于血管膜的最前部，呈冠状位圆盘形的薄膜，其中央有圆形的**瞳孔 pupil**（图13–2），可随光线的强弱而缩小或开大。角膜与晶状体之间的腔隙，称为**眼房 chambers of eyeball**。虹膜将其分成前、后房，二者借瞳孔交通。在前房的周边，虹膜与角膜交界处的环形区域，称为**虹膜角膜角 iridocorneal angle**。虹膜的颜色与其所含色素细胞多少有关，不同种族有明显的差异，可有黑、棕、蓝和灰色等，黄种人的虹膜色素较多，故呈棕色。

虹膜内有两种方向的平滑肌纤维，一部分环绕瞳孔周缘，称为**瞳孔括约肌 sphincter pupillae**，受副交感神经支配，收缩时使瞳孔缩小；另一部分则呈放射状排列，称为**瞳孔开大肌 dilator pupillae**，受交感神经支配，收缩时使瞳孔开大。瞳孔在强光下缩小，在弱光下则开大，能调控投射到视网膜上光线的多少，类似照相机的光圈。

2. 睫状体 ciliary body 位于巩膜与角膜移行部的内面，虹膜后外侧的环形增厚部分

（图 13–2）。其后部较为平坦，称为睫状环；前部有向内突出呈放射状排列的皱襞，称为**睫状突 ciliary processes**，睫状突借睫状小带与晶状体相连。睫状体内含有睫状肌，分为环形肌和辐射状排列的纵行肌，可使睫状小带松弛与紧张，从而调节晶状体的曲度。

3. 脉络膜 choroid 占血管膜的后 2/3，前端连于睫状体，后方有视神经通过，富含血管和色素（图 13–1、图 13–2）。外面与巩膜疏松相连，内面紧贴视网膜的色素层。具有营养眼球内组织并吸收分散光线的功能。

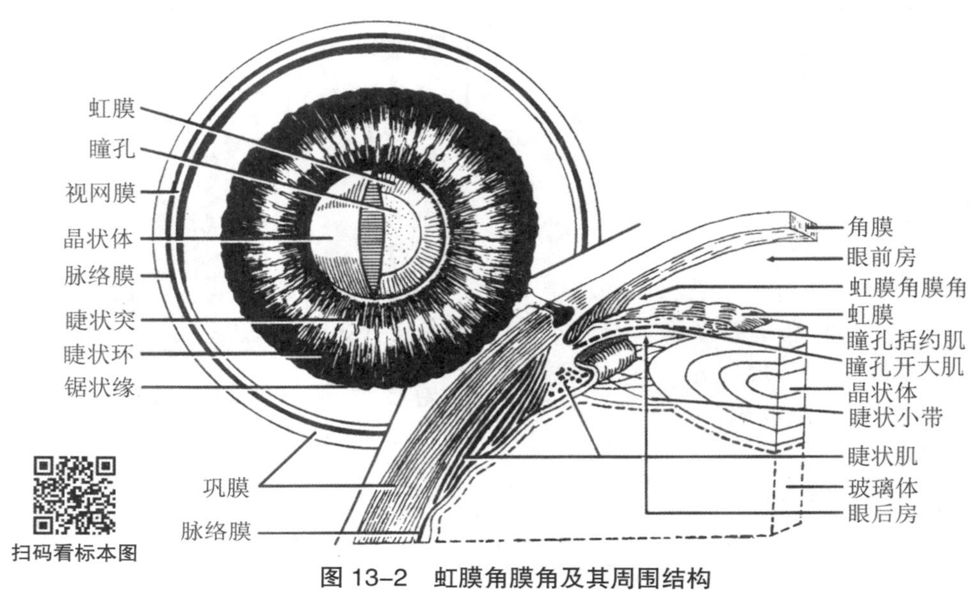

图 13–2 虹膜角膜角及其周围结构

（三）视网膜

视网膜 retina 位于眼球血管膜的内面，自前向后分为视网膜虹膜部、睫状体部和脉络膜部三部分（图 13–1）。

视网膜的范围自视神经盘起始，至虹膜的瞳孔缘为止。从功能上由后向前可分为两部分：后部为有感光作用的视部，其范围与脉络膜相当，故称为视网膜脉络膜部；前部为无感光作用的盲部，其位置在虹膜和睫状体的内面，故称为视网膜虹膜睫状体部。视部和盲部以睫状环的锯状缘为界，通常所指的视网膜系指视网膜的视部。

视网膜的视部分为两层。外层为色素上皮层，由大量的单层色素上皮细胞构成；内层为神经层，是视网膜的固有结构。两层之间有一个潜在性的间隙，在病理情况下是造成视网膜脱离的解剖学基础。

视网膜视部的神经层主要由三层神经细胞构成（图 13–3）。其中，最外层紧邻色素上皮层，由具有接受光刺激功能的视锥细胞和视杆细胞构成。视锥细胞主要分布于视网膜的中央部，能感受强光和颜色的刺激，在白天或明亮处视物时起主要作用；视杆细胞主要分布于视网膜的周边部，只能感受弱光刺激，在夜间或暗处视物时起主要作用。中层为传递神经冲动的双极细胞，内层为节细胞，节细胞的轴突在视网膜后部集结成束，穿脉络膜和巩膜后形成视神经。

视网膜后部最厚，愈向前愈薄，在视神经的起始处有一个境界清楚且略呈椭圆形的

盘状结构，称为**视神经盘 optic disc**，又称为**视神经乳头 optic papilla**。视神经盘是视神经纤维穿过巩膜筛板与视神经相接处，也是视网膜中央动、静脉出入的部位，由于此处无感光细胞，称为生理性盲点。在视神经盘的颞侧稍偏下方约 3.5 mm 处，有一个密集的视锥细胞构成的黄色小区，称为**黄斑 macula lutea**，直径为 1.8~2.0 mm；其中央的凹陷处，称为**中央凹 fovea centralis**（图 13–4），此区无血管，为感光最敏锐处。

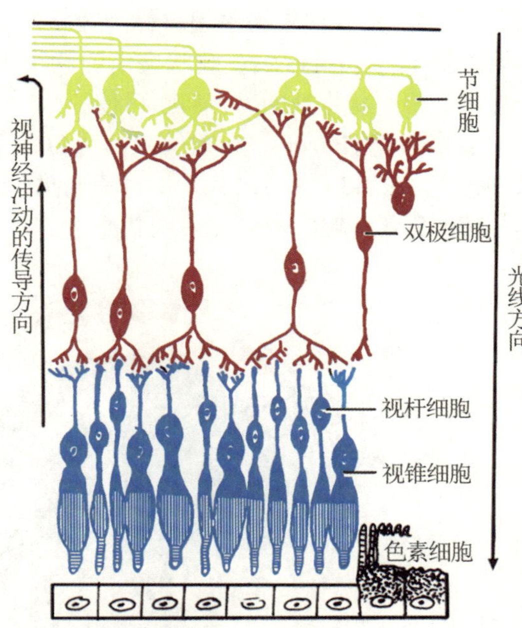

图 13–3　视网膜视部细胞分层示意

二、眼球内容物

眼球内容物包括房水、晶状体和玻璃体（图 13–5）。它们都是无血管分布的透明结构，与角膜共同组成屈光装置，使所视物体在视网膜上清晰成像。

（一）房水

房水 aqueous humor 位于眼房内，为无色透明的液体，由睫状体产生，进入眼后房，经瞳孔流入眼前房，再经虹膜角膜角进入巩膜静脉窦，借睫前静脉流入眼上、下静脉。房水的生理功能是为角膜和晶状体提供营养并维持正常的眼内压。正常情况下房水的产生与排出总是保持动态平衡，病理情况下房水代谢紊乱或循环不畅可造成眼内压增高，临床上称为继发性青光眼。

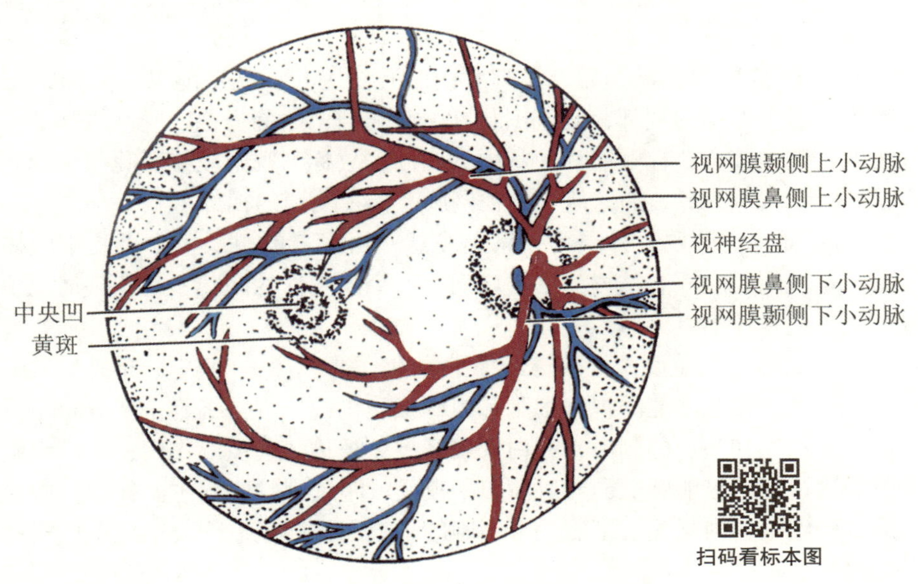

图 13–4　眼底结构

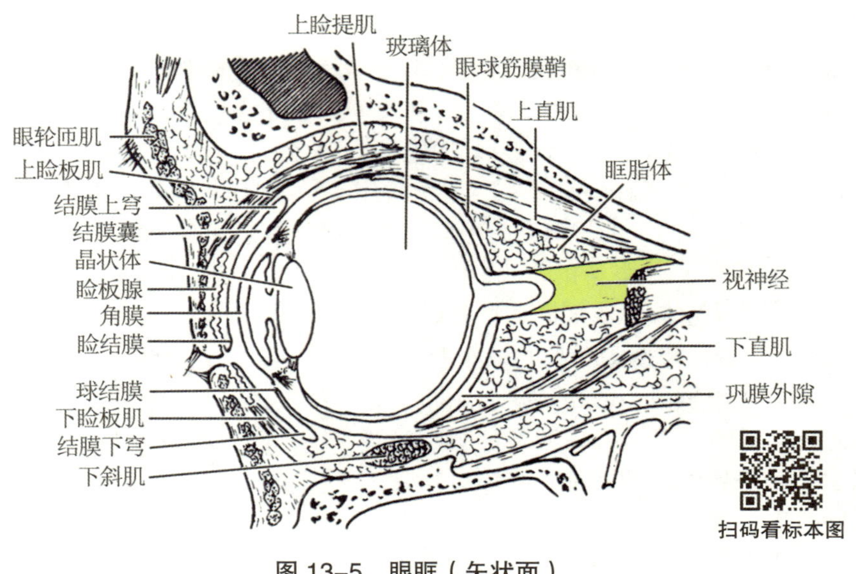

图 13-5 眼眶（矢状面）

（二）晶状体

晶状体 lens 位于虹膜与玻璃体之间，无色透明，富有弹性，不含血管和神经。呈双凸透镜状，前面曲度较小，后面曲度较大，晶状体的外面包有高度弹性的薄膜，称为晶状体囊。借睫状小带与睫状体相连，晶状体实质由平行排列的晶状体纤维组成，其周围部为晶状体皮质，质软具有弹性；中央部为晶状体核。因疾病或创伤引起的晶状体混浊，称为白内障。临床上糖尿病患者常并发白内障和视网膜病变。

晶状体是眼屈光系统的主要装置，其曲度随所视物体的远近不同而改变。视近物时，睫状体内的睫状肌收缩，向前内牵引睫状突，使睫状小带松弛，晶状体借助于晶状体囊及其本身的弹性而变凸，特别是其前部的凸度增大，屈光度加强，使物像清晰地显在视网膜上。当视远物时，睫状肌舒张，睫状突外伸，睫状小带加强了对晶状体的牵拉，晶状体曲度变小，使远处物体清晰成像。通常随年龄增长，晶状体核逐渐增大变硬、弹性减退，睫状肌逐渐萎缩，晶状体的调节能力逐渐减弱，近距离视物困难，出现老视，即“老花眼”。

（三）玻璃体

玻璃体 vitreous body 位于晶状体的后面，约占眼球内容积的 4/5，是无色透明的胶状物质，表面被覆玻璃体膜。它填充于晶状体与视网膜之间，对视网膜起支撑作用，若支撑作用减弱，可导致视网膜剥离。

第二节 眼副器

眼副器 accessory organs of eye 为眼的辅助装置，包括眼睑、结膜、泪器、眼球外肌、眶脂体和眶筋膜等结构，对眼球起支持、保护和运动的功能。

一、眼睑

眼睑 palpebrae 为能活动的皮肤皱襞（图 13–6），俗称为“眼皮”，位于眼球的前方，对眼球起保护作用。可分为上睑和下睑，二者之间的裂隙为睑裂。睑裂的外侧端，称为外眦，较锐利；内侧端称为内眦，较钝圆。眼睑的游离缘，称为睑缘。上、下睑缘均生有睫毛，睫毛有防止灰尘进入眼内和减弱强光照射的作用。如果睫毛长向角膜，称为倒睫，可引起角膜炎、溃疡等。睫毛的根部有睫毛腺，近睑缘处有睑缘腺。睫毛毛囊或睫毛腺的急性炎症，称为睑腺炎，是眼科的常见症之一。眼睑由浅至深可分为皮肤、浅筋膜、肌层、睑板和睑结膜五层。眼睑皮肤为全身的最薄皮肤，容易形成皱襞；浅筋膜薄而疏松，缺乏脂肪组织，睑部感染、肾炎患者可发生明显的眼睑水肿。肌层主要是眼轮匝肌的睑部，收缩可闭合睑裂。上睑具有上睑提肌，该肌的腱膜止于上睑的上部，起提上睑的作用。睑板为一个呈半月形的致密结缔组织板，上、下各一。睑板的内、外侧端借横位的睑内、外侧韧带与眶缘相连。睑板内有麦穗状的睑板腺，与睑缘垂直排列，开口于睑缘（图 13–6）。睑板腺分泌油样液体，可润滑眼睑，防止泪液外流。若睑板腺导管阻塞，形成睑板腺囊肿，亦称为霰粒肿。

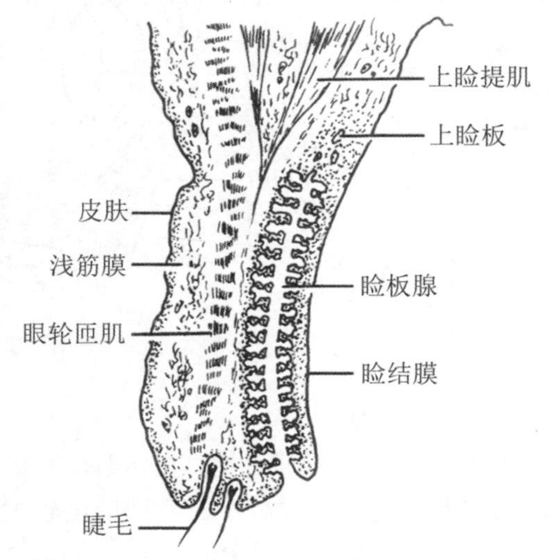

图 13–6　眼睑的结构（矢状面）

二、结膜

结膜 conjunctiva 是一层薄而光滑透明、富含血管的黏膜，覆盖在眼睑内面与眼球前面，止于角膜缘。按所在部位可分为三部分：①**睑结膜 palpebral conjunctiva**，衬覆于上、下睑的内面，与睑板结合紧密。在睑结膜的内表面，可透视深层的小血管和睑板腺。②**球结膜 bulbar conjunctiva**，为覆盖在眼球前面的部分。在近角膜缘处移行为角膜上皮。在角膜缘处与巩膜结合紧密，其余部分相连处疏松易移动。③**结膜穹隆 conjunctival fornix**，为睑结膜与球结膜的移行处，其反折处分别构成结膜上穹和结膜下穹。结膜上穹较结膜下穹深。当上、下睑闭合时，整个结膜形成囊状腔隙，称为**结膜囊 conjunctival sac**。结膜病变常局限于某一部位，如沙眼易发于睑结膜和结膜穹；疱疹则多见于角膜缘的结膜和球结膜；炎症常引起结膜充血肿胀。

三、泪器

泪器按照结构和功能可分为两部分，即分泌泪液的泪腺和导流泪液的泪道系统（图 13–7）。

（一）泪腺

泪腺 lacrimal gland 位于眶腔外上方的泪腺窝内，长约 2 cm，有 10~20 条排泄管开口于结膜上穹的外侧部。泪液具有提高眼球表面的湿润度，借以调节角膜上皮的膨胀度，起

到维持角膜透明、眼球表面清洁、抑制细菌繁殖和抗炎的作用。多余的泪液则流向泪湖，经泪点、泪小管进入泪囊，再经鼻泪管至鼻腔。

(二)泪道

泪道由泪点、泪小管、泪囊和鼻泪管四部分组成。

1. 泪点 lacrimal punctum 是泪道的起始部。在上、下睑缘近内侧端处各有一个隆起，称为泪乳头，其顶部有一个针眼大小的小孔，称为泪点，是泪小管的开口。沙眼等疾病可造成泪点变位而引起泪溢症。

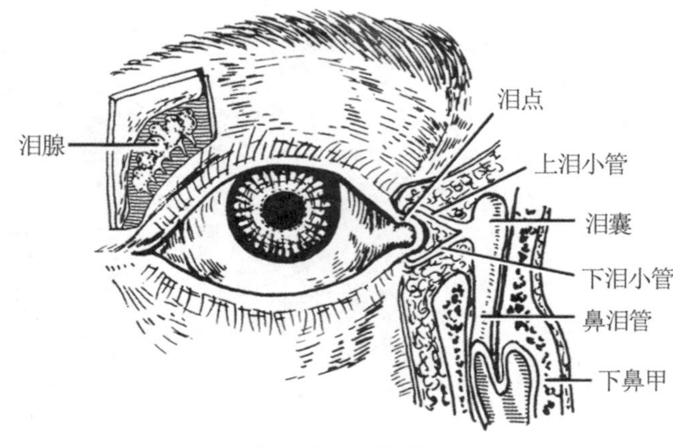

图 13–7 泪器

2. 泪小管 lacrimal ductile 为连于泪点与泪囊的小管，分为上泪小管和下泪小管，分别垂直向上、下行，继而几乎成直角转向内侧汇合，开口于泪囊上部。

3. 泪囊 lacrimal sac 为一个膜性囊，位于眶内侧壁前下部的泪囊窝中，上端为盲端，在内眦上方，下端移行于鼻泪管。眼轮匝肌收缩时牵引睑内侧韧带可扩大泪囊，使囊内产生负压，促使泪液流入泪囊。

4. 鼻泪管 nasolacrimal canal 为一个续于泪囊的膜性管道，长约 1.2 cm，上部包埋在骨性鼻泪管中，与骨膜结合紧密；下部在鼻腔外侧壁黏膜的深面，开口于下鼻道外侧壁。鼻泪管开口处的黏膜内有丰富的静脉丛，感冒时黏膜充血和肿胀，可导致鼻泪管下口闭塞，泪液向鼻腔引流不畅，故感冒时常有流泪的现象。

四、眼球外肌

眼球外肌 extraocular muscles 为视器的运动装置，包括运动眼睑的上睑提肌，运动眼球的 4 块直肌和 2 块斜肌（图 13–8），均属于骨骼肌。

(一)上睑提肌

上睑提肌 levator palpebrae superioris 起自视神经管前上方的眶壁，在上直肌上方向前走行，止于上睑的皮肤和上睑板。该肌收缩提上睑，开大睑裂。受动眼神经支配，该肌瘫痪可导致上睑下垂。

(二)直肌

运动眼球的 4 块直肌为**上直肌 rectus superior**、**下直肌 rectus inferior**、**内直肌 rectus medialis** 和**外直肌 rectus lateralis**，分别位于眼球的上方、下方、内侧和外侧。4 块直肌均起自视神经管周围和眶上裂内侧的总腱环，呈漏斗形，在赤道的前方分别止于巩膜的上、下、内侧和外侧。收缩时分别使瞳孔转向上内侧、下内侧、内侧和外侧，除外直肌受展神经支配外，上、下直肌和内直肌均受动眼神经支配。

(三)斜肌

上斜肌 obliquus superior 位于上直肌与内直肌之间，是眼球外肌中最长的一条，起自蝶骨体，向前行达眶内上缘附近，以细腱通过眶内侧壁前上方的滑车，经上直肌的下方转

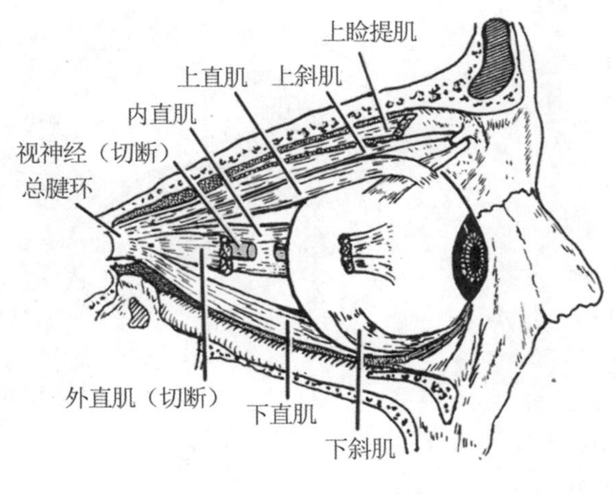

外侧面

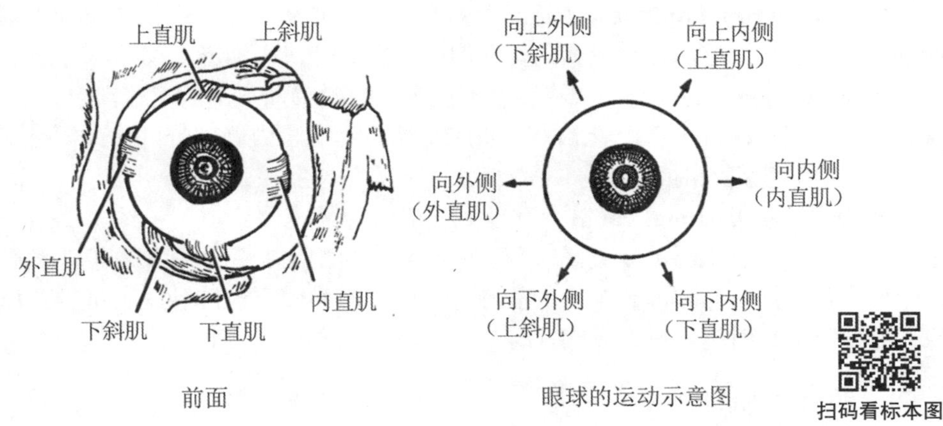

前面　　眼球的运动示意图

图 13–8　眼球外肌

向后外侧，在上直肌与外直肌之间，止于眼球后外侧赤道后方的巩膜。该肌受滑车神经支配，收缩使瞳孔转向外下方。

下斜肌 obliquus inferior 位于眶下壁与下直肌之间，起自眶下壁内侧近前缘处，在下直肌与眶底之间向外侧、向上后方，再经眼球与外直肌之间，止于眼球外侧赤道后方的巩膜，该肌受动眼神经支配，收缩使瞳孔转向外上方。

眼球的正常运动并非单一眼球外肌收缩，而是两眼数条眼球外肌协同作用的结果。如俯视时，两眼的下直肌和上斜肌同时收缩；仰视时，两眼的上直肌和下斜肌同时收缩；侧视时，一侧眼的外直肌和另一侧眼的内直肌共同作用；聚视中线时，则是两眼的内直肌共同作用结果。当某一条眼球外肌麻痹时，可出现斜视和复视现象。

五、眶脂体和眶筋膜

眼球并非完全充满眶腔，其余空间由眶筋膜和眶脂体等所填充。这些组织对眼球在眶腔内的固定和活动有重要意义。

1. 眶脂体 adipose body of orbit 为充填于眼球、眼球外肌与眶骨膜之间的脂肪组织，对眼球、视神经、血管和泪器有保护作用（图 13-5）。在眼球的后方，视神经与眼球外肌之间的脂肪组织较多，与眼球之间呈类似关节头与关节窝的关系，允许眼球做多轴运动，还可减少外来震动对眼球的影响。

2. 眶筋膜 orbital fasciae 包括眶骨膜、眼球筋膜鞘、眼肌筋膜和眶隔。

（1）**眶骨膜 periorbita**：衬于眶腔内面，一般疏松附着于眶壁上，在面前部与周围骨膜相连续。在视神经管处，硬脑膜分为两层，内层与硬脑膜相续包绕视神经，外层则被覆于眶骨壁上。在眶的后部，眶骨膜增厚形成总腱环，为眼球外肌附着处。

（2）**眼球筋膜鞘 sheath of eyeball**：又称为 Tenon 囊，是位于眶脂体与眼球之间的薄而致密的纤维组织，该鞘包绕眼球的大部分，向前在角膜缘稍后方与巩膜融合在一起，向后与视神经硬膜鞘结合。眼球筋膜鞘的内面光滑，与眼球之间的间隙为巩膜外隙，其内穿插有纤细而疏松的纤维，故不妨碍眼球的自由活动。手术时可将麻醉药注入巩膜外隙内。

（3）**眼肌筋膜 fascia of ocular muscles**：呈鞘状包绕各个眼球外肌。

（4）**眶隔 orbital septum**：为上睑板上缘和下睑板下缘的一薄层结缔组织，分别连于眶上缘和眶下缘，与眶骨膜相连续。

第三节 眼的血管和神经

一、眼的动脉

眼动脉 ophthalmic artery 是供应眼球的主要动脉（图 13-9）。眼动脉起自颈内动脉，在视神经的下方经视神经管进入眶，先位于视神经的下外侧，后转至其上方，在上直肌的下方越至眶内侧前行，沿上斜肌下面迂曲前行，终支出眶达鼻背。在走行中眼动脉发出分支供应眼球、眼球外肌、泪腺和眼睑。主要分支如下：

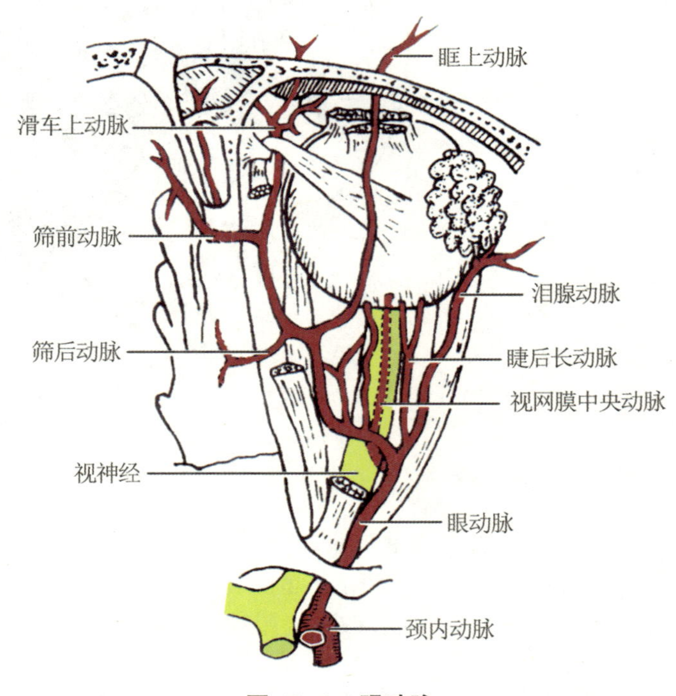

图 13-9 眼动脉

1. 视网膜中央动脉 central artery of retina 是供应视网膜内层的唯一动脉（图 13-9），管径仅 0.28 mm。发自眼动脉，行于视神经的下方，在距眼球 10~15 mm 处，穿入视神经鞘内，走行于视神经中央，经视神经乳头穿出，先分成上、下两支，再分

为视网膜鼻侧上、下小动脉和视网膜颞侧上、下小动脉，分别供应视网膜鼻侧上、鼻侧下、颞侧上和颞侧下 4 个扇形区。临床上常用检眼镜可直接观察这些血管。黄斑中央凹 0.5 mm 范围内无血管分布。

视网膜中央动脉是终动脉，在视网膜内的分支之间无吻合，也不与脉络膜内的血管吻合。因此，该动脉轻微血液供应的紊乱，将引起视力上的严重后果。

2. 睫后短动脉 又称为脉络膜动脉，在视神经周围垂直穿入巩膜，分支较多，分布于脉络膜。

3. 睫后长动脉 又称为虹膜动脉，有 2 支，在视神经的内、外侧穿入巩膜，在巩膜与脉络膜之间前行至睫状体，发出 3 支：①进入脉络膜与睫后短动脉吻合的回归动脉支；②至睫状肌的睫状肌支；③与睫前动脉吻合的虹膜动脉大环支。

4. 睫前动脉 由眼动脉的各肌支发出（图 13–10），共 7 支，在眼球前部穿入巩膜，在巩膜静脉窦的后面进入睫状肌，发出分支与虹膜动脉大环吻合，营养巩膜的前部、虹膜和睫状体。睫前动脉在进入巩膜前，分支分布于球结膜。

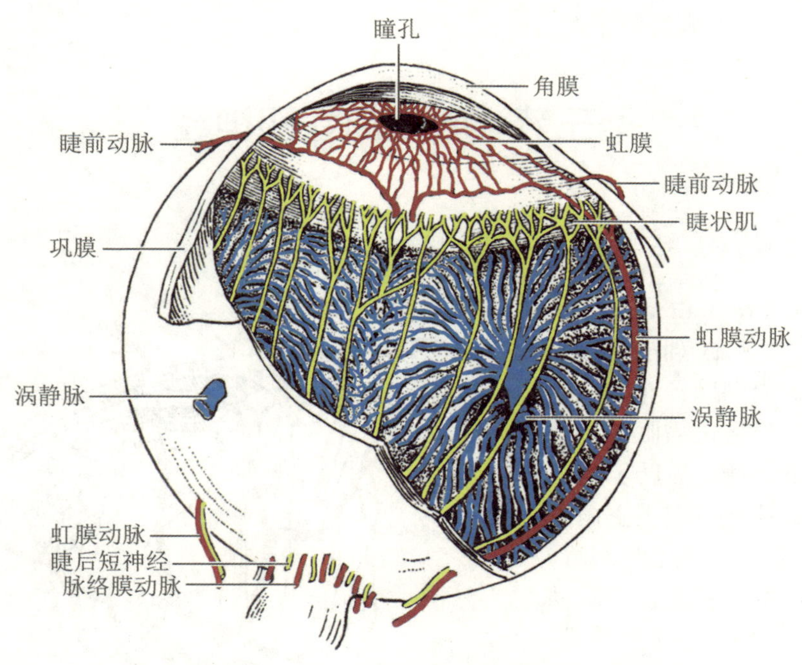

图 13–10 虹膜的动脉和涡静脉

二、眼的静脉

眶内结构的血液主要通过眼静脉回流。眼球外静脉有眼上、下静脉，收集包括眼球和眼副器的静脉血。眼上静脉起自眶内上部的小静脉，与内眦静脉和鼻额静脉等吻合，向后经眶上裂注入海绵窦，收集与眼动脉分支伴行的静脉血。眼下静脉起自眶前下部的小静脉，通常分为两支，一支注入眼上静脉合成一干注入海绵窦；另一支行向外下方，经眶下裂注入面深静脉和翼静脉丛。由于眼静脉无静脉瓣，当面部感染处理不当时，可能经此路

经侵入海绵窦引起颅内感染。

三、眼的神经

视器的神经支配来源较多。视神经起自眼球后极的内侧约 3 mm 处，行向后内侧，穿经视神经管进入颅中窝，连于视交叉。眼球外肌由动眼神经、滑车神经、展神经支配：动眼神经支配上直肌、下直肌、内直肌、下斜肌和上睑提肌；滑车神经支配上斜肌；展神经支配外直肌。眼球内的瞳孔括约肌和睫状肌受动眼神经内的副交感神经支配，瞳孔开大肌受交感神经支配。视器的一般感觉由三叉神经的眼神经支配，眼轮匝肌则受面神经支配，泪腺分泌由面神经的副交感神经纤维支配。

思考题：

1. 简述房水和泪液的产生、排出途径及生理意义。
2. 当视近物和视远物时，晶状体的调节是如何实现的？
3. 简述眼底镜检查能够观察到哪些主要结构，有何临床意义。

（新乡医学院　常玉巧）

第十四章　前庭蜗器

前庭蜗器 vestibulocochlear organ 包括前庭器和听器。它们的功能虽然不同，但在结构上关系密切。前庭蜗器又称为耳，包括外耳、中耳和内耳三部分（图 14–1）。其中外耳和中耳是收集声波和传导声波的装置，内耳是接受声波和位置觉刺激的部位。

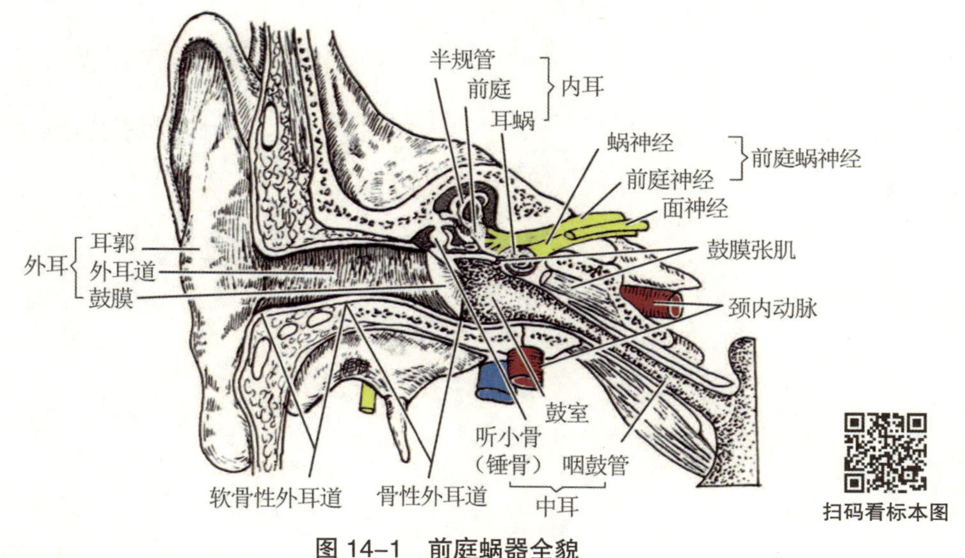

图 14–1　前庭蜗器全貌

第一节　外　耳

外耳 external ear 包括耳郭、外耳道和鼓膜三部分。

一、耳郭

耳郭 auricle 位于头部的两侧，有收集声波的作用，其根部环绕的一个大孔，称为**外耳门 external acoustic pore**（图 14–2）。耳郭的上方大部分以弹性软骨为基础，外覆皮肤，浅筋膜少，只有下方的小部分无软骨，由结缔组织和脂肪组织构成，称为**耳垂 auricular lobule**，是临床采血的部位。由于耳郭的皮肤较薄，浅筋膜少，血管的位置表浅，且裸露体表，对寒冷的防御能力较差，故在寒冬易发生冻疮。

耳郭的前外侧面高低不平，卷曲的游离缘为耳轮。以耳轮脚起自外耳门的上方，其下端连于耳垂。耳轮的前方有一个与其平行的弓状隆起，称为对耳轮。对耳轮的上端分叉形成对耳轮上、下脚。两脚之间正对的三角形浅窝，称为三角窝。在耳轮与对耳轮之间有一条弧形的浅沟，称为耳舟。在对耳轮的前方有一个深凹，称为耳甲，被耳轮脚分割成上方的耳甲艇和下方的耳甲腔。耳甲腔的前方有一个突起，称为耳屏；后方的对耳轮下部有一个突起，称为对耳屏。耳屏与对耳屏之间有一个凹陷，称为耳屏间切迹。耳郭外部形态可作为耳针治疗时取穴定位的标志。

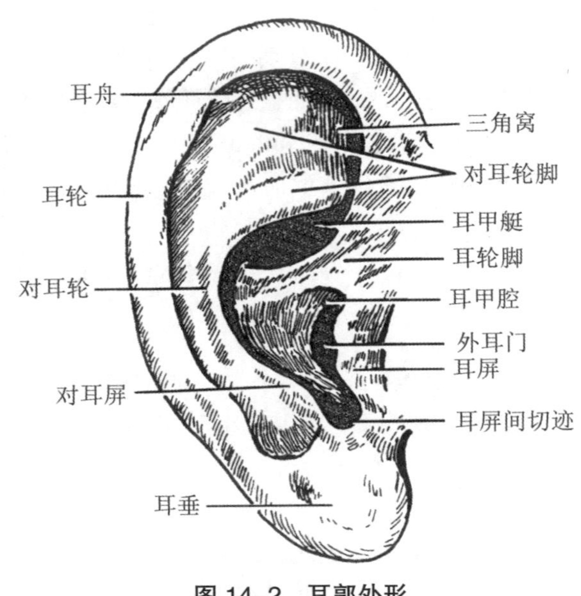

图 14–2 耳郭外形

扫码看
课程思政

二、外耳道

外耳道 external acoustic meatus 是从外耳门至鼓膜之间的弯曲管道（图 14–1），成人长 2.0~2.5 cm。由骨和软骨两部分构成，其中外侧 1/3 与耳郭的软骨相延续，为外耳道的软骨部；内侧 2/3 为骨部，是位于颞骨内的椭圆形短管。两部交界处较为狭窄。外耳道软骨部指向后内上方，骨部弯向前内下方，且外耳道软骨部可以牵动，鼓膜检查时需将耳郭向后上方牵拉，使外耳道变直，方可窥见。婴儿的外耳道骨部和软骨部尚未发育完全，其外耳道几乎全部由软骨支持，且短而直，鼓膜几乎水平位，检查时须将耳郭拉向后下方。

外耳道皮肤是耳郭皮肤的延续。在软骨部含有毛囊、皮脂腺和耵聍腺。耵聍腺分泌黏稠液体为耵聍，有保护作用，如耵聍量多且凝结成块阻塞外耳道，则为耵聍栓塞，影响听力。外耳道皮肤薄且浅筋膜很少，皮肤几乎与软骨膜及骨膜紧密相贴，皮下含有丰富的神经末梢，当外耳道发生皮肤疖肿时，在张口、咀嚼、打哈欠时由于颞下颌关节运动，可引起剧烈疼痛。

三、鼓膜

鼓膜 tympanic membrane 是位于外耳道与中耳之间的一个椭圆形半透明薄膜（图 14–3），直径约 1 cm。向前外下方倾斜，与外耳道形成 45° ~ 50° 的倾斜角，小儿的鼓膜更为倾斜，几乎呈水平位。鼓膜边缘的大部分附着于颞骨上，中心以浅漏斗状向内凹陷，称为**鼓膜脐 umbo of**

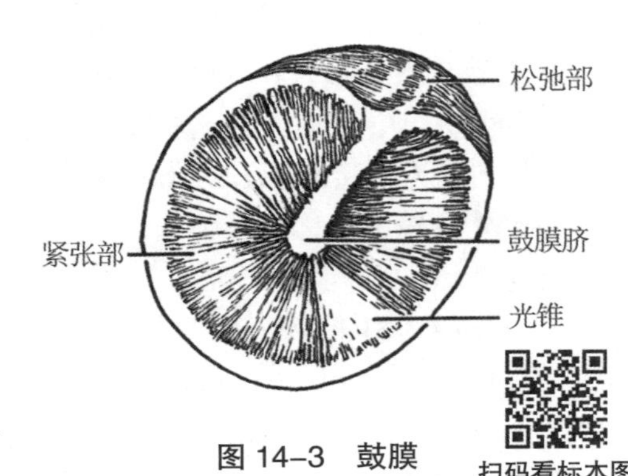

图 14–3 鼓膜

扫码看标本图

tympanic membrane，为锤骨柄末端附着处。由鼓膜脐沿锤骨柄向上，可见鼓膜分别向前、后形成两个皱襞，分别为锤骨前襞和锤骨后襞。在两个皱襞之间，鼓膜上 1/4 的三角形区，称为松弛部，薄而松弛；下 3/4 坚实紧张，称为紧张部。紧张部前下方有一个三角形的反光区，称为**光锥 cone of light**，是外来光线被鼓膜的凹面集中反射形成，中耳的一些疾患可引起光锥改变或消失，严重时可使鼓膜穿孔，影响听力。

第二节 中 耳

中耳 middle ear 为一个含气的不规则腔道，由鼓室、咽鼓管、乳突窦和乳突小房组成，大部分位于颞骨岩部内，是声波传导的主要部分。

一、鼓室

鼓室 tympanic cavity 是颞骨岩部内含气的不规则小腔。位于鼓膜与内耳外侧壁之间，借鼓膜与外耳道分隔，通过前庭窗和蜗窗与内耳相连，经乳突窦与乳突小房相通，并经咽鼓管通鼻咽。鼓室有 6 个壁，内有听小骨、韧带、肌、血管和神经等。

（一）鼓室壁

1. 上壁　又称为盖壁，由颞骨岩部前外侧面的鼓室盖构成，厚 3 ~ 4 mm，是与颅中窝相隔的薄骨板，中耳疾病可经此处侵入颅腔（图 14–4）。

2. 下壁　亦称为颈静脉壁，借一层薄骨板与颈内静脉起始部分相隔。部分人的鼓室下壁未骨化出现先天性缺损，在施行鼓膜或鼓室手术时，易伤及颈静脉球而发生严重出血。

3. 前壁　也称为颈动脉壁，此壁甚薄，上宽下窄，相当于颈动脉管后壁，下部借骨板分隔鼓室与颈内动脉。此壁上部有两个小管，上方为鼓膜张肌半管的开口，内有鼓膜张肌；下方为咽鼓管半管，其向鼓室的开口为咽鼓管鼓室口。

4. 内侧壁　又称为迷路壁，与内耳相隔。表面凹凸不平，其中部有圆形的隆起，称为**岬 promontory**。岬的后上方有一个卵圆形的**前庭窗 fenestra vestibular**，又称为卵圆窗，与前庭相通，该孔在活体为镫骨底及环状韧带所封闭。岬的后下方有一个圆形小孔，称为**蜗窗 fenestra cochleae**，又称为圆窗，在活体上被蜗窗膜（又称为第二鼓膜）封闭。前庭窗的后上方有一个弓形隆起，称为**面神经管凸 convexity of facial nerve canal**，内藏有面神经的水平段。面神经管壁骨质甚薄，中耳炎或手术时易伤及面神经（图 14–4）。

5. 后壁　又称为乳突壁，上部有大而不规则的乳突窦入口，鼓室借乳突窦连通乳突内的乳突小房。中耳炎可经此途径侵入乳突小房而引起乳突炎。乳突窦入口的下方有一个锥状突起，称为**锥隆起 pyramidal eminence**。该隆起为面神经水平段与垂直段交界处的标志。

6. 外侧壁　又称为鼓膜壁，大部分由鼓膜构成，在鼓膜的上方为骨部，即鼓室上隐窝的外侧壁。

（二）鼓室内的结构

1. 听小骨 auditory ossicles　鼓室内含有 3 块听小骨，即锤骨、砧骨和镫骨（图 14–5）。

（1）**锤骨 malleus**：位于鼓室上隐窝，形如鼓槌，有锤骨头、外侧突和前突、柄组成。

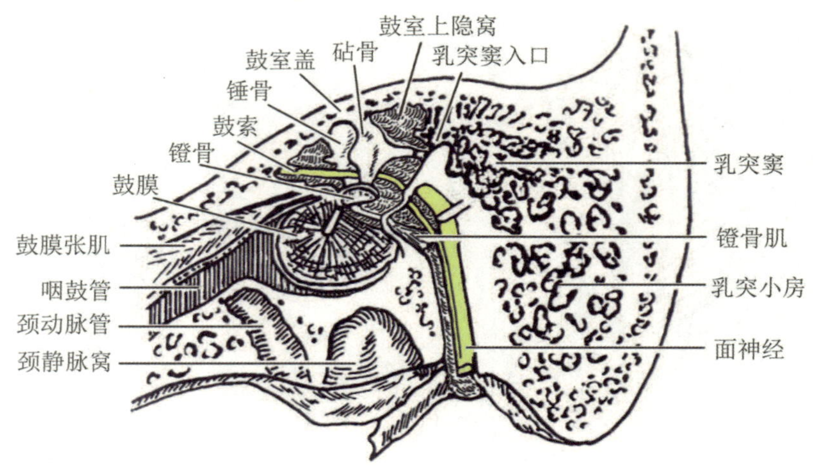

鼓室内容物及乳突小房

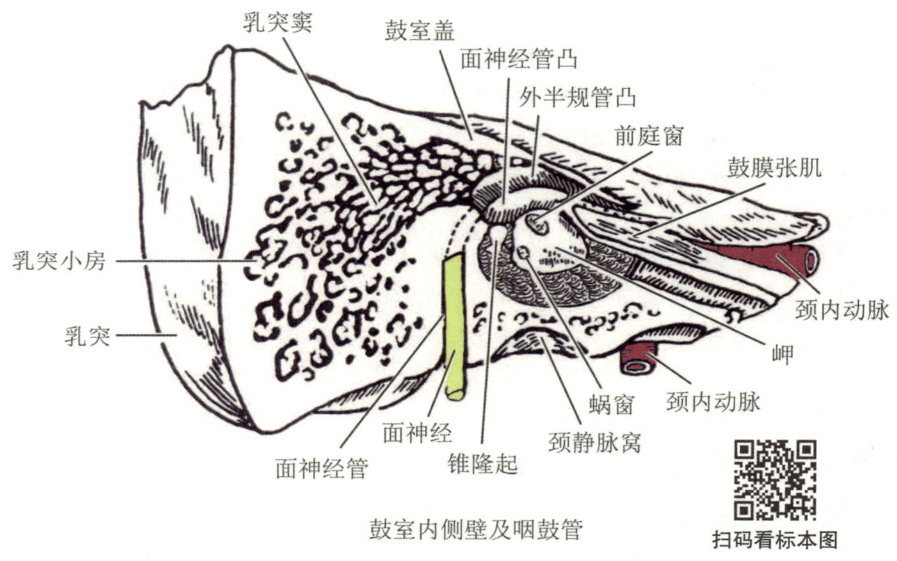

鼓室内侧壁及咽鼓管

图 14-4　鼓室壁及其相邻结构

锤骨头与砧骨体形成砧锤关节，并借韧带连于鼓室上壁。锤骨头下方稍细，称为锤骨颈，锤骨颈向下方延伸为锤骨柄，附着于鼓膜脐的内面，锤骨柄的上端有鼓膜张肌附着。锤骨前突有韧带连于鼓室前壁，外侧突为鼓膜松弛部与紧张部的分界标志。

（2）**砧骨 incus**：形如砧，有砧骨体和长、短脚。砧骨体与锤骨头形成砧锤关节，砧骨长脚与镫骨头形成砧镫关节，砧骨短脚以韧带连于鼓室后壁。

（3）**镫骨 stapes**：形似马镫，可分为镫骨头、颈、前脚、后脚和底。镫骨头向外接砧骨长脚，构成砧镫关节；镫骨底借韧带连于前庭窗的周边，封闭前庭窗。

2. 听小骨链　3 块听小骨在鼓膜与前庭窗之间借锤砧关节、砧镫关节及韧带连接成听小骨链，该链外侧借锤骨柄连于鼓膜，内侧通过镫骨底封闭前庭窗。当声波振动鼓膜时，听小骨链相继运动，将声波的振动转换成机械能传入内耳。此链任何一个环节受到损害都

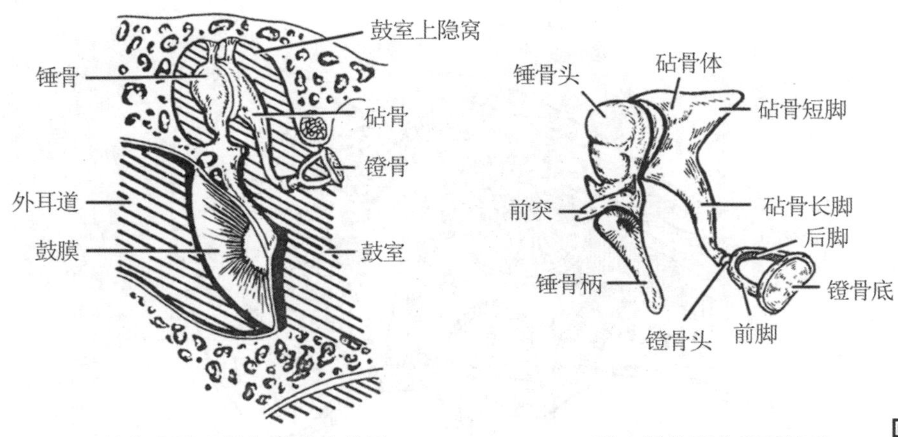

鼓室内听小骨与鼓膜的关系　　听小骨的形态及其连结

扫码看标本图

图 14–5　听小骨

有可能造成声波传送中断，使听力下降。

3. 运动听小骨的肌　有鼓膜张肌和镫骨肌。

（1）**鼓膜张肌 tensor tympani**：位于咽鼓管上方的鼓膜张肌半管内（图 14–1、图 14–4），起自蝶骨大翼和咽鼓管软骨部，止于锤骨柄的上端。该肌受三叉神经的下颌神经支配，收缩时可使鼓膜紧张。

（2）**镫骨肌 stapedius**：位于锥隆起内（图 14–4），受面神经支配，肌腱经锥隆起尖端穿出进入鼓室，止于镫骨颈。收缩时牵拉镫骨向后，解除鼓膜的紧张状态，可减低内耳迷路的内压，是鼓膜张肌的拮抗肌，镫骨肌瘫痪常引起听觉过敏。

二、咽鼓管

咽鼓管 pharyngotympanic tube 是中耳鼓室与鼻咽相连的通道（图 14–4），长 3.5~4.0 cm，斜向前内下方，分为骨部和软骨部两部分。骨部是连于鼓室的一段，约占咽鼓管全长的外侧 1/3，此部向后外侧开口于鼓室前壁的咽鼓管鼓室口。软骨部是靠近鼻咽的一段，约占咽鼓管全长的内侧 2/3，向前内侧开口于鼻咽侧壁的咽鼓管咽口，此口平时关闭，当吞咽或张口时张开，空气进入鼓室，使鼓室的气压与外界的大气压相等，以保持鼓膜内、外压力平衡。两部交界处为咽鼓管峡，是咽鼓管管腔的最窄处。

三、乳突窦和乳突小房

乳突窦 mastoid antrum 和**乳突小房 mastoid cells** 是鼓室向后的延伸，乳突窦位于鼓室上隐窝的后方，向前开口于鼓室，向后与乳突小房相连通，为鼓室和乳突小房之间的通道（图 14–4）。乳突小房为颞骨乳突内许多含气小腔隙，大小不等，形态不一，互相连通，腔内覆盖黏膜，与乳突窦和鼓室的黏膜相连续。中耳炎症可经乳突窦侵入乳突小房而引起乳突炎。

第三节 内 耳

内耳 internal ear 位于颞骨岩部的骨质内，在鼓室与内耳道底之间（图 14–1），是听觉和平衡（位置）觉感受器所在的部位。由构造复杂且形状不规则的管腔组成，故称为迷路。按照解剖结构可分为骨迷路和膜迷路两部分，二者的形状基本相似，膜迷路是套在骨迷路内的膜性囊管。骨迷路与膜迷路之间充满外淋巴，膜迷路内充满内淋巴，内、外淋巴互不相通。

一、骨迷路

骨迷路 bony labyrinth 是颞骨岩部由致密的骨质构成的不规则腔隙（图 14–1、图 14–6、图 14–7），分为三部分：正对鼓室内侧壁处的中间部为前庭，靠后上者为半规管，位于前下者呈蜗牛状的为耳蜗，它们互相连通，其长度约为 18.6 mm。

（一）前庭

前庭 vestibule 位于骨迷路的中部，为一个不规则的椭圆形腔隙（图 14–6），长约 5 mm。向前连于耳蜗，向后连接 3 个半规管。前庭的外侧壁即鼓室的内侧壁，有前庭窗和蜗窗。前庭的内侧壁即内耳道底，有前庭蜗神经通过。在内侧壁上有前庭嵴，借此嵴将内侧壁分为上、下两个隐窝（图 14–7）。椭圆囊隐窝位于后上，容纳椭圆囊；球囊隐窝位于前下，容纳球囊。前庭嵴的下部分，在分叉处内有一个小的凹面为蜗管隐窝，容纳蜗管的前庭盲端。椭圆囊隐窝与球囊隐窝之间有一个小孔，为前庭水管的内口，经前庭水管至位于内耳门后外侧的前庭水管外口。内淋巴管经此管至内淋巴囊。内淋巴囊位于颞骨岩部后面靠近前庭水管外口处的硬脑膜内。

（二）骨半规管

骨半规管 bony semicircular canals 为 3 个相互垂直排列的半环形的骨管（图 14–6、图 14–7）。前骨半规管弓凸向上方，埋于颞骨岩部弓状隆起的深面，与颞骨岩部的长轴垂

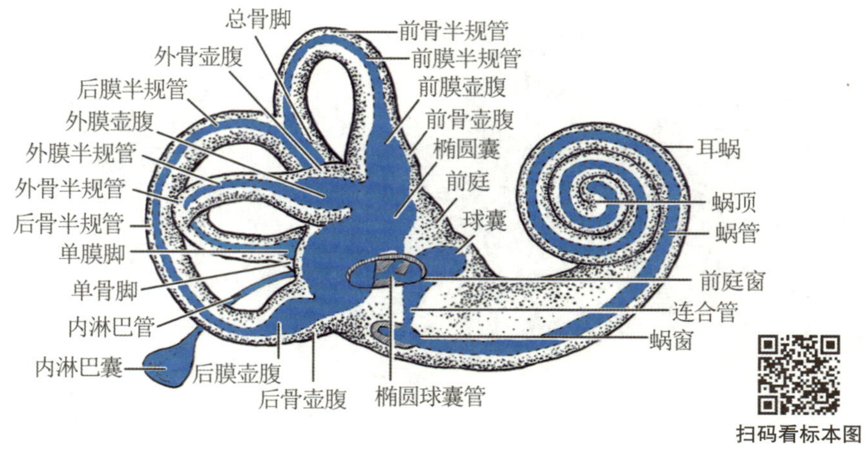

图 14–6 骨迷路及膜迷路（前外侧面）

直。外骨半规管弓凸向外侧，是 3 个半规管中最短的，当头部向前倾斜 30° 时，呈水平位。后骨半规管弓凸向后外侧，与颞骨岩部的长轴平行，是 3 个半规管中最长的。每个骨半规管均有两个骨脚连于前庭，一个骨脚膨大为壶腹骨脚，壶腹骨脚上有膨大，称为骨壶腹；另一骨脚细小为单骨脚。前、后骨半规管的单骨脚合成一个总骨脚，故 3 个骨半规管共有 5 个口连于前庭的后上壁。

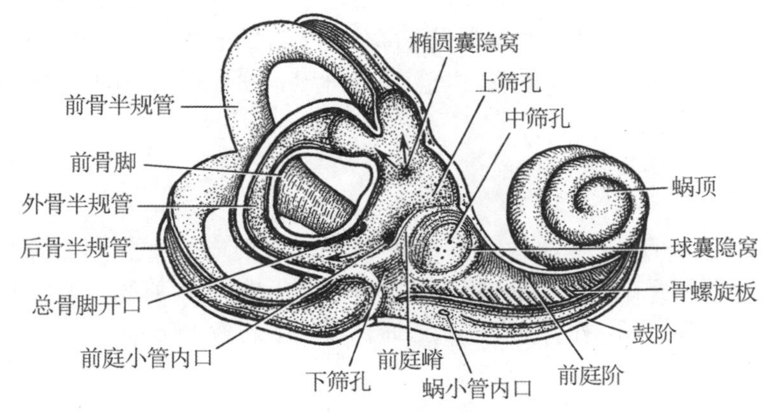

图 14–7　骨迷路（已切开）

（三）耳蜗

耳蜗 cochlea 位于前庭的前方，形如蜗牛壳，由蜗轴和环绕蜗轴外周的蜗螺旋管构成（图 14–6、图 14–7）。耳蜗尖朝向前外侧，称为蜗顶；底朝向内耳道底，称为蜗底。蜗轴是位于蜗底至蜗顶呈锥体形的骨松质结构。由蜗顶至蜗底，呈圆锥形，由蜗轴伸出骨螺旋板。骨螺旋板的基部有蜗轴螺旋管，内藏有蜗神经节，蜗轴的骨松质内有蜗神经和血管穿过（图 14–8）。

蜗螺旋管是由骨密质围成的骨管（图 14–8），围绕蜗轴盘曲约两圈半，管腔的底部较大，通向前庭，行向蜗顶的管腔逐渐细小，以盲端终于蜗顶。骨螺旋板由蜗轴突向螺旋管内，此板不完全地将螺旋管分隔为上、下两部分，上方通至前庭窗，称为**前庭阶**

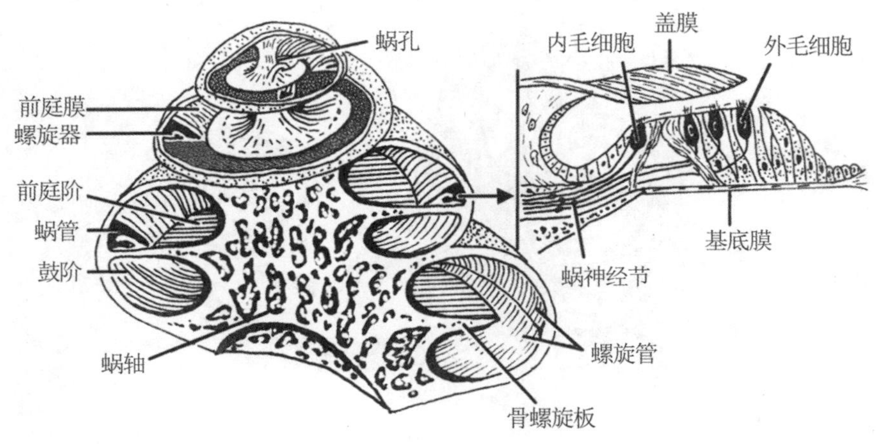

图 14–8　耳蜗

vestibular scale；下方通至蜗窗，称为**鼓阶 tympanic scale**。前庭阶和鼓阶内均含有外淋巴，在蜗顶处借蜗孔彼此相通。蜗孔由骨螺旋板和膜螺旋板与蜗轴围成，是前庭阶和鼓阶的唯一通道。螺旋板未到达蜗螺旋管外侧壁的空缺处由膜迷路的蜗管填补封闭，蜗管内含有内淋巴液。

二、膜迷路

膜迷路 membranous labyrinth 是套在骨迷路内封闭的膜性管和膜性囊，与骨迷路形状相似，借纤维束固定于骨迷路的壁上，但不完全充满骨迷路。由椭圆囊和球囊、膜半规管、蜗管三部分组成，它们内部充满内淋巴且相互连通。

1. 椭圆囊 utricle 和球囊 saccule 位于骨迷路的前庭内（图 14–6）。椭圆囊呈椭圆形，位于前庭上方的椭圆囊隐窝内，囊的后壁上有 5 个开口，连通 3 个膜半规管。前壁借椭圆球囊管与球囊和内淋巴管相连，内淋巴管穿前庭水管至颞骨岩部后面，在硬脑膜下扩大为内淋巴囊。球囊位于椭圆囊的前下方，较椭圆囊小，下端借连合管连于蜗管。

在椭圆囊上端的底部和前壁上有感觉上皮，称为**椭圆囊斑 macula utriculi**。在球囊内的前上壁亦有感觉上皮，称为**球囊斑 macula sacculi**。椭圆囊斑和球囊斑都属于位置觉感受器，二者均感受头部静止的位置和直线变速（加速或减速）运动引起的刺激，其神经冲动分别沿前庭神经的椭圆囊支和球囊支传入。

2. 膜半规管 semicircular ducts 其形态与骨半规管相似，套于同名骨半规管内（图 14–6），管径为骨半规管的 1/4~1/3，靠近其外侧壁上。在骨壶腹内，膜半规管有相应的球形膨大部分为膜壶腹，壶腹壁上有隆起的**壶腹嵴 crista ampullaris**，是位置觉感受器，能感受头部旋转变速运动的刺激。3 个膜半规管内的壶腹嵴相互垂直，可感受人体三维空间中的运动变化，并转化为神经冲动，经前庭神经的壶腹支传入。

3. 蜗管 cochlear duct 位于耳蜗内，介于骨螺旋板与蜗轴螺旋管外侧壁之间（图 14–6、图 14–8），蜗管内充满内淋巴，蜗管盘绕蜗轴两圈半，其前庭端借连合管与球囊相连通，顶端以盲端终止于蜗顶。蜗管横切面呈三角形，有上壁、外侧壁和下壁：上壁位于前庭阶与蜗管之间，为一层很薄的膜，又称为蜗管前庭壁（前庭膜）；外侧壁为蜗轴螺旋管内表面的骨膜增厚部分，其上皮内含有丰富的血管，又称为血管纹，一般认为与内淋巴的产生有关；下壁称为蜗管鼓壁，又称为螺旋膜，由骨螺旋板的外侧部和基底膜构成，与鼓阶相隔。在基底膜上有**螺旋器 spiral organ**，又称为 Corti 器，是听觉感受器。

知识链接

人工耳蜗是由体外言语处理器将声音转换为一定编码形式的电信号的一种电子装置，该技术通过植入体内的电极系统直接兴奋听神经来恢复、提高及重建听觉功能。近 20 多年来，随着高科技的发展，人工耳蜗进展很快，已经从实验研究进入临床应用。现在全世界已经将人工耳蜗作为治疗重度耳聋至全聋的常规方法。人工耳蜗是目前运用最成功的生物医学工程装置。

1995 年我国开始开展多道人工耳蜗植入，这项技术已经较为成熟。随着人工耳蜗

植入工作的开展，病例数量增加，一些特殊适应证的耳聋病例的人工耳蜗植入疗效和安全性也得到了证实，使人工耳蜗植入的适应证进一步扩大。

三、声音的传导

声音的传导分为空气传导和骨传导两条路径。正常情况下以空气传导为主。

1. 空气传导 air conduction 声波经耳郭收集并传至外耳道引起鼓膜振动，因锤骨柄与鼓膜相连，振动的鼓膜使听小骨链随之运动，经镫骨底将振动传至前庭窗，引起前庭阶的外淋巴波动。外淋巴波动带动蜗管内的内淋巴波动，蜗管基底膜上的螺旋器将内淋巴的波动转化成神经冲动经蜗神经传入中枢，产生听觉（图 14–9）。因前庭阶与鼓阶借蜗孔相通，前庭阶外淋巴的波动也引起鼓阶外淋巴的波动，当前庭阶外淋巴传至蜗窗时，将引起蜗窗膜（第二鼓膜）外凸而缓冲波动。此通路是正常情况下最主要的听觉传导途径。此外在鼓膜穿孔时，声波引起鼓室内的空气振动，直接波及蜗窗膜（第二鼓膜），引起鼓阶的外淋巴波动，使基底膜振动以兴奋螺旋器，也能产生部分听觉。正常情况下此路径并不重要，一般情况下人们并不能感觉到它的存在，仅在第一种空气传导途径发生鼓膜穿孔、中耳疾患等障碍时才起一定作用。

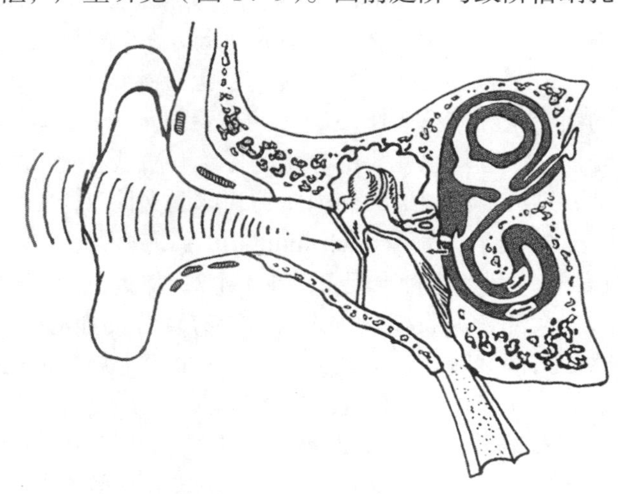

图 14–9　声波的传导模式图

2. 骨传导 bone conduction 为声波经耳周围的颅骨传导至内耳的过程。声波经骨传导后直接引起耳蜗内的外淋巴和内淋巴波动，刺激基底膜上的螺旋器产生神经兴奋，因为引起的听觉较弱，正常情况下骨传导的功能意义不大。但在外耳和中耳的疾患引起传导性耳聋时，骨传导尚可部分代偿其功能，故不会产生完全性耳聋。内耳、蜗神经和听觉中枢疾患引起的耳聋为神经性耳聋，此时空气传导和骨传导途径虽属于正常，但均不能产生听觉，称为完全性耳聋。

知识链接

耳毒性药物是指有可能造成内耳结构性损伤的药物，这种损伤将会导致临时或永久的听力缺失，也会对已存在的感音性听觉缺失造成更大伤害。如果已有感音性的听觉损失，不管此损失是什么原因造成的，一旦服用了耳毒性药物，则更容易造成听力损失的加重。

目前已知的耳毒性药物有近百种，常用者有氨基苷类抗生素（链霉素、卡那霉

素、新霉素、庆大霉素等)、大环内酯类抗生素(红霉素等)、抗癌药(长春新碱、2-硝基咪唑、顺铂)、水杨酸类解热镇痛药(阿司匹林等)、抗疟药(奎宁、氯奎等)、袢利尿剂(呋塞米、依他尼酸)、抗肝素化制剂(保兰勃林)等,其中氨基苷类抗生素的耳毒性在临床上最为常见。

四、内耳的血管、淋巴和神经

1. 内耳的血管 内耳的血液供应来自迷路动脉和茎乳动脉。迷路动脉大多起自小脑下前动脉或基底动脉,还有少部分来自小脑下后动脉和椎动脉的颅内段。与前庭蜗神经伴行至内耳门后,分出供应蜗螺旋管的蜗支和供应椭圆囊、球囊、半规管的前庭支。茎乳动脉发自耳后动脉,主要供应中耳的半规管。颈椎肥大、椎动脉血运受阻、基底动脉供血不足等均可影响内耳的血液供应,是产生眩晕的原因之一。内耳的静脉与动脉伴行。耳蜗的静脉先回流到蜗轴的基底,继而汇合成迷路静脉回流至前庭静脉和蜗螺旋静脉,再通过蜗小管静脉进入岩上窦。

2. 内耳的淋巴 内耳外淋巴所含的成分与脑脊液相似,其产生、吸收和循环的过程尚不清楚,是否有固定的淋巴管目前学术界尚有争论。通常认为前庭内的外淋巴与半规管和耳蜗前庭阶内的外淋巴相连通,经蜗孔进入鼓阶,前庭内的外淋巴通过蜗水管引流至蛛网膜下隙。

3. 内耳的神经 即前庭蜗神经,由前庭神经和蜗神经组成,属于特殊躯体感觉神经。但二者功能完全不同,前庭神经与位置觉有关,有 3 个分支:上支为分布于椭圆囊斑和上、外膜半规管的壶腹嵴的椭圆囊壶腹神经;下支为分布于球囊斑的球囊神经;后支穿内耳道底后下部的单孔,分布于后膜半规管的壶腹嵴,称为后壶腹神经。蜗神经分布于螺旋器,经内耳道底筛状区的螺旋孔进颅。

五、内耳道

内耳道 internal acoustic meatus 位于颞骨岩部的中部后面,自内耳门至内耳道底,长 7 ~ 12 mm。内耳道底邻接骨迷路的内侧壁,有很多孔,内有面神经、前庭蜗神经和迷路血管等穿行。内耳道底有一个横位的骨嵴,称为横嵴,将内耳道底分隔为上、下两部分。上部较小,前方有一个圆形的孔,有面神经通过;下部较大,有蜗神经通过,称为蜗区。上、下部的后面有前庭上区、前庭下区和单孔,有前庭神经的 3 个分支通过。

思考题:

1. 鼓膜两侧的压力是如何调节的,造成鼓膜穿孔的常见原因有哪些?为什么咽部感染有可能蔓延至中耳?
2. 简述耳蜗的形态结构,内耳中有哪些感受器,分别接收哪些刺激。
3. 简述声波是如何传导至听觉感受器的。

(新乡医学院 常玉巧)

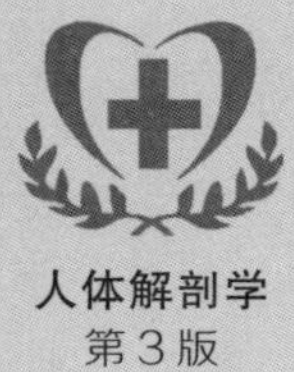

人体解剖学
第3版

第五篇

神经系统

神经系统 nervous system 是人体内起主导作用的功能调节系统，由脑、脊髓和与之相连并遍布全身各处的周围神经组成，在人体各器官、系统中占主导地位，起到协调人体各系统及器官的作用。

第十五章 神经系统总论

神经系统调控着人体的各器官和系统，使之相互制约，相互协调，使人体成为有机的整体，维持内环境的稳定。如在剧烈运动时，骨骼肌收缩，代谢活动增强，呼吸加深加快、心跳加快、血压升高和出汗等。此外，神经系统还能维持机体与外环境的统一，天气寒冷时，机体通过神经调节，使周围小血管收缩，减少散热，同时骨骼肌收缩产生热量，使体温维持在正常水平。故神经系统在人体内起主导作用。

一、神经系统的区分

依据所在位置和功能将神经系统分为中枢部和周围部（图 15-1）。中枢部又称为**中枢神经 central nerve**，包括脑和脊髓。周围部又称为**周围神经 peripheral nerve**，按照连接部位分为脑神经和脊神经，脑神经与脑相连，脊神经与脊髓相连。根据周围神经在各器官、系统中所支配的结构不同，又可分为躯体神经和内脏神经。躯体神经分布于体表、骨、关节和骨骼肌；内脏神经分布于心肌、平滑肌和腺体。躯体神经和内脏神经都含有感觉纤维和运动纤维，感觉纤维将感受器产生的神经冲动传向中枢，又称为传入神经；运动纤维则将中枢神经的冲动传至效应器，又称为传出神经。

二、神经系统的组成

神经系统主要由神经组织组成，神经组织包括神经元和神经胶质。

（一）神经元

神经元 neuron 又称为**神经细胞 nerve cell**，具有感受刺激和传导神经冲动的功能，是神经系统结构和功能的基本单位。

1. 神经元的构造 神经元由**胞体 cell body** 和**突起 protuberances** 两部分构成（图 15-2）。胞体的中央有细胞核；核的周围为细胞质，除含有普通的细胞器外，还含有神经元特有的**尼氏体 Nissl body** 和**神经原纤维 neurofibril**（图 15-3）。尼氏体存在于胞体及树突基部，其化学成分是核糖核酸和蛋白质，常称为核蛋白体。在电镜下观察，尼氏体由粗面内质网和游离核糖体组成，是合成蛋白质的场所。神经原纤维是神经元的骨架，有支撑作用，还参与神经细胞的物质运输。神经细胞内无中心体，故成熟的神经细胞不能分裂。

神经元的突起分为**树突 dendrite** 和**轴突 axon**。树突是胞体伸出的树枝状突起，较短，反复分支变细；不同神经元树突的数量和配布方式不同，树突接受冲动，将冲动传至胞

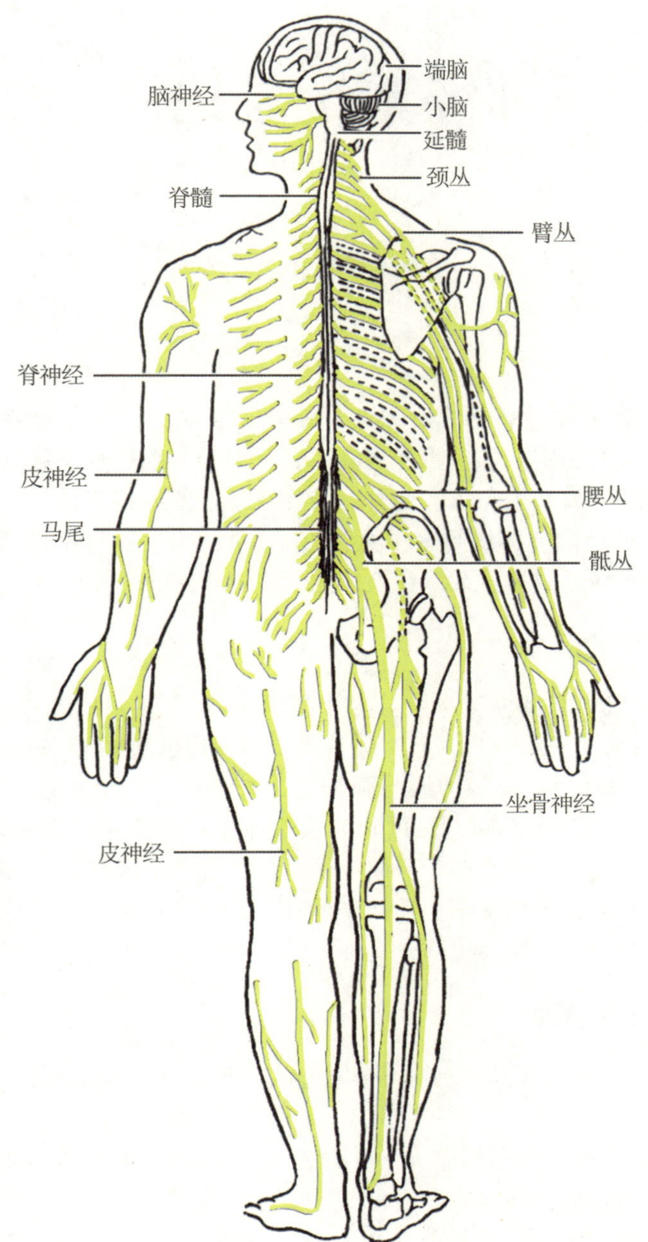

图 15-1　神经系统概观

体。多极神经元的树突上有小突起，称为树突棘，是接受信息的装置。

轴突通常只有一条，常发出侧支。不同类型神经元的轴突粗细长短不一，直径 0.2~20.0 μm，长度可达 1.0 m 以上。轴突将信号从其起始部传到末端。

2. 神经元的分类

（1）按照突起数目：分为假单极神经元、双极神经元和多极神经元（图 15-4）。

假单极神经元 pseudounipolar neuron 多存在于脊神经节和部分脑神经节内。由胞体

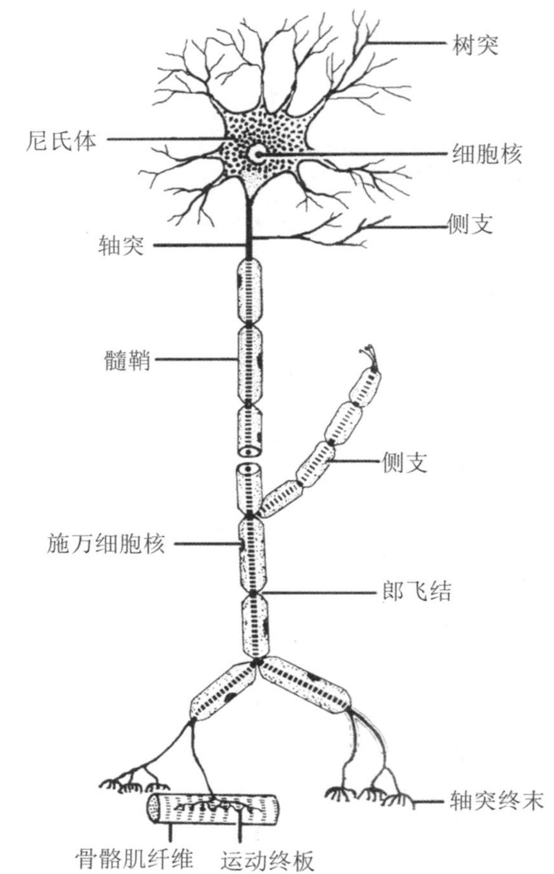

图 15-2 神经元模式图

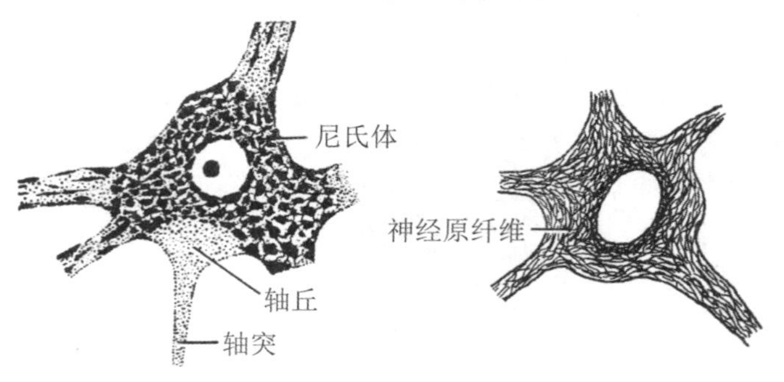

图 15-3 尼氏体和神经原纤维

发出一个突起，呈“T”形分叉为两支，一支至感受器，称为周围突；另一支进入脑或脊髓，称为中枢突。

双极神经元 bipolar neuron 的数量较少。由胞体的两端各发出一个突起，一个到达感受器，称为周围突；另一个进入中枢部，称为中枢突。如位于视网膜内的双极细胞、内耳的前庭神经节和蜗神经节内的感觉神经元。

多极神经元 multipolar neuron 有多个树突和一个轴突，主要存在于脑和脊髓内，部分存在于内脏神经节。

（2）按照功能和传导方向：可分为感觉神经元、运动神经元和联络神经元。

感觉神经元 sensory neuron 又称为传入神经元，多位于外周的感觉神经节内，为假单极或双极神经元，周围突接受内、外环境的刺激，经胞体和中枢突将冲动传至中枢。

运动神经元 motor neuron 又称为传出神经元，多位于脑、脊髓和部分内脏神经节内，为多极神经元，将冲动自中枢传向身体各部，支配骨骼肌、心肌、平滑肌活动和腺体的分泌。

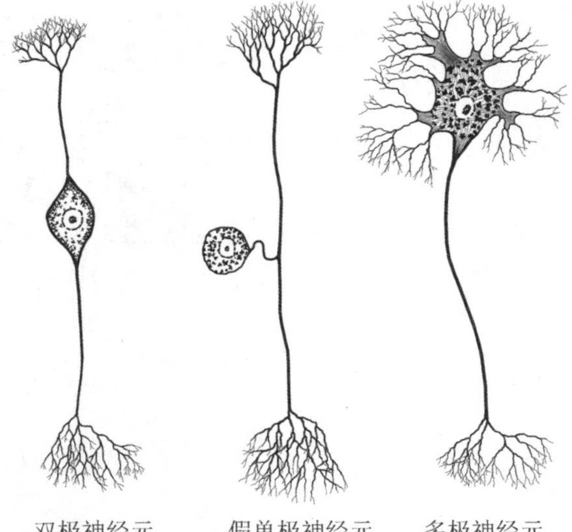

图 15-4　神经元的分类

联络神经元 association neuron 又称为中间神经元，位于感觉神经元和运动神经元之间，为多极神经元，此类神经元的数量很多，占神经元总数的 99%，在中枢神经内构成复杂的网络系统，对传入的信息进行储存、整合和分析，并将其传至神经系统的其他部位。

根据神经元轴突的长短，又将联络神经元分为两类：一类是轴突较长的 Golgi Ⅰ型神经元，将冲动从中枢某一部位传向另一部位，故也称为投射性中间神经元。另一类是轴突较短的 Golgi Ⅱ型神经元，常在局限的小范围内传递信息，又称为局部中间神经元。

（3）按照产生的化学递质：可分为胆碱能神经元、单胺能神经元、氨基酸能神经元和肽能神经元。

胆碱能神经元分布于中枢神经系统和部分内脏神经中。单胺能神经元包括儿茶酚胺能神经元、5-羟色胺能神经元和组胺能神经元，分布于中枢神经和周围神经系统。氨基酸能神经元以 γ-氨基丁酸、谷氨酸等为神经递质，主要分布于中枢神经系统。肽能神经元以各种肽类物质如生长抑素、P 物质、脑啡肽等为神经递质，分布于中枢神经和周围神经系统。

知识链接

神经干细胞是具有分裂潜能和自我更新能力的母细胞，通过不对等的分裂方式分化为神经元、星形胶质细胞和少突胶质细胞。在哺乳动物的胚胎期，神经干细胞主要分布在大脑皮质、纹状体、海马、室管膜下层和中脑等区域。成年后，神经干细胞主要存在于海马、齿状回、纹状体和环绕侧脑室的室管膜下层。神经干细胞的发现为神经损伤和脑退行性变治疗提供了可能途径。

3. 神经纤维 nerve fiber 由神经元的轴突被髓鞘和神经膜包裹形成，髓鞘有绝缘作用（图 15–5 ~图 15–7）。

中枢神经的髓鞘由少突胶质细胞构成，周围神经的髓鞘由施万细胞构成。轴突若被髓鞘和神经膜共同包裹称有髓纤维（图 15–5），仅为神经膜包裹则为无髓纤维（图 15–6）。髓鞘分节包绕在轴突外，末梢处无髓鞘。相邻两节髓鞘间的部分为郎飞结，该处轴突裸露。有髓纤维的神经冲动以跳跃的方式传导，其传导速度与髓鞘厚薄和神经纤维直径成正比，即神经纤维越粗、髓鞘越厚，传导速度越快。

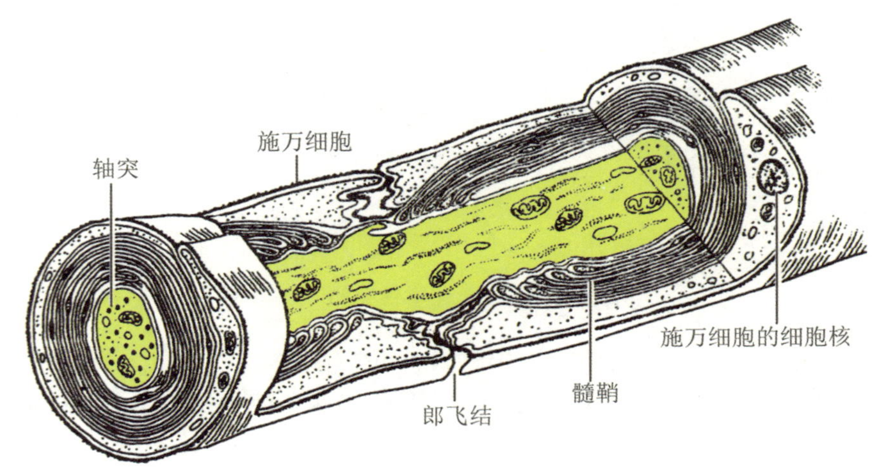

图 15–5 周围有髓纤维的超微结构模式图

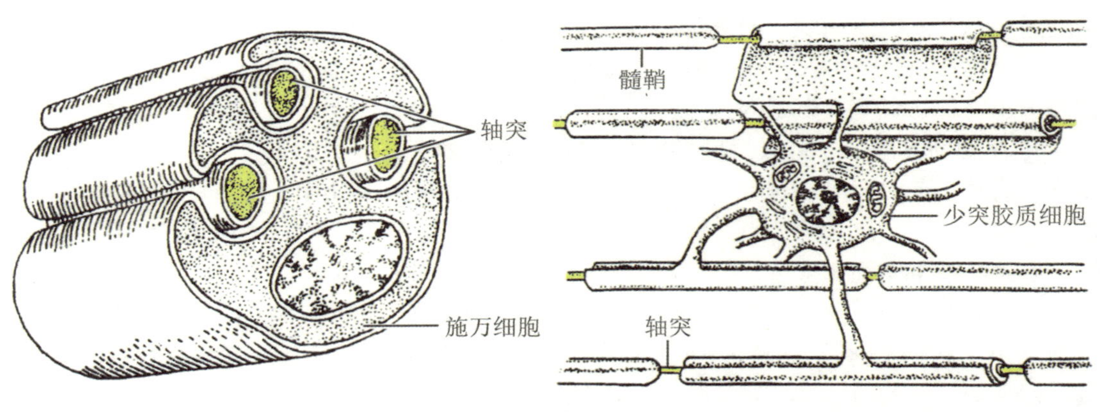

图 15–6 周围无髓纤维的模式图

图 15–7 中枢有髓纤维的模式图

4. 突触 synapse 是神经元与神经元之间、神经元与感受器之间、神经元与效应器之间特化的接触区域（图 15–8），即传递神经冲动的接触点。多数突触都是一个神经元的轴突与另一个神经元树突或胞体接触，称为轴 – 树突触或轴 – 体突触，也有轴 – 轴、树 – 树突触，甚至还有体 – 体突触。

突触分为化学突触和电突触两大类。人体内突触多依靠神经递质进行传递，称为化学突触。一个神经元有许多突触，可接受来自多个神经元的信息。突触在神经元的胞体和树突基部分布最密，树突尖部和轴突起始段最少。

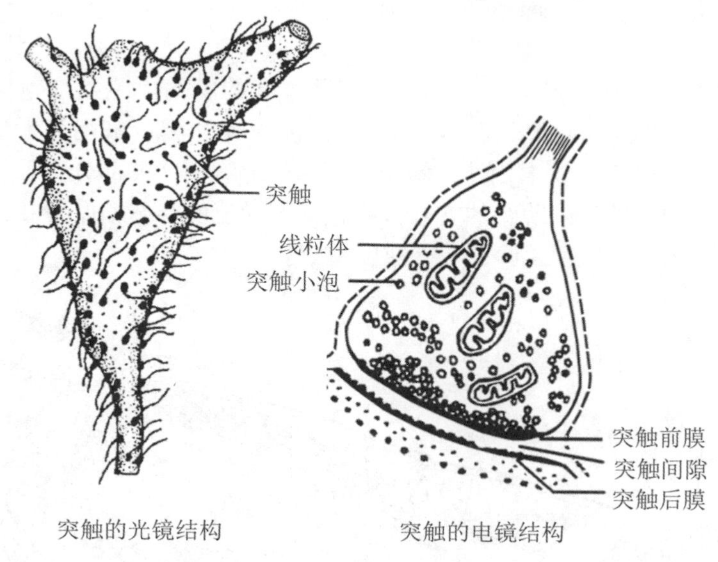

图 15–8　化学性突触

电镜下，化学突触包括突触前部、突触间隙和突触后部三部分（图 15–8）。突触前部和突触后部的细胞膜较其余部位略增厚，分别称为**突触前膜 presynaptic membrane** 和**突触后膜 postsynaptic membrane**，两膜之间的空隙称为**突触间隙 synaptic space**。突触前膜厚 6~7 nm，有密集的突触小泡，其胞质内含有许多突触小泡微丝、微管、线粒体和滑面内质网等。突触小泡是突触前部的特征性结构。当神经冲动传到突触前膜时，突触小泡内神经递质释放到突触间隙，引起突触后膜上受体蛋白或离子通道构型发生改变，产生神经冲动。化学递质传递方式决定了神经冲动传导的方向多为轴 – 树或轴 – 体，故化学突触的传递为单向性，且有突触延迟。

电突触的突触前、后膜之间的间隙较小，仅为 2~3 nm，电阻低，一个神经元的电位变化可直接引起另一个神经元的电位变化，且为双向传导，使相接触的神经元或细胞的功能同步。

（二）神经胶质

神经胶质 neuroglia 又称为神经胶质细胞（图 15–9），是中枢神经的间质或支持细胞，突起无树突和轴突之分，胞体较小，胞质中无神经原纤维和尼氏体，不能传递神经冲动，其数量是神经元的 10~50 倍。神经胶质除了对神经元起支持、绝缘、保护和修复等作用外，还参与构成血 – 脑屏障。

神经胶质在中枢神经和周围神经有所不同。中枢神经包括星形胶质细胞、少突胶质细胞、小胶质细胞和室管膜细胞等，周围神经包括施万细胞和卫星细胞等。

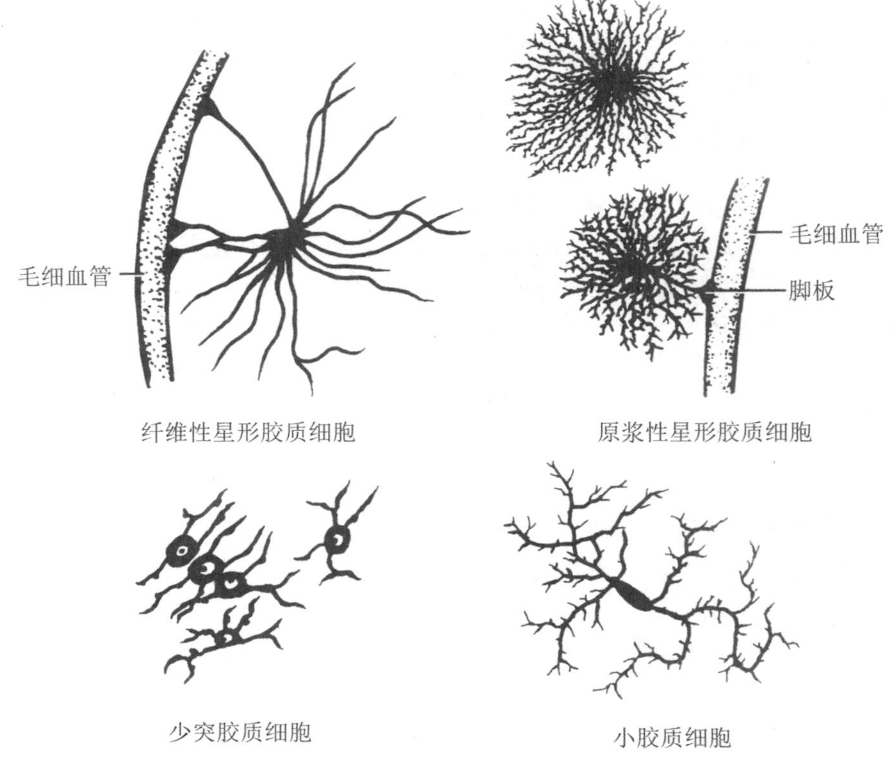

图 15-9 神经胶质细胞

三、神经系统的常用术语

在中枢神经和周围神经的不同部位，神经元胞体和突起有不同的编排组合方式，故用不同的术语表示。

1. 灰质和皮质 在中枢神经内，神经元胞体及其树突相对集聚部位，称为**灰质 gray matter**，因富含血管，在新鲜标本中色泽灰暗。灰质在端脑和小脑表面成层配布，称为**皮质 cortex**。

2. 白质和髓质 在中枢神经内，**白质 white matter** 为神经纤维相对集聚的部位，因髓鞘含类脂质而色泽白亮。位于端脑和小脑的白质因被皮质包绕而位于深部，称为**髓质 medulla**。

3. 神经核和神经节 在中枢神经的皮质以外，形态和功能相似的神经元胞体聚集成团或柱，称为**神经核 nucleus**。在周围神经内，神经元胞体集聚处，称为**神经节 ganglion**。由假单极或双极神经元胞体集聚形成的为感觉神经节；由传出神经元胞体集聚在一起形成内脏运动神经节，支配心肌、平滑肌和腺体活动。

4. 纤维束和神经 中枢神经内，凡起止、走行和功能相似或相同的神经纤维集合在一起，称为**纤维束 fiber bundle**。在周围神经内，神经纤维集聚在一起，称为**神经 nerve**。包裹在每条神经外面的结缔组织为神经外膜；其伸入神经内将神经分为神经束，并包裹形成神经束膜；包在每根神经纤维外面的结缔组织为神经内膜。一条神经内的若干神经束在神

经全程反复编排组合，是神经损伤缝合的结构基础。

5. 网状结构 reticular formation 在中枢神经内，相互交织的神经纤维中分布有细小的散在灰质团块的区域。

四、神经的活动方式

神经对内、外环境的各种刺激做出适应性反应，称为**反射 reflex**，是神经活动的基本方式。反射的结构基础是**反射弧 reflex arc**，包括感受器、传入神经、中枢、传出神经和效应器五部分。感受器接受内、外环境的刺激，经传入神经将神经冲动传至中枢，中枢对信息进行整合，通过传出神经将信息传至效应器，引起机体的适当反应。

思考题

1. 简述神经系统的划分方法。
2. 简述突触的组成结构及功能。
3. 简述反射弧的结构及活动方式。

（新乡医学院　王　省）

第十六章 周围神经系统

周围神经系统 peripheral nervous system 是指除中枢神经系统以外，分布于全身各处的神经组织。通过与中枢神经系统的脑或脊髓相连，并借各种末梢装置连于身体各部，从而实现中枢神经系统与身体各系统、器官和组织的功能联系。根据周围神经系统与中枢神经相连的部位，可将其分为脑神经和脊神经。其中与脑相连的周围神经，称为**脑神经 cranial nerves**，共 12 对；与脊髓相连的周围神经，称为**脊神经 spinal nerves**，共 31 对。根据周围神经系统终末在身体各部的分布对象不同，可将其分为躯体神经和内脏神经。**躯体神经 somatic nerves** 分布于皮肤、骨、关节和骨骼肌；**内脏神经 visceral nerves** 分布于内脏、心血管和腺体。在脑神经和脊神经中都含有躯体神经纤维和内脏神经纤维。为了叙述方便，通常将周围神经系统按照脑神经、脊神经和内脏神经三部分来阐述。

第一节 脊神经

一、概述

（一）脊神经的组成、分部和纤维成分

脊神经 spinal nerves 是连于脊髓的周围神经，共 31 对，每对脊神经连于一个脊髓节段，由前根和后根在椎间孔处汇合形成。前、后根均由许多神经根丝构成，一般前根属于运动性，后根属于感觉性，因此脊神经既含有感觉纤维又含有运动纤维，为混合性神经。脊神经后根在椎间孔附近有一个椭圆形的膨大，称为**脊神经节 spinal ganglion**，内含有假单极神经元，其中枢突形成脊神经后根。

31 对脊神经自上而下包括 8 对颈神经、12 对胸神经、5 对腰神经、5 对骶神经和 1 对尾神经。

第 1 颈神经干经寰椎与枕骨之间穿出椎管，第 2 ~ 7 颈神经干经同序数颈椎上方的椎间孔穿出，第 8 颈神经干经第 7 颈椎下方的椎间孔穿出；12 对胸神经干和 5 对腰神经干经同序数椎骨下方的椎间孔穿出；第 1 ~ 4 骶神经自同序数的骶前孔、骶后孔穿出，第 5 骶神经和 1 对尾神经经骶管裂孔穿出。由于椎管比脊髓长，各部椎体高度和椎间盘厚度不同，因此脊神经前、后根在椎管内走行的方向和长度也各不相同。颈神经根最短，走行近于水平位；胸神经根则较长，斜行向下；而腰、骶神经根最长，近似垂直下行，在脊髓末

端以下的椎管内构成了**马尾 cauda equina**。在椎间孔处，脊神经的前方为椎体和椎间盘，后方为黄韧带和关节突关节，上方为上位椎弓根的椎下切迹，下方为下位椎弓根的椎上切迹。因此脊柱的病变如椎间盘脱出、椎骨骨折、骨质增生都会累及脊神经，出现感觉和运动障碍。另外，伴脊神经穿经椎间孔的还有脊髓的动脉、静脉和脊神经的脊膜支。

每条脊神经中均含有 4 种纤维成分：

1. 躯体感觉纤维 somatosensory fiber 来自脊神经节中的假单极神经元，其中枢突参与形成脊神经后根进入脊髓，周围突随脊神经分布于皮肤、骨骼肌、肌腱和关节，将皮肤浅感觉（痛、温、触觉）和肌、肌腱、关节的深感觉（位置觉、运动觉和震动觉）冲动传入中枢。

2. 内脏感觉纤维 visceral sensory fiber 来自脊神经节的假单极神经元（与脊神经节内的躯体感觉神经元不是同一个神经元），其中枢突参与形成后根进入脊髓，周围突分布于内脏、心血管和腺体，将其内脏感觉冲动传入中枢。

3. 躯体运动纤维 somatic motor fiber 发自脊髓前角，分布于骨骼肌，支配其随意运动。

4. 内脏运动纤维 visceral motor fiber 发自脊髓胸 1 ~腰 3 节段的灰质侧角（交感中枢）和骶 2 ~ 4 节段骶副交感核（属于副交感中枢），分布于内脏、心血管和腺体，支配心肌和平滑肌的运动，控制腺体的分泌。

（二）脊神经的分支

脊神经前、后根在椎间孔处合为脊神经干，本干很短，出椎间孔后立即分为四支，即前支、后支、交通支和脊膜支（图 16–1）。

1. 前支 anterior branch 粗大，为混合性神经支，分布于躯干前外侧和四肢的骨骼肌、皮肤。人类胸神经前支保持原有的节段性走行及分布，其余各部脊神经前支在走行中与相邻前支分别交织成丛，形成颈丛、臂丛、腰丛和骶丛 4 对神经丛，由各丛再发出分支分布于躯干和四肢的效应器。

2. 后支 posterior branch 较前支细小，亦为混合性神经支，经相邻椎骨横突之间或骶后孔向后走行，除骶神经外，一般脊神经后支绕上关节突外侧向后行至相邻横突之间再分为内侧支和外侧支，它们又都分为肌支和皮支，肌支分布于项、背、腰、骶、臀部深层肌；皮支分布于枕、项、背、腰、骶、臀部的皮肤。其中第 1 颈神经后支较粗大，称为枕下神经，穿寰椎后弓上方和椎动脉下方之间，分布于颈深肌的内侧群。第 2 颈神经后支的皮支粗大，称为枕大神经，穿斜方肌肌腱到达皮下，分布于枕、项部皮肤。第 3 颈神经后支的内侧支也穿过斜方肌至皮下，称为第 3 枕神经，分布于枕部下方皮肤。第 1 ~ 3 腰神经后支的外侧支较粗大，分布于臀上部皮肤，称为臀上皮神经。第 1 ~ 3 骶神经后支的皮支分布于臀中部皮肤，称为臀中皮神经。

3. 交通支 communication branch 为连于脊神经与交感干之间的细支，属于交感神经。可分为两类：白交通支由发自脊神经进入交感干的有髓纤维构成，来源于脊髓灰质侧角的交感神经元；灰交通支由发自交感干进入脊神经的无髓纤维构成。

4. 脊膜支 meningeal branch 为脊神经出椎间孔后发出的一条细支，经椎间孔返回椎管，也称为窦椎神经。每条脊膜支都接受来自邻近灰交通支或胸交感神经节的分支，在椎管内分为横支、升支和降支，分布于脊髓被膜、血管、骨膜、韧带和椎间盘等处。上 3 对

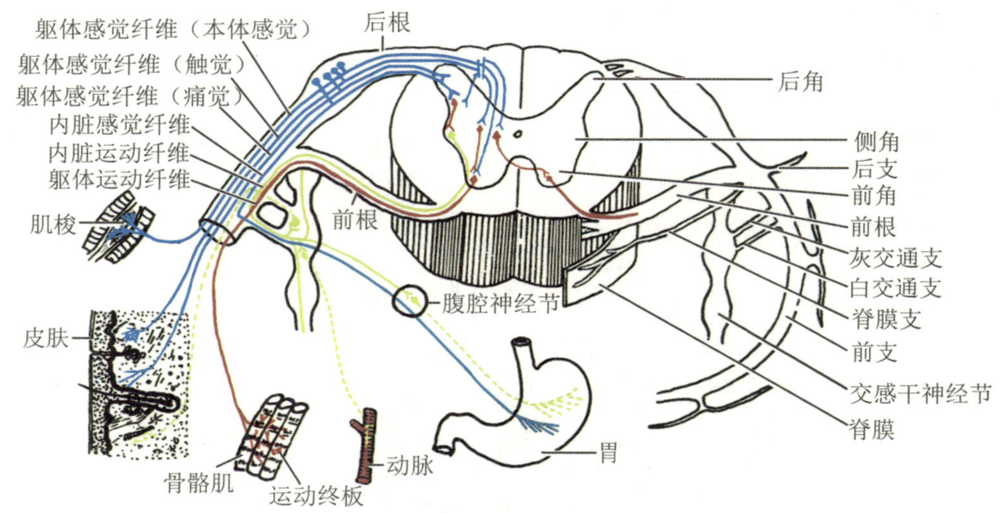

图 16-1　脊神经的组成及分布模式图

颈神经脊膜支的升支较粗大，尚分布于颅后窝的硬脑膜。

（三）脊神经的走行及分布规律

（1）较粗大的神经干多与血管伴行，行于同一结缔组织筋膜鞘内，构成血管神经束。在肢体关节处，神经和血管多行于关节屈侧，并发出浅支和深支。

（2）较大的神经干多分为皮支、肌支和关节支。皮支从深面穿过深筋膜浅出于皮下，可与浅静脉伴行，主要含有躯体感觉纤维和内脏运动纤维（前者连于皮肤内的感受器，后者支配血管、平滑肌、竖毛肌、汗腺）。肌支多从肌的近侧端或起点附近发出并伴血管一起进入骨骼肌内，主要含有躯体运动纤维和躯体感觉纤维（前者支配梭外肌；后者分布于梭内肌，感受本体感觉）。关节支在关节附近发出，一条行程较长的神经往往沿途发出多条分支到达数个关节，一个关节可同时接受多条神经的关节支，关节支主要由躯体感觉纤维（感受关节的本体感觉）组成。

（3）在胚胎发育过程中，某些大神经的伴行血管因逐渐退化而不显著，如成人坐骨神经没有伴行血管。

（4）某些部位的脊神经分布区有一定的节段性和重叠性。

二、颈丛

（一）颈丛的组成和位置

颈丛 cervical plexus 由第 1 ～ 4 颈神经前支交织构成（图 16-2），位于胸锁乳突肌上部深面中斜角肌和肩胛提肌起始端的前方。

（二）颈丛的分支

颈丛的分支包括分布于皮肤的皮支、分布于深层肌内的肌支和与其他神经相连的交通支。

皮支在胸锁乳突肌深面集中后在该肌后缘中点附近浅出，再散开行向各方，分布于同侧颈、肩部皮肤。胸锁乳突肌后缘中点是颈丛皮支集中浅出的位置，故为颈部浅层结构

浸润麻醉的一个阻滞点。颈丛的主要分支如下（图 16-3、图 16-4）：

1. 枕小神经 lesser occipital nerve（C_2） 沿胸锁乳突肌后缘上行，分布于枕部和耳郭背面上部的皮肤。

2. 耳大神经 great auricular nerve（C_2、C_3） 沿胸锁乳突肌表面向耳垂方向上行，分布于耳郭及附近皮肤。耳大神经长 5.5 ~ 7.4 cm，直径为 2 ~ 4 mm，是可供移植的神经干之一。

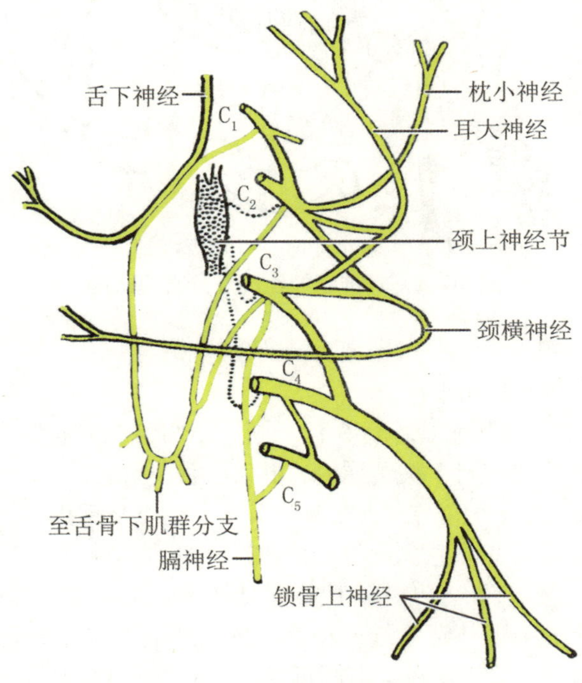

图 16-2　颈丛的组成及颈袢示意（左侧）

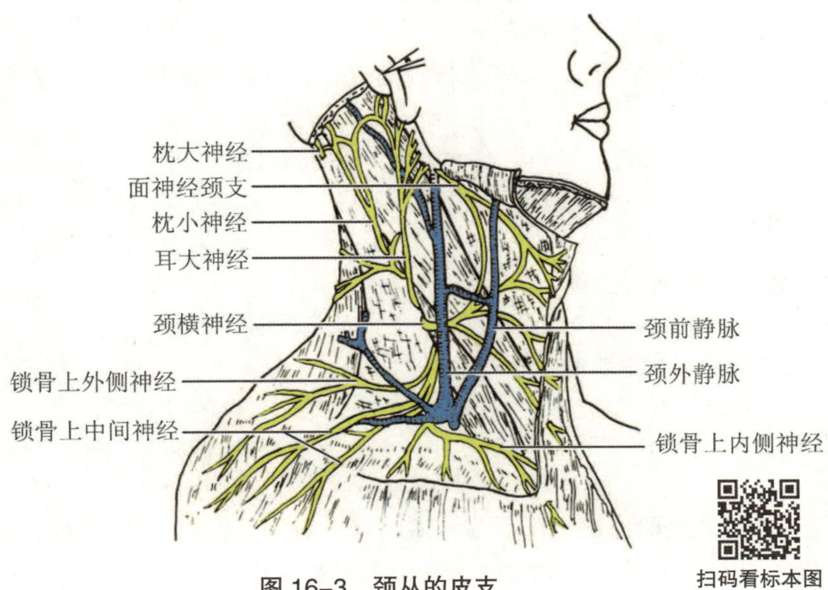

图 16-3　颈丛的皮支

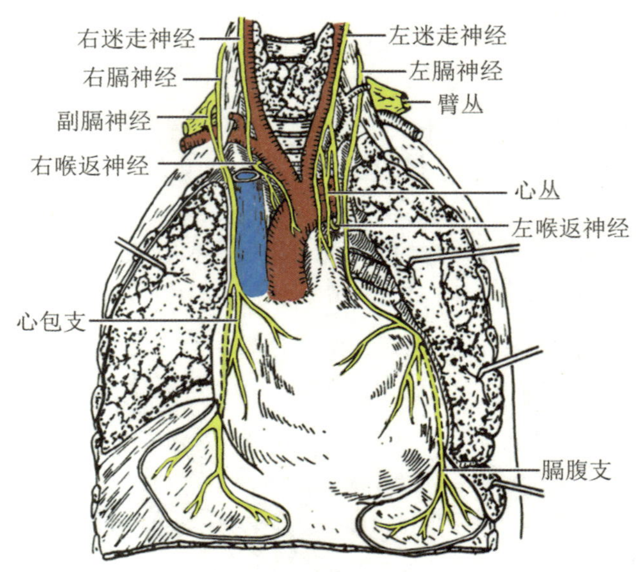

图 16-4　膈神经

3. 颈横神经 transverse nerve of neck（C_2、C_3）发出后横越胸锁乳突肌表面向前行，分布于颈前部皮肤。该神经常与面神经有交通支。

4. 锁骨上神经 supraclavicular nerve（C_3、C_4）有 2 ~ 4 支，呈辐射状行向下方和外下方，部分分支末端越过锁骨到达胸前壁上部和肩部，分布于颈侧区下部、胸壁上部和肩部的皮肤。

以上神经为颈丛皮支。此外，颈丛尚发出一些肌支，支配颈部深层肌、肩胛提肌、舌骨下肌群和膈。

5. 膈神经 phrenic nerve（C_3 ~ C_5）为混合性神经，在前斜角肌上端外侧起始于颈丛，沿该肌前面下降至其内侧，在锁骨下动、静脉之间经胸廓上口进入胸腔，与心包膈血管伴行，经肺根前方，在纵隔胸膜与心包之间下行至膈，在膈肌中心腱附近穿入该肌的肌腹。膈神经中的运动纤维支配膈肌的运动，感觉纤维分布于胸膜、心包和膈下面的部分腹膜。一般认为右膈神经的感觉纤维尚分布于肝、胆囊和肝外胆道的浆膜。膈神经损伤主要影响同侧半的膈肌功能，表现为腹式呼吸减弱或消失，严重者可有窒息感。膈神经受刺激时可发生呃逆。

副膈神经是颈丛的一个不恒定分支，中国人出现率约为48%，常见于一侧，多发自第4、5或第6颈神经，发出后先经膈神经外侧下行，在锁骨下静脉上方或下方加入膈神经。

颈丛与颈部的其他神经之间还存在一些交通支，包括颈丛与副神经、迷走神经和交感神经之间的交通支等，其中最重要的是颈丛与舌下神经之间的交通联系。第 1 颈神经部分纤维离开本干后加入舌下神经内，随舌下神经下行，继而离开舌下神经继续下行，形成了舌下神经降支（实为第 1 颈神经纤维）。第 2、3 颈神经部分纤维离开本干后汇合形成颈神经降支。舌下神经降支和颈神经降支在环状软骨水平结合成**颈襻 ansa cervicalis**，由颈襻发出分支支配舌骨下肌群运动（图 16-2）。

三、臂丛

（一）臂丛的组成和位置

臂丛 brachial plexus 由第 5 ～ 8 颈神经前支和第 1 胸神经前支大部分纤维交织形成。该神经丛自斜角肌间隙向外侧穿出，经锁骨下动脉的后上方，再经锁骨后方行向外下方进入腋窝。组成臂丛的 5 条脊神经前支经过五根（C_5、C_6、C_7、C_8 和 T_1 脊神经）、三干（上干、中干和下干）、六股（三干的前股和后股）的组合和分支后，最后形成三束（臂丛的内侧束、后束和外侧束）。在腋窝内，三束分别从内侧、后方、外侧包围腋动脉中段（图 16–5）。

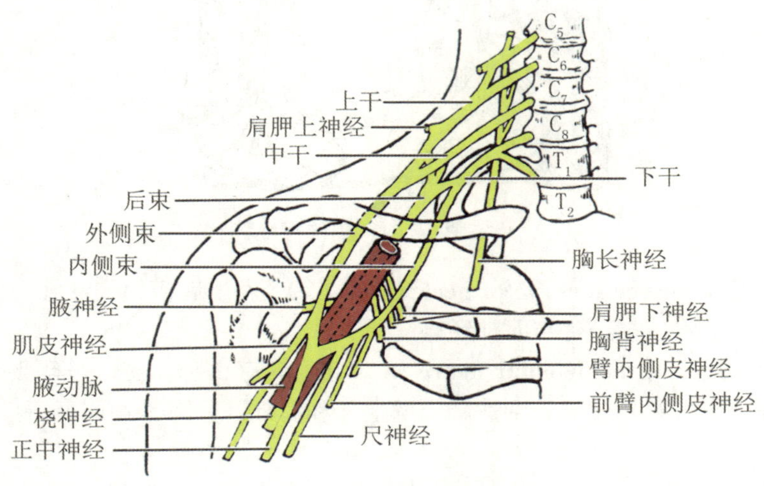

图 16–5　臂丛组成的模式图

（二）臂丛的分支

臂丛的分支可依据其发出的部位分为锁骨上分支和锁骨下分支两大类。

1. 锁骨上的分支　多为短肌支，分布于颈深肌群、背部浅层肌（斜方肌除外）、部分胸上肢肌和上肢带肌。其主要分支有：

（1）**胸长神经 long thoracic nerve**（C_5 ～ C_7）：起自相应颈神经根，经臂丛主要结构的后方斜向外下方进入腋窝，沿胸侧壁的前锯肌表面伴随胸外侧动脉下行，分布于前锯肌和乳房外侧部（图 16–5、图 16–6）。

知识链接

损伤胸长神经可导致前锯肌瘫痪。由于前锯肌可向前牵拉肩胛骨，协助上肢做推送动作，故当胸长神经损伤而前锯肌瘫痪时，患者上肢前伸、手掌前推物体时，肩胛骨外翻、脊柱缘翘起而出现“翼状肩”体征。又由于肩胛骨固定困难，上肢外展后不易上举。

（2）**肩胛背神经 dorsal scapular nerve**（C_4、C_5）：起自相应颈神经根，穿中斜角肌向后越过肩胛提肌，在肩胛骨与脊柱之间伴肩胛背动脉下行，分布于肩胛提肌和菱形肌

（图 16–6）。

（3）**肩胛上神经 suprascapular nerve**（C_5、C_6）：起自臂丛的上干，向后经肩胛切迹进入冈上窝，继而伴肩胛上动脉一起绕肩胛冈外侧缘转入冈下窝，分布于冈上肌、冈下肌和肩关节。肩胛切迹处的神经最易受损伤，表现为冈上肌、冈下肌无力和肩关节疼痛等症状（图 16–6、图 16–8）。

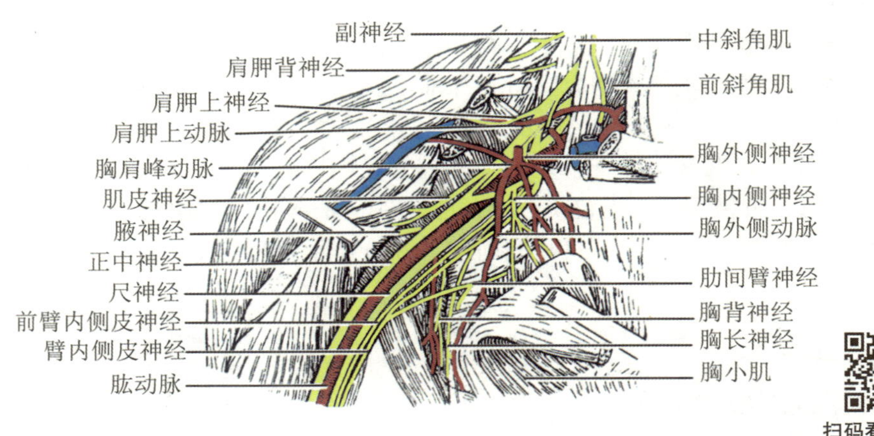

图 16–6 臂丛及其分支

2. 锁骨下的分支 分别发自臂丛的内侧束、后束和外侧束，多为长支，分布于肩部、胸部、臂部、前臂部和手部的肌、关节、皮肤。

（1）**肩胛下神经 subscapular nerve**（C_5 ~ C_7）：发自臂丛后束，常分为上、下支，分别进入肩胛下肌和大圆肌，支配二肌的运动（图 16–5）。

（2）**胸内侧神经 medial pectoral nerve**（C_8、T_1）：发自臂丛内侧束，在腋动、静脉之间弯曲前行，在腋动脉前方与胸外侧神经的一支汇合，自深面进入并支配胸小肌，部分纤维穿出该肌或绕其下缘分布于胸大肌（图 16–6）。

（3）**胸外侧神经 lateral pectoral nerve**（C_5 ~ C_7）：发自臂丛外侧束，跨越腋血管前方，穿过锁胸筋膜行于胸大肌深面并分布于该肌，该神经在走行时还发出一支与胸内侧神经的分支汇合，分布于胸小肌（图 16–6）。

（4）**胸背神经 thoracodorsal nerve**（C_6 ~ C_8）：起自后束，沿肩胛骨外侧缘伴肩胛下动、静脉下行，分布于背阔肌。乳腺癌根治术清除淋巴结时，注意勿伤及此神经（图 16–6）。

（5）**腋神经 axillary nerve**（C_5、C_6）：发自臂丛后束，与旋肱后血管伴行向后外侧，穿过腋窝后壁的四边孔后，绕肱骨外科颈至三角肌深面，发出分支分布于三角肌和小圆肌，其余纤维自三角肌后缘穿出后，称为臂外侧上皮神经，分布于肩部和臂外侧区上部的皮肤。肱骨外科颈骨折、肩关节脱位或腋杖使用不当受挤压，都可能造成腋神经损伤而导致三角肌瘫痪，表现为臂部不能外展，肩部、臂外上部皮肤感觉障碍，久之则三角肌萎缩，患者肩部失去圆隆的外形（图 16–6、图 16–8）。

（6）**肌皮神经 musculocutaneous nerve**（C_5 ~ C_7）：发自臂丛外侧束，向外侧斜穿喙肱肌，在肱二头肌与肱肌之间下行，发出分支分布于上述 3 块肌（图 16–5 ~ 图 16–7）。

其余纤维在肘关节稍下方，从肱二头肌下端外侧穿出深筋膜，称为前臂外侧皮神经，分布于前臂外侧皮肤。肌皮神经损伤多伴随肩关节损伤、肱骨骨折，此时表现为屈肘无力和前臂外侧感觉减弱。

（7）**正中神经 median nerve**（C_6 ~ T_1）：自臂丛内、外侧束分别发出内、外侧根，夹持腋动脉向下呈锐角汇合成正中神经主干。在臂部，正中神经沿肱二头肌内侧沟下行，先行于肱动脉外侧，然后由外侧向内侧跨越该血管并与之一起行至肘窝。从肘窝向下穿旋前圆肌和指浅屈肌腱弓后在前臂正中下行，在指浅、深屈肌之间到达腕部。然后在桡侧腕屈肌腱和掌长肌腱之间进入屈肌支持带深面的腕管，最后在掌腱膜深面分布于手掌（图 16–5、图 16–7）。

正中神经在臂部常无分支，在肘部和前臂发出许多肌支，其中骨间前神经沿前臂骨间膜前面下行，较粗大且行程较长。正中神经在前臂分布于除肱桡肌、尺侧腕屈肌和指深屈肌尺侧半以外的所有前臂屈肌和旋前肌，并分布于附近关节。在手部屈肌支持带的下

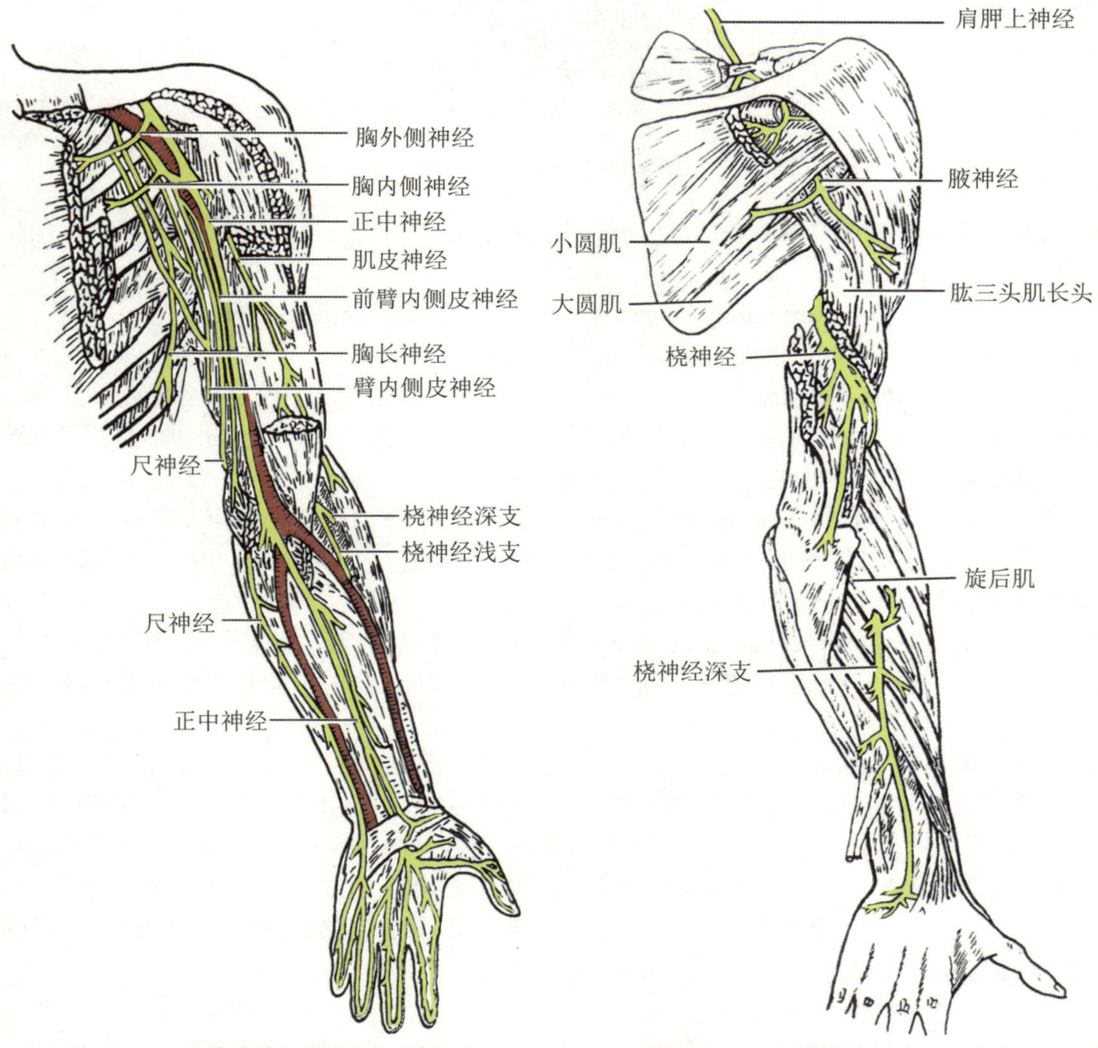

图 16–7　上肢的神经（左侧，前面）　　图 16–8　上肢的神经（后面）

方，正中神经外侧缘发出一条粗短的返支，行于桡动脉掌浅支外侧后进入鱼际，支配除拇收肌外的鱼际肌群。在手掌区，正中神经发出数支指掌侧总神经，每一条指掌侧总神经下行至掌骨头附近又分为两支指掌侧固有神经，后者沿手指的相对缘行至指尖（图 16–9）。正中神经在手区的分布总结为：肌支支配第 1、2 蚓状肌和鱼际肌（除拇收肌外），皮支分布于桡侧半手掌、桡侧 3 个半手指掌面及其中节、远节指背的皮肤（图 16–11）。

正中神经损伤易发生于前臂和腕部。在前臂，正中神经穿旋前圆肌和指浅屈肌起点腱弓处易受压迫，形成正中神经所支配的肌收缩无力，手掌分布区感觉障碍，即旋前圆肌综合征。在腕管内，正中神经也易因周围结构的炎症、肿胀和关节病变而受压迫形成腕管综合征，表现为鱼际肌萎缩，手掌变平，称为“猿手”（图 16–12）。

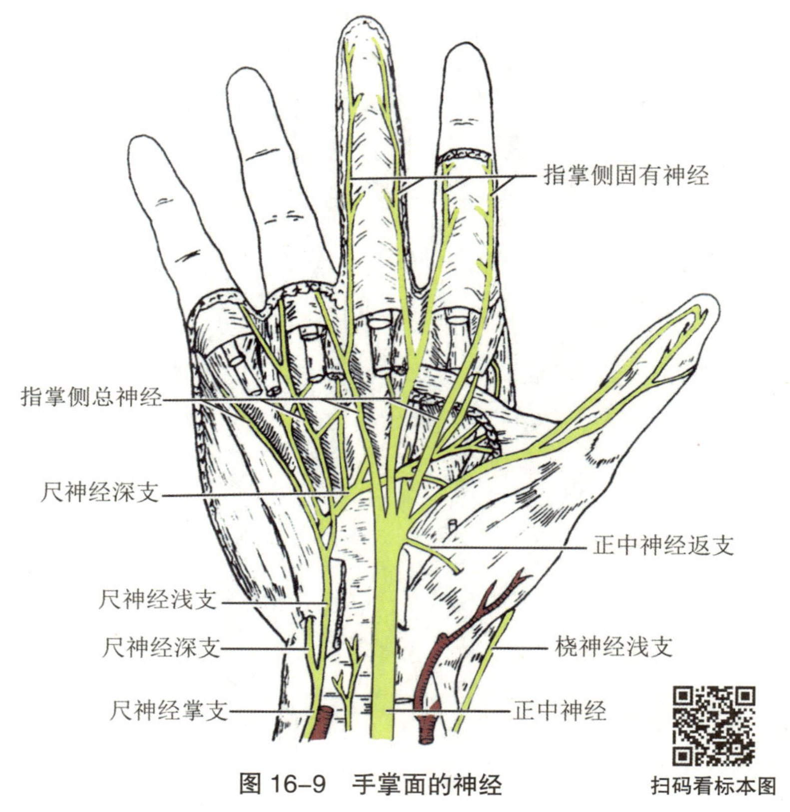

图 16–9 手掌面的神经

（8）**尺神经 ulnar nerve**（C_8、T_1）：起自臂丛内侧束，在腋动、静脉之间穿出腋窝，在肱二头肌内侧沟的肱动脉内侧下行至臂中份，穿内侧肌间隔至臂后区内侧，继而下行进入肱骨内上髁后方的尺神经沟，在此向下穿过尺侧腕屈肌起端转至前臂前内侧，继续在尺侧腕屈肌和指深屈肌之间、尺动脉内侧下行，至桡腕关节上方发出手背支，其本干在豌豆骨桡侧、屈肌支持带浅面分为浅支和深支，经掌腱膜深面、腕管浅面进入手掌（图 16–7、图 16–9）。

尺神经在臂部没有分支，在前臂上部发出肌支支配尺侧腕屈肌和指深屈肌尺侧半。在桡腕关节上方发出手背支，自腕部的伸肌支持带浅面转向手背部，发出分支分布于手背尺侧半和小指、环指及中指尺侧半背面皮肤。浅支分布于小鱼际、小指和环指尺侧半掌面

的皮肤。深支分布于小鱼际肌、拇收肌、骨间掌侧肌、骨间背侧肌和第3、4蚓状肌（图16-9～图16-11）。

尺神经易受损伤的部位包括肱骨内上髁后方、尺侧腕屈肌起点处和豌豆骨外侧。前2个部位的尺神经干受损时，运动障碍主要表现为屈腕力减弱，环指和小指远节指关节不能屈曲，小鱼际肌和骨间肌萎缩，拇指不能内收，各指不能互相靠拢，各掌指关节过伸，出现“爪形手”（图16-12）。若尺神经在豌豆骨处受压，因为手的感觉支已发出，所以手的皮肤感觉不受影响，主要表现为手部骨间肌的运动障碍。

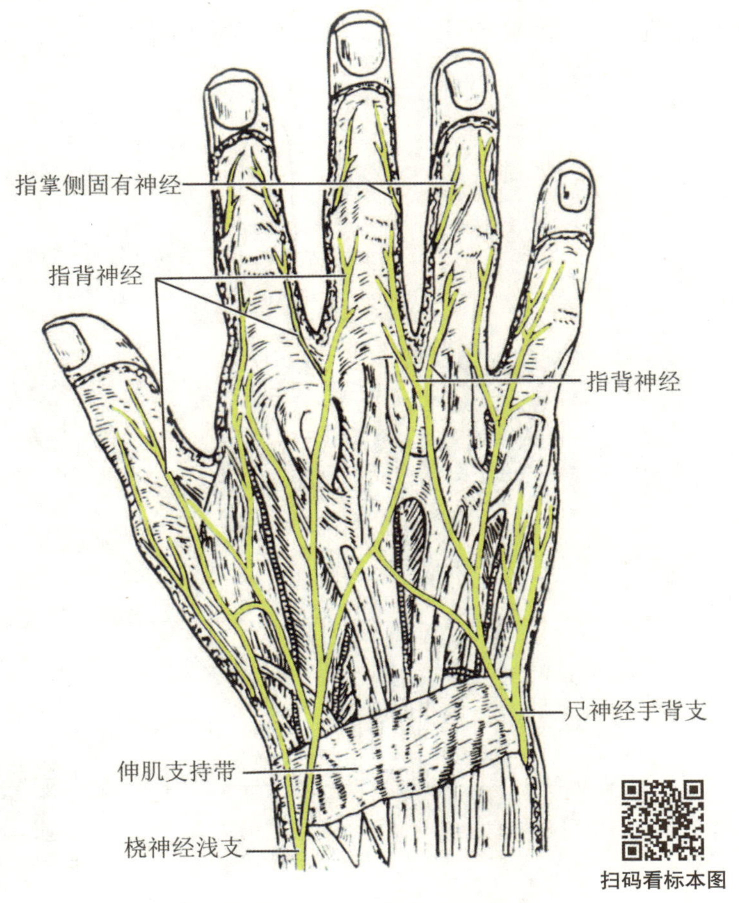

图16-10　手背面的神经

（9）**桡神经 radial nerve**（C_5 ～ T_1）：自臂丛后束发出的分支，在腋窝内位于腋动脉后方，并与肱深动脉伴行，先经肱三头肌长头与内侧头之间，继而贴肱骨的桡神经沟绕肱骨中段后面向下外侧走行，在肱骨外上髁上方穿外侧肌间隔至肱桡肌与肱肌之间，继而下行于肱肌与桡侧腕长伸肌之间。桡神经在肱骨外上髁前方分为浅支和深支。桡神经浅支为皮支，从肱骨外上髁前外侧向下沿桡动脉外侧下行，在前臂中、下1/3交界处转向背侧并下行至手背部，分为4～5支指背神经，分布于手背桡侧半和桡侧2个半手指近节背面的皮肤（图16-10）；桡神经深支较粗大，主要为肌支，该支经桡骨颈外侧穿过旋后肌至前

臂后部，在前臂浅、深伸肌群之间下行，沿前臂骨间膜后面下行到达腕关节背面，因此深支也称为骨间后神经，沿途发出分支分布于前臂伸肌群、桡尺远侧关节、腕关节和掌骨间关节。

桡神经在臂部发出较多分支，包括：①肌支，分布于肱三头肌、肘肌、肱桡肌和桡侧腕长伸肌。②皮支，臂后皮神经较小，在腋窝处发出，分布于臂后区皮肤；臂外侧下皮神经，在三角肌止点远侧浅出，分布于臂外侧下部皮肤；前臂后皮神经，自臂中份外侧浅出下行至前臂后面，然后到达腕部，沿途发出分支分布于前臂后面的皮肤。

桡神经最易损伤的部位有两处，即臂中段后部和桡骨颈外侧穿旋后肌处。在肱骨中段后方，桡神经紧贴肱骨的桡神经沟，故肱骨中段或中、下 1/3 交界处骨折时容易合并桡神经损伤，导致前臂伸肌群瘫痪，表现为抬前臂时呈“垂腕”状（图 16-12）；桡骨颈骨折时，可损伤桡神经深支，主要表现为伸腕力弱、不能伸指等症状。

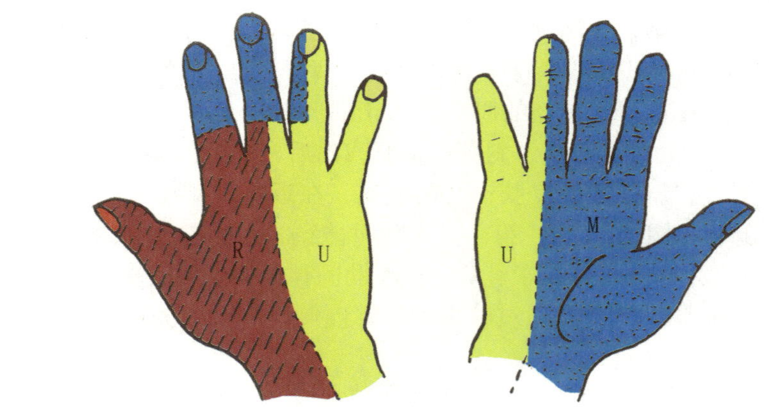

U. 尺神经；R. 桡神经；M. 正中神经

图 16-11 手部皮肤的神经支配

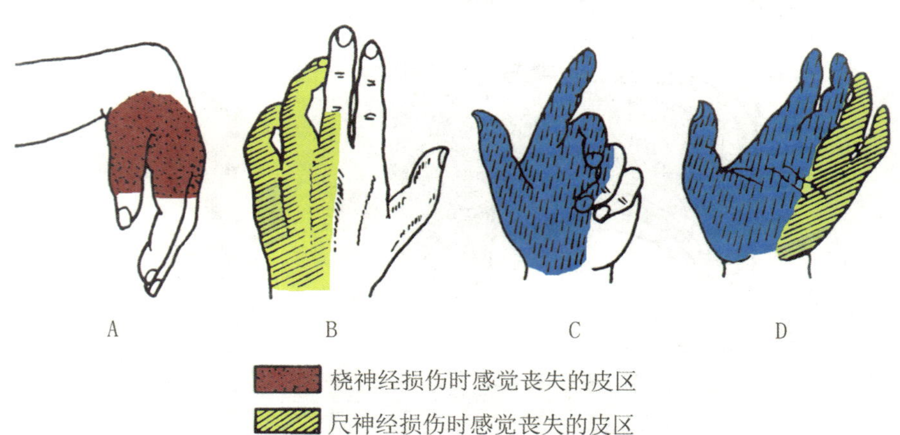

A. 垂腕，桡神经损伤；B. “爪形手”，尺神经损伤；C. 正中神经损伤的手型；D. “猿手”，正中神经与尺神经合并损伤

图 16-12 桡神经、尺神经和正中神经损伤时的手型及皮肤感觉丧失区

（10）**臂内侧皮神经 medial brachial cutaneous nerve**（C_8、T_1）：发自臂丛内侧束，在腋静脉内侧下行，继而沿肱动脉和贵要静脉内侧下行至臂中份附近浅出，分布于臂内侧和臂前面的皮肤（图 16–7）。在腋窝内该神经常与肋间臂神经之间有纤维交通。

（11）**前臂内侧皮神经 medial antebrachial cutaneous nerve**（C_8、T_1）：自臂丛内侧束发出后，初行于腋动、静脉之间，继而沿肱动脉内侧下行，在臂中份浅出后与贵要静脉伴行，然后分为前、后支，分布于前臂内侧部前、后面的皮肤，终末最远至腕部（图 16–7）。

四、胸神经前支

胸神经前支共 12 对，第 1 ～ 11 对均位于相应肋间隙中，称为**肋间神经 intercostal nerve**，第 12 对胸神经前支位于第 12 肋下方，故称为**肋下神经 subcostal nerve**。肋间神经在肋间内、外肌之间肋间血管的下方沿肋骨下缘内侧的肋沟前行，至腋前线附近离开肋沟行于肋间隙中间。第 1 肋间神经除有一小支行于第 1 肋间隙外，还分出一大支加入臂丛。第 2 ～ 6 对肋间神经主干行于相应肋间隙，另自肋角外侧发出一侧支向下并前行于下位肋骨上缘。上 6 对肋间神经的肌支分布于肋间肌、上后锯肌和胸横肌。皮支有两类：①外侧皮支，在肋角外侧分出，斜穿前锯肌浅出后，又分为前、后支分别向前、后走行，分布于胸外侧壁和肩胛区的皮肤；②前皮支，在近胸骨侧缘处浅出，分布于胸前壁皮肤和内侧部壁胸膜（图 16–13）。第 4 ～ 6 肋间神经的外侧皮支向内侧，第 2 ～ 4 肋间神经的前皮支向外侧发出分支分布于乳房。第 2 肋间神经的外侧皮支，又称为**肋间臂神经 intercostobrachial nerve**，该神经横过腋窝到达臂内侧部与臂内侧皮神经交通，分布于臂上部内侧面皮肤（图 16–7）。

第 7 ～ 11 肋间神经和肋下神经沿相应肋间隙走行，出肋间隙进入腹壁后，逐渐向前下行于腹横肌与腹内斜肌之间，最终在腹直肌外侧缘进入腹直肌鞘。第 7 ～ 11 肋间神经发出的肌支分布于腹直肌、肋间肌和腹前外侧壁肌群。肋间神经皮支中的外侧皮支斜行分别自肋间肌、腹外斜肌浅出，而前皮支则在白线附近浅出。外侧皮支和前皮支除分布于

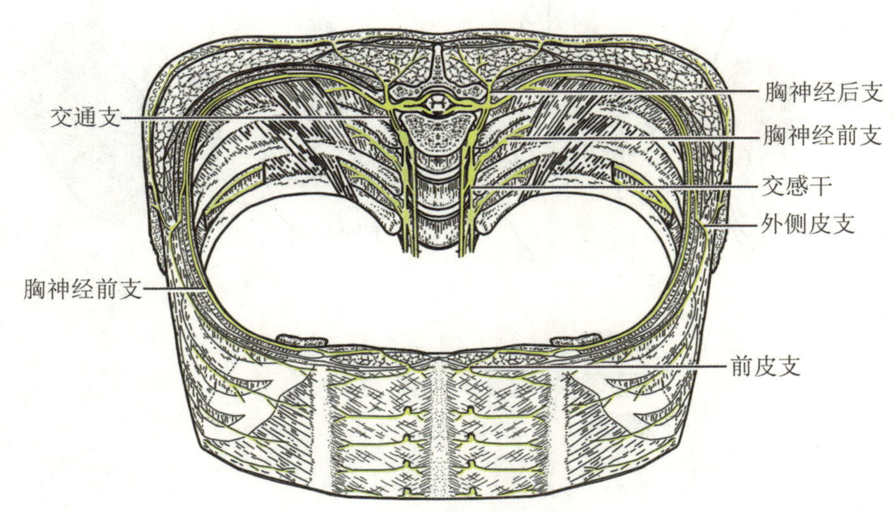

图 16–13　肋间神经

胸、腹部皮肤外，还分布于壁胸膜和壁腹膜。

胸神经前支在胸、腹壁皮肤的节段性分布非常明显，自上向下按顺序依次排列（图16–14）。如 T_2 分布区相当于胸骨角平面，T_4 相当于乳头平面，T_6 相当于剑突平面，T_8 相当于肋弓平面，T_{10} 相当于脐平面，T_{12} 分布区则相当于脐与耻骨联合连线中点平面。临床上常以节段性分布区的感觉障碍来推断胸神经损伤平面的位置。

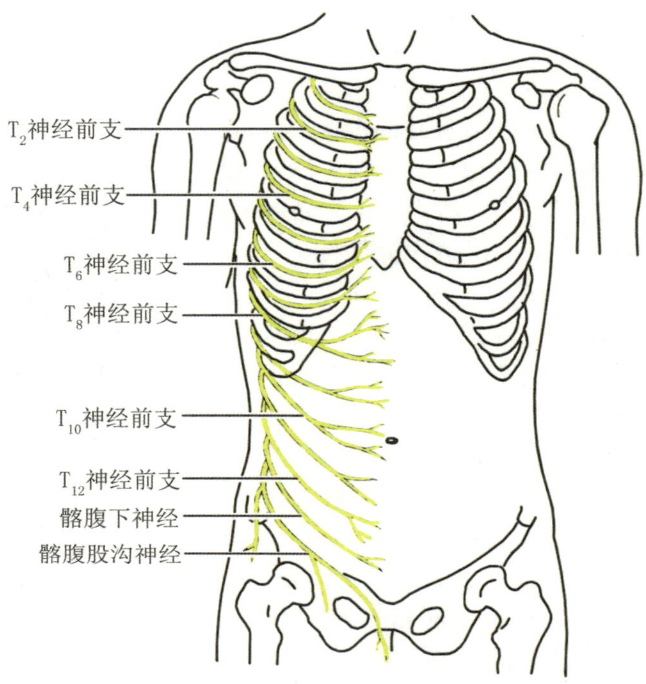

图 16–14　胸神经前支的节段性分布

五、腰丛

（一）腰丛的组成和位置

腰丛 lumber plexus 由第 12 胸神经前支一部分、第 1 ~ 3 腰神经前支、第 4 腰神经前支一部分组成（图 16–15），位于腰大肌深面、腰椎横突的前方。该神经丛除发出肌支支配髂腰肌和腰方肌外，还发出许多分支分布于腹股沟区、大腿前部和内侧部（图 16–16）。

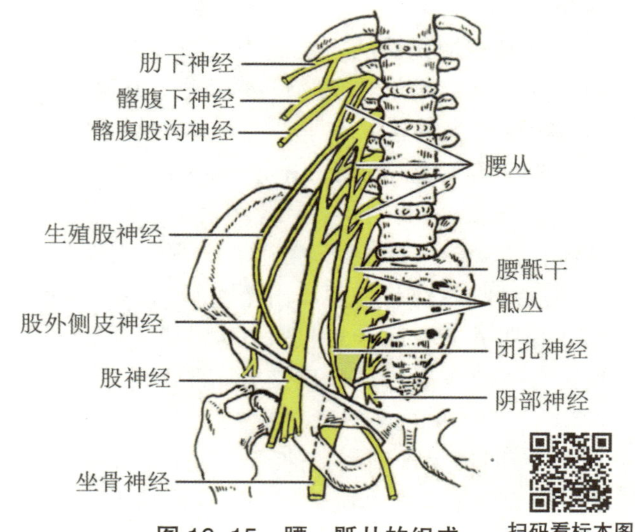

图 16–15　腰、骶丛的组成

（二）腰丛的分支

1. 髂腹下神经 iliohypogastric nerve（T_{12}、L_1） 自腰大肌外侧缘穿出后，经腰方肌前方、肾后方行向外

下，经髂嵴后部上方进入腹内斜肌与腹横肌之间，继续向前穿腹横肌渐行浅出，并行于腹内斜肌与腹外斜肌之间，最后在腹股沟管浅环上方约 3 cm 处穿腹外斜肌腱膜到达皮下。沿途发出分支分布于腹壁诸肌，并发出皮支分布于臀外侧区、下腹部和腹股沟区的皮肤。

2. 髂腹股沟神经 ilioinguinal nerve（L_1） 较髂腹下神经细小，自髂腹下神经下方出腰大肌外侧缘，斜行跨越腰方肌前面和髂肌上部，在髂嵴前端附近穿过腹横肌浅出，在该肌与腹内斜肌之间前行，继而进入腹股沟管并与精索（女性为子宫圆韧带）伴行，从腹股沟管浅环穿出。其肌支沿途分布于附近的腹壁肌；皮支分布于腹股沟部、阴囊（男性）或大阴唇（女性）的皮肤。

3. 股外侧皮神经 lateral femoral cutaneous nerve（L_2 ~ L_3） 从腰大肌外侧缘穿出后行向前外侧，越过髂肌表面至髂前上棘内侧，经腹股沟韧带深面进入股部，在髂前上棘下方 5 ~ 6 cm 处穿出深筋膜，分布于大腿前外侧部的皮肤（图 16–15、图 16–16）。

4. 股神经 femoral nerve（L_2 ~ L_4） 是腰丛发出的最大分支，从腰大肌外侧缘发出后下行于该肌与髂肌之间，至腹股沟区在腹股沟韧带中点稍外侧经该韧带深面、股动脉外侧进入大腿的股三角区，随即分为数支。①肌支，分布于髂肌、耻骨肌、股四头肌和缝匠肌。②皮支，有数条行程较短的皮支，即股中间皮神经和股内侧皮神经，分布于大腿和膝关节前面的皮肤；最长的皮支为**隐神经 saphenous nerve**，该神经伴股动脉进入收肌管下行，穿出此管后在膝关节内侧继续下行，在缝匠肌下端后方浅出至皮下，伴随大隐静脉沿小腿内侧面下行至足部内侧缘，沿途分支分布于髌下、小腿内侧面和足部内侧缘的皮肤（图 16–16）。另外，股神经也发出分支分布于膝关节和股动脉。

股神经损伤后的主要表现为屈髋无力，坐位时不能伸膝，行走困难，膝跳反射消失，大腿前面和小腿内侧面的皮肤感觉障碍等。

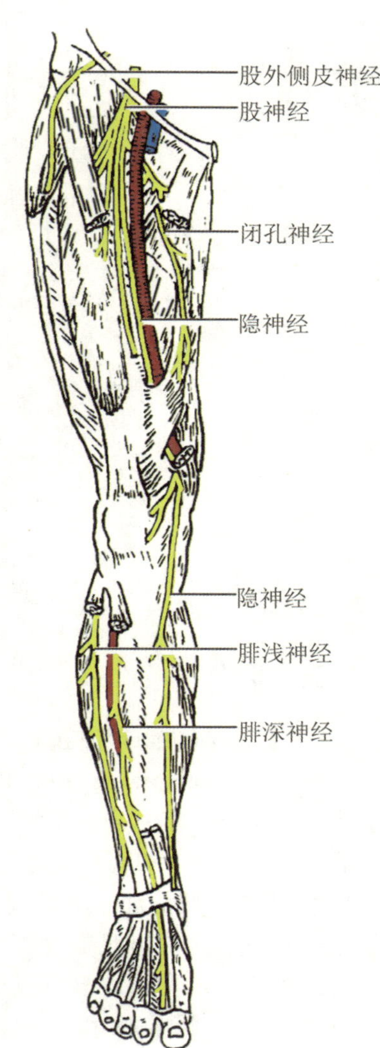

图 16–16　下肢前面的神经

5. 闭孔神经 obturator nerve（L_2 ~ L_4） 自腰丛发出后从腰大肌内侧缘穿出，紧贴小骨盆内面前行，与闭孔血管伴行穿闭膜管出盆腔，随即分为前、后支，分别经短收肌前、后面浅出至大腿内侧区。肌支支配闭孔外肌、长收肌、短收肌、大收肌和股薄肌，也可发出分支支配耻骨肌；皮支分布于大腿内侧皮肤；也发出细支分布于髋关节和膝关节（图 16–15、图 16–16）。有时可出现副闭孔神经，该神经沿腰大肌内侧缘下行，在耻骨肌后面跨过耻骨上支后，分布于耻骨肌和髋关节，并与闭孔神经之间有交通。

闭孔神经前支约在股中部内侧区由深到浅先穿行长收肌，再进入股薄肌，故临床用股薄肌替代肛门外括约肌手术时，应注意保留此支。

6. 生殖股神经 genitofemoral nerve（L_1、L_2） 自腰大肌前面穿出并沿该肌前面下行，继而斜过输尿管后方行至腹股沟区，在腹股沟韧带上方分为生殖支和股支（图 16–15）。生殖支在腹股沟管深环处进入该管，随精索分布于提睾肌和阴囊（或随子宫圆韧带分布于大阴唇）；股支穿过股鞘和阔筋膜分布于股三角的皮肤。

在腹股沟疝修补术或盲肠后位阑尾手术时，应注意勿伤及髂腹下神经、髂腹股沟神经和生殖股神经。

六、骶丛

（一）骶丛的组成和位置

骶丛 sacral plexus 由发自腰丛的腰骶干和全部骶神经、尾神经前支组成。**腰骶干 lumbosacral trunk** 由第 4 腰神经前支的部分纤维和第 5 腰神经前支汇合形成，随后下行跨过骨盆上口沿盆壁加入骶丛。骶丛是全身最大的脊神经丛（图 16–15）。

骶丛位于盆腔内骶骨和梨状肌的前面、髂血管后方，左侧骶丛前方有乙状结肠，右侧骶丛前方有回肠袢。由于骶丛邻近直肠、子宫等盆腔脏器，故这些器官的恶性肿瘤常浸润、扩散至该神经丛，出现疼痛和多个神经根受累及的现象。

（二）骶丛的分支

骶丛的分支分布于盆壁、臀部、会阴、股后部、小腿和足部的肌、皮肤。骶丛直接发出短支分布于梨状肌、闭孔内肌和股方肌等，其他分支较长，包括：

1. 臀上神经 superior gluteal nerve（L_4、L_5、S_1） 自骶丛发出后，伴臀上血管经梨状肌上孔出盆腔到达臀部，行于臀中肌与臀小肌之间，分为上、下支，分布于臀中肌、臀小肌和阔筋膜张肌（图 16–17）。

2. 臀下神经 inferior gluteal nerve（L_5、S_1、S_2） 从骶丛发出后，伴臀下血管经梨状肌下孔出盆腔至臀部，行于臀大肌深面，发出分支支配臀大肌（图 16–17）。

3. 股后皮神经 posterior femoral cutaneous nerve（S_1 ~ S_3） 自骶丛发出后，伴臀下神经穿梨状肌下孔出盆腔到达臀部，在臀大肌深面下行，至其下缘浅出至股后部皮肤。该神经沿途发出分支分布于臀区、股后区和腘窝的皮肤（图 16–17）。

4. 阴部神经 pudendal nerve（S_2 ~ S_4） 自骶丛发出

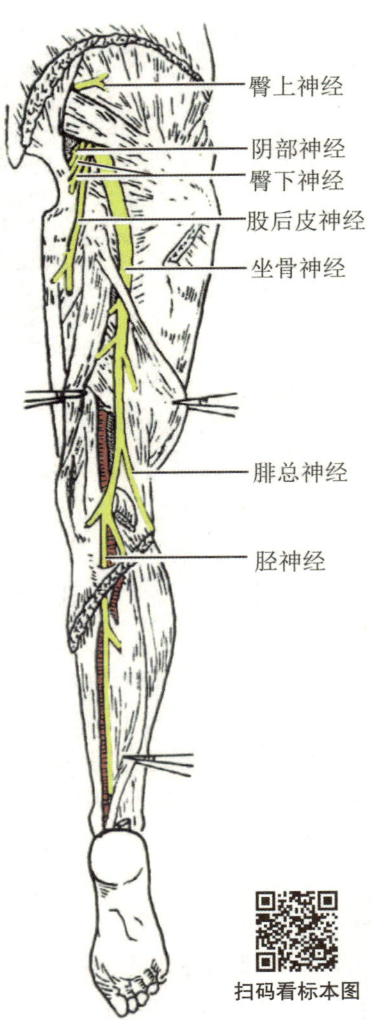

图 16–17 下肢后面的神经

后伴阴部内血管穿梨状肌下孔至臀部，绕坐骨棘经坐骨小孔进入会阴部的坐骨肛门窝，贴于此窝外侧壁表面前行，分布于会阴部的肌群、皮肤和外生殖器的皮肤。其主要分支有：①肛神经（直肠下神经），分布于肛门外括约肌和肛门部的皮肤；②会阴神经，与阴部内血管伴行，分布于会阴诸肌和阴囊（男性）或大阴唇（女性）的皮肤；③阴茎（阴蒂）背神经，行于阴茎（阴蒂）的背侧，分布于阴茎（阴蒂）的海绵体和皮肤（图 16–18）。

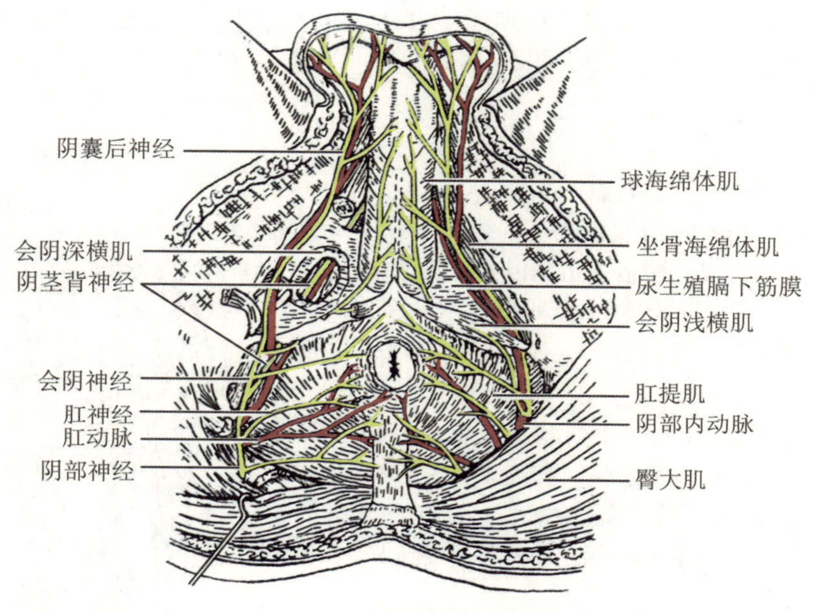

图 16–18　会阴的神经（男性）

5. 坐骨神经 sciatic nerve（L_4、L_5、S_1 ~ S_3）是全身最粗大、最长的神经，自骶丛发出后，经梨状肌下孔出盆腔至臀大肌深面，在坐骨结节与股骨大转子之间下行至股后区，继而行于股二头肌长头深面，常在腘窝上方分为胫神经和腓总神经两大终支（图 16–17）。坐骨神经干在股后区发出肌支支配股二头肌、半腱肌和半膜肌，同时发出分支分布于髋关节。

（1）**胫神经 tibial nerve**（L_4、L_5、S_1 ~ S_3）：是坐骨神经本干的直接延续，在股后区下部沿中线下行进入腘窝，与其深面的腘血管伴行向下至小腿后部、比目鱼肌的深面，继而伴胫后血管下行，在内踝后方经屈肌支持带深面的踝管，然后分为足底内侧神经和足底外侧神经进入足底（图 16–19）。胫神经分布范围包括小腿后群肌、足底肌和小腿后面、足底的皮肤。

胫神经在腘窝和小腿后区的分支包括：①肌支，分布于小腿后群诸肌。②皮支，主要有腓肠内侧皮神经，该神经伴小隐静脉下行，沿途分布于相应区域的皮肤，并在小腿下部与来自腓总神经的腓肠外侧皮神经吻合成腓肠神经。腓肠神经经外踝后方至足部外侧缘前行，分布于足背和小趾外侧缘的皮肤。③关节支，分布于膝关节和踝关节。

足底内侧神经在跗展肌深面、趾短屈肌内侧前行，分支分布于足底内侧群肌、足底内侧半和内侧 3 个半足趾跖面的皮肤；足底外侧神经在跗展肌、趾短屈肌深面行至足底外

侧，分支分布于足底中间肌群、外侧肌群和足底外侧半、外侧1个半趾跖面的皮肤（图16–19）。

胫神经损伤后的主要表现是小腿后群肌无力，足不能跖屈，不能以足尖站立，内翻力弱，足底皮肤明显感觉障碍。由于小腿前外侧群肌过度牵拉，使足部呈背屈和外翻位，出现“钩状足”畸形（图16–20）。

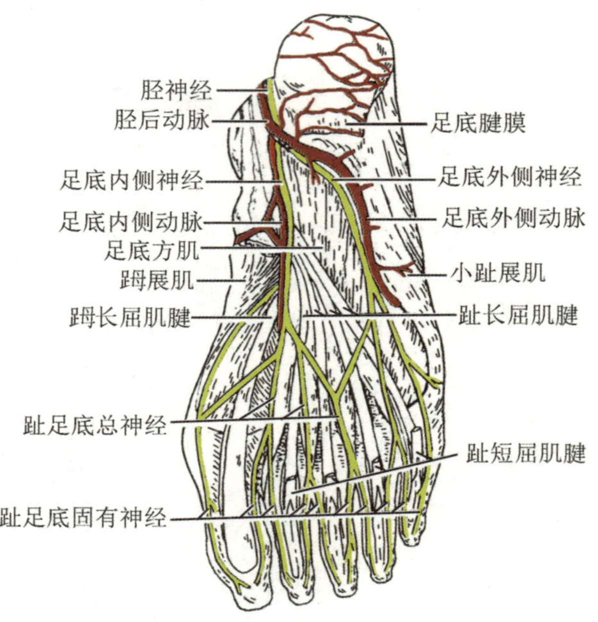

图16–19 足底的神经

（2）**腓总神经 common peroneal nerve**（L_4、L_5、S_1、S_2）：在腘窝近侧端自坐骨神经分出后，沿腘窝上外侧界的股二头肌肌腱内侧向外下走行，在小腿外侧上段绕过腓骨颈向前，穿过腓骨长肌后分为**腓浅神经 superficial peroneal nerve** 和 **腓深神经 deep peroneal nerve**（图16–16、图16–17）。腓浅神经初在腓骨长肌深面下行，继而在腓骨长、短肌与趾长伸肌之间下降，沿途发出分支分布于腓骨长肌和腓骨短肌，终支在小腿中、下1/3交界处浅出成为皮支，分布于小腿外侧、足背和第2～5趾背面的皮肤。腓深神经经腓骨与腓骨长肌之间斜向前行，伴随胫前血管下行于胫骨前肌与趾长伸肌之间，继而在胫骨前肌与踇长伸肌之间下行，最后经踝关节前方至足背，沿途分支分布于小腿前群肌、足背肌和第1、2趾相对缘的皮肤。

腓总神经本干还发出关节支，分布于膝关节前外侧部和胫腓关节；发出皮支即腓肠外侧皮神经，分布于小腿外侧面皮肤，并与胫神经分出的腓肠内侧皮神经吻合。

腓总神经绕行腓骨颈外侧处的位置最表浅，故此处易受损伤。损伤后表现为足部不能背屈，趾不能伸，足部下垂且内翻，呈“马蹄内翻足”畸形（图16–20）。行走时呈“跨阈步态”，同时小腿前外侧面和足背区明显感觉障碍。

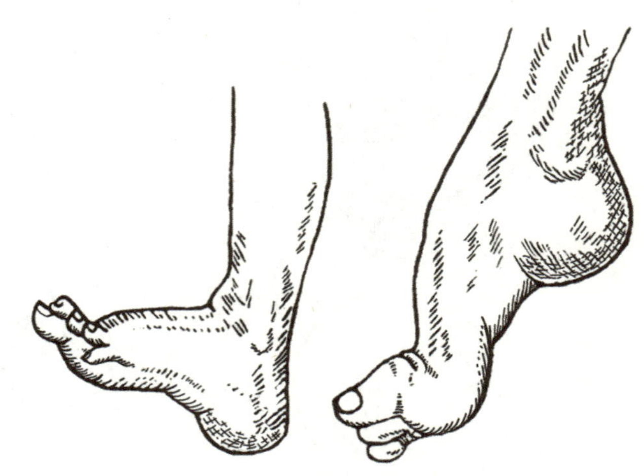

“钩状足”（胫神经损伤） “马蹄内翻足”（腓总神经损伤）

图16–20 神经损伤后的足畸形

第二节 脑神经

一、概述

脑神经 cranial nerve 是与脑相连的周围神经（图 16–21）。它将脑与外周组织器官中的感受器与效应器联系起来，实现脑对机体生理反应的统一和协调作用。

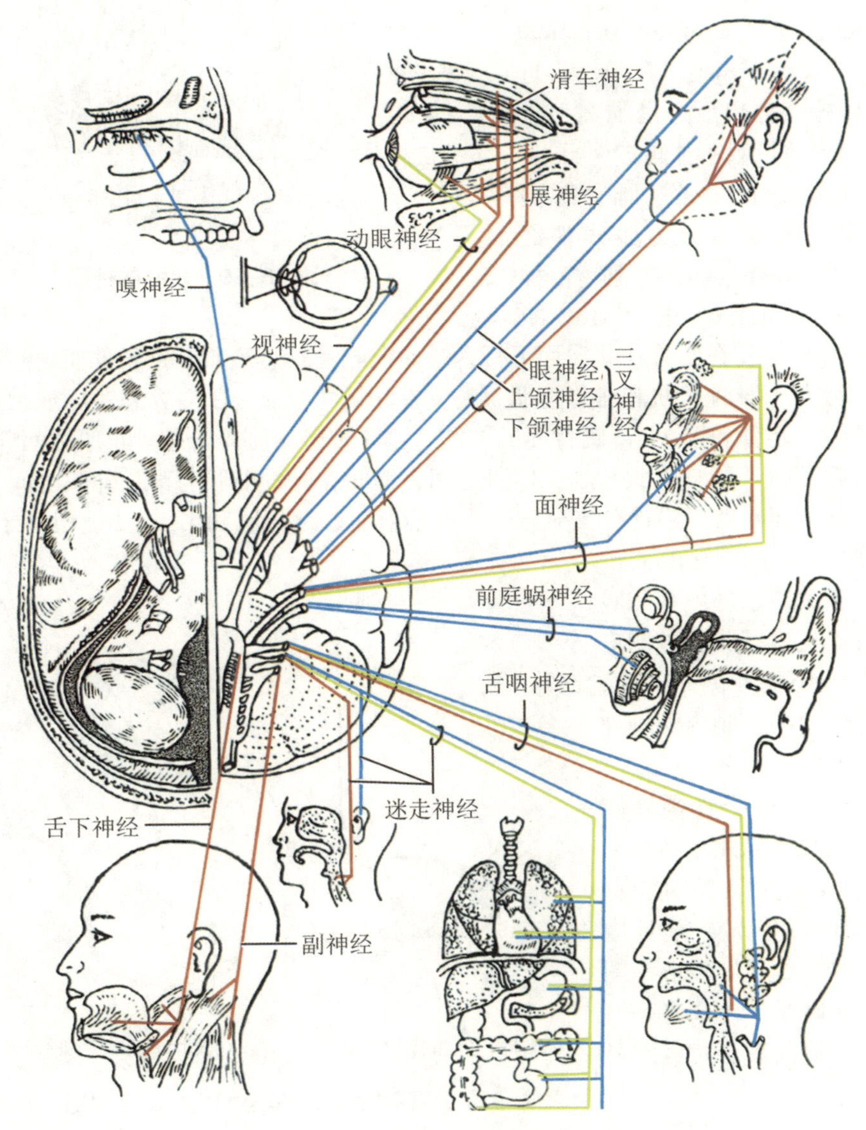

红——运动纤维；黄——副交感纤维；蓝——感觉纤维

图 16–21　脑神经的概况

脑神经共 12 对，按其从上至下与脑相连的顺序编号，并用罗马数字表示为：Ⅰ嗅神经、Ⅱ视神经、Ⅲ动眼神经、Ⅳ滑车神经、Ⅴ三叉神经、Ⅵ展神经、Ⅶ面神经、Ⅷ前庭蜗神经、Ⅸ舌咽神经、Ⅹ迷走神经、Ⅺ副神经、Ⅻ舌下神经。

（一）脑神经的纤维成分及性质

由于脑神经也分布于头面部特殊的感觉器，如视、听、嗅、味、平衡器和由鳃弓衍化来的骨骼肌，因此比脊神经多了 3 种特殊的纤维成分。根据脑神经纤维的发生、分布和功能，可概括为以下 7 种纤维成分：①一般躯体感觉纤维：分布于皮肤、肌、肌腱和口腔、鼻腔黏膜、结膜、角膜、脑膜。②一般内脏感觉纤维：分布于头、颈、胸、腹部的脏器。③一般躯体运动纤维：支配由中胚层肌节衍化的骨骼肌，包括眼球外肌和舌肌，自脑干的一般躯体运动核发出。④一般内脏运动纤维：支配平滑肌、心肌的运动，控制腺体分泌，自脑干的一般内脏运动核（副交感神经核）发出节前纤维，交换神经元后由节后纤维分布于效应器起作用。⑤特殊躯体感觉纤维：分布于外胚层衍化的视器和前庭蜗器等特殊感觉器。⑥特殊内脏感觉纤维：分布于味蕾和嗅器。因其与进食等内脏活动有关，故将其称为特殊内脏感觉纤维。⑦特殊内脏运动纤维：支配由鳃弓衍化来的骨骼肌，如咀嚼肌、面肌、咽喉肌、胸锁乳突肌和斜方肌等，自脑干的特殊内脏运动核发出。

每对脑神经内所含神经纤维成分的种类不同，少则一种，多则 4~5 种。因此，根据脑神经所含纤维性质的不同，将其分为仅含有感觉纤维的感觉性神经（第Ⅰ、第Ⅱ、第Ⅷ对脑神经）、仅含有运动纤维的运动性神经（第Ⅲ、第Ⅳ、第Ⅵ、第Ⅺ、第Ⅻ对脑神经）和既含有感觉纤维又含有运动纤维的混合性神经（第Ⅴ、第Ⅶ、第Ⅸ、第Ⅹ对脑神经）。

脑神经和脊神经除了所含有的纤维成分不同外，还有一些差别：① 31 对脊神经均为混合性，而 12 对脑神经则分为感觉性、运动性和混合性三类。②由于头部分化出特殊感受器，因此出现了与之相联系的特殊感觉性脑神经（第Ⅰ、第Ⅱ、第Ⅷ对脑神经）。③脊神经中的内脏运动纤维主要为交感神经成分，仅第 2、3、4 对骶神经的内脏运动纤维属于副交感神经成分；而脑神经中的一般内脏运动纤维都是副交感纤维成分，且仅存在于第Ⅲ、第Ⅶ、第Ⅸ、第Ⅹ对脑神经中。

（二）脑神经节

除第Ⅰ、第Ⅱ对脑神经外，其余各脑神经中感觉纤维的神经元胞体在脑外聚集形成神经节，称为**脑神经节 cerebral ganglion**。其中，由假单极神经元胞体聚集形成的有三叉神经节（第Ⅴ对脑神经）、膝神经节（第Ⅶ对脑神经）、舌咽神经的上神经节和下神经节、迷走神经的上神经节和下神经节，其性质与脊神经节相同。由双极神经元胞体聚集形成的有前庭神经节和蜗神经节（第Ⅷ对脑神经）。脑神经节中感觉神经元的周围突分布于感受器，而中枢突入脑终止于感觉核。

脑神经中运动纤维的胞体在脑内聚集在一起，称为脑神经运动核。一般躯体运动纤维和特殊内脏运动纤维自脑神经运动核发出后，直达所支配的骨骼肌；脑干副交感神经核发出一般内脏运动纤维（副交感节前纤维），经第Ⅲ、第Ⅶ、第Ⅸ对脑神经，先终止于相应的副交感神经节（睫状神经节、翼腭神经节、下颌下神经节和耳神经节），再由该神经节发出纤维（副交感节后纤维）分布于所支配的平滑肌、心肌和腺体。与第Ⅹ对脑神经一般内脏运动纤维相连的副交感神经节多位于所支配器官的附近或壁内。

二、十二对脑神经

（一）嗅神经

嗅神经 olfactory nerve 由特殊内脏感觉纤维组成。上鼻甲及与其相对的鼻中隔上部黏膜内的嗅细胞（双极神经元）中枢突聚集形成20多条嗅丝，穿过筛孔进入颅前窝，与嗅球相连，传导嗅觉（图16–21）。颅前窝骨折累及筛板时，可撕脱嗅丝和脑膜，造成嗅觉障碍，同时脑脊液也可沿嗅丝周围间隙流入鼻腔，造成脑脊液鼻漏。鼻炎时，若炎症蔓延至鼻腔上部黏膜，可造成一时性嗅觉迟钝。

（二）视神经

视神经 optic nerve 由特殊躯体感觉纤维组成。视网膜内的节细胞轴突在视网膜后部先集中形成视神经盘，然后穿出巩膜形成视神经。视神经行向后内侧，穿视神经管进入颅中窝，在垂体上方的两侧视神经汇合，移行为视交叉，再分成左、右视束，绕过大脑脚外侧连于外侧膝状体，传导视觉冲动（图16–22）。在视交叉内，来自双侧眼球颞侧半视网膜节细胞的纤维不交叉，进入同侧视束；来自双侧眼球鼻侧半视网膜节细胞的纤维交叉至对侧，进入对侧视束。

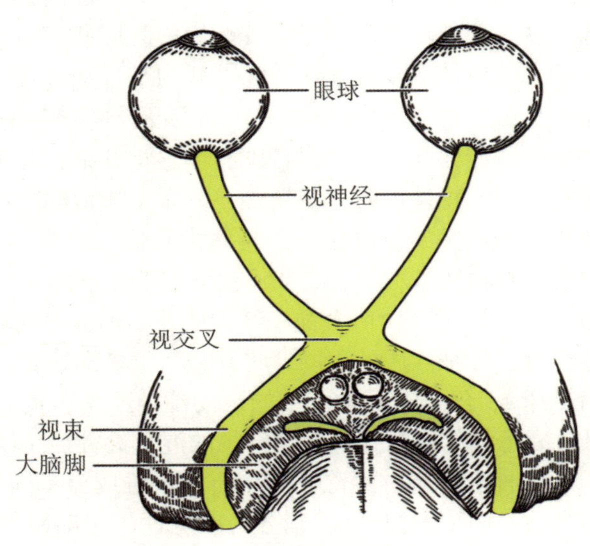

图16–22　视神经和视交叉

> **知识链接**
>
> 由于眼是由胚胎发育早期间脑向前突出形成的视泡发育而来，故脑的三层被膜也延续包裹视神经，脑的蛛网膜下隙也随之延伸至视神经周围和视神经盘处，因此颅内压升高时，压力可经蛛网膜下隙传至视神经，压迫视网膜中央静脉，阻碍视网膜静脉血回流，引起视神经盘水肿。

（三）动眼神经

动眼神经 oculomotor nerve 含有中脑动眼神经核发出的一般躯体运动纤维和中脑动眼神经副核发出的一般内脏运动（副交感）纤维。动眼神经自中脑脚间窝腹侧出脑，穿硬脑膜进入海绵窦，经其外侧壁上部向前，穿眶上裂进入眶腔，分为上、下支。上支细小，分布于上睑提肌和上直肌；下支粗大，分布于下直肌、内直肌和下斜肌（图16–23）。动眼神经中的副交感纤维自下斜肌支单独分出，即睫状神经节短根前行进入睫状神经节内交换神经元。其节后纤维进入眼球，支配瞳孔括约肌和睫状肌，参与眼的瞳孔对光反射和视物调节反射，可使瞳孔缩小和晶状体的屈度加大。

睫状神经节 ciliary ganglion 为副交感神经节，位于视神经与外直肌后部之间。睫状神经节连有3个神经根：①副交感根，即睫状神经节短根，来自动眼神经的一般内脏运动

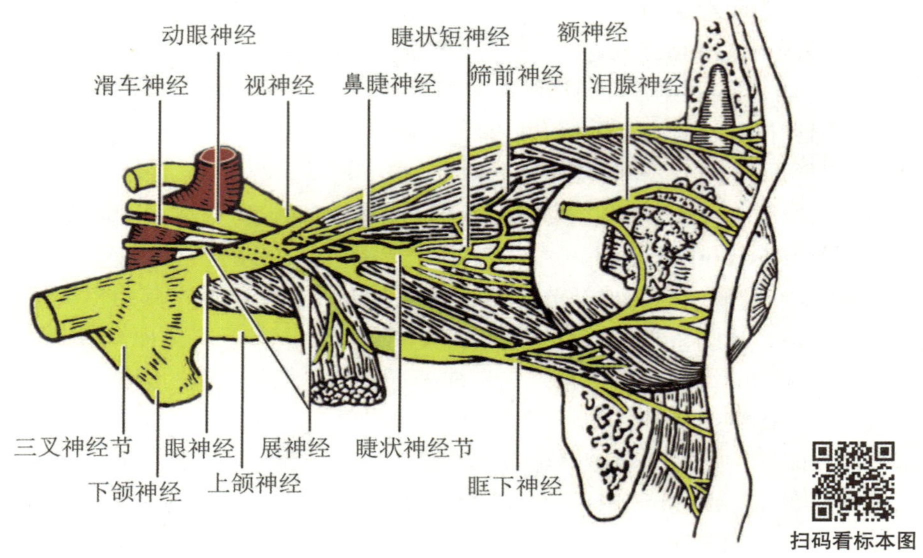

图 16-23 眶内的神经及部分神经节（外侧面观）

纤维（副交感神经节前纤维），经此根进入睫状神经节，交换神经元后发出副交感神经节后纤维，加入睫状短神经进入眼球；②交感根，来自颈内动脉表面的交感神经丛，由交感神经节后纤维组成，穿过此神经节加入睫状短神经，进入眼球后支配瞳孔开大肌和眼球血管；③感觉根，来自鼻睫神经，由一般躯体感觉纤维组成，也仅通过此神经节加入睫状短神经，传导眼球的一般躯体感觉。睫状短神经一般 6 ~ 10 条，由睫状神经节前端发出，在眼球后极视神经周围进入眼球。

一侧动眼神经损伤，由其所支配的眼球外肌全部瘫痪，出现患侧上睑下垂、眼球斜向外下方且不能向其他方向转动、瞳孔开大、对光反射消失等症状。

（四）滑车神经

滑车神经 trochlear nerve 由一般躯体运动纤维组成，神经根丝极细，是脑神经中最细者。起自中脑下丘平面的滑车神经核，交叉至对侧后从下丘下方出脑，绕过大脑脚外侧前行，进入海绵窦沿外侧壁向前，经眶上裂入眶，越过上直肌和上睑提肌向前内侧走行，支配上斜肌（图 16-24）。

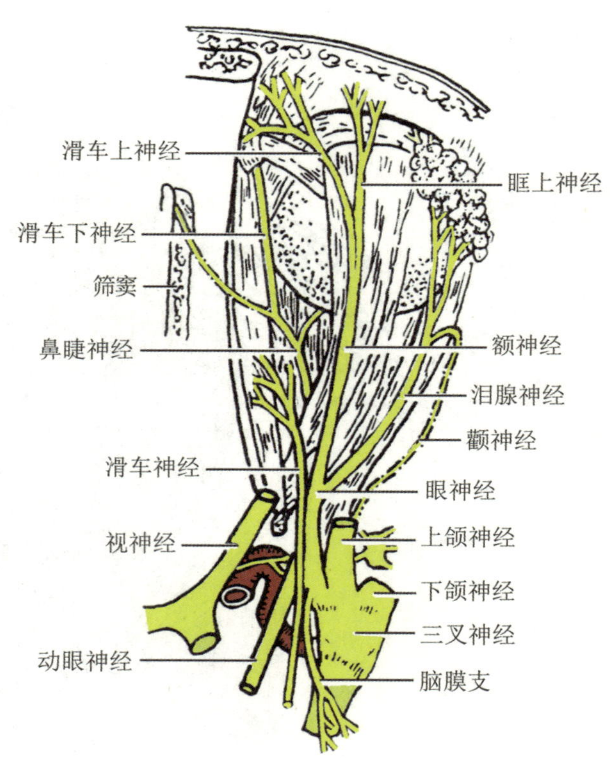

图 16-24 眶内的神经及部分神经节（上面观）

（五）三叉神经

三叉神经 trigeminal nerve 为最粗大的混合性脑神经，含有一般躯体感觉和特殊内脏运动两种纤维。特殊内脏运动纤维起自脑桥三叉神经运动核，组成细小的三叉神经运动根，位于感觉根下内侧，由脑桥基底部与小脑中脚交界处出脑，穿经三叉神经节后进入下颌神经，经卵圆孔出颅，随下颌神经分支分布于咀嚼肌等。运动根内还含有至三叉神经中脑核的传入纤维，主要传导咀嚼肌和眼球外肌的本体感觉。一般躯体感觉纤维的胞体位于**三叉神经节 trigeminal ganglion** 内，该神经节位于颅中窝的三叉神经压迹处，为硬脑膜形成的 Meckel 腔包裹。三叉神经节由感觉性假单极神经元组成，其中枢突汇集成粗大的三叉神经感觉根，从脑桥基底部与小脑中脚交界处入脑，止于三叉神经诸感觉核，其中传导头面部痛、温觉的纤维主要终止于三叉神经脊束核，传导触觉的纤维主要终止于三叉神经脑桥核。其周围突组成三叉神经三大分支：眼神经、上颌神经、下颌神经，分别分布于头面部皮肤、眼眶、口腔、鼻腔、鼻旁窦黏膜、牙、脑膜等处，传导痛、温、触觉等。

1. 眼神经 ophthalmic nerve 仅含有一般躯体感觉纤维，是三叉神经分支中最细小的一支（图 16–24、图 16–25）。自三叉神经节发出后，穿经海绵窦外侧壁，在动眼神经、滑车神经的下方经眶上裂进入眶内，分支分布于眶壁、眼球、泪器、结膜、硬脑膜、鼻和鼻旁窦部分黏膜、额顶部及上睑和鼻背部的皮肤。眼神经主要分为 3 支：

（1）**额神经 frontal nerve**：较粗大，在眶上壁骨膜与上睑提肌之间前行，分为 2 ~ 3 支，其中**眶上神经 supraorbital nerve** 较大，伴眶上血管自眶上切迹（孔）出眶，分布于上睑和额顶部皮肤。另一个较细小的分支为滑车上神经，向前内侧经滑车上方出眶，分布

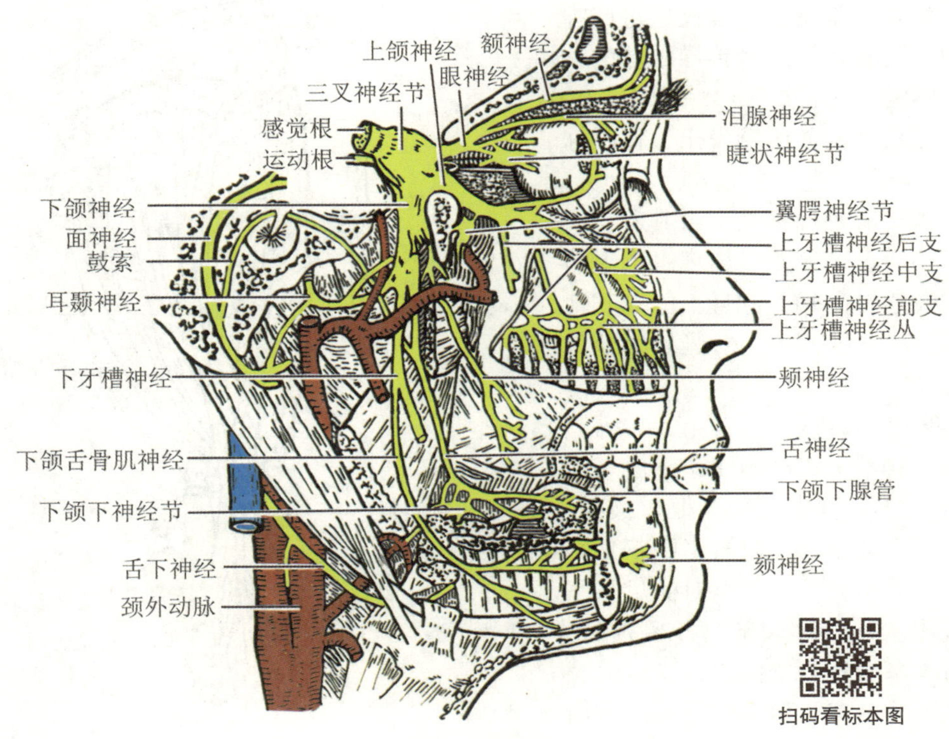

图 16–25　三叉神经的分布

于鼻背和内眦附近皮肤。

（2）**鼻睫神经 nasociliary nerve**：在上直肌与视神经之间向前内侧走行到达眶内侧壁，沿途发出多条分支：滑车下神经较大，走行于上斜肌下方，在滑车下方出眶，分布于鼻背、眼睑皮肤和泪囊；筛前神经、筛后神经分布于筛窦、鼻腔黏膜等；睫状长神经在眼球后方穿入眼球，分布于角膜、虹膜和睫状体等处，并有分支至睫状神经节，形成其感觉根。

（3）**泪腺神经 lacrimal nerve**：细小，沿眶外侧壁、外直肌上方向前外侧走行，分布于泪腺、外眦和上睑皮肤，传导感觉。来自面神经的副交感纤维经上颌神经的颧神经加入泪腺神经，控制泪腺分泌（图 16–24、图 16–31）。

2. 上颌神经 maxillary nerve 与眼神经一样，也仅含有一般躯体感觉纤维，自三叉神经节发出后，进入海绵窦，沿外侧壁下部向前，经圆孔出颅，至翼腭窝上部，再向前经眶下裂进入眶，移行为眶下神经（图 16–25）。上颌神经在穿出眶下孔前，其分支主要分布于上颌牙、牙龈、软腭、鼻腔和上颌窦黏膜、部分硬脑膜，穿出眶下孔后则分布于睑裂与口裂间的皮肤。主要分支有：

（1）**眶下神经 infraorbital nerve**：为上颌神经主干的终末支，经眶下裂进入眶后，继续贴眶下壁向前，经眶下沟、眶下管出眶下孔后分为数支，分布于下睑、鼻翼、上唇的皮肤和黏膜。临床做上颌部手术时，常在眶下孔处进行麻醉。

（2）**上牙槽神经 superior alveolar nerve**：分为上牙槽神经后、中、前三支，其中上牙槽后神经自翼腭窝内的上颌神经本干发出，穿上颌骨体后方的上颌结节进入上颌窦；上牙槽中、前神经分别在眶下沟和眶下管内自眶下神经分出，向下穿上颌骨进入上颌窦。三支在上颌骨内相互吻合形成上牙槽神经丛，由神经丛发出分支分布于上颌牙、牙龈和上颌窦黏膜。

（3）**颧神经 zygomatic nerve**：较细小，在翼腭窝处发出，经眶下裂进入眶后分为两支，穿过眶外侧壁，分布于颧、颞部皮肤。颧神经还借交通支将来源于面神经的副交感神经节后纤维导入泪腺神经，控制泪腺分泌。

（4）**翼腭神经 pterygopalatine nerve**：也称为神经节支，为 2 ~ 3 条细小神经，起自上颌神经，行至翼腭窝处，向下连于翼腭神经节（副交感神经节），穿过神经节后，分布于腭、鼻腔的黏膜和腭扁桃体，传导这些区域的感觉冲动。

3. 下颌神经 mandibular nerve 是三叉神经最粗大的分支（图 16–25、图 16–26），含有一般躯体感觉纤维和特殊内脏运动纤维，为混合性神经。自三叉神经节发出后，向下经卵圆孔出颅，发出肌支支配咀嚼肌、鼓膜张肌、腭帆张肌、下颌舌骨肌和二腹肌前腹。其感觉支分布于下颌的牙齿、牙龈、口腔底、舌前 2/3 的黏膜，以及耳颞区和口裂以下的面部皮肤。其主要分支为：

（1）**耳颞神经 auriculotemporal nerve**：以两神经根起自下颌神经，多为两根间夹持脑膜中动脉，向后合成一支，与颞浅血管伴行穿过腮腺，经耳前向上，分布于颞区皮肤，并有分支分布于腮腺实质，传导感觉冲动。来源于舌咽神经的副交感纤维经耳神经节交换神经元后，也经耳颞神经的腮腺支进入腮腺，控制腮腺分泌。

（2）**舌神经 lingual nerve**：仅含有一般躯体感觉纤维，发出后紧贴下颌支内侧下行到达口腔黏膜深面，分布于口腔底和舌前 2/3 黏膜，传导一般躯体感觉。在行程中有来自面

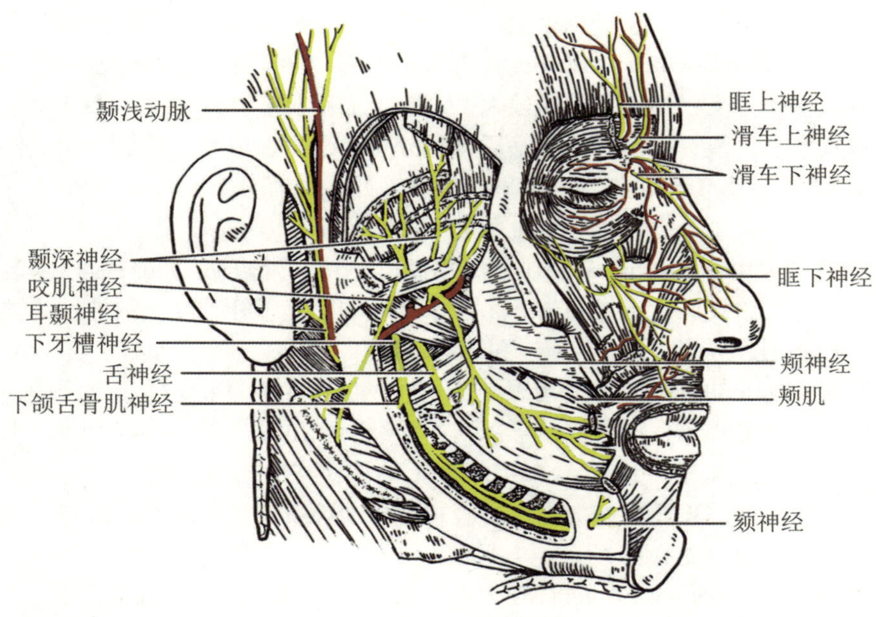

图 16–26　下颌神经

神经的鼓索加入（图 16–28），从而将面神经中的一般内脏运动纤维（副交感纤维）和特殊内脏感觉纤维（味觉纤维）导入舌神经，前者经下颌下神经节交换神经元后，节后纤维控制下颌下腺和舌下腺的分泌，后者传递舌前 2/3 的味觉。

（3）**颊神经 buccal nerve**：沿颊肌表面向前下行，分布于颊部皮肤和口腔侧壁黏膜。

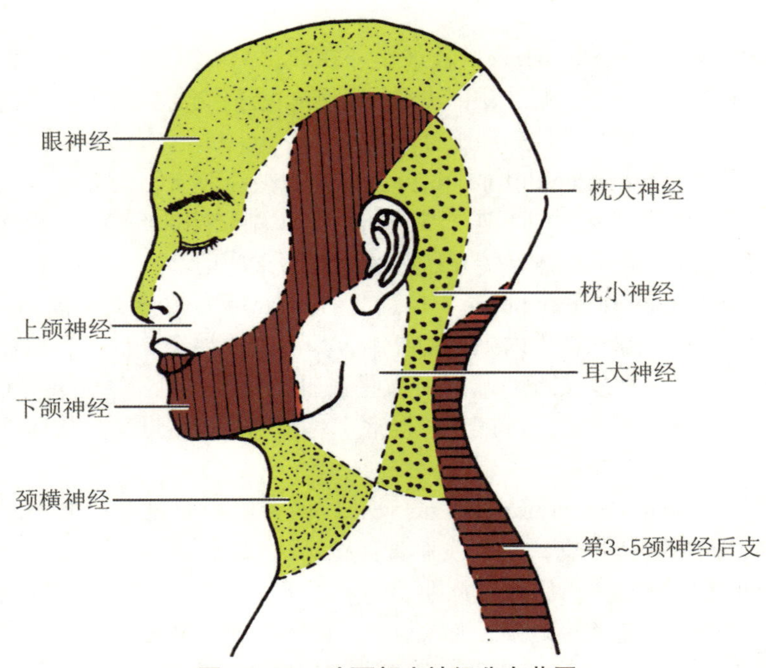

图 16–27　头面部皮神经分布范围

（4）**下牙槽神经 inferior alveolar nerve**：为混合性神经，在舌神经后方向前下穿下颌孔进入下颌管，在管内分支组成下牙槽神经丛，分布于下颌牙及牙龈，其终支自颏孔穿出，称为**颏神经 mental nerve**，分布于颏部和下唇的皮肤、黏膜。下牙槽神经中的特殊内脏运动纤维支配下颌舌骨肌和二腹肌前腹。

（5）**咀嚼肌神经 masticatory nerve**：含有特殊内脏运动纤维，分支有咬肌神经、颞深神经、翼内肌神经、翼外肌神经，分别支配同名咀嚼肌（图 16–26、图 16–28）。

三叉神经在头、面部皮肤的分布（图 16–27），以睑裂和口裂为界，可分为睑裂以上的眼神经分布区，睑裂与口裂之间的上颌神经分布区，口裂以下的下颌神经分布区。

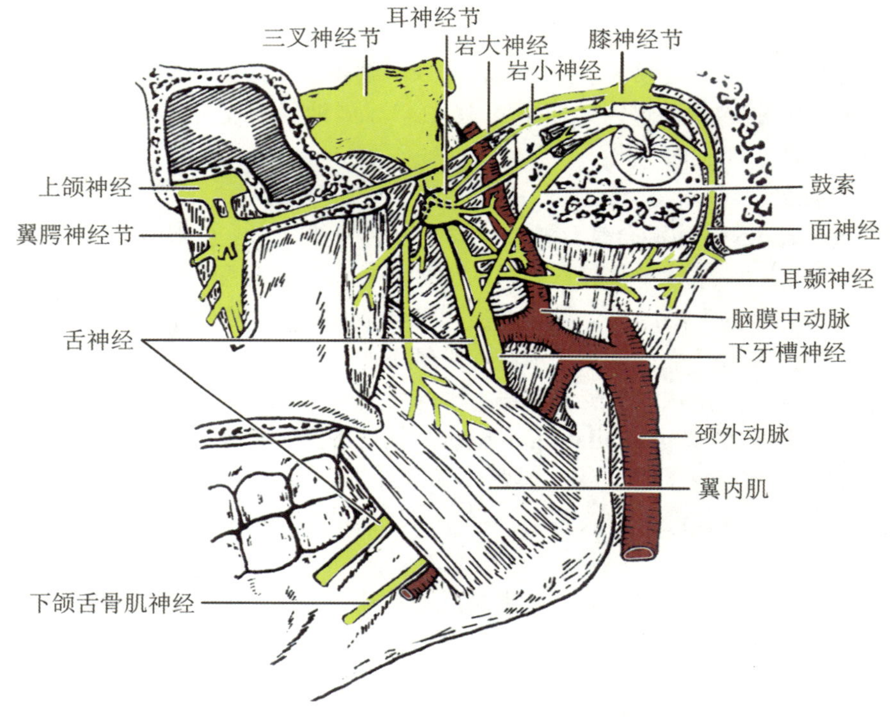

图 16–28　鼓索、翼腭神经节与耳神经节

三叉神经损伤部位不同，可有不同的表现：①三叉神经节以上损伤时，可出现患侧头面部皮肤和舌、口腔、鼻腔黏膜的一般躯体感觉丧失，角膜反射消失，患侧咀嚼肌瘫痪，张口时下颌偏向患侧。②三叉神经节以下受损时，可出现各单支损伤表现，眼神经受损时，患侧睑裂以上皮肤感觉障碍，角膜反射消失；上颌神经损伤可导致患侧下睑和上唇皮肤、上颌牙、牙龈及硬腭黏膜的感觉障碍；下颌神经受损可导致患侧下颌牙、牙龈及舌前 2/3 和下颌皮肤的一般躯体感觉障碍，并有患侧咀嚼肌的运动障碍。

知识链接

临床上常见的三叉神经痛有原发性和继发性之分。原发性三叉神经痛是三叉神经分布区反复发作的阵发性、短暂、剧烈疼痛，但不伴随三叉神经功能破坏的症状，多于40岁左右发病，女性居多。病因尚不明确，每次发作仅数秒钟至1～2分钟后骤然停止，间歇期正常。可累及三叉神经的某一支或全部分支，上颌神经最易受损。疼痛部位与三叉神经各分支在面部的分布区域是一致的，此时若压迫眶上孔、眶下孔或颏孔时，可诱发患支分布区域的疼痛。

（六）展神经

展神经 abducent nerve 由一般躯体运动纤维组成。起自脑桥的展神经核，自延髓脑桥沟中线两侧出脑，向前至颞骨岩部尖端，进入海绵窦，在颈内动脉外下方前行，经眶上裂进入眶，从外直肌内侧面进入该肌（图 16–23）。展神经损伤可引起外直肌瘫痪，患侧眼球不能转向外侧，产生内斜视。

（七）面神经

面神经 facial nerve 为混合性脑神经，含有 4 种纤维成分：①特殊内脏运动纤维，是面神经中含量最多的纤维种类，起自脑桥的面神经核，主要支配面肌的运动。②一般内脏运动纤维，起自脑桥的上泌涎核，属于副交感神经节前纤维，经翼腭神经节和下颌下神经节交换神经元后的节后纤维，分布于泪腺、下颌下腺、舌下腺和鼻腔、腭部的黏膜腺，控制上述腺体的分泌。③特殊内脏感觉纤维，即味觉纤维，其神经元胞体位于颞骨岩部内面神经管弯曲处的**膝神经节 geniculate ganglion**，其周围突分布于舌前 2/3 黏膜的味蕾，中枢突终止于脑干的孤束核上部。④一般躯体感觉纤维，为面神经中含量最少的纤维种类，其神经元胞体也位于膝神经节内，传导耳部小区域皮肤的浅感觉和面肌的本体感觉，终止于脑干三叉神经感觉核。

面神经由两个根组成，较大的运动根自脑桥小脑三角区的延髓脑桥沟外侧部出脑；较小的混合根，也称为中间神经，自运动根的外侧穿出脑干。两根进入内耳门后合成一干，与前庭蜗神经伴行，穿内耳道底进入与中耳鼓室相邻的面神经管，由茎乳孔出颅，进入颞下窝，向前穿过腮腺，分为数支经腮腺前缘穿出到达面部，分布于面肌（图 16–29）。

面神经穿经面神经管及最后穿出腮腺时都发出许多分支，可分为面神经管内的分支和颅外的分支。

1. 面神经管内的分支

（1）**鼓索 chorda tympani**：在面神经出茎乳孔前发出，向前上行进入鼓室，沿鼓膜内侧前行，继而出鼓室至颞下窝，行向前下并加入三叉神经分支的舌神经，并随其走行分布（图 16–28）。鼓索含有两种纤维：特殊内脏感觉纤维即味觉纤维，随舌神经分布于舌前 2/3 的味蕾，传导味觉冲动；一般内脏运动纤维即副交感节前纤维，进入舌神经下方的下颌下神经节，交换神经元后节后纤维控制下颌下腺和舌下腺分泌（图 16–31）。

（2）**岩大神经 greater petrosal nerve**：含有副交感神经节前纤维，自膝神经节处发出后，穿破裂孔出颅，与来自颈内动脉交感神经丛的岩深神经合成翼管神经，继而穿翼管前行至翼腭窝，进入翼腭神经节。副交感纤维在此交换神经元后，其节后纤维到达泪腺、腭

部和鼻黏膜的腺体，支配其分泌（图 16–28、图 16–31）。

（3）**镫骨肌神经 stapedial nerve**：支配鼓室内的镫骨肌。

2. 颅外的分支　面神经出茎乳孔后先发出数个小支，分别支配附近颅顶肌的枕腹、耳周围肌、二腹肌后腹和茎突舌骨肌，主干则前行进入腮腺实质内分支组成神经丛，由神经丛再发出分支呈辐射状穿出腮腺，分布于诸面肌（图 16–29）。

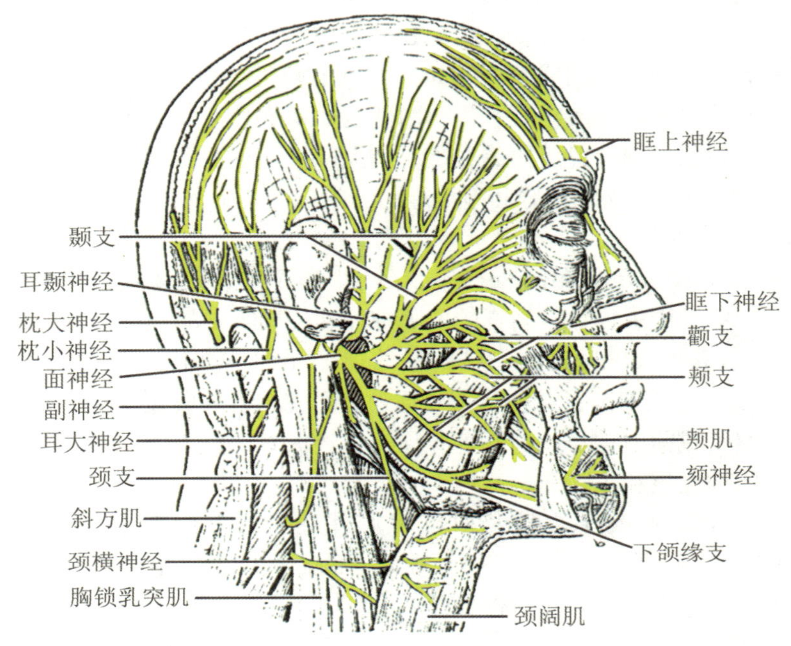

图 16–29　面神经的颅外分支

（1）**颞支 temporal branches**：从腮腺上端穿出，常为 2 ～ 3 支，支配颅顶肌的额腹和眼轮匝肌等。

（2）**颧支 zygomatic branches**：从腮腺前缘上部穿出，常为 3 ～ 4 支，支配眼轮匝肌和颧肌。

（3）**颊支 buccal branches**：在腮腺前缘沿腮腺导管走行，多为 2 ～ 3 支，向前分布于颊肌、口轮匝肌及其他口周围肌。

（4）**下颌缘支 marginal mandibular branch**：从腮腺前缘下部穿出，分布于下唇诸肌。

（5）**颈支 cervical branch**：从腮腺下端近下颌角处发出，支配颈阔肌。

面神经起自脑干上泌涎核的副交感神经节前纤维，经岩大神经和鼓索分别分布于头、面部的相关腺体。这些节前纤维在到达所支配的腺体之前，都要在相应的副交感神经节内交换神经元。与面神经中副交感神经节前纤维有关的副交感神经节有以下两对。

翼腭神经节 pterygopalatine ganglion 位于翼腭窝上部（图 16–28、图 16–31），有 3 个神经根：①副交感根，起自上泌涎核，经面神经的岩大神经，在此神经节内交换神经元；②交感根，来自颈内动脉交感神经丛发出的岩深神经；③感觉根，来自上颌神经的几条短分支——翼腭神经。由翼腭神经节发出分支分布于泪腺、腭和鼻的黏膜，传导黏膜的

一般躯体感觉和支配腺体的分泌。

下颌下神经节 submandibular ganglion 位于下颌下腺与舌神经之间，也有 3 个根。①副交感根，来自面神经的鼓索，加入舌神经，到达此神经节内交换神经元；②交感根，来自面动脉的交感神经丛；③感觉根，来自舌神经内的感觉纤维。自此神经节发出分支分布于下颌下腺和舌下腺，传导一般躯体感觉和支配腺体分泌。

面神经的行程长且复杂，是最易受损的运动性脑神经。损伤可发生在脑桥小脑三角、鼓室附近的面神经管和腮腺区等处。在面神经管内、外的面神经损伤的表现不同。面神经管外损伤主要表现为损伤侧面肌瘫痪，如笑时口角偏向健侧、不能鼓腮；说话时唾液从口角流出；伤侧额纹消失、鼻唇沟变平坦；眼轮匝肌瘫痪使闭眼困难、角膜反射消失。面神经管内损伤因同时伤及面神经管段的分支，因此除上述面肌瘫痪症状外，还可出现听觉过敏、舌前 2/3 味觉障碍、伤侧泪腺和唾液腺的分泌障碍等症状。

（八）前庭蜗神经

前庭蜗神经 vestibulocochlear nerve 自延髓脑桥沟外侧进入脑，位于面神经外侧。含有特殊躯体感觉纤维，由传导平衡觉的前庭神经和传导听觉的蜗神经组成（图 16–21）。

1. 前庭神经 vestibular nerve　双极感觉神经元胞体在内耳道底聚集成**前庭神经节 vestibular ganglion**，其周围突穿内耳道底部，分布于内耳球囊斑、椭圆囊斑和壶腹嵴中的毛细胞，中枢突组成前庭神经，与蜗神经伴行，经内耳门进入颅，经延髓脑桥沟外侧部进入脑，终于前庭神经核和小脑等。

2. 蜗神经 cochlear nerve　双极神经元胞体在内耳耳蜗的蜗轴内聚集成**蜗神经节 cochlear ganglion**，其周围突分布于内耳螺旋器的毛细胞，中枢突汇集成蜗神经，经内耳门入颅，伴前庭神经入脑，终于蜗神经前、后核。

若颞骨岩部骨折累及内耳道，会出现前庭蜗神经合并面神经损伤。前庭蜗神经损伤后表现为伤侧耳聋和平衡功能障碍，由于前庭神经受刺激还可出现眩晕和眼球震颤、呕吐等症状。

知识链接

梅尼埃病主要症状为耳鸣、听觉障碍、伴耳内压增高的眩晕和反复发作的幻听。可影响各年龄段的患者，但主要是中、老年人。眩晕可持续发作数小时或数月，发作间期可无症状。一般认为此病原因为膜迷路积水，由于耳蜗管阻塞导致的内耳膜迷路内的内淋巴容积增大，蜗管、椭圆囊和球囊肿胀所致。

（九）舌咽神经

舌咽神经 glossopharyngeal nerve 为混合性脑神经，是 12 对脑神经中纤维成分最多的一对（图 16–30），含有 5 种纤维成分：①特殊内脏运动纤维，起自疑核，支配茎突咽肌。②一般内脏运动纤维（副交感纤维），起自下泌涎核，在耳神经节内交换神经元后，节后纤维分布于腮腺，控制腮腺分泌。③一般内脏感觉纤维，其神经元胞体位于颈静脉孔处的舌咽神经下神经节，周围突分布于咽、舌后 1/3 部、咽鼓管和鼓室等处黏膜，以及颈动脉窦和颈动脉小球，中枢突终于孤束核下部，传导一般内脏感觉。④特殊内脏感觉纤维，其

神经元胞体也位于舌咽神经下神经节，周围突分布于舌后1/3部的味蕾，中枢突终止于孤束核上部。⑤一般躯体感觉纤维，数量很少，其神经元胞体位于舌咽神经上神经节内，周围突分布于耳后皮肤，中枢突进入脑干后止于三叉神经脊束核。

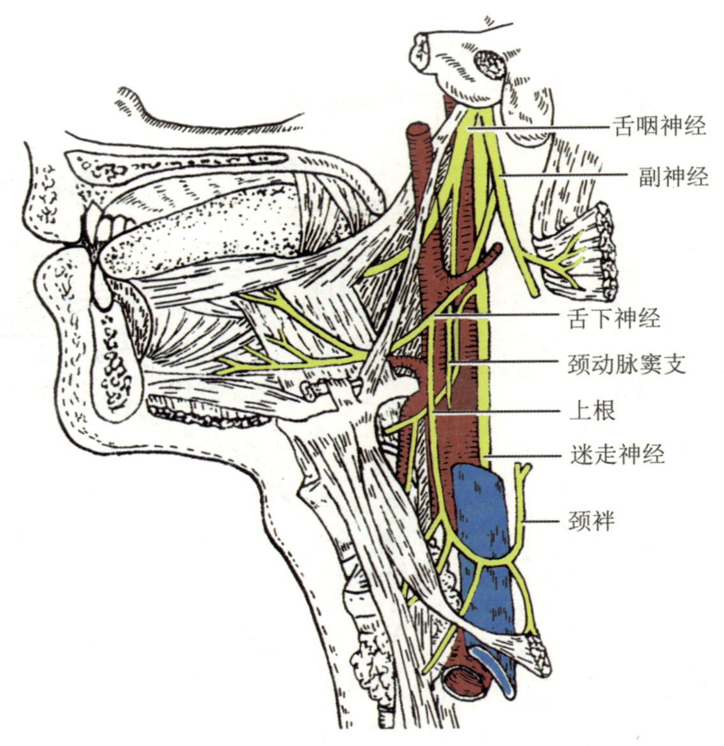

图 16–30 舌咽神经、迷走神经与舌下神经

舌咽神经连于延髓，与迷走神经、副神经共同穿颈静脉孔前部出入颅腔，舌咽神经在颈静脉孔内直径增大，形成膨大的舌咽神经**上神经节 superior ganglion**，出孔时形成稍大的舌咽神经**下神经节 inferior ganglion**。舌咽神经出颅后先在颈内动、静脉间下降，继而越过颈内动脉，呈弓形向前到达舌根。其主要分支有：

1. 舌支 lingual branch 为舌咽神经终支，分布于舌后1/3部的黏膜和味蕾，传导一般内脏感觉和味觉。

2. 咽支 pharyngeal branch 为3～4条细支，发出后经短距离走行即分布于咽壁。在咽后、侧壁内与迷走神经和交感神经的咽支交织成咽丛，由神经丛发出分支分布于咽肌和咽黏膜，传导咽部黏膜的感觉，直接参与咽部的反射活动。

3. 鼓室神经 tympanic nerve 发自舌咽神经下神经节，在鼓室内侧壁黏膜内与交感神经纤维共同形成鼓室丛，由神经丛发出分支分布于鼓室、乳突小房和咽鼓管黏膜，传导一般内脏感觉。其终支为**岩小神经 lesser petrosal nerve**，含来自下泌涎核的副交感神经节前纤维，出鼓室后向前内侧走行，经卵圆孔出颅腔，至耳神经节内交换神经元，其节后纤维随三叉神经下颌神经分支的耳颞神经，分布于腮腺，控制其分泌（图 16–31）。

4. 颈动脉窦支 carotid sinus branch 有1～2支，在颈静脉孔下方发出后，沿颈内动脉下行，分布于颈动脉窦和颈动脉小球，将动脉壁压力变化和血液二氧化碳浓度变化的刺激传入中枢，反射性地调节血压和呼吸。

此外，舌咽神经还发出扁桃体支和茎突咽肌支。

与舌咽神经有关的副交感神经节为**耳神经节 otic ganglion**，位于卵圆孔下方，贴附于下颌神经内侧（图 16–28、图 16–31），有4个根：①副交感根，起自下泌涎核，经岩小神经到达此神经节，在节内交换神经元后，节后纤维随耳颞神经至腮腺，支配腺体分泌；②交感根，来自脑膜中动脉交感神经丛；③运动根，起自三叉神经运动核，经下颌神经到达

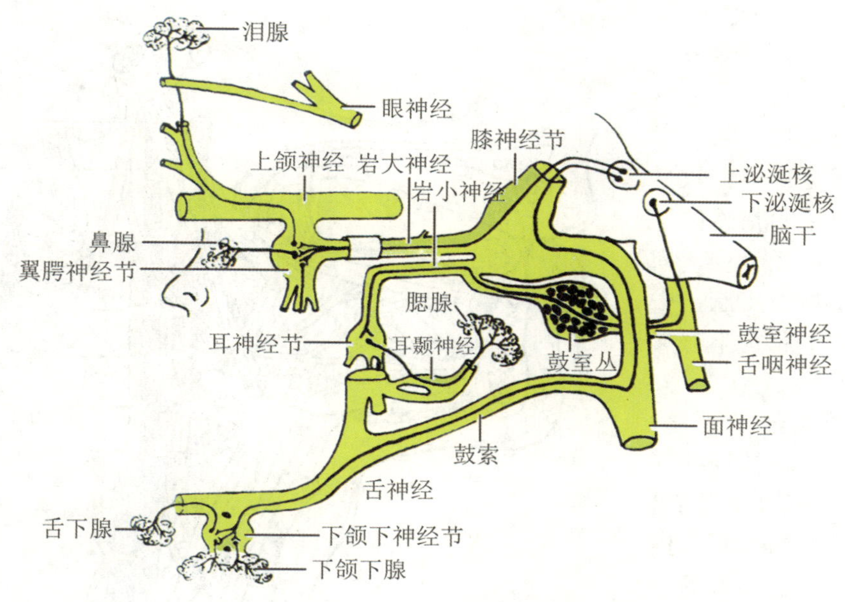

图 16-31　头部腺体的副交感纤维来源

此神经节，分布于鼓膜张肌和腭帆张肌；④感觉根，来自耳颞神经，分布于腮腺，传导腮腺的一般躯体感觉。

一侧舌咽神经损伤表现为同侧舌后1/3部黏膜味觉消失，舌根和咽峡区的痛、温觉消失，同侧咽肌收缩无力。舌咽神经损伤时多不出现咽反射和吞咽反射障碍，提示可能还有其他神经传导咽部感觉信息。

（十）迷走神经

迷走神经 vagus nerve 为混合性神经，是行程最长、分布最广的脑神经（图16-30、图16-32），含有4种纤维成分：①一般内脏运动纤维，起自延髓的迷走神经背核，属于副交感神经节前纤维，随迷走神经分支分布于颈部、胸腔脏器和腹腔的大部分内脏器官，并在器官旁或器官壁内的副交感神经节内交换神经元，其节后纤维控制这

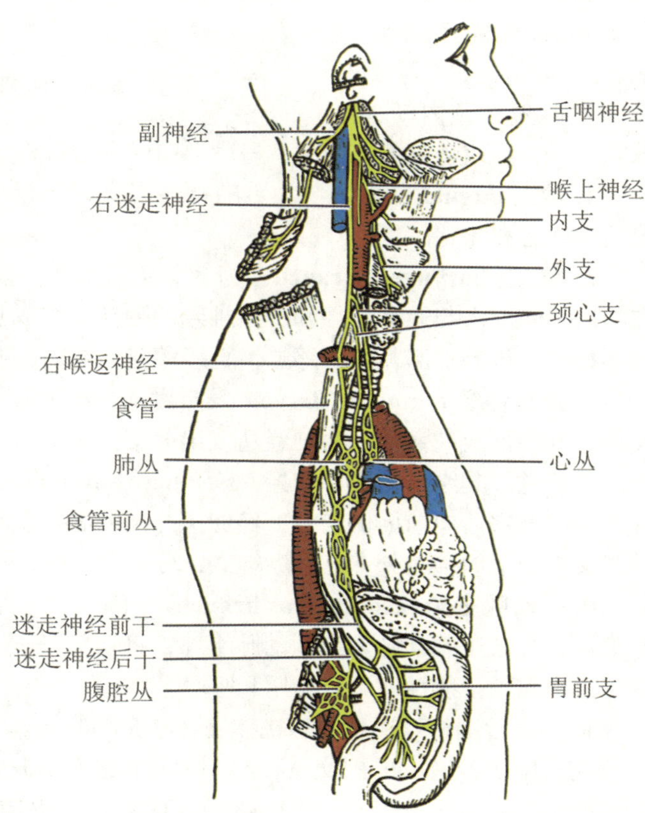

图 16-32　舌咽神经、迷走神经和副神经

些器官的平滑肌、心肌运动和腺体分泌。②特殊内脏运动纤维，起自疑核，支配咽、喉部肌。③一般内脏感觉纤维，其神经元胞体位于颈静脉孔下方的迷走神经**下神经节 inferior ganglion** 内，中枢突终于孤束核，周围突分布于颈、胸、腹部的器官，传导一般内脏感觉冲动。④一般躯体感觉纤维，其神经元胞体位于颈静脉孔的迷走神经**上神经节 superior ganglion** 内，中枢突进入脑干后止于三叉神经脊束核，周围突分布于硬脑膜、耳郭后和外耳道皮肤，传导一般躯体感觉。

迷走神经以多条神经根丝自橄榄后沟出延髓，在舌咽神经下方经颈静脉孔出颅，在此孔内迷走神经干上有膨大的迷走神经上、下神经节。迷走神经干出颅后在颈部下行于颈内静脉与颈内动脉或颈总动脉之间的后方，经胸廓上口进入胸腔。左、右迷走神经在胸腔内的行程略有不同。左迷走神经在左颈总动脉与左锁骨下动脉之间下行，越过主动脉弓左前方，经左肺根后方下行至食管前面分成许多细支，参与构成左肺丛和食管前丛，行于食管下段又逐渐集中延续为**迷走神经前干 anterior vagal trunk**，随食管穿膈肌食管裂孔进入腹腔，分布于胃前壁、肝和胆囊等。右迷走神经在右锁骨下动、静脉之间，沿气管右侧下行，经右肺根后方到达食管后面，其分支参与构成右肺丛和食管后丛，分散的神经丛下行至食管下段集中形成**迷走神经后干 posterior vagal trunk**，穿膈肌食管裂孔进入腹腔，分布于胃后壁，其终支腹腔支与交感神经共同构成腹腔丛，分布于腹腔的大多数脏器。迷走神经沿途发出许多分支，其中较重要分支如下。

1. 颈部的分支

（1）**喉上神经 superior laryngeal nerve**：是迷走神经在颈部最大的分支，起自迷走神经下神经节，沿颈内动脉内侧下行，在舌骨大角平面分为内、外支。外支细小，含有特殊内脏运动纤维，伴甲状腺上动脉下行，支配环甲肌；内支较粗大，为感觉支，伴喉上动脉穿甲状舌骨膜进入喉腔，分布于会厌、舌根和声门裂以上的喉黏膜，传导一般内脏感觉。

（2）**颈心支 cervical cardiac branch**：在喉与气管两侧下行进入胸腔，在心底部与颈交感神经节发出的颈心神经交织成心丛，分布于心，调节心的活动。颈上心支有一小分支称为主动脉神经或减压神经，分布于主动脉弓壁内，传导血压变化和血液化学成分变化的信息。

（3）**耳支 auricular branch**：发自迷走神经上神经节，含有一般躯体感觉纤维，向后走行分布于耳郭后面和外耳道的皮肤。

（4）**咽支 pharyngeal branch**：起自迷走神经下神经节，含有一般内脏感觉纤维和特殊内脏运动纤维，在咽后壁与舌咽神经和颈部交感神经咽支共同构成咽丛，分布于咽缩肌、软腭肌和咽部黏膜。

（5）**脑膜支 meningeal branch**：发自迷走神经上神经节，分布于颅后窝硬脑膜，传导一般躯体感觉。

2. 胸部的分支

（1）**喉返神经 recurrent laryngeal nerve**：左、右喉返神经的起点和行程有所不同。右喉返神经在右迷走神经干经右锁骨下动脉前方处发出后，由前向后勾绕此动脉上行，返回颈部。左喉返神经起点稍低，在左迷走神经干跨过主动脉弓左前方时发出，同样由前向后勾绕主动脉弓上行，返回颈部。在颈部的左、右喉返神经均走行于气管与食管之间的沟内，至甲状腺侧叶深面、环甲关节后方进入喉内，其终支称为**喉下神经 inferior laryngeal**

nerve，分出数支分布于喉，其中特殊内脏运动纤维支配除环甲肌以外的所有喉肌，一般内脏感觉纤维分布于声门裂以下的喉黏膜。喉返神经在行程中还发出心支、气管支和食管支，分别参与心丛、肺丛和食管丛的构成。一侧喉返神经受损可使声音嘶哑或发音困难，若两侧同时受损可引起失音、呼吸困难，甚至窒息。

（2）**气管支 tracheal branch** 和**食管支 esophageal branch**：若干细小分支，与交感神经的分支共同构成肺丛和食管丛，自神经丛再发出细支分布于气管、支气管、肺、食管等。主要含有一般内脏感觉纤维和一般内脏运动纤维，传导相应脏器和胸膜的感觉，支配器官平滑肌的活动和腺体分泌。

3. 腹部的分支 迷走神经进入腹腔后，仅剩下一般内脏运动（副交感神经）纤维和一般内脏感觉纤维两种成分。前干在胃贲门前方附近分为胃前支和肝支，后干在胃贲门后方附近分为胃后支和腹腔支（图 16–33）。

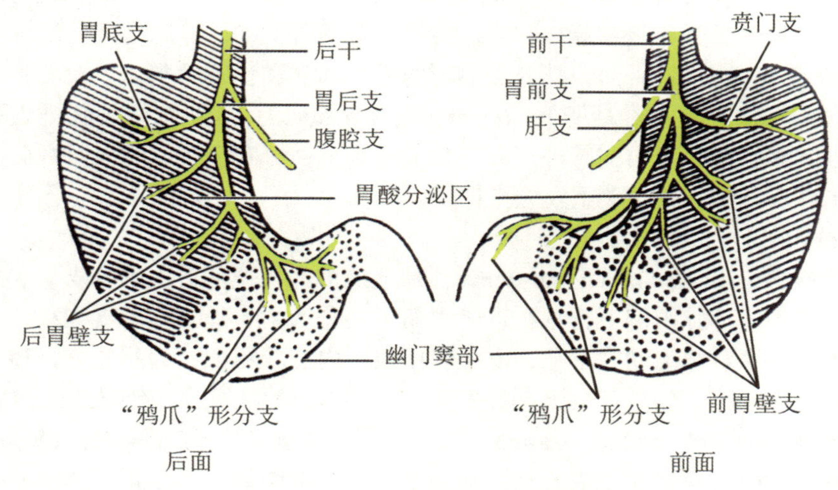

图 16–33 迷走神经胃部分支

（1）**胃前支 anterior gastric branch**：沿胃小弯向右侧，沿途发出贲门支和 3 ~ 4 个胃前壁支，分布于胃前壁，其终支以“鸦爪”形分支分布于幽门部前壁。

（2）**胃后支 posterior gastric branch**：沿胃小弯后面行向幽门，沿途发出胃底支和 3 ~ 4 个胃后壁支，分布于胃后壁。终支也以“鸦爪”形分支分布于幽门部后壁。

（3）**肝支 hepatic branch**：向右侧走行于小网膜两层腹膜之间，与交感神经一起构成肝丛，自肝丛发出细支随肝固有动脉分支分布于肝、胆囊和胆道。

（4）**腹腔支 celiac branch**：为迷走神经后干的终支，向右侧走行至腹腔干附近，与交感神经一起构成腹腔丛，再发出分支伴随腹腔干、肠系膜上动脉和肾动脉等血管，分支分布于肝、胆、胰、脾、肾和结肠左曲以上的腹部消化管。

迷走神经的行程长、分支多、分布广，是副交感神经系统最重要的组成部分。迷走神经主干损伤，内脏功能活动将受影响，表现为脉速、心悸、恶心、呕吐、呼吸深慢甚至窒息。由于咽喉部黏膜感觉障碍和喉肌瘫痪，患者出现声音嘶哑和发音、吞咽困难等症状。另外，由于腭肌瘫痪松弛，腭垂可偏向一侧。

（十一）副神经

副神经 accessory nerve 为运动性神经，起自疑核的特殊内脏运动纤维，形成颅根，自延髓橄榄后沟、迷走神经根丝的下方出脑后，与脊髓根一起经颈静脉孔出颅（图 16–32），出颅后加入迷走神经并随其分布于咽、喉部肌。脊髓根起自脊髓颈段和延髓内的副神经核，由一般躯体运动纤维组成，在椎管内上行，经枕骨大孔进入颅，再与颅根一起经颈静脉孔出颅，与颅根分开后绕颈内静脉斜穿胸锁乳突肌，自胸锁乳突肌后缘浅出，继续向外下后方斜行进入斜方肌，支配此二肌。

副神经损伤可导致：①一侧胸锁乳突肌瘫痪，头部不能向患侧侧屈，面部不能转向对侧；双侧瘫痪，则不能仰头部。②一侧斜方肌瘫痪，患侧肩胛骨下垂，耸肩无力。

（十二）舌下神经

舌下神经 hypoglossal nerve 为运动性脑神经，由一般躯体运动纤维组成。自延髓的舌下神经核发出后，以若干根丝自延髓前外侧沟出脑，经舌下神经管出颅，继而在颈内动、静脉之间呈弓形向前内侧走行，在舌神经下方进入舌内，支配全部舌内肌和大部分舌外肌（图 16–30）。

一侧舌下神经完全损伤时，患侧舌肌瘫痪，伸舌时健侧颏舌肌牵拉力量相对过大而导致舌尖偏向患侧。若舌肌瘫痪时间过长，可导致舌肌萎缩。

第三节 内脏神经系统

内脏神经系统 visceral nervous system 是神经系统的组成部分之一，主要分布于内脏、心血管、平滑肌和腺体。根据分布部位的不同，分为中枢部和周围部。中枢部包括端脑、间脑的相关调节中枢和节前神经元。节前神经元位于脊髓和脑干中，聚集组成若干神经核团，如脊髓中的交感神经和副交感神经低级中枢。自中枢部发出的内脏神经为周围部，包括脑神经节、脊神经节和神经。

内脏神经也可按照纤维的性质不同，分为感觉性神经和运动性神经。内脏运动神经调节平滑肌、心肌的运动和腺体的分泌，因它不受人的意志支配，在意识上无特殊的感觉，是不随意的，故又称为**自主神经系统 autonomic nervous system**；又因它主要控制和调节动植物共有的同化和异化、营养与分泌等物质代谢活动，而不支配动物特有的骨骼肌运动，所以也称为**植物神经系统 vegetative nervous system**。

内脏感觉神经和躯体感觉神经一样，初级感觉神经元胞体位于脑神经节和脊神经节内，其周围突则分布于内脏和心血管等处的内感受器，将感受到的刺激传递到各级中枢，也可到达大脑皮质。内脏感觉大多较为模糊且难以定位，但有的也有其特征性感受，如饥饿、口渴等。内脏感觉神经传递的信息经中枢整合后，再通过内脏运动神经调节相应器官的活动，以维持机体内、外环境的动态平衡和机体正常生命活动。

一、内脏运动神经

内脏运动神经 visceral motor nerve（图 16–34）和躯体运动神经一样，都受大脑皮质和皮质下各级中枢的控制和调节，二者互相依存、互相协调、互相制约，共同维持机体内

环境的相对平衡，同时又在功能、形态结构和分布范围等方面有很大差异。

1. 支配器官不同 躯体运动神经支配骨骼肌，使骨骼肌发生迅速适宜的运动，一般都受意志的控制；内脏运动神经则支配平滑肌、心肌和腺体，一定程度上不受意志的控制。在正常情况下，内脏神经使它所控制的器官进行相对平衡及有节律的内脏活动，如呼吸、心跳、消化、分泌等，以调节机体的新陈代谢。当环境发生急剧变化时，促使机体发生应付危机的一系列内脏活动。

2. 纤维成分不同 躯体运动神经只有一种纤维成分，内脏运动神经则有交感和副交感两种纤维成分，多数内脏器官同时接受交感神经和副交感神经的双重支配。

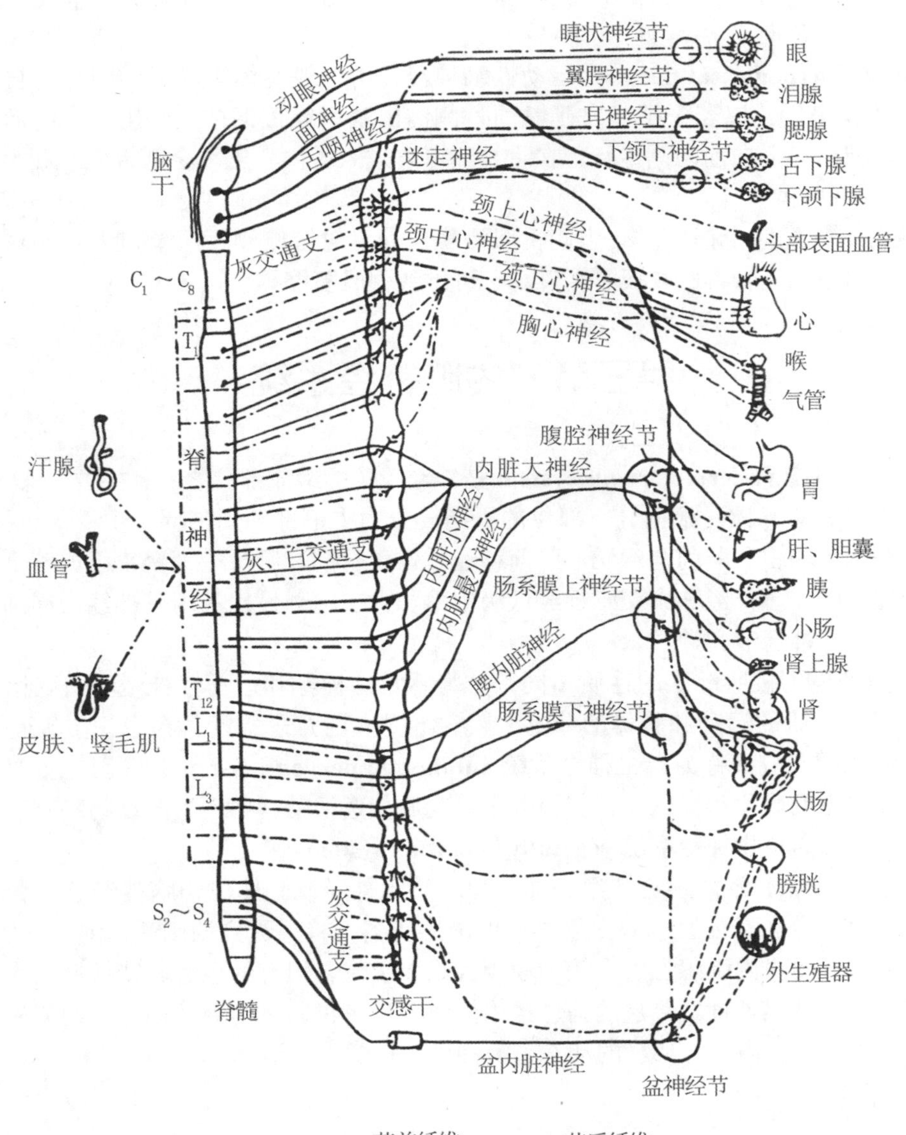

图 16-34 内脏运动神经概况

3. 神经元数目不同 躯体运动神经自低级中枢至骨骼肌只有一个神经元，而内脏运动神经自低级中枢发出后需要在周围部的一般内脏运动神经节内交换神经元，由此神经元发出的节后纤维才能到达效应器官。因此，内脏运动神经从低级中枢到达所支配的器官须经过两个神经元（肾上腺髓质除外，只需要一个神经元）。第一个神经元（即低级中枢）称为**节前神经元 preganglionic neuron**，胞体位于脑干或脊髓内，其轴突称为**节前纤维 preganglionic fiber**。第二个神经元称为**节后神经元 postganglionic neuron**，胞体位于周围部的内脏运动神经节内，其轴突称为**节后纤维 postganglionic fiber**。节后神经元数目较多，一个节前神经元可以和多个节后神经元构成突触。

4. 纤维粗细不同 躯体运动神经纤维一般是比较粗的有髓纤维，而内脏运动神经纤维则是薄髓（节前纤维）和无髓（节后纤维）的细纤维。

5. 节后纤维分布形式不同 躯体运动神经以神经干的形式分布，而内脏运动神经节后纤维常攀附脏器或血管形成神经丛，由神经丛再分支分布于效应器（图 16–37、图 16–38）。

内脏运动神经根据形态结构、药理学和功能特点的不同，可分为交感神经和副交感神经两部分。

（一）交感神经

交感神经 sympathetic nerve 分为中枢部和周围部（图 16–35、图 16–36），包括节

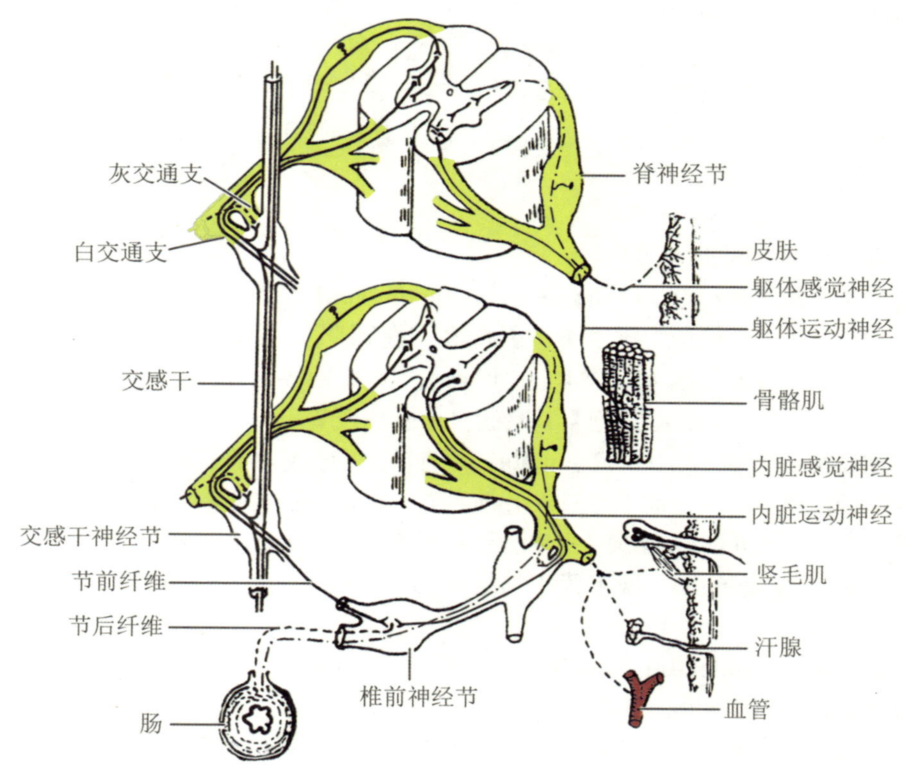

图 16–35 交感神经纤维走行模式图

前神经元、节前纤维和节后神经元、节后纤维。节前神经元即它的低级中枢，位于脊髓 T_1 ~ L_3 节段灰质侧柱的中间外侧核，由此核发出的节前纤维经脊神经前根和前支到达由节后神经元组成的交感神经节，由交感神经节发出节后纤维组成交感神经、神经丛。交感神经周围部由交感神经节、交感干、由神经节发出的神经和神经丛组成。

1. 交感神经节 sympathetic ganglia 因位置不同，分为椎旁神经节和椎前神经节（图16–36）。

（1）**椎旁神经节 paravertebral ganglia**：由脊髓内的交感神经低级中枢发出的一部分节前纤维，经脊神经前根和前支止于脊柱两旁的交感神经节，即椎旁神经节。椎旁神经节借节间支连成左、右两条**交感干 sympathetic trunk**，因此椎旁神经节又称为**交感干神经节 ganglia of sympathetic trunk**。交感干沿脊柱两侧走行，向上至颅底，向下至尾骨，可分为颈、胸、腰、骶、尾五部分，在尾骨前方两侧合成一个奇神经节。椎旁神经节每侧总数 19 ~ 24 个，形态不规则，由多极神经元组成，大小不一，部分交感神经节后纤维起自这些细胞，其余起自椎前神经节。

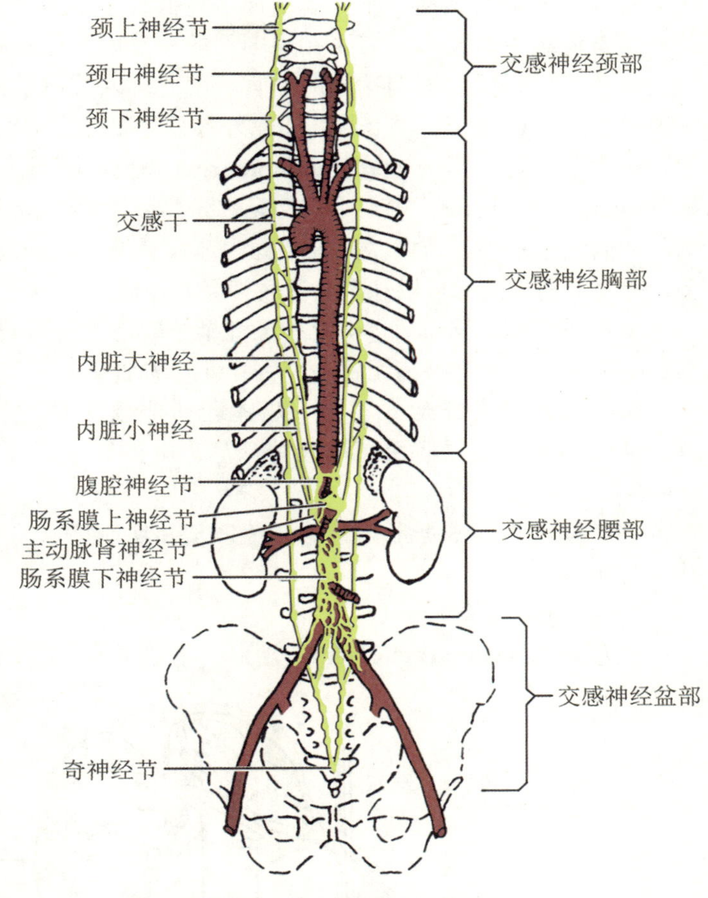

图 16–36 交感干和交感神经节

（2）**椎前神经节 prevertebral ganglia**：由脊髓内的交感神经低级中枢发出的另一部分节前纤维，经脊神经前根和前支穿过椎旁神经节，止于脊柱前方的交感神经节。椎前神经节包括**腹腔神经节 celiac ganglia**、**主动脉肾神经节 aorticorenal ganglia**、**肠系膜上神经节 superior mesenteric ganglia**、**肠系膜下神经节 inferior mesenteric ganglia**，分别位于同名动脉根部附近。

2. 交通支 communicating branch 每一个交感干神经节（椎旁神经节）与相应的脊神经之间有交通支相连，可分为白交通支和灰交通支。

（1）**白交通支 white communicating branch**：是脊髓灰质侧角细胞发出的具有髓鞘的节前纤维，因髓鞘色白发亮，故称为白交通支。发出白交通支的节前神经元的胞体仅位于脊髓 T_1 ~ L_3 节段灰质的侧角，因此白交通支仅存在于 T_1 ~ L_3 脊神经的前支与相应的椎旁神经节之间，共15对。

（2）**灰交通支 grey communicating branch**：是由椎旁神经节内神经元发出的无髓鞘的节后纤维，因无髓鞘，色灰暗，故称为灰交通支。灰交通支连于全部椎旁神经节和 31 对脊神经之间，共 31 对。

3. 交感神经节前、后纤维的去向

（1）交感神经节前纤维进入交感干后有 3 种去向：①终于相应的椎旁神经节，并交换神经元。②在交感干内上升或下降，再终于上方或下方的椎旁神经节，并交换神经元。交感干内上升或下降的纤维在所有椎旁神经节之间形成节间支。③穿经椎旁神经节，至椎前神经节内交换神经元。

（2）交感神经节后纤维也有 3 种去向：①发自椎旁神经节的节后纤维经灰交通支返回脊神经，并随脊神经分支分布于头颈部、躯干、四肢的血管、汗腺和竖毛肌等。31 对脊神经与交感干之间都有灰交通支联系，脊神经的分支一般都含有交感神经节后纤维。②在动脉表面攀附走行，并在动脉外膜形成相应的神经丛（如颈内动脉丛、颈外动脉丛、腹腔丛、肠系膜上丛等），并随动脉分支分布于所支配的器官。③由交感神经节直接发出分支到达所支配的脏器。

4. 交感神经的分布

（1）颈部：颈交感干位于颈血管鞘后方、颈椎横突的前方。一般每侧有 3 ～ 4 对颈神经节，多者可达 6 个，分别称为颈上、中、下神经节（图 16–36、图 16–37）。**颈上神经节 superior cervical ganglion** 是交感干上最大的神经节，呈梭形，多位于第 1 ～ 3 颈椎横突的前方，颈内动脉后方。**颈中神经节 middle cervical ganglion** 最小，有时缺如，多者则可达 3 个，一般位于第 6 颈椎体平面的甲状腺下动脉附近。**颈下神经节 inferior cervical ganglion** 位于第 7 颈椎横突根部的前方，常与第 1 胸神经节合并，称为**颈胸神经节 cervicothoracic ganglion**（亦称为**星状神经节 stellate ganglion**）。

从颈交感干神经节（椎旁神经节）发出的节后纤维，其分布范围是：①经灰交通支进入 8 对颈神经，并随颈神经分支分布于头颈和上肢的血管、汗腺、竖毛肌等。②攀附于附近动脉表面，形成颈内动脉丛、颈外动脉丛、锁骨下动脉丛和椎动脉丛等，随动脉分支分布于头颈部的腺体（泪腺、唾液腺、口腔和鼻腔黏膜内腺体、甲状腺等）、血管、竖毛肌、瞳孔开大肌。③发出咽支，直接进入咽壁，与迷走神经、舌咽神经的咽支共同形成**咽丛 pharyngeal plexus**。④分别发自 3 个颈交感干神经节（椎旁神经节）的颈上、中、下心神经，下行进入胸腔，加入心丛。

（2）胸部：胸交感干位于相应肋头的前方，有 10 ～ 12 对胸神经节。胸交感干神经节（椎旁神经节）发出的分支有：①灰交通支和 12 对胸神经相连，并随胸神经分布于胸腹壁血管、汗腺和竖毛肌等。②从上 5 对胸神经节发出许多小支，参加心丛、肺丛、胸主动脉丛和食管丛。③**内脏大神经 greater splanchnic nerve**，起自脊髓第 5 ～ 9 胸段灰质侧角发出的节前纤维，穿过第 5 ～ 9 或第 6 ～ 9 胸神经节，向前下方走行合成一干，组成内脏大神经，沿椎体前面倾斜下降，穿过膈脚，主要终于腹腔神经节，并交换神经元。④**内脏小神经 lesser splanchnic nerve**，起自脊髓第 10 ～ 12 胸段灰质侧角发出的节前纤维，穿过第 10 ～ 12 胸神经节，合成一干，向下穿过膈脚后，终于主动脉肾神经节和肠系膜上神经节，并交换神经元。由腹腔神经节、主动脉肾神经节和肠系膜上神经节发出的节后纤维，分布于肝、胰、脾、肾等实质性脏器和结肠左曲以上的消化管。

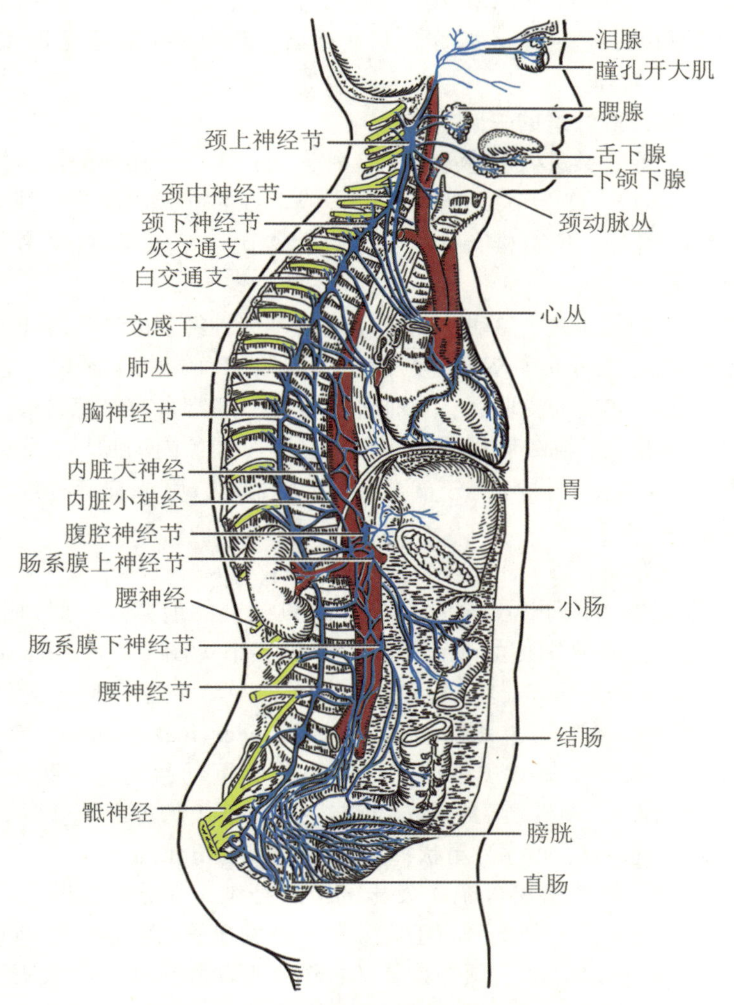

图 16–37　交感干与内脏神经丛的联系

（3）腰部：有 4 对腰神经节，位于腰椎体的前外侧，沿腰大肌内侧缘排列，比胸神经节小，形态不规则。腰交感干神经节（椎旁神经节）发出的分支有：①灰交通支和 5 对腰神经相连，并随腰神经分布于下肢血管和皮肤。②**腰内脏神经 lumbar splanchnic nerve**，由穿经腰交感神经节的节前纤维组成，终于腹主动脉丛和肠系膜下丛，在神经丛内的椎前神经节交换神经元，其节后纤维分布于结肠左曲以下的消化管和盆腔器官，并有纤维伴随血管分布于下肢。当下肢血管痉挛时，可手术切除腰交感干缓解症状。

（4）盆部：有 2 ~ 3 对骶神经节，位于骶骨前面的骶前孔内侧，两侧下端汇合为第 1 尾骨前方的 1 个**奇神经节 impar ganglion**。盆部各骶神经节均发出灰交通支进入邻近的骶、尾神经，并随之分布于下肢和会阴部的血管、汗腺、竖毛肌等。另外，还发出分支加入**盆丛 pelvic plexus**，分布于盆腔器官。

综上所述，交感神经的节前纤维和节后纤维分布规律如下：来自脊髓 T_1 ~ T_5 节段灰质侧角中间外侧核的节前纤维，在椎旁神经节内交换神经元后，其节后纤维分布于头、

颈、胸腔脏器和上肢的血管、汗腺、竖毛肌。来自脊髓 T_5 ~ T_{12} 节段灰质侧角中间外侧核的节前纤维，在椎旁神经节或椎前神经节内交换神经元后，节后纤维分布于肝、脾、肾等实质性脏器和结肠左曲以上的消化管。来自脊髓上腰段灰质侧角中间外侧核的节前纤维，交换神经元后，节后纤维分布于结肠左曲以下的消化管、盆腔器官和下肢的血管、汗腺、竖毛肌。

（二）副交感神经

副交感神经 parasympathetic nerve 也分为中枢部和周围部，它的低级中枢是位于脑干的一般内脏运动核（即副交感神经核，包括动眼神经副核、上泌涎核、下泌涎核和迷走神经背核）和位于脊髓 S_2 ~ S_4 节段灰质的骶副交感核，由这些核团发出节前纤维。周围部包括副交感神经节及其发出的节后纤维，可与交感神经共同组成神经丛。

1. 副交感神经节 parasympathetic ganglia 位于器官周围和器官壁内，称为**器官旁节 paraganglion of organ** 和**器官内节 internal ganglia of organ**，神经节内的细胞即为节后神经元。器官旁节和器官内节一般均较小，但在颅部的器官旁节较大，肉眼可见，有睫状神经节、翼腭神经节、下颌下神经节和耳神经节 4 对。颅部副交感神经节前纤维在这些神经节内交换神经元，然后发出节后纤维随相应脑神经到达所支配的器官。神经节内还有交感神经和感觉神经纤维通过（但不交换神经元），分别称为交感根和感觉根。此外，有些位于身体其他部位很小的副交感神经节，只有在显微镜下才能看到，如位于心丛、肺丛、膀胱丛和子宫阴道丛内的神经节，以及位于支气管和消化管壁内的神经节等。

2. 副交感神经的分布

（1）颅部的副交感神经：其节前纤维走行于第Ⅲ、Ⅶ、Ⅸ、Ⅹ对脑神经内（图 16–38）。

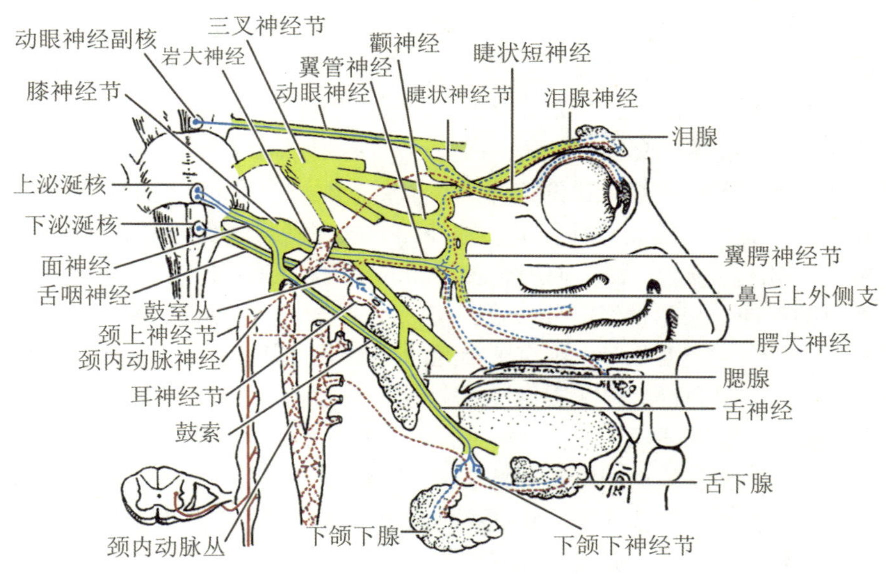

图 16–38 头部的内脏神经分布模式图

1）由中脑的动眼神经副核发出的节前纤维，随动眼神经进入眶后，进入睫状神经节内交换神经元，其节后纤维经睫状短神经进入眼球壁，支配瞳孔括约肌和睫状肌运动。

2）由脑桥的上泌涎核发出的节前纤维加入面神经，一部分经岩大神经至翼腭窝内的翼腭神经节内交换神经元，其节后纤维分布于泪腺、鼻腔、口腔和腭部黏膜的腺体。另一部分经鼓索加入舌神经，至下颌下神经节内交换神经元，其节后纤维分布于下颌下腺、舌下腺。

3）由延髓的下泌涎核发出的节前纤维，加入舌咽神经，经鼓室神经到鼓室丛，由神经丛发出分支——岩小神经，出鼓室至卵圆孔下方的耳神经节内交换神经元，其节后纤维经耳颞神经分布于腮腺。

4）由延髓的迷走神经背核发出的节前纤维，加入迷走神经，随其分支到达胸腔脏器和腹腔大部分脏器附近或壁内的副交感神经节内交换神经元，其节后纤维分布于上述器官（结肠左曲以下的消化管和盆腔脏器等除外）的平滑肌、心肌和腺体。

（2）骶部的副交感神经：由脊髓 S_2 ~ S_4 节段的骶副交感核发出的节前纤维，加入骶神经前支，随其出骶前孔后离开骶神经，形成**盆内脏神经 pelvic splanchnic nerve** 加入盆丛，随盆丛分支分布于所支配脏器的副交感神经节内交换神经元，其节后纤维支配结肠左曲以下的消化管、盆腔器官的平滑肌和腺体。部分纤维分布于阴茎或阴蒂，兴奋时引起海绵体血管充血扩张，使其勃起。

（三）交感神经与副交感神经的比较

交感神经和副交感神经都是内脏运动神经，常共同支配一个器官，形成对内脏器官功能的双重神经支配。但二者在神经来源、形态结构、功能和分布范围方面有许多不同之处。

1. 低级中枢部位不同 交感神经低级中枢位于脊髓胸腰部灰质的中间外侧核，副交感神经低级中枢则位于脑干内的一般内脏运动核和脊髓骶部灰质的骶副交感核。

2. 周围部神经节位置不同 交感神经节位于脊柱两侧（椎旁神经节）和脊柱前方（椎前神经节），副交感神经节位于所支配的器官附近（器官旁节）或器官壁内（器官内节）。因此副交感神经节前纤维比交感神经长，而节后纤维则较短。

3. 节前神经元和节后神经元比例不同 一个交感神经节前神经元的轴突可与许多节后神经元形成突触，而一个副交感神经节前神经元的轴突则与较少的节后神经元形成突触。所以交感神经的作用范围较广泛，而副交感神经的作用相对局限。

4. 分布范围不同 交感神经的分布范围较广，除分布于头颈部、胸腹腔脏器外，还分布于全身血管、腺体、竖毛肌等。副交感神经的分布不如交感神经广泛，一般认为大部分的血管、汗腺、竖毛肌和肾上腺髓质只接受交感神经支配。

5. 对同一器官所起作用不同 交感神经和副交感神经对绝大多数内脏器官都是共同支配，但二者对同一器官的作用既互相拮抗又互相统一。例如，当机体处于剧烈运动或愤怒、激动时，交感神经兴奋性加强，副交感神经兴奋减弱、相对抑制，即交感神经处于优势，此时出现心跳加快、血压升高、支气管扩张、瞳孔开大、消化活动受抑制等现象，这表明机体代谢加强，能量消耗加快，以调动潜力适应环境的剧变。相反，当机体处于安静或睡眠状态时，副交感神经兴奋性加强，而交感神经活动相对受抑制，从而出现心跳减慢、血压下降、支气管收缩、瞳孔缩小、消化活动增强，减少能量消耗、恢复体力，并促

进生殖活动。机体通过交感神经和副交感神经作用的对立统一，保持了机体内部各器官功能的动态平衡，从而使机体更好地适应内、外环境的变化。交感神经和副交感神经这种相互拮抗又相互统一的活动都是在脑的较高级中枢，特别是下丘脑和大脑边缘叶的控制和调节下进行的。

知识链接

交感神经与副交感神经传导的神经冲动到达效应器时，效应器对冲动发生反应的间隔期不同。副交感神经间隔期很短，约为千分之几秒或百分之几秒，而交感神经可达数秒甚至1分钟。但刺激停止后，交感神经的兴奋效应可维持数秒甚至数分钟，副交感神经的兴奋效应则很快消失。

（四）内脏神经丛

交感神经、副交感神经和内脏感觉神经在分布于脏器过程中，往往互相交织在一起共同形成**内脏神经丛 plexus of visceral nerve**。这些神经丛主要攀附于头、颈部和胸、腹腔内动脉周围，或分布于脏器附近和器官之内。除颈内动脉丛、颈外动脉丛、锁骨下动脉丛和椎动脉丛等没有副交感神经参与外，其余的内脏神经丛均由交感神经和副交感神经组成。另外，在这些神经丛内也有内脏感觉纤维，由这些神经丛发出分支分布于所支配的器官。

1. 心丛 cardiac plexus 位于心底部附近，由两侧交感干的颈上、中、下神经节和第1～4或第1～5胸神经节发出的心支及迷走神经的心支共同组成。心丛可分为心浅丛和心深丛，心浅丛位于主动脉弓的下方、右肺动脉前方，心深丛位于主动脉弓和气管杈之间，二者有着密切的联系。心丛内有心神经节（副交感神经节），接受来自迷走神经的副交感神经节前纤维并在此神经节内交换神经元。心丛的分支组成心房丛和左、右冠状动脉丛，随动脉分支分布于心肌（图16–37）。

2. 肺丛 pulmonary plexus 位于肺根的前、后方，与心丛互相连续，不易分开，神经丛内也有小的神经节，为迷走神经节后神经元。肺丛由较小的交感干的第2～5胸神经节的分支和较大的迷走神经的支气管支组成，有心丛分支加入，其分支随支气管和肺血管的分支入肺。

3. 腹腔丛 celiac plexus 是最大的内脏神经丛，位于腹腔干和肠系膜上动脉起始处的周围（图16–39）。神经丛内有腹腔神经节、主动脉肾神经节和肠系膜上神经节，由来自两侧的胸交感干的内脏大、小神经和迷走神经后干的腹腔支及腰上部交感神经节的分支共同组成。来自内脏大、小神经的交感神经节前纤维分别在神经丛内的神经节交换神经元，来自迷走神经后干的副交感节前纤维则到所分布的器官附近或肠管壁内交换神经元。腹腔丛及丛内神经节发出的分支伴随腹腔干、肾动脉、肠系膜上动脉的分支分布，形成许多副丛，如肝丛、胃丛、脾丛、肾丛和肠系膜上丛等，各副丛分别沿同名血管分支到达各脏器。

4. 腹主动脉丛 abdominal aortic plexus 缠附于腹主动脉下部的前面及两侧，是腹腔丛在腹主动脉表面向下延续的部分（图16–39），并接受第1～2腰交感神经节的节前纤维。

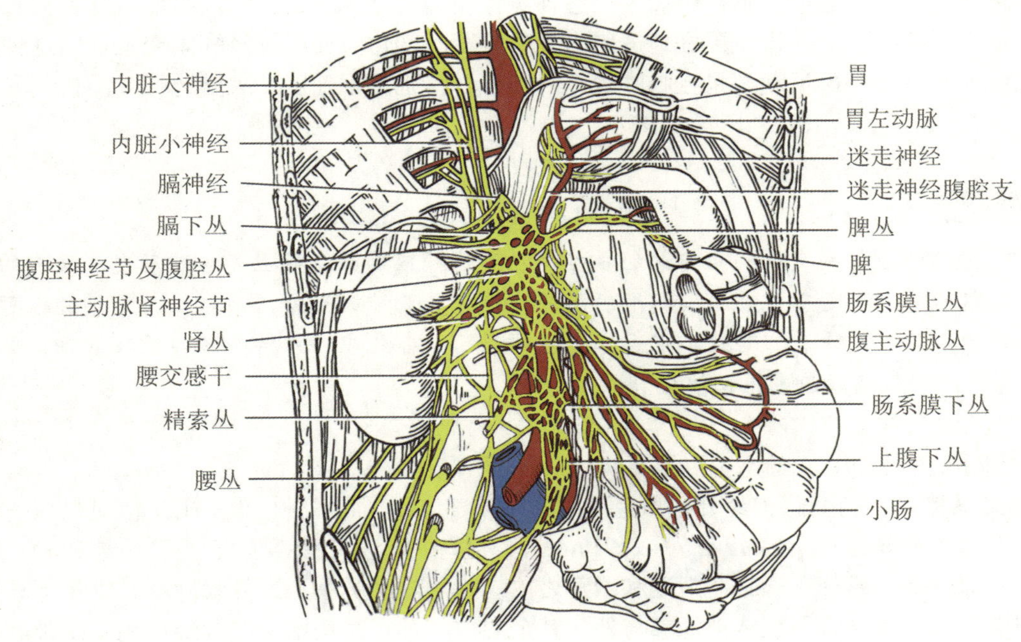

图 16–39 腹腔内的内脏神经丛

此神经丛分出肠系膜下丛，沿同名动脉分支分布于结肠左曲至直肠上段之间的肠管。腹主动脉丛的一部分纤维附于髂总动脉形成髂总动脉丛，向下又移行为髂外动脉丛，随动脉至下肢，分布于下肢血管、汗腺和竖毛肌等；另一部分腹主动脉丛的神经纤维降入盆腔，参加腹下丛。

5. 腹下丛 hypogastric plexus 可分为上腹下丛和下腹下丛（图16–39、图16–40）。

上腹下丛位于第5腰椎体前方，腹主动脉末端与两髂总动脉之间，是腹主动脉丛向下延续的部分，两侧接受下位的两个腰交感神经节（第3、4腰交感神经节）发出的腰内脏神经，在肠系膜下神经节内交换神经元。

下腹下丛（盆丛）由上腹下丛延续到直肠两侧，并接受骶部交感干的节后纤维和第2 ~ 4骶神经的副交感神经节前纤维（盆内脏神经）。此神经丛伴随髂内动脉的分支组成直肠丛、精索丛、输尿管

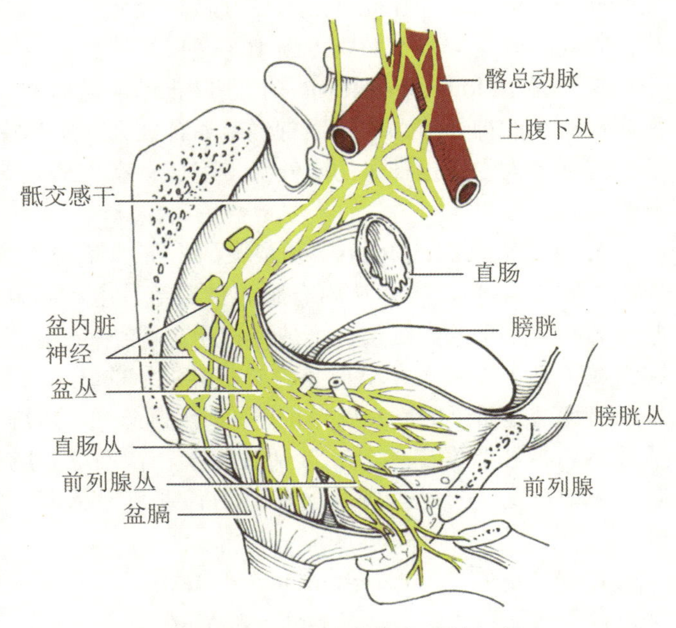

图 16–40 盆腔内的内脏神经丛

丛、膀胱丛、前列腺丛、子宫阴道丛等，并随动脉分支分布于盆腔各器官。

二、内脏感觉神经

人体内脏器官除有运动性神经（交感神经和副交感神经）支配外，也有感觉神经分布。内感受器接受内脏的各种刺激，**内脏感觉神经 visceral sensory nerve** 将其转化为神经冲动并传入中枢，而中枢则通过内脏运动神经直接调节内脏的活动，也可以通过体液间接调节其活动。内脏感觉纤维传导身体内部脏器的刺激，对机体内在环境的调节起重要作用。躯体感觉纤维感受自体表、骨、关节、骨骼肌的刺激，调节机体运动及机体与外界环境的相对平衡。

与躯体感觉神经一样，内脏感觉神经元胞体位于脑神经节或脊神经节内，也是假单极神经元，其周围突是粗细不等的有髓或无髓纤维。传导内脏感觉的脑神经节包括膝神经节、舌咽神经下神经节、迷走神经下神经节，神经节细胞的周围突随面神经、舌咽神经、迷走神经分布于内脏器官，中枢突随面神经、舌咽神经、迷走神经进入脑干，终于孤束核。传导内脏感觉的脊神经节细胞的周围突，随交感神经和骶部副交感神经分布于内脏器官，中枢突则随交感神经和盆内脏神经经脊神经后根进入脊髓，终于灰质后角。在中枢内，内脏感觉纤维一方面直接或间接借中间神经元与内脏运动神经元联系，以形成内脏—内脏反射通路；或与躯体运动神经元联系，以形成内脏—躯体反射通路；另一方面则可经较复杂的传导途径，将冲动传导到大脑皮质，产生内脏感觉。

内脏感觉神经在形态结构上虽与躯体感觉神经大致相同，但仍有某些不同之处。

1. 痛阈较高 由于内脏感觉纤维较少，且细纤维占多数，故痛阈较高，一般强度的刺激不产生主观感觉，所以正常内脏活动一般不引起感觉，而且在外科手术切割或烧灼内脏时，患者并不感觉疼痛。但较强烈的内脏活动，则能引起感觉，如在饥饿时，胃收缩引起饥饿感觉，直肠和膀胱充盈时引起膨胀感觉（便意），外科手术时牵拉脏器可引起感觉等。

内脏对牵拉、膨胀和痉挛等刺激较敏感，而对切、割等刺激不敏感。

2. 弥散的内脏痛 由于内脏感觉传入途径较分散，即一个脏器的感觉纤维可经几个脊髓节段的脊神经传入中枢，而一条脊神经又包含有几个器官的感觉纤维。因此，内脏的感觉是模糊的，内脏痛是弥散而定位不准确的。例如，心的痛觉纤维伴随交感神经，主要是颈中心神经和颈下心神经，经第 1 ～ 5 胸神经进入脊髓。内脏痛觉纤维除和交感神经伴行外，尚有盆腔部分脏器的痛觉冲动通过盆内脏神经（副交感神经）到达脊髓。气管和食管的痛觉纤维可能经迷走神经传入脑干，也可能伴交感神经走行，最后经脊神经进入脊髓。

知识链接

内脏疼痛主要表现为慢痛，发生缓慢，持续时间较长，常呈渐进性增强，但有时也可迅速转为剧烈疼痛。

内脏痛常伴有不愉快的情绪活动，如恶心、呕吐和心血管及呼吸运动改变，这可能由于传导内脏痛觉的神经通路与引起这些内脏反应的传出通路之间存在密切关系。

三、牵涉性痛

当某些内脏器官发生病变时，常在体表的一定区域产生感觉过敏或疼痛，这些现象称为**牵涉性痛 referred pain**。临床上将内脏患病时体表发生感觉过敏和骨骼肌反射性肌痉挛及血管运动、汗腺分泌等障碍的部位称为海德带，该带有助于内脏疾病的定位诊断。牵涉性痛可发生在患病器官的附近皮肤，也可发生在与患病器官相距较远的皮肤。如患心绞痛时，常在左胸前区和左臂内侧皮肤感到疼痛；患肝胆疾病时，可在右肩部感到疼痛；患胃溃疡时出现腹上部皮肤疼痛等（图 16–41、图 16–42）。

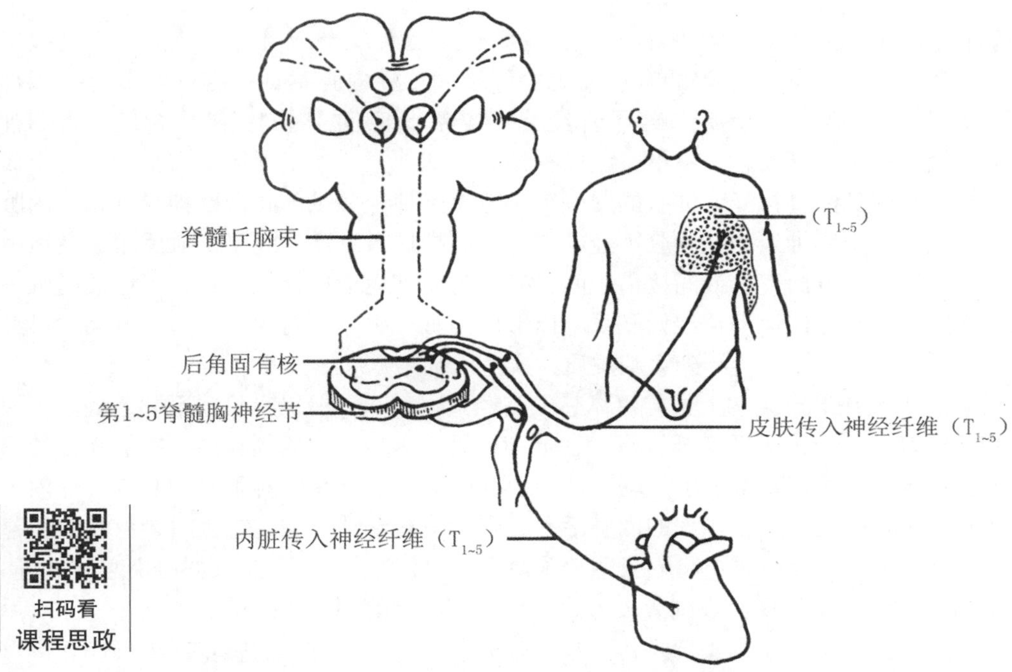

扫码看
课程思政

图 16–41　心传入神经与皮肤传入神经中枢投射联系

知识链接

关于牵涉性痛产生的机制，目前认为发生牵涉性痛的体表部位和病变器官多受同一节段脊神经的支配，病变内脏的感觉纤维和皮肤被牵涉区的感觉纤维，都进入同一个节段的脊髓后角，而且它们在后角密切联系。因此，从患病内脏传来的痛觉冲动可以扩散或影响到邻近的躯体感觉神经元。因而内脏患病时，除有内脏症状外，同时也有相应皮肤的牵涉性痛。研究表明，一个脊神经节神经元的周围突分叉至躯体和内脏器官，并认为这是牵涉性痛的形态学基础。

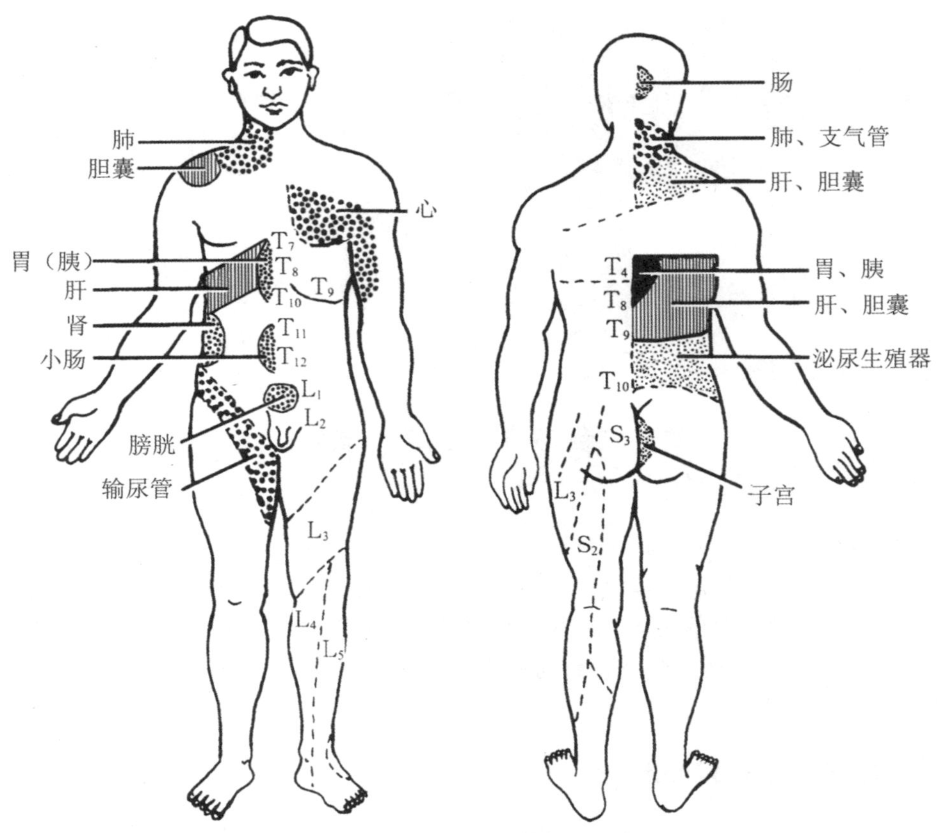

图 16-42 内脏器官疾病时的牵涉性痛

思考题：

1. 肱骨中段、肱骨外科颈、肱骨髁上骨折可损伤哪些神经？分别产生哪些相应临床表现？为什么？

2. 简述导致“钩状足”和“马蹄内翻足”的原因。

3. 简述临床上施行男性包皮环切术、取出右侧股前区异物和切除颈前区皮肤肿瘤时，麻醉药物分别注入的部位及麻醉的相关神经。

4. 简述视器和舌的神经支配。

（河南大学 金东洙）

第十七章　中枢神经系统

第一节　脊　髓

脊髓 spinal cord 起源于胚胎时期神经管的尾部，成年人的脊髓在构造上具有明显的节段性，与 31 对分布于躯干和四肢的脊神经相连。脊髓与脑的各部之间有着广泛的联系，来自躯干、四肢的各种刺激通过脊髓传导到脑产生感觉，脑也要通过脊髓来完成对机体的控制和管理。在正常生理状况下，脊髓的许多活动是在脑的调控下完成的，但脊髓本身也能完成许多反射活动。

一、脊髓的位置和外形

脊髓位于椎管内，其表面有 3 层被膜及脑脊液包绕。脊髓呈前后稍扁的圆柱形（图 17–1），长度 42 ~ 45 cm，最宽处的横径为 1.0~1.2 cm，重 20~25 g。脊髓上端在平枕骨大孔处与延髓相连，末端变细，称为**脊髓圆锥 conus medullaris**。在第 1 腰椎体下缘（新生儿可到达第 3 腰椎体下缘）处续为无神经组织的细丝，即**终丝 filum terminale**，终丝下端附着于尾骨的背面，起固定脊髓的作用。

脊髓全长粗细不等，有 2 个梭形的膨大，即**颈膨大 cervical enlargement** 和**腰骶膨大 lumbosacral enlargement**。前者自第 4 颈节至第 1 胸节，后者自第 1 腰节至第 3 骶节（图 17–1）。这 2 个膨大的形成是因为内部的神经元数量相对较多，与上、下肢的出现有关。膨大的发展与四肢的发展相适应，人类上肢功能较发达，因而颈膨大比腰骶膨大更明显。

脊髓表面借 2 条位于正中的纵沟分为左、右侧对称的两半。前面的裂隙明显，称为前正中裂；后面正中较浅的沟，称为后正中沟。此外还有两对外侧沟，即前外侧沟和后外侧沟。前外侧沟是脊神经前根自脊髓发出的位置，沟的形状不明显。后外侧沟易于分辨，是后根进入脊髓的部位。由每一对脊神经前、后根的根丝出入脊髓时所占据脊髓的宽度，称为一个**脊髓节段 spinal segment**。根据脊神经的数目，脊髓可分为 31 个节段：8 个颈节（C）、12 个胸节（T）、5 个腰节（L）、5 个骶节（S）和 1 个尾节（Co）。

在胚胎早期，脊髓几乎与椎管等长。所有脊神经根呈直角与脊髓相连，到达相应的椎间孔。由于从胚胎第 4 个月起，人体脊柱的生长速度比脊髓要快，因此成人脊髓与脊柱的长度是不相等的。由于脊髓上端连接脑的位置相对固定，因此上部脊髓节段与椎骨的局部关系相差不大，而下部脊髓节段与椎骨的对应关系逐渐不一致，越向下则二者的对应关

系相差越大。出生时脊髓下端平对第3腰椎体，成人到达第1腰椎体下缘。因此，腰、骶、尾部的脊神经前、后根在通过相应的椎间孔离开脊柱以前，在椎管内向下走行一段较长距离，形成**马尾 cauda equina**。因此，成人椎管内在第1腰椎体平面以下已无脊髓而只有马尾。为安全起见，临床上常选择在第3~4或第4~5腰椎棘突之间用针刺入蛛网膜下隙，以引流脑脊液或注射麻醉药物，可以避免损伤脊髓。

脊髓节段与脊柱的椎骨并不完全对应。在成人，一般粗略的推算方法是（图17-2）：上颈髓（C_1 ~ C_4）大致与同序数椎骨的椎体相对应；下颈髓（C_5 ~ C_8）和上胸髓

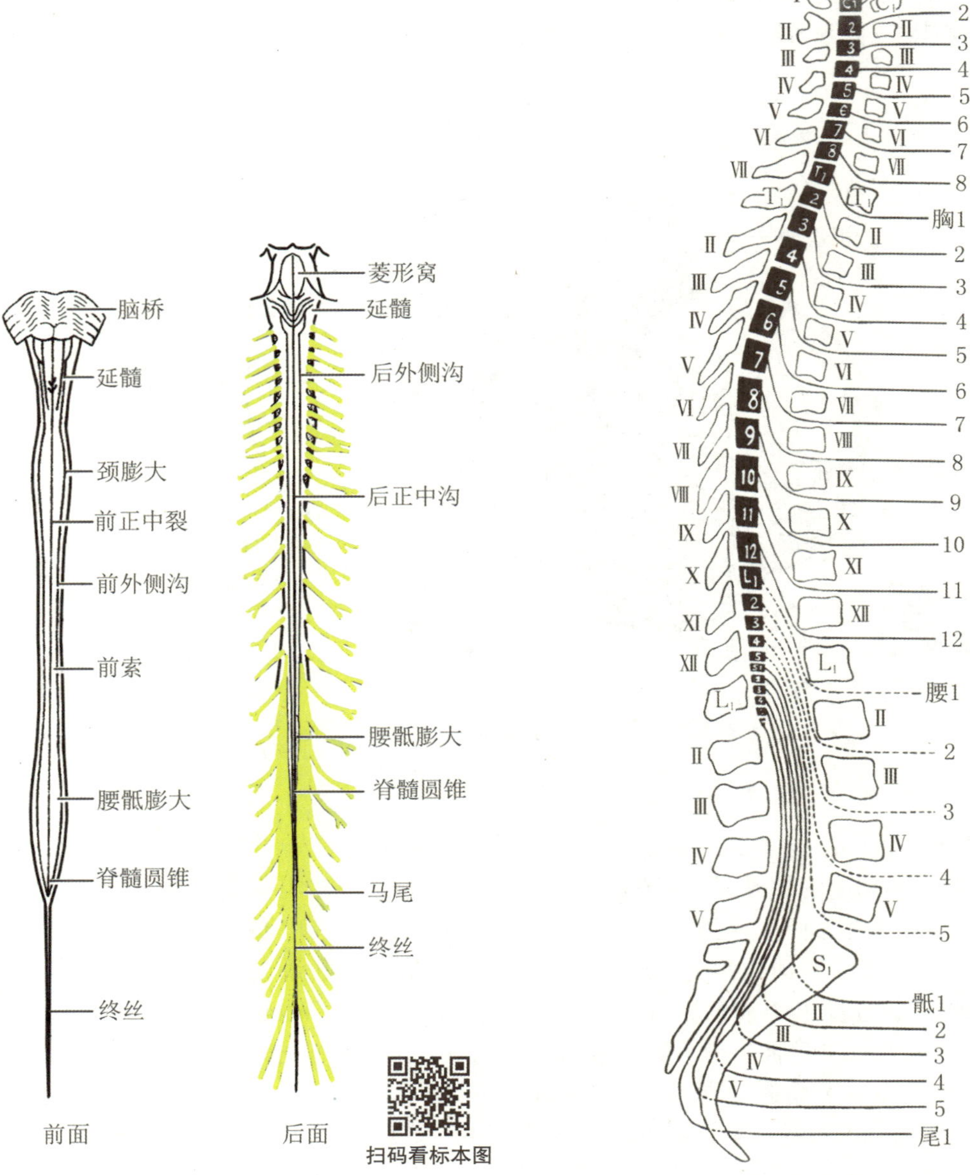

图 17-1 脊髓的外形

图 17-2 脊髓节段与椎骨序数的位置关系模式图

（T_1 ~ T_4）与同序数椎骨的上一节椎体平对；中胸部的脊髓（T_5 ~ T_8）约与同序数椎骨上2节椎体平对；下胸部的脊髓（T_9 ~ T_{12}）约与同序数上3节椎体平对；腰髓平对第10~12胸椎体；骶髓和尾髓约平对第1腰椎体。了解脊髓节段与其对应椎体的平面位置关系，对于脊髓病变定位诊断和手术切口的选择均有一定意义。

二、脊髓的内部结构

脊髓由灰质和白质组成。从横切面观察脊髓，可见正中央有**中央管 central canal**，是胚胎神经管的遗迹，以盲端终止于脊髓下端；中央管下端的稍膨大处，称为终室，随着年龄增长则逐渐减小。围绕中央管周围是“H”形或蝶形的灰质，由神经元的胞体、神经胶质和纵横交织的神经纤维构成；灰质的外周是白质，主要由纵行排列的纤维束组成（图17–3）。

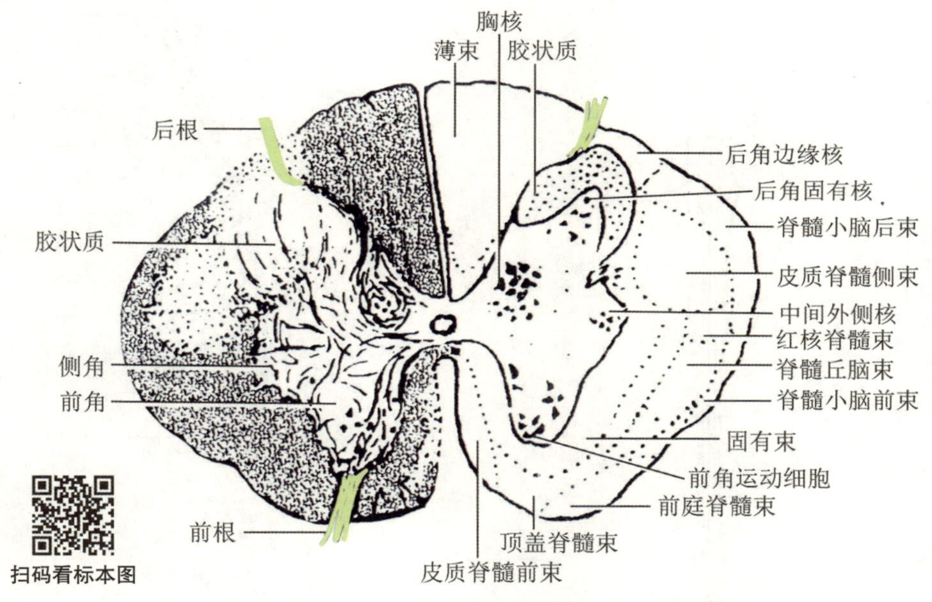

图17–3　新生儿脊髓颈膨大的水平切面

（一）灰质

灰质 gray matter 是神经元胞体、树突、神经胶质和血管等的复合体，内有各种不同大小、形态和功能的神经元，其中大多数神经元的胞体往往集聚成群或成层，称为神经核或板层。在纵切面上，灰质纵贯成柱；在横切面上，这些灰质柱呈突起状，称为角。中央管前、后的横条灰质，称为灰质连合，将左、右侧灰质联系在一起。每一侧灰质可见分别向前、后方伸出的**前角 anterior horn** 和**后角 posterior horn**，在胸髓和上部腰髓（L_1 ~ L_3）还可见向外侧伸出细小的**侧角 lateral horn**。前、后角之间的宽阔区域为**中间带 intermediate zone**。前角内含有大型运动细胞，其轴突贯穿白质，经前外侧沟走出脊髓，组成前根。后角内的感觉细胞，有痛觉和温度觉的第二级神经元。

根据Rexed（20世纪50年代）对猫脊髓板层的研究，Schoenen（1973年）、Schoenen和Faull（1990年）提供了被普遍认可的人类脊髓灰质的板层模式，将脊髓灰质分为10个

板层，这些板层从后向前分别用罗马数字Ⅰ～Ⅹ命名（图17–4）。Rexed分层模式已被广泛用于对脊髓灰质构筑的描述。

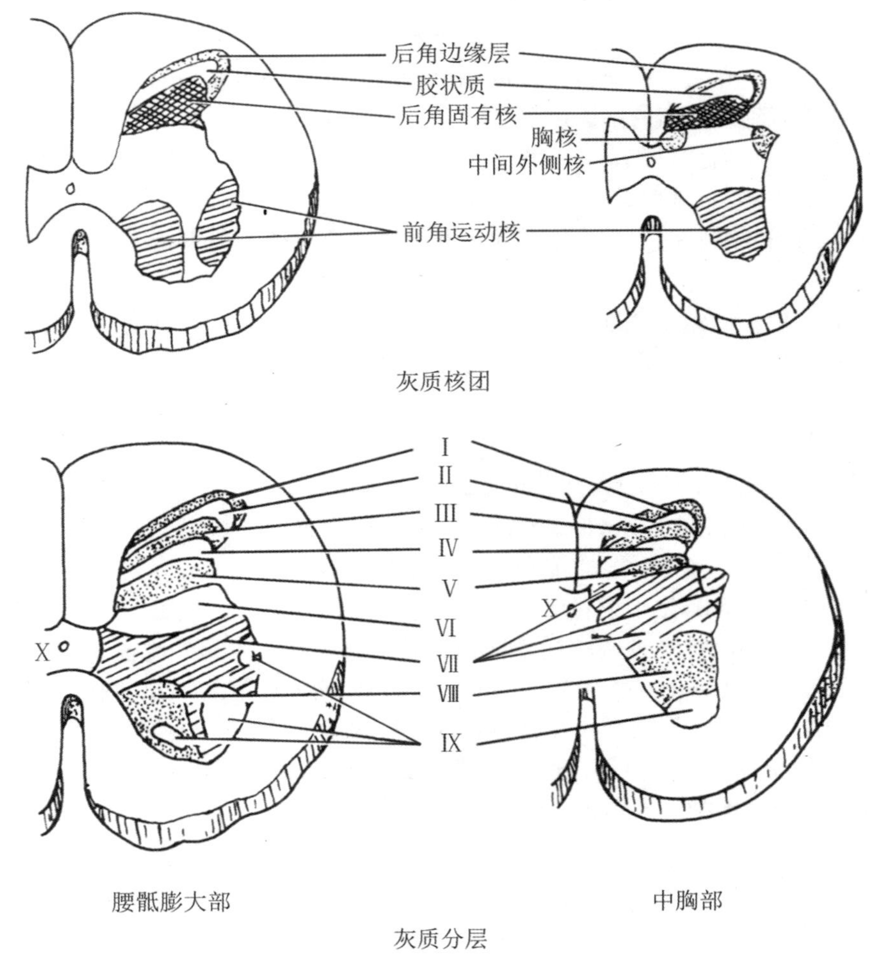

图17–4 脊髓灰质主要核团及Rexed分层模式图

1. 板层Ⅰ 又称为边缘层，薄而边界不清楚，呈弧形罩在后角的背侧缘，与白质相邻，内有粗细不等的纤维束穿过，呈海绵状。此层在腰骶膨大处最清楚，内含有**后角边缘核 posteromarginal nucleus**，接受后根的传入纤维，发出的纤维参与组成脊髓丘脑束。

2. 板层Ⅱ 占据灰质后角头的大部分，贯穿脊髓全长，由大量密集的小型神经元组成。呈胶状质样，称为**胶状质 substantia gelatinosa**。此层接受后根外侧部传入纤维（薄髓或无髓纤维）侧支和从脑干下行的纤维，发出纤维在周围白质中向上、下行若干脊髓节段，与相邻节段的Ⅰ～Ⅳ层神经元构成突触。此层对分析、加工脊髓的感觉信息，特别是痛觉信息起重要作用。

3. 板层Ⅲ 与前两层平行。此层与板层Ⅱ相比，其多数神经元胞体略大，形态多样，但细胞的密度略小。该层内还含有有髓纤维。

4. 板层Ⅳ 较厚，细胞排列较疏松，其大小不一，以圆形、三角形和星形细胞居多。板层Ⅲ和板层Ⅳ内较大的细胞群，称为**后角固有核 nucleus proprius**。此两层都接受大量的后根传入纤维，发出的纤维联络不同脊髓节段，并进入白质形成纤维束。板层Ⅰ～Ⅳ是皮肤感受外界痛、温、触、压觉等刺激的初级传入纤维终末和侧支的主要接受区，故属于外感受区。板层Ⅰ～Ⅳ发出纤维到节段内和节段间，参与许多复杂的多突触反射通路，以及发出上行纤维束到达更高的平面。

5. 板层Ⅴ 位于后角颈部，细胞形态大小不一，除胸髓以外，可分为内侧部和外侧部两部分。外侧部占1/3，细胞较大。内侧部占2/3，与后索分界明显。此层接受来自皮肤、肌和内脏传入的细纤维。此部许多细胞发出纤维越边至对侧白质上行，是组成脊髓丘脑束的主要成分。

6. 板层Ⅵ 位于后角基底部。在颈膨大和腰骶膨大处最发达，分为内、外侧部。此部接受后根传入纤维，但纤维相对较粗，与皮肤、肌和一些较深结构的感觉有关。

板层Ⅴ～Ⅵ接受后根本体感觉性初级传入纤维，以及自大脑皮质运动区、感觉区和皮质下结构的大量下行纤维，因此这两层与调节运动有密切关系。

7. 板层Ⅶ 占据中间带的大部分，在颈膨大和腰骶膨大处，还伸向前角。此层含有一些易于分辨的核团：**胸核 nucleus thoracicus** 又称为背核，仅见于 C_8 ～ L_3 节段，位于后角基底部内侧，主要接受后根的传入纤维，发出脊髓小脑后束上行至小脑。**中间内侧核 intermediomedial nucleus** 位于第Ⅶ层最内侧、第Ⅹ层的外侧，占脊髓全长，接受后根传入的内脏感觉纤维，发出纤维到内脏运动神经元并上行至脑。**中间外侧核 intermediolateral nucleus** 位于 T_1 ～ L_2（或 L_3）脊髓节段的侧角，是交感神经节前神经元胞体所在的部位，即交感神经的低级中枢，发出纤维经脊神经前根进入脊神经，再经白交通支到交感干。在 S_2 ～ S_4 脊髓节段板层Ⅶ的外侧部有**骶副交感核 sacral parasympathetic nucleus**，是至盆腔脏器的副交感神经节前神经元胞体所在的部位。

8. 板层Ⅷ 由大小不等、形态各异的细胞组成，为脊髓固有的中间神经元。此层细胞接受邻近板层的纤维终末和一些下行纤维束（如网状脊髓束、前庭脊髓束、内侧纵束）的终末，发出纤维到第Ⅸ层，直接或通过兴奋 γ 运动神经元间接影响 α 运动神经元。

9. 板层Ⅸ 是一些排列复杂的核柱，易于分辨，由前角运动神经元和中间神经元组成，位于前角的最腹侧。在颈膨大和腰骶膨大处的前角运动神经元可分为内、外侧群。内侧群位于前角腹内侧部，又称为**前角内侧核 medial nucleus of anterior horn**，支配躯干的固有肌；外侧群由若干亚群组成，位于Ⅶ层外前方，又称为**前角外侧核 lateral nucleus of anterior horn**，支配四肢肌。前角运动神经元包括大型的 α 运动神经元和小型的 γ 运动神经元：α 运动神经元的纤维支配骨骼肌的梭外肌纤维，引起关节运动；γ 运动神经元支配梭内肌纤维，其作用与肌张力的调节有关。此层有一些小型的中间神经元即 Renshaw 细胞，位于前角的腹内侧部，它们接受 α 运动神经元轴突的侧支（属于胆碱能神经元的终末），而它们本身发出的轴突（属于甘氨酸能神经元的终末）反过来与同一个或其他的 α 运动神经元形成突触，对 α 运动神经元起抑制作用，形成负反馈环路。当 α 运动神经元刺激骨骼肌活动的同时，通过 Renshaw 细胞的反馈抑制，使 α 运动神经元自身受到抑制，从而保证骨骼肌运动的稳定性和精确性。

脊髓前角运动神经元的功能是在脑的各级中枢控制下完成的，是躯干和四肢骨骼肌

反射的低级中枢，并组成运动传导通路（锥体束）的下运动神经元，也是一部分下行传导束和由后根进入的部分纤维终止处。当前角运动神经元受损时（如脊髓前角灰质炎），由于骨骼肌失去了来自该节段 α 运动神经元和 γ 运动神经元的支配，丧失随意运动的能力，肌张力低下，反射活动消失，称为弛缓性瘫痪或软瘫。此外，前角运动神经元对其所支配的肌纤维有营养作用，运动神经元静息时，仍有少量终板小泡破裂，放出微量乙酰胆碱，在终板后膜引起微小电位变化，维持肌纤维的正常代谢。当脊髓灰质前角被破坏时，肌纤维就会发生代谢障碍，一般在受损 2 周后，骨骼肌出现萎缩。

10. 板层Ⅹ 位于中央管周围，包括灰质前、后连合。某些后根的纤维终于此处。

（二）白质

白质 white matter 位于灰质的外周，借脊髓表面的纵沟可分为前索、外侧索和后索三部分。前正中裂与前外侧沟之间为**前索 anterior funiculus**，前、后外侧沟之间为**外侧索 lateral funiculus**，后外侧沟与后正中沟之间为**后索 posterior funiculus**。在中央管前方，左、右侧前索之间有纤维横越，称为**白质前连合 anterior commissure of white matter**。在灰质后角基部的外侧与外侧索白质之间，灰、白质混合交织形成网状结构。

在脊髓白质中的上、下行纤维数量很多，由有髓纤维和无髓纤维形成的纤维束组成，大致可分为三类：①上行纤维束，分别投射到背侧丘脑、小脑和脑干的许多核团；②下行纤维束，从大脑皮质或脑干内的有关神经核团投射到脊髓；③固有束，为短的脊髓固有纤维，这些纤维把脊髓内部各节段联系起来。脊髓固有纤维本身含有上、下行走行的纤维，主要紧靠脊髓灰质分布，共同组成**脊髓固有束 fasciculus proprius**。

后根进入带位于白质的后索与外侧索之间、灰质后角背侧的部位，是后根纤维进入灰质所经过的地方。每个后根都分成 6 ~ 8 个根丝进入脊髓，每个分支中的轴突都分成内、外侧部。外侧部主要由细的无髓纤维和薄髓纤维组成。这些纤维共同组成**背外侧束 dorsolateral fasciculus**，从此束发出纤维或纤维侧支进入后角。这些细纤维以传导痛觉和温度觉信息为主，主要止于灰质Ⅰ、Ⅱ和Ⅴ层。后根内侧部粗纤维传导痛、温觉以外的感觉信息，特别是本体感觉和触、压觉。这些纤维从后角内侧进入灰质。不少来自肌梭的纤维可与Ⅸ层的运动神经元构成突触，这是形成骨骼肌牵张反射的结构基础。

1. 上行传导束 又称为感觉传导束，由躯干、四肢接受的各种感觉刺激，经脊神经后根传入脊髓，脊髓内的上行传导束则把后根传入的各种冲动直接或间接地经过中继向上传导到脑的不同部位。脊髓内的上行传导束包括薄束和楔束、脊髓丘脑束、脊髓小脑束。

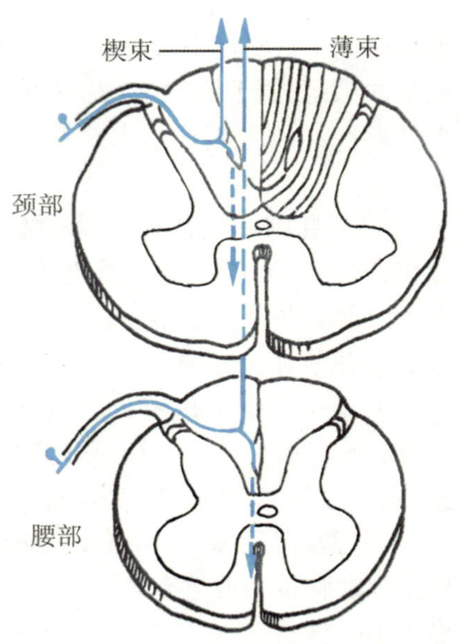

图 17-5 薄束和楔束

（1）**薄束 fasciculus gracilis** 和 **楔束 fasciculus cuneatus**：是脊神经后根内侧部的粗纤维在同侧后索的直接延续（图 17-5）。薄束起自同侧脊髓第 5 胸节以下的脊神经节细胞的中枢突，楔束起自同侧脊髓第 4 胸节以上的脊神经节细胞的中枢突。这些脊神经节

细胞的周围突分布于肌、肌腱、关节和皮肤的感受器，中枢突经后根内侧部进入脊髓后索形成薄、楔束上行，止于延髓的薄束核和楔束核。薄束在脊髓第5胸节以下占据后索的全部，在 T_4 以上只占据后索的内侧部；楔束位于后索的外侧部。由于薄、楔束的纤维是自骶、腰、胸、颈部由下而上按顺序进入的，因此在后索中来自各节段的纤维有明确的定位。薄、楔束分别传导来自同侧下半身和上半身的肌、肌腱、关节、皮肤的本体感觉（肌、肌腱、关节的位置觉、运动觉和震动觉）和精细触觉（如通过触摸辨别物体纹理粗细和两点距离）的信息。当脊髓后索病变时，本体感觉和精细触觉的信息不能向上传入大脑皮质，在患者闭目时，不能确定自己肢体所处的位置，站立时身体摇晃倾斜，运动时出现感觉性共济失调，同时患者精细触觉丧失，如不能辨别物体的性状、纹理粗细等。

（2）脊髓丘脑束：可分为脊髓丘脑侧束和脊髓丘脑前束（图17–6）。

脊髓丘脑侧束 lateral spinothalamic tract 位于外侧索的前半部，并与其邻近的纤维束有重叠，传递由后根细纤维传入的痛、温觉信息。**脊髓丘脑前束 anterior spinothalamic tract** 位于前索，前根纤维的内侧，传递由后根粗纤维传入的粗触觉、压觉信息。脊髓丘脑束主要起自脊髓灰质Ⅰ层和Ⅳ～Ⅶ层，纤维经白质前连合越边后在同一脊髓节段或上1~2脊髓节段的外侧索和前索上行（但脊髓丘脑前束含有少部分不交叉的纤维），止于背侧丘脑。脊髓丘脑束的纤维在脊髓有明确定位，即来自脊髓骶、腰、胸、颈节的纤维，由外向内依次排列。一侧脊髓丘脑束损伤时，损伤平面对侧1~2脊髓节段以下的区域出现痛、温觉的减退或消失。由于后索传递精细触觉的存在，故脊髓丘脑束损伤后对触觉影响不大。

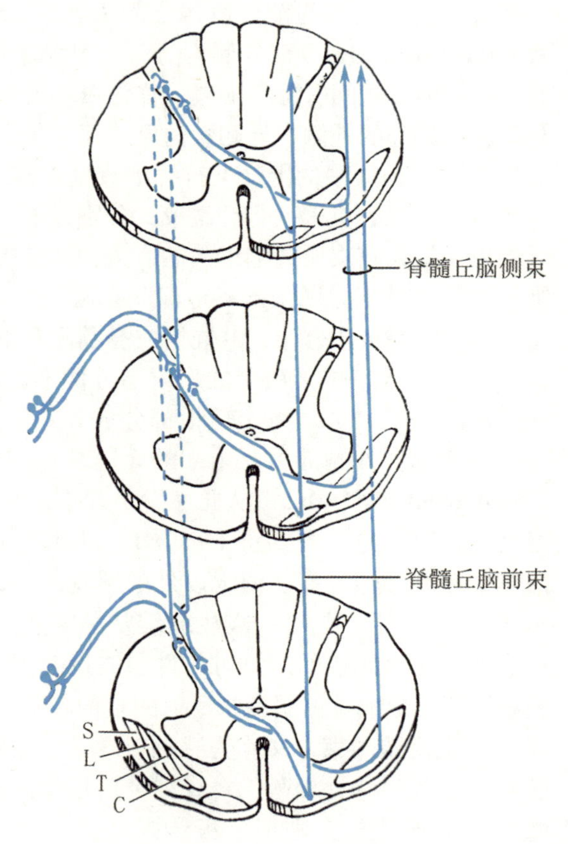

图17–6　脊髓丘脑侧束和前束

（3）脊髓小脑束：分为脊髓小脑前、后束，分别位于外侧索周边的前、后部，将下肢和躯体下部的深感觉信息（主要为肌腱、关节的深感觉）分别经小脑上、下脚传入至小脑蚓部皮层，与运动和姿态的调节有关。后束传递的信息可能与肢体的个别肌的精细运动和姿势的协调有关，前束所传递的信息则与整个肢体的运动和姿势有关。

脊髓小脑后束 posterior spinocerebellar tract 位于外侧索周边的后部，主要起自同侧板层Ⅶ的胸核，但也有来自对侧背核经白质前连合交叉过来的少量纤维，上行经小脑下脚终于小脑皮质。由于胸核位于胸髓和上腰髓，因此此束仅见于 L_2 以上的脊髓节段。

脊髓小脑前束 anterior spinocerebellar tract 位于脊髓小脑后束的前方，主要起自腰

骶膨大节段Ⅴ～Ⅶ层的外侧部，即相当于后角基底部和中间带的外侧部，大部分交叉至对侧上行，小部分在同侧上行，经小脑上脚进入小脑皮质。

2. 下行传导束　又称为运动传导束，起自脑的不同部位，直接或间接止于脊髓灰质前角或侧角。支配骨骼肌的下行纤维束，分为锥体系和锥体外系，前者包括皮质脊髓束和皮质核束。

（1）**皮质脊髓束 corticospinal tract**：由大脑皮质中央前回和其他一些皮质区域发出，下行至延髓的锥体交叉（图 17-7），其中大部分（75%~90%）纤维交叉至对侧，称为**皮质脊髓侧束 lateral corticospinal tract**；少量未交叉的纤维在同侧下行，称为**皮质脊髓前束 anterior corticospinal tract**，另有少量不交叉的纤维沿同侧外侧索下行，称为皮质脊髓前外侧束（Barne 前外侧束）。

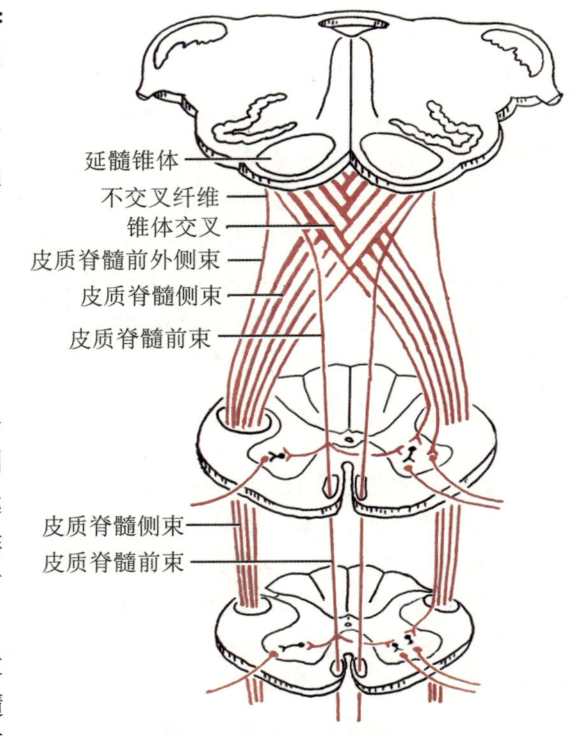

图 17-7　皮质脊髓束

皮质脊髓侧束在脊髓外侧索后部下行，直达骶髓（S_4），逐渐终于同侧灰质板层Ⅳ～Ⅸ，来自额叶的纤维可以直接与外侧群的前角运动神经元（主要是支配肢体远端肌的运动神经元）相突触。束内纤维排列由内向外依次为到达颈、胸、腰、骶节的纤维。

皮质脊髓前束在前索最内侧下行，大多数纤维经白质前连合交叉终于对侧脊髓灰质前角细胞，一部分纤维始终不交叉而终止于同侧脊髓灰质前角细胞。此束仅存在于脊髓的中胸部以上。

皮质脊髓前外侧束由不交叉的纤维组成，沿侧束的前外侧部下降，大部分纤维终于颈髓灰质前角，小部分纤维可到达腰、骶髓灰质前角。

脊髓灰质前角运动神经元主要接受来自对侧大脑半球的纤维，但也接受来自同侧的少量纤维。支配上、下肢的前角运动神经元只接受对侧大脑半球来的纤维，而支配躯干肌的运动神经元接受双侧皮质脊髓束的支配。当脊髓一侧的皮质脊髓束损伤后，出现同侧损伤平面以下的肢体骨骼肌痉挛性瘫痪（肌张力增高、腱反射亢进等，也称为硬瘫），而躯干肌不瘫痪。当前角运动神经元损伤时，则出现弛缓性瘫痪（表现为随意运动障碍、肌张力降低、反射消失等，又称为软瘫）。

知识链接

脊髓灰质炎是由脊髓灰质炎病毒引起的一种急性传染病，儿童发病较成人高，普种疫苗前尤以婴幼儿患病较多，又称为小儿麻痹症。

脊髓灰质炎病毒属于微小核糖核酸（RNA）病毒科的肠道病毒属。脊髓灰质炎病毒侵犯人体主要通过消化道传播。因此粪便污染饮食经口摄入为本病主要传播途径，直接或间接污染病毒的双手、用品、玩具、衣服、苍蝇等皆可成为传播媒介，饮水污染常引起暴发流行。

患儿感染脊髓灰质炎病毒后，因病毒破坏脊髓灰质前角运动神经元，出现其所支配的骨骼肌瘫痪，表现为弛缓性瘫痪，不对称，腱反射消失，肌张力减退，下肢及大肌群较上肢及小肌群更易受累，但感觉正常。

我国为降低脊髓灰质炎发病率，从1962年起开展了口服脊髓灰质炎疫苗（俗称"糖丸"）的免费接种策略，在2000年完成了中国无脊髓灰质炎目标的使命。随着国家的发展和国力的强盛，我国进一步调整了脊髓灰质炎疫苗的免费接种策略，即自2019年12月起，在全国范围内实施2剂次脊髓灰质炎灭活疫苗和2剂次脊髓灰质炎减毒活疫苗的免疫程序，2月龄和3月龄各接种1剂次脊髓灰质炎灭活疫苗，4月龄和4周岁各接种1剂次2价脊髓灰质炎减毒活疫苗。这种策略的调整，虽然增加了政府财政支出，但可以进一步降低脊髓灰质炎疫苗接种后不良反应的发生率，体现了中国共产党和政府对儿童健康的重视及关怀。

（2）**红核脊髓束 rubrospinal tract**：起自中脑红核，纤维交叉至对侧，在脊髓外侧索内下行，至板层Ⅴ～Ⅶ，在人类此束仅投射至上3个颈髓节段。此束对支配屈肌的运动神经元有较强兴奋作用，与皮质脊髓束一起对肢体远端肌运动发挥重要影响。

（3）**前庭脊髓束 vestibulospinal tract**：起自前庭神经外侧核，在同侧前索外侧部下行，止于灰质板层Ⅷ和部分板层Ⅶ。主要兴奋躯干和肢体的伸肌，抑制屈肌运动神经元，在调节身体平衡中起作用。

（4）**网状脊髓束 reticulospinal tract**：起自脑桥和延髓的网状结构，大部分在同侧下行，行于白质前索和外侧索的前内侧部，止于板层Ⅶ、Ⅷ。主要参与对躯干和肢体近端肌运动的控制。

（5）**顶盖脊髓束 tectospinal tract**：起自中脑上丘，向腹侧走行，在中脑水管周围灰质腹侧经被盖背侧交叉越边，在前索内下行，终止于上段颈髓板层Ⅵ、Ⅷ。兴奋对侧颈肌，抑制同侧颈肌活动。

（6）**内侧纵束 medial longitudinal fasciculus**：位于前索，一些纤维起自中脑中介核、后连合核和Darkschewitsch核及网状结构，大部分来自前庭神经核。此束的纤维主要来自同侧神经核团，部分来自对侧，终于灰质板层Ⅶ、Ⅷ，经中继后再到达前角运动神经元。其作用主要是协调眼球的运动和头、颈部的运动。

（三）网状结构

在脊髓灰质后角基底部的外侧，板层Ⅴ外侧的细胞较大，与纵横交错的纤维交织在一起，形成**网状结构 reticular formation**。与脑干相比，脊髓的网状结构不甚明显。

三、脊髓的功能

脊髓具有传导和反射功能。

1. 传导功能　见本节脊髓白质内的上、下行传导束。

2. 反射功能　**脊髓反射 spinal reflex** 是指脊髓固有的反射，其反射弧并不经过脑，但在正常情况下，其反射活动是在脑的控制下进行的。完成反射的结构为脊髓的固有装置，即脊髓灰质、固有束和前、后根。最简单的脊髓反射弧的神经元只包括一个传入神经元和一个传出神经元，组成单突触反射，一般只局限于一个或相邻一个脊髓节段内，也称为节段内反射。大多数反射弧是由两个以上的神经元组成的，其反射称为多突触反射，即在传入神经元和传出神经元之间还有中间神经元，其轴突在固有束内上、下行数个脊髓节段后，终于前角运动神经元，此种反射称为节段间反射。脊髓反射可分为躯体反射和内脏反射。躯体反射是指骨骼肌的反射活动，如牵张反射、屈曲反射、浅反射等。内脏反射是指一些躯体－内脏反射、内脏－内脏反射和内脏－躯体反射，如竖毛反射、膀胱排尿反射、直肠排便反射等。

（1）牵张反射：属于单突触反射（图 17–8），是最常见的一种骨骼肌反射，包括深反射和肌张力反射。

（2）屈曲反射：是一种保护性反射，属于多突触反射（图 17–9）。如当肢体某处皮肤受到伤害性刺激时会迅速缩回肢体，即属于此种反射。

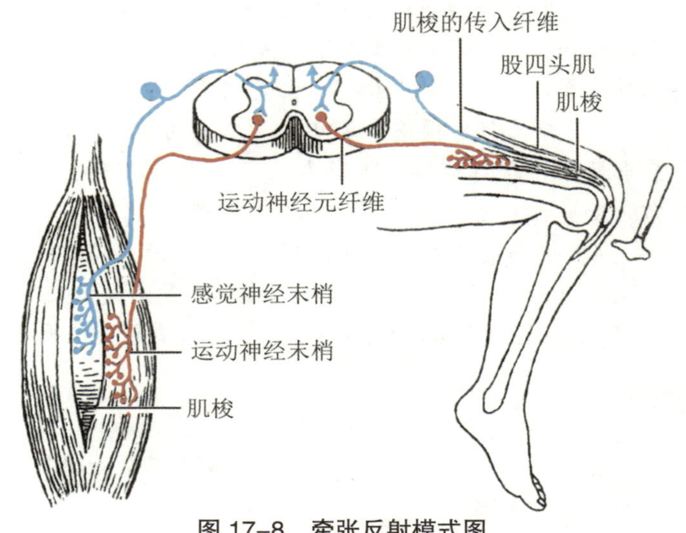

图 17–8　牵张反射模式图

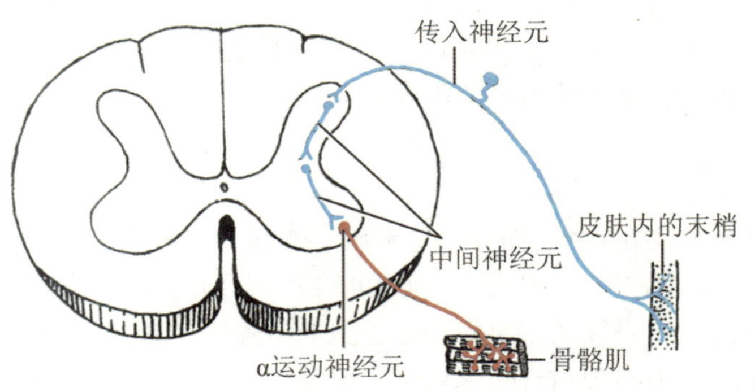

图 17–9　屈曲反射示意图

知识链接

（1）病理反射：有些反射在正常情况下被大脑皮质下行传导束所抑制，只有当上运动神经元受损时，下运动神经元失去了高级中枢的控制，表现出来的反射，如Babinski征，具有临床诊断意义。

（2）脊髓损伤的表现：

1）脊髓全横断：脊髓突然完全横断后，横断平面以下的全部感觉和运动丧失，反射消失，处于无反射状态，称为脊髓休克。数周至数月后，各种反射可逐渐恢复，但由于传导束很难再生，脊髓又失去了脑的易化和抑制作用，因此恢复后的深反射和肌张力较正常人高，离断平面以下的感觉和运动不能恢复。

2）脊髓半横断：可引起损伤平面以下出现布朗－色夸综合征（Brown-Sequard Syndrome）。即伤侧平面以下位置觉、震动觉和精细触觉丧失，同侧肢体痉挛性瘫痪，损伤平面以下的对侧身体痛、温觉丧失。

3）脊髓前角损伤：主要伤及灰质的前角运动神经元，表现为这些细胞所支配的骨骼肌呈弛缓性瘫痪，肌张力低下，腱反射消失，肌萎缩，无病理反射，但感觉无异常，如脊髓灰质炎（小儿麻痹症）患者。

4）中央灰质周围病变：若病变侵犯了白质前连合，则阻断了脊髓丘脑束在此处的交叉纤维，可引起相应部位的痛、温觉消失，而本体感觉和精细触觉无障碍（后索未损伤）。这种现象被称为感觉分离，如脊髓空洞症或髓内肿瘤患者。

第二节　脑

脑 encephalon or brain 位于颅腔内，在成人其平均重约1 400 g，由胚胎时期神经管的前部分化发育而来，可分为端脑、间脑、小脑、中脑、脑桥和延髓六部分。中脑、脑桥和延髓合称为脑干（图17-10、图17-11）。延髓向下经枕骨大孔连接脊髓。随着脑各部的发育，胚胎时期的神经管就在脑各部的内部形成一个连续的脑室系统。

一、脑干

脑干 brain stem 是脑的中轴部分，是端脑、小脑与脊髓相互联系的重要通路，自下而上由延髓、脑桥和中脑三部分组成。延髓和脑桥的背面与小脑相连，它们之间的室腔为第四脑室。此脑室向下与脊髓的中央管相延续，向上连通中脑的中脑水管。延髓尾端在枕骨大孔处与脊髓接续，中脑头端与间脑相接。延髓和脑桥恰卧于颅底的斜坡上。

（一）脑干的外形

1. 脑干的腹侧面　有多处凹陷和膨隆，各部膨隆的深面有纵行的锥体束纤维或神经核，凹陷处则有不同的脑神经穿出。

（1）**延髓 medulla oblongata**：形似倒置的锥体（图17-12），长约3 cm，前面紧靠枕骨基底部，后上方为小脑，下方在枕骨大孔处即相当第1颈神经根部位与脊髓相接，二者

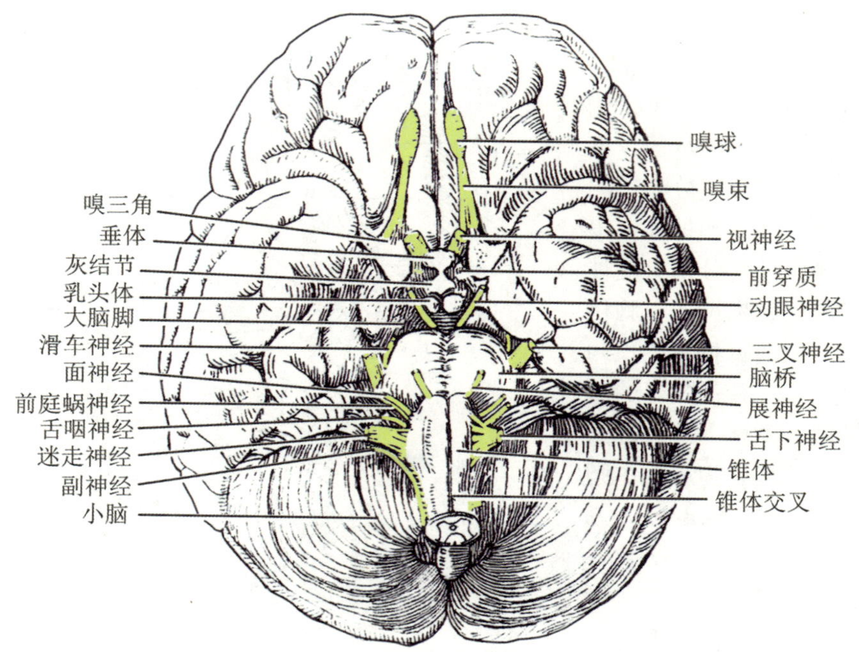

图 17-10 脑的底面观

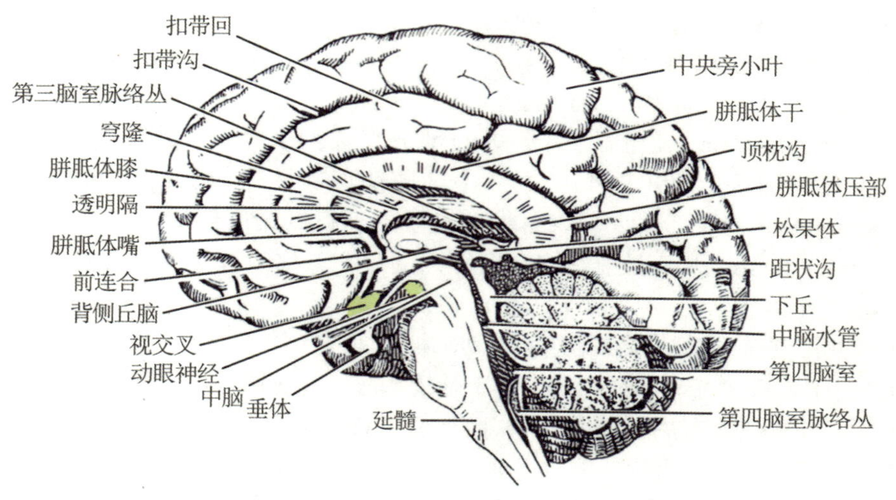

图 17-11 脑的正中矢状切面

外形分界不明显。延髓上端与脑桥在腹侧面以横行的**延髓脑桥沟 bulbopontine sulcus** 分界，在背面则以第四脑室底呈横行的髓纹为界线。

脊髓表面的诸纵行沟裂向上延续到延髓。延髓腹侧面的正中部有前正中裂，与脊髓腹侧面的同名裂相延续，其两侧有纵行隆起的**锥体 pyramid**，主要由大脑皮质运动区发出的下行锥体束纤维聚集形成。在延髓和脊髓交界处，构成锥体的纤维束大部分交叉，在外形上可以看到发辫状的锥体交叉阻塞了前正中裂。锥体的外侧有呈卵圆形隆起的**橄榄 olive**，内含有下橄榄核。橄榄和锥体之间的前外侧沟中有舌下神经根丝出脑。在橄榄背

侧，由上而下可见舌咽神经、迷走神经和副神经根丝与脑相连。

（2）**脑桥 pons**：以其腹侧面宽阔膨隆的基底部为特征，下缘借延髓脑桥沟与延髓分界（图 17–12）。沟中有 3 对脑神经根出入脑，自内侧向外侧分别为展神经、面神经和前庭蜗神经。脑桥上缘与中脑的大脑脚相接，长约 2.5 cm。基底部正中有纵行的基底沟，容纳基底动脉。基底部向外侧逐渐变窄，移行为**小脑中脚 middle cerebellar peduncle**，二者的分界可以三叉神经根（包括粗大的感觉根和位于其前内侧细小的运动根）为标志。延髓、脑桥和小脑的交角处，临床上称为**脑桥小脑三角 cerebellopontine triangle**，前庭蜗神经和面神经根恰好位于此处。

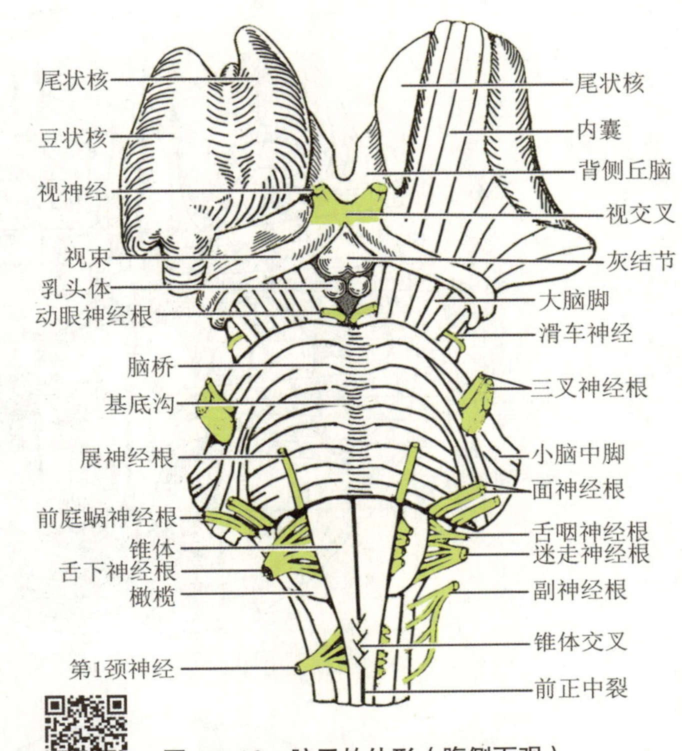

图 17–12　脑干的外形（腹侧面观）

（3）**中脑 midbrain**：是脑干中最短的部分，长约 1.5 cm，其腹侧面上界为间脑的视束，下界为脑桥上缘（图 17–12）。中脑腹侧面有一对粗大的隆起，称为**大脑脚 cerebral peduncle**，其浅部由大量来自大脑皮质的下行纤维所组成。两脚之间为**脚间窝 interpeduncular fossa**，窝底处有许多血管穿入的小孔，称为后穿质，大脑脚的内侧有动眼神经根丝出脑。

脑干腹侧面共有 9 对脑神经相连：①动眼神经（Ⅲ）连于中脑，由脚间窝穿出。②有 4 对脑神经连于脑桥：三叉神经（Ⅴ）连于脑桥基底部和小脑中脚交界处；在延髓脑桥沟内，由内侧向外侧依次有展神经（Ⅵ）、面神经（Ⅶ）和前庭蜗神经（Ⅷ）相连。③有 4 对脑神经连于延髓：在橄榄背外侧自上而下依次有舌咽神经（Ⅸ）、迷走神经（Ⅹ）和副神经（Ⅺ）根丝相连；在锥体和橄榄之间有舌下神经（Ⅻ）根丝相连。

2. 脑干的背侧面

（1）延髓的背侧面：下部形似脊髓，上部中央管敞开为第四脑室，构成菱形窝的下部。在延髓背面下部有隆凸的**薄束结节 gracile tubercle** 和**楔束结节 cuneate tubercle**，其深面有薄束核和楔束核，它们是薄束和楔束终止的核团。在楔束结节的外上方有隆起的**小脑下脚 inferior cerebellar peduncle**，由出入小脑的神经纤维构成，并成为第四脑室外侧界的一部分。

（2）脑桥的背侧面：形成第四脑室底的上半部（图 17–13），此处第四脑室底的外侧壁为左、右**小脑上脚 superior cerebellar peduncle**，两个小脑上脚之间夹有薄层的白质层，称为**上髓帆 superior medullary velum**，参与构成第四脑室顶。

（3）中脑的背侧面：有 2 对圆形隆起，即 1 对**上丘 superior colliculus** 和 1 对 **下丘 inferior colliculus**（图 17–13）。下丘与间脑的内侧膝状体之间的条状隆起，称为下丘臂；联系上丘与间脑的外侧膝状体的条状隆起，称为上丘臂。由于上、下丘的覆盖，胚胎时期的神经管腔在中脑形成**中脑水管 mesencephalic aqueduct**，向下与第四脑室相通。在下丘的下方和上髓帆之间有滑车神经根出脑，它是唯一自脑干背侧面出脑的脑神经。

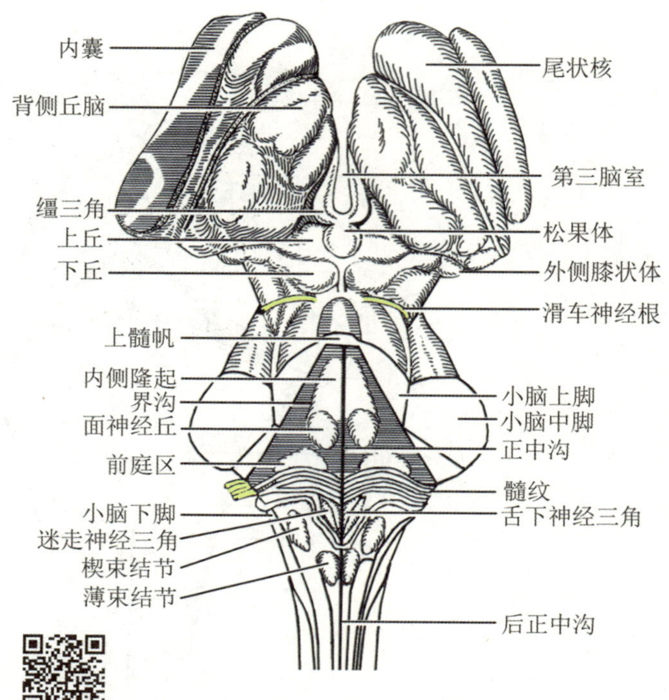

图 17–13　脑干的外形（背侧面观）

（4）**菱形窝 rhomboid fossa**：呈菱形，由延髓上部和脑桥内的中央管在后壁中线处向后敞开形成（图 17–13）。菱形窝即第四脑室底，此窝正中有纵行的正中沟，将窝分为左、右侧对称的两半。自正中沟中部向外侧至外侧角的数条浅表的横行纤维束，称为**髓纹 striae medullares**，为脑桥和延髓在脑干背面的分界线，将菱形窝分为上、下两部分。此沟外侧有纵行的**界沟 sulcus limitans**，将每一半菱形窝分成内侧区和外侧区。外侧区呈三角形，称为前庭区，深面有前庭神经核。前庭区的外侧角上有一个小隆起，称为听结节，内隐蜗神经背侧核。界沟与正中沟之间的内侧区，称为**内侧隆起 medial eminence**，其髓纹以下的延髓部可见两个三角：迷走神经三角位于外侧，内含有迷走神经背核；舌下神经三角位于背内侧，内有舌下神经核。靠近髓纹上方，内侧隆起上有一个圆形隆突，称为**面神经丘 facial colliculus**，内含有展神经核。在界沟上端，有一个颜色呈蓝黑色的小区域，称为蓝斑，深面含有黑色素的去甲肾上腺素能神经元。

3. 第四脑室 fourth ventricle　第四脑室的顶朝向小脑，前部由小脑上脚和上髓帆组成，后部由下髓帆和第四脑室脉络组织形成（图 17–11、图 17–14）。**下髓帆 inferior medullary velum** 也是一块薄片白质，它与上髓帆都伸入小脑，以锐角相汇合。附于下髓帆和菱形窝下角之间的部分，朝向室腔的是一层上皮性室管膜，其表层有软膜和血管被覆，它们共同形成第四脑室脉络组织。脉络组织上的一部分血管反复分支缠绕成丛，夹带着软膜和室管膜上皮突入室腔。第四脑室借脉络组织上的 3 个孔与蛛网膜下隙相通。第四脑室正中孔不成对，位于菱形窝下角尖部的正上方；第四脑室外侧孔成对（图 17–15），开口于第四脑室的外侧尖端。

（二）脑干的内部结构

主要由灰质和白质构成，但较脊髓更为复杂，同时还出现了大面积的网状结构。与脊髓相比较，脑干的内部结构出现了以下变化特征：

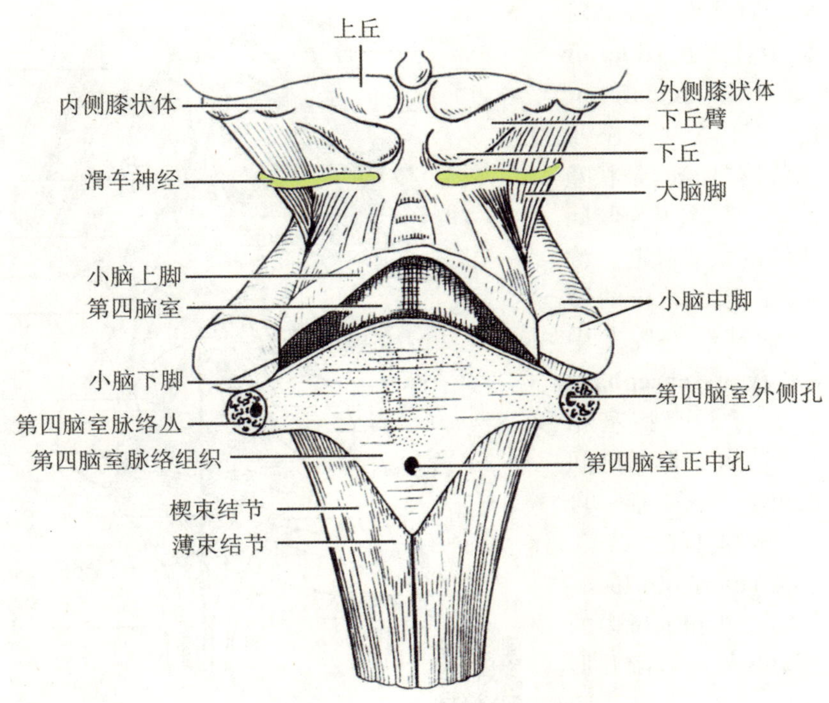

图 17–14　第四脑室脉络丛

延髓下部的结构类似脊髓，中央管依然保留，但逐渐移向背侧。至延髓上部和脑桥，中央管由背侧向两侧展开形成菱形窝，与小脑共同围成第四脑室。因而原先围绕在中央管周围的灰质也相应向两侧展开，分布于菱形窝表面且变成第四脑室的室底灰质；同时，脊髓灰质内由前角至后角依次为躯体运动核、内脏运动核和感觉性核团的腹、背侧排列关系，在脑干的室底灰质则变成了由中线向两侧的内侧、外侧排列关系，内侧为运动，外侧为感觉。脊髓内围绕在灰质周围的白质结构至脑干中部则被推挤到脑干的腹外侧部。这样，脊髓内灰质和白质的内、外侧排列关系在脑干的大部分区域则变成了背侧、腹侧排列关系。

脑干内的灰质不再像脊髓内的灰质那样相互连续成纵贯脑干全长的灰质柱，而是聚合成彼此相互独立的各种神经核。在脑干内，功能相同的脑神经核排列成断续的纵行细胞柱，称为功能柱。

脊髓灰质的神经核团基本上都与脊神经相联系；而脑干灰质的神经核团除包含与脑神经直接联系的脑神经核外，由于经过脑干的上行或下行的长纤维束及脑干与小脑联系的纤维，有的终止于脑干，有的则在脑干内中继，因此又出现了许多与纤维束中继有关的神经核团——中继核。

在灰质与白质之间区域出现的网状结构面积急剧扩大，结构更加复杂，其中包含了生命中枢中许多重要的神经核团（网状核），如心跳、血压和呼吸中枢等。

1. 灰质　主要位于脑干背侧，分散成不连续的团块，称为神经核。脑干的神经核分为脑神经核和非脑神经核，脑神经核与第Ⅲ ~ Ⅻ对脑神经发生联系；非脑神经核即传导通路

的中继核和网状核，中继核如薄束核和楔束核等，网状核位于脑干网状结构中。

（1）**脑神经核 cerebral nucleus**：脑神经中除嗅神经和视神经外，第Ⅲ ~ Ⅻ对脑神经均出入脑干。因此，脑神经核就成为脑干诸神经核团中的重要部分。脑神经核可分为两大类：接受脑神经中感觉成分传入的核团，称为脑神经感觉核；发出传出纤维经脑神经支配效应器活动的核团，称为脑神经运动核。

已知脊髓灰质内含有与脊神经内 4 种纤维成分相对应的 4 种核团：脊神经内的躯体运动纤维，起始于脊髓灰质前角运动核；内脏运动纤维，起始于脊髓灰质侧角的交感神经核或骶副交感核；内脏感觉纤维，终止于脊髓灰质的中间内侧核；躯体感觉纤维则直接或间接终止于脊髓灰质后角的有关核团。

在生物进化过程中，随着头部出现高度分化的视、听、嗅、味觉感受器，以及由鳃弓演化形成的面部和咽、喉部骨骼肌，与脊神经相比，脑神经的纤维成分变得更加复杂，含有 7 种不同性质的纤维，脑干内部也随之出现了与其相应的 7 种脑神经核团（图 17–15）。

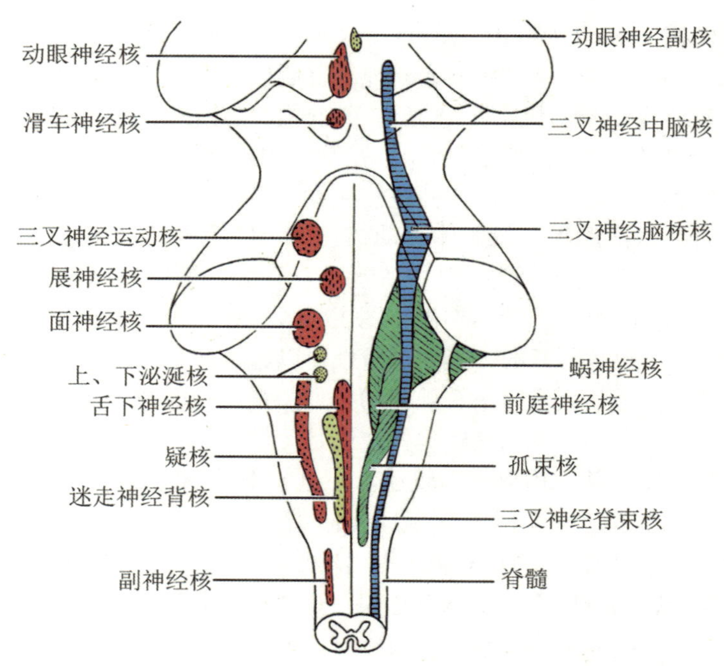

图 17–15　脑神经核在脑干背侧面的投影

一般躯体运动核 general somatic motor nucleus 共 4 对，自上而下依次为动眼神经核、滑车神经核、展神经核和舌下神经核，相当于脊髓灰质的前角运动核。它们发出一般躯体运动纤维，分别支配由肌节衍化的眼球外肌和舌肌的随意运动。

特殊内脏运动核 special visceral motor nucleus 共 4 对，位于一般躯体运动核的腹外侧的网状结构内，自上而下依次为三叉神经运动核、面神经核、疑核和副神经核。它们发出特殊内脏运动纤维支配由鳃弓衍化形成的表情肌、咀嚼肌、咽喉肌和胸锁乳突肌、斜方

肌。将鳃弓衍化的骨骼肌视为“内脏”，是因为在种系发生上，鳃弓与属于内脏的呼吸功能有关。

一般内脏运动核 common visceral motor nucleus 又称为副交感神经核，共4对，分别为动眼神经副核、上泌涎核、下泌涎核和迷走神经背核，相当于脊髓的骶副交感核。它们发出一般内脏运动（副交感神经）纤维，管理头、颈、胸、腹部平滑肌和心肌的收缩及腺体的分泌。

一般内脏感觉核 common visceral sensory nucleus 只有1对，即孤束核下部，相当于脊髓灰质的中间内侧核，接受来自内脏器官、心血管系统的一般内脏感觉纤维。

特殊内脏感觉核 special visceral sensory nucleus 即孤束核头端，接受来自味蕾的味觉传入纤维。

一般躯体感觉核 general somatosensory nucleus 共3对，位于内脏感觉核的腹外侧，纵贯脑干的全长。根据位置分为三叉神经中脑核、三叉神经脑桥核和三叉神经脊束核，相当于脊髓灰质后角Ⅰ～Ⅵ层细胞，并与之相连续。它们接受来自头面部皮肤和口、鼻腔黏膜的一般躯体感觉冲动。

特殊躯体感觉核 special somatosensory nucleus 共2对，分别为位于前庭区深面的前庭神经核、蜗神经腹侧核和听结节深面的蜗神经背侧核，接受来自内耳的平衡觉和听觉纤维。将听觉和平衡觉归入“躯体感觉”，是由于内耳膜迷路在发生上起源于外胚层。

以上七类脑神经核根据其性质和功能，在脑干内按照以下规律纵行排列成6个功能柱：①在第四脑室室底灰质中，运动性神经核柱位于界沟内侧，感觉性神经核柱位于界沟外侧；②由中线向两侧依次为一般躯体运动核柱、一般内脏运动核柱、一般和特殊内脏感觉核柱和特殊躯体感觉核柱；③特殊内脏运动核柱和一般躯体感觉核柱则位于室底灰质（或中央灰质）的腹外侧的网状结构内（图17–16、图17–17）。6个脑神经核柱并非纵贯脑干的全长，它们多数是断开的，其中每个柱可以包含若干功能相同的神经核团。这些代表不同功能的核柱在脑干灰质内呈有规律的排列关系。一般说来，感觉柱位于界沟的外侧，运动柱位于界沟的内侧；无论是感觉核柱还是运动核柱，凡是与内脏相关的均靠近界沟；相反，凡是与躯体相关的均离界沟较远。在这七类中，所谓的“一般”，是指脊髓和脑干中共有的核柱，它们之间实际上互为延续；“特殊”则是指仅见于脑干，与特殊感觉器和鳃弓衍化物有关的核柱，而在脊髓中是没有类似功能核团存在的。但是，必须说明，一般内脏感觉柱和特殊内脏感觉柱实际上是同一个核柱，即孤束核。此核的上端接受味觉纤维，其余部分接受一般内脏感觉纤维。因此，脑干内只有6个脑神经核柱。

1）一般躯体运动核：

动眼神经核 nucleus of oculomotor nerve 位于中脑上丘平面，中脑水管周围灰质的腹侧部（图17–15、图17–17、图17–18）。发出一般躯体运动纤维经脚间窝出脑，组成动眼神经，支配眼球的上直肌、下直肌、内直肌、下斜肌和上睑提肌的运动。

滑车神经核 nucleus of trochlear nerve 位于中脑下丘平面，中脑水管周围灰质的腹侧部，动眼神经核的下方（图17–15、图17–17、图17–19）。发出一般躯体运动纤维，在上髓帆内左、右侧交叉后，经下丘下方出脑组成滑车神经，支配眼球的上斜肌运动。

展神经核 nucleus of abducent nerve 位于脑桥下部室底灰质、面神经丘的深面（图17–15、图17–17、图17–20、图17–25）。发出一般躯体运动纤维，经延髓脑桥沟内侧部

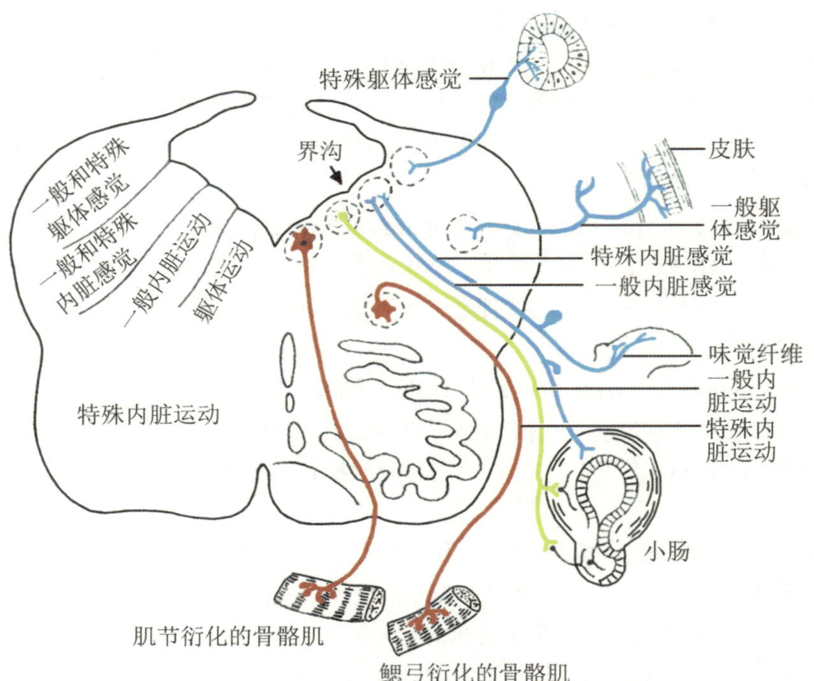

图 17-16 脑干内神经核的排列及分布

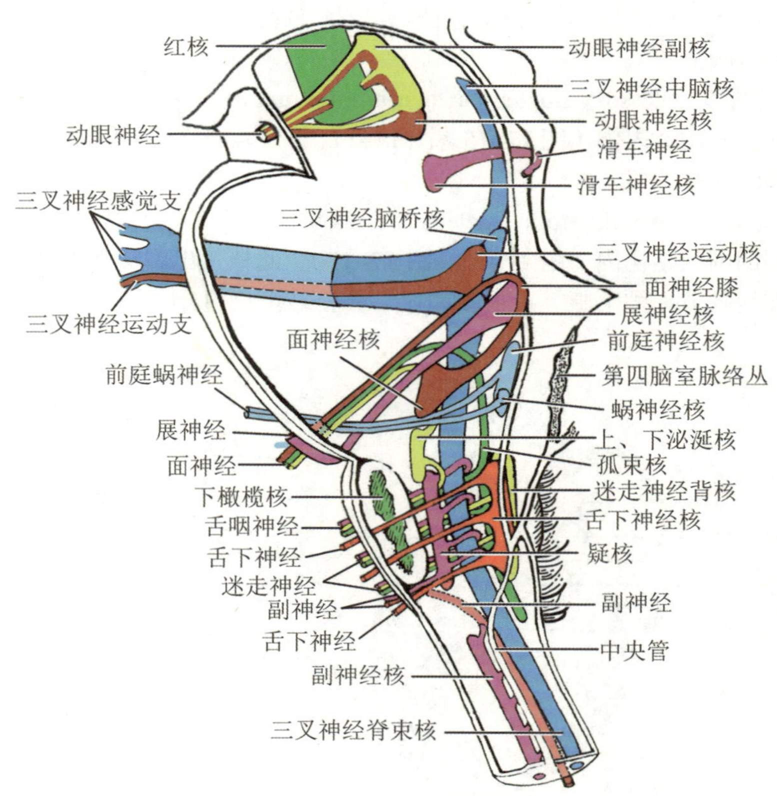

图 17-17 脑神经核与脑神经关系模式图

出脑组成展神经，支配眼球的外直肌运动。

舌下神经核 nucleus of hypoglossal nerve 位于延髓上部室底灰质内，舌下神经三角的深面（图 17–15、图 17–17、图 17–22、图 17–26）。发出纤维经锥体与橄榄之间出延髓组成舌下神经，支配同侧舌内肌和大部分舌外肌的运动。

2）特殊内脏运动核：

三叉神经运动核 motor nucleus of trigeminal nerve 位于脑桥中部的网状结构内（图 17–15、图 17–17、图 17–23、图 17–28）。三叉神经根纤维紧邻其外侧，发出特殊内脏运动纤维组成三叉神经运动根加入三叉神经，支配咀嚼肌、二腹肌前腹、下颌舌骨肌等由鳃弓衍化的骨骼肌运动。

面神经核 nucleus of facial nerve 位于脑桥下部，脑桥被盖腹外侧的网状结构内（图 17–15、图 17–17、图 17–25）。此核发出特殊内脏运动纤维，绕过展神经核背侧形成**面神经膝 genu of facial nerve**（图 17–25），经面神经核外侧出脑组成面神经的运动根，支配面部表情肌。

疑核 nucleus ambiguus 位于延髓内下橄榄核背外侧的网状结构中，纵贯延髓的全长（图 17–15、图 17–17、图 17–21、图 17–22）。发出特殊内脏运动纤维加入舌咽神经、迷走神经，支配咽、喉部和食管上段骨骼肌的运动。

副神经核 accessory nucleus 位于疑核的下方，延伸至上 5~6 节颈髓的前角背外侧（图 17–15、图 17–17、图 17–27）。其上部发出纤维组成副神经的颅根，加入迷走神经，支配咽喉肌；下部发出纤维组成副神经的脊髓根，支配胸锁乳突肌和斜方肌。

3）一般内脏运动核：

动眼神经副核 accessory nucleus of oculomotor nerve 又称为 E–W 核，位于中脑上丘平面的动眼神经核的背内侧（图 17–15、图 17–17、图 17–18）。发出的纤维加入动眼神经，支配睫状肌和瞳孔括约肌。

上泌涎核 superior salivatory nucleus 位于脑桥的最下端，该核的神经元散在于面神经核尾侧周围的网状结构内（图 17–15、图 17–17）。此核发出副交感神经节前纤维，加入面神经，管理泪腺、下颌下腺、舌下腺和口、鼻腔黏膜腺的分泌。

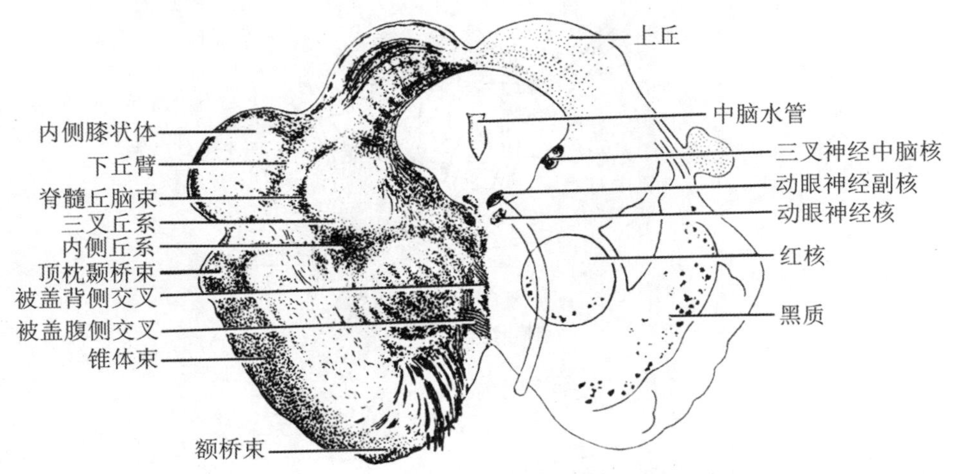

图 17–18　经中脑上丘的水平切面

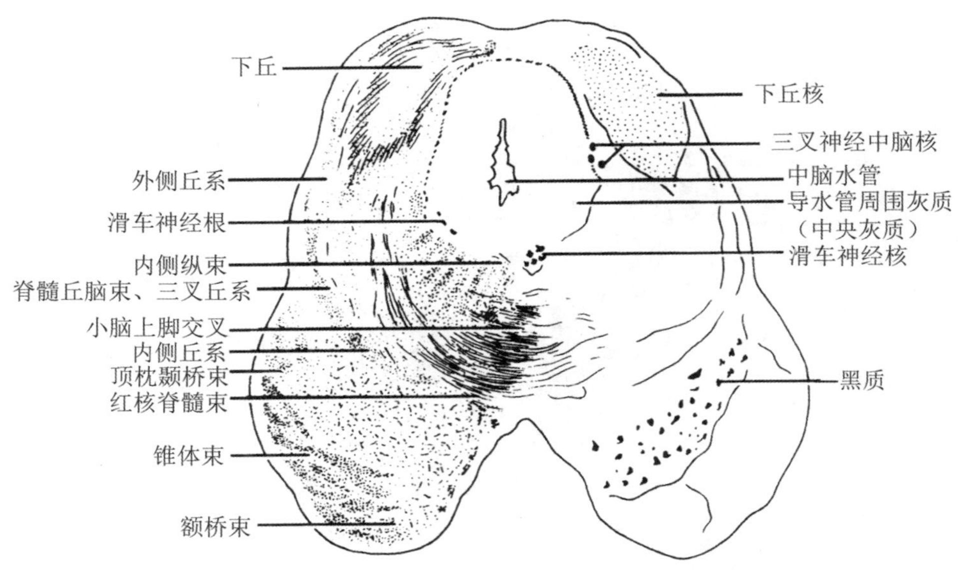

图 17-19 经中脑下丘的水平切面

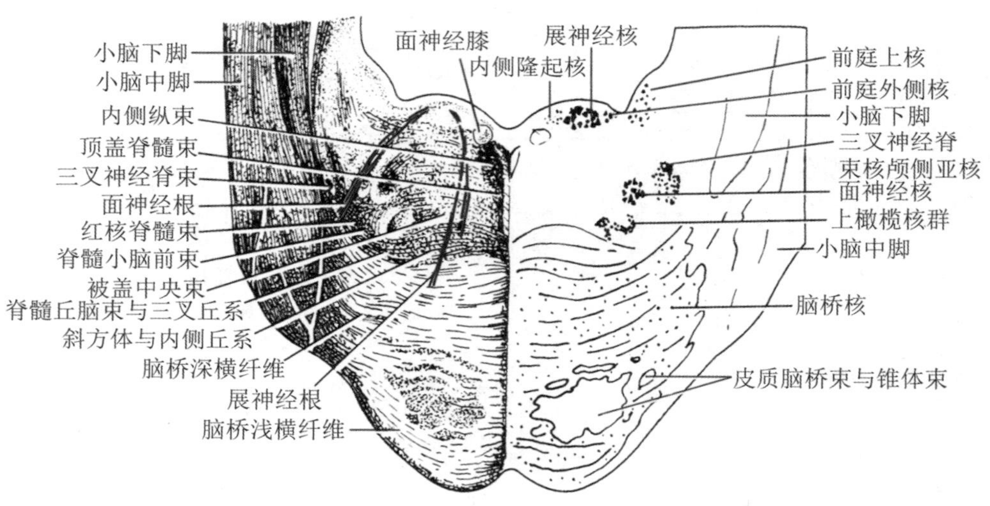

图 17-20 经脑桥面神经丘的水平切面

下泌涎核 inferior salivatory nucleus 的神经元散在于延髓上端的网状结构中，位于疑核的上方（图 17-15、图 17-17）。此核发出副交感神经纤维加入舌咽神经，支配腮腺的分泌活动。

迷走神经背核 dorsal nucleus of vagus nerve 位于延髓室底灰质内，迷走神经三角的深面（图 17-15、图 17-17、图 17-22、图 17-26）。此核发出副交感神经纤维参与组成迷走神经，支配颈部、胸部和腹部大部分器官的平滑肌、心肌的运动和腺体的分泌。

4）一般内脏和特殊内脏感觉核：

孤束核 nucleus of solitary tract 位于延髓界沟的外侧（图 17-15、图 17-17、图 17-21、图 17-22、图 17-26）。此核主要为一般内脏感觉核，上端属于特殊内脏感觉核，接受

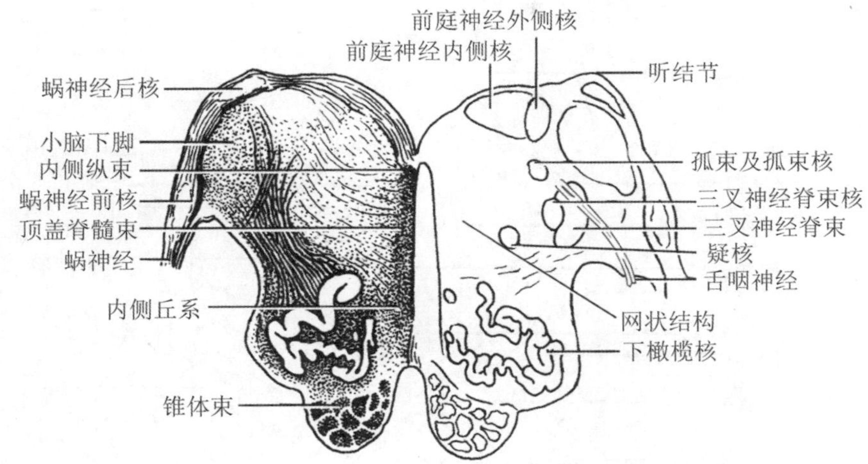

图 17-21 经橄榄上部的水平切面

经舌咽神经和面神经传入的味觉初级纤维，故又称为味觉核。下部主要接受经迷走神经和舌咽神经传入的一般内脏感觉初级纤维。

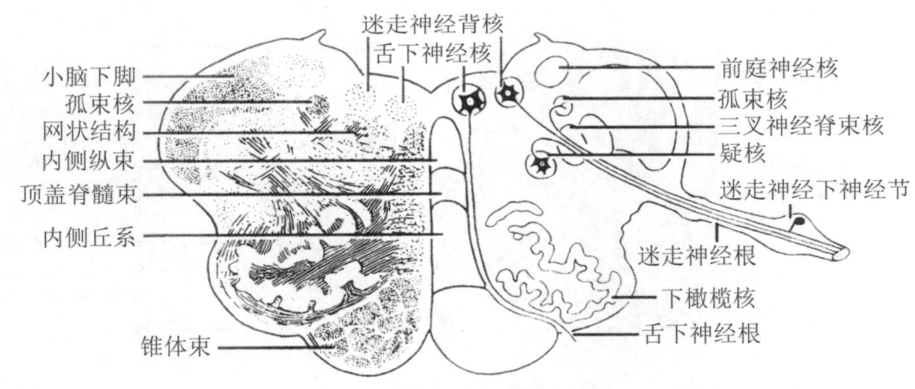

图 17-22 经橄榄中部的水平切面

5）一般躯体感觉核：三叉神经感觉核为脑干内最长的一个脑神经核，根据其功能和位置可分为三部分，由上向下依次为三叉神经中脑核、三叉神经脑桥核和三叉神经脊束核。

三叉神经中脑核 mesencephalic nucleus of trigeminal nerve 位于中脑水管周围灰质的外侧边缘和菱形窝上部室底灰质的外侧缘（图 17-15、图 17-17、图 17-19、图 17-23、图 17-24、图 17-28）。此核内假单极神经元的周围突进入三叉神经分布于头面部的咀嚼肌，接受该肌的本体感觉冲动；其中枢突可终止于三叉神经运动核和三叉神经脊束核等处进行交换神经元。

三叉神经脑桥核 pontine nucleus of trigeminal nerve 是三叉神经感觉核的膨大部（图 17-15、图 17-17、图 17-23、图 17-28），位于脑桥中部网状结构内三叉神经运动核的外侧，主要接受经三叉神经传入的头面部触、压觉初级纤维，还接受部分来自三叉神经中脑核的纤维传入。

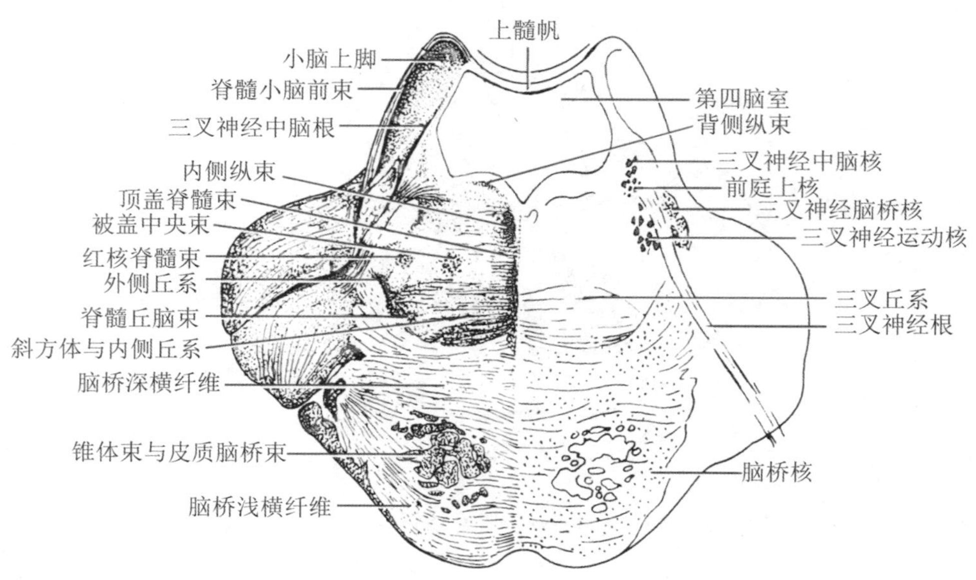

图 17-23 经脑桥三叉神经根的水平切面

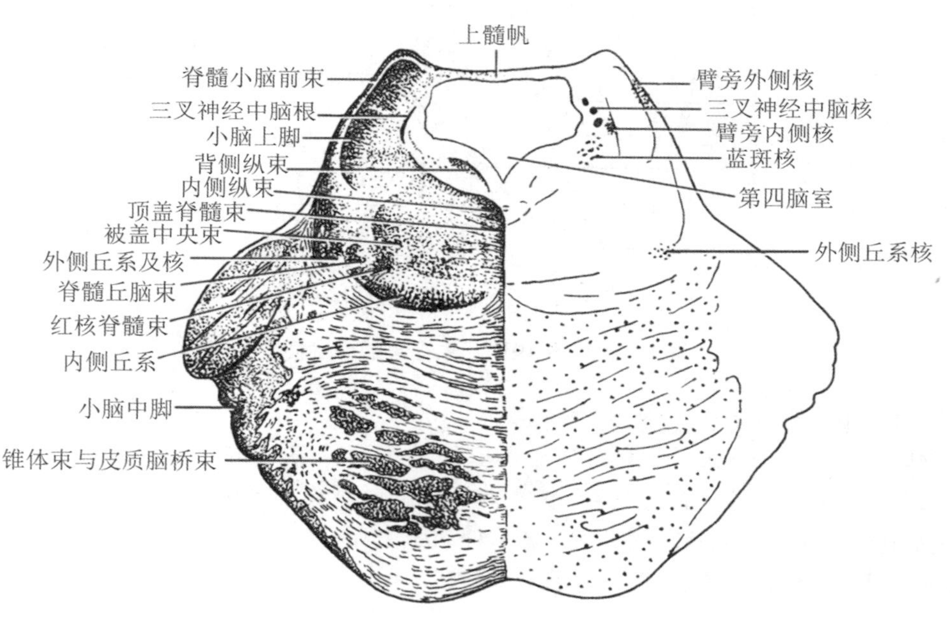

图 17-24 经脑桥上部的水平切面

三叉神经脊束核 spinal nucleus of trigeminal nerve 为一个细长的核团，自脑桥中部延伸至第 1、2 颈段脊髓，与脊髓灰质后角相续（图 17-15、图 17-17、图 17-21、图 17-22、图 14-26、图 14-27）。此核主要接受三叉神经根内传递头面部痛、温觉的初级感觉纤维；下部还接受来自面神经、舌咽神经和迷走神经的一般躯体感觉纤维的传入。

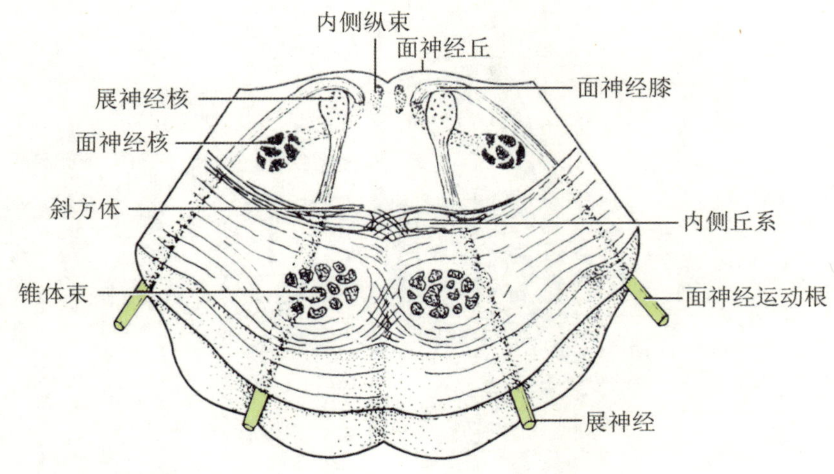

图 17-25　面神经的特殊内脏运动纤维在脑干内的模式图

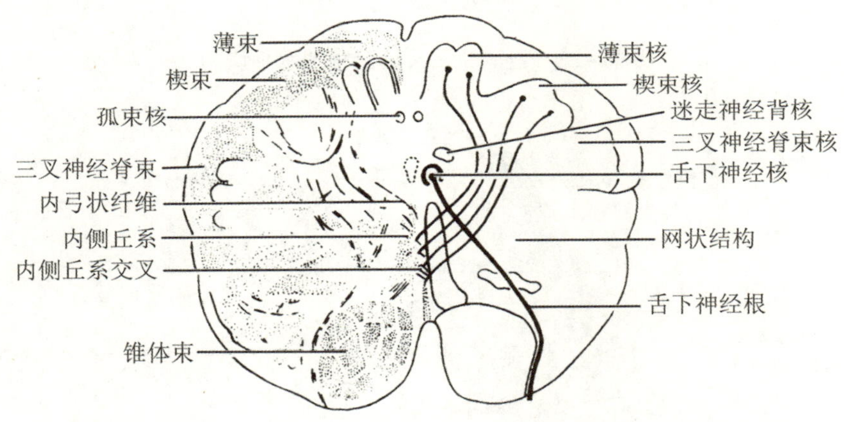

图 17-26　经内侧丘系交叉的水平切面

6）特殊躯体感觉核：

前庭神经核 vestibular nucleus 位于前庭区的深面（图 17-15、图 17-17、图 17-21、图 17-22），此核主要接受前庭神经传入的初级平衡觉纤维，还接受来自小脑的传入纤维；发出纤维组成前庭脊髓束和内侧纵束，调节伸肌张力和参与完成视、听觉反射。另外，部分纤维组成前庭小脑束，经小脑下脚进入小脑。

蜗神经核 cochlear nucleus 位于菱形窝外侧角听结节的深面（图 17-15、图 17-17、图 17-21），此核接受内耳经蜗神经传入的初级听觉纤维。

从上述各功能柱的构成情况可以看出，脑干内支配骨骼肌运动的核团所发出的纤维都通过单一的脑神经到达靶器官，如动眼神经核的纤维经动眼神经、滑车神经核的纤维经滑车神经、展神经核的纤维经展神经到达各自所支配的眼球外肌。与此相反，脑干内的感觉核却可接受来自若干脑神经的感觉传入纤维，如孤束核可同时接受来自面神经、舌咽神经和迷走神经的内脏感觉纤维。此外，尽管脑神经核按照功能不同在脑干内有特定的排列规律，但它们发出的传出纤维或接受的传入纤维在周围部都往往存在较大范围的混杂现

象，这从面神经中各种成分的混合情况可以反映出来。

（2）**非脑神经核 non-brain nucleus**：除脑神经核外，脑干的灰质中还有许多功能各异的重要核团。这些核团都有相当广泛的传入、传出纤维联系，但一般并不与脑神经直接相关。

1）延髓内的非脑神经核：

薄束核 gracile nucleus 和**楔束核 cuneate nucleus** 分别位于延髓下部薄束结节和楔束结节的深面（图 17–26、图 17–27）。此两核分别接受脊髓后索内的薄束和楔束纤维。其传出纤维在本平面绕过中央灰质外侧形成内弓状纤维，并在中央管腹侧越中线交叉至对侧，形成内侧丘系交叉。交叉后的纤维在中线两侧、锥体束的后方折转上行形成内侧丘系。因此，此两核是向高级脑部传递躯干、四肢本体感觉和精细触觉的重要中继核团。

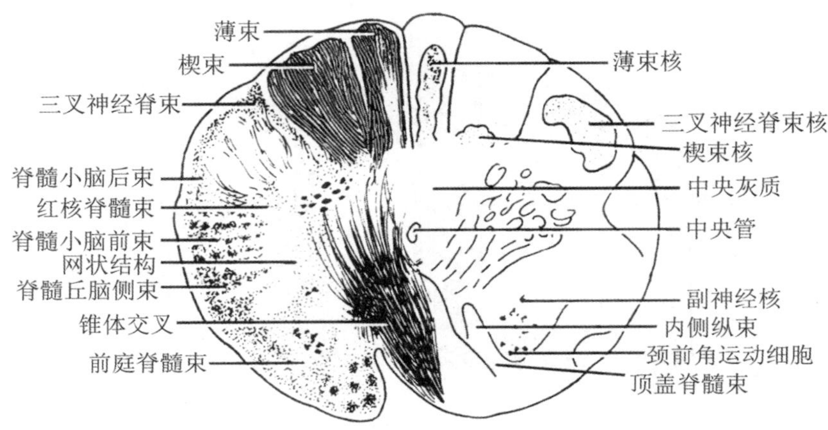

图 17–27 经锥体交叉的水平切面

下橄榄核 inferior olivary nucleus 位于延髓橄榄的深面（图 17–21、图 17–22），广泛接受脊髓全长的上行投射纤维和脑干感觉性中继核团的传入纤维；还接受大脑皮质、背侧丘脑、基底核、红核和中脑水管周围灰质的下行投射纤维。下橄榄核发出纤维越过中线行向对侧，与脊髓小脑后束等共同组成小脑下脚进入小脑，参与小脑对运动的调控。

2）脑桥内的非脑神经核：

脑桥核 pontine nucleus 由若干群细胞构成，散在地埋于双侧脑桥基底中，细胞数量较多（图 17–20、图 17–23）。接受来自同侧大脑皮质广泛区域的皮质脑桥纤维，其传出纤维横行交叉至对侧，组成小脑中脚进入小脑。因此，脑桥核是传递由大脑皮质向小脑发送信息的最重要中继站。

上橄榄核 superior olivary nucleus 位于脑桥中、下部的被盖腹侧部，内侧丘系的背外侧，脊髓丘脑束的背侧（图 17–20）。此核接受双侧蜗神经核的传出纤维，发出纤维加入双侧的外侧丘系，参与声音的空间定位。

3）中脑的非脑神经核：中脑自前向后可依次分为大脑脚底、黑质、中脑被盖和顶盖 4 部分。

上丘核 superior colliculus nucleus 位于中脑背侧（图 17–18），在人类构成重要的视

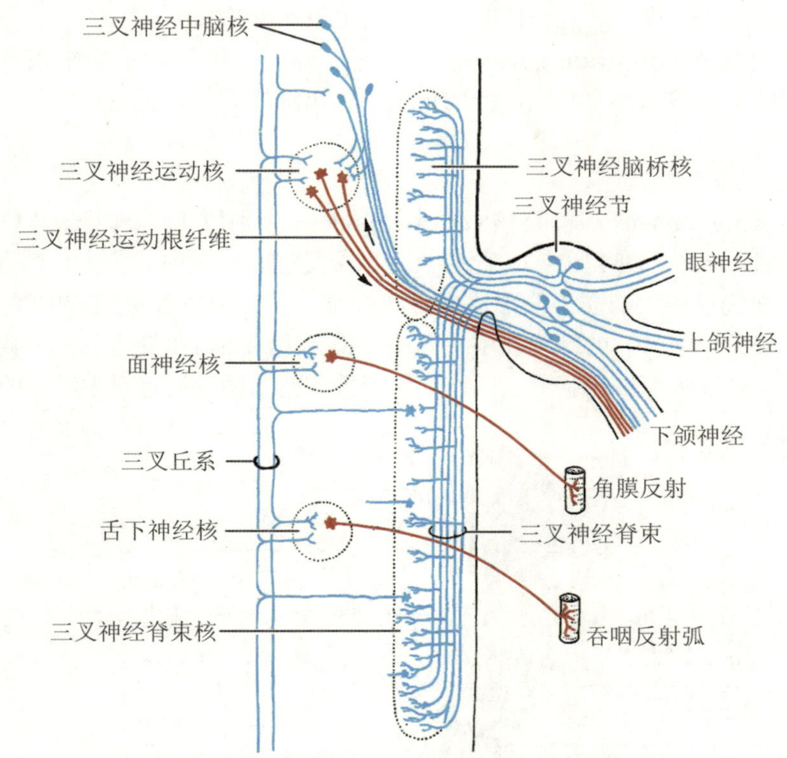

图 17-28　三叉神经核团及其与中枢的联系

觉反射中枢。

下丘核 inferior colliculus nucleus 位于下丘的深面（图 17-19），此核为听觉传导通路的重要中继站，同时也是重要的听觉反射中枢，参与听觉反射活动。

顶盖前区 pretectal area 位于中脑和间脑的交界部，包括上丘上端至后连合和中脑水管周围灰质背外侧部的若干小核团。此区细胞直接接受经视束和上丘臂来的视网膜节细胞的纤维传入，发出纤维至双侧的动眼神经副核内交换神经元，从而使双眼同时完成直接瞳孔对光反射和间接瞳孔对光反射。

红核 red nucleus 位于中脑上丘平面的被盖中央部黑质的背内侧，上端延伸至间脑尾部（图 17-18）。此核主要接受小脑上脚传入的纤维。其传出纤维组成红核脊髓束，终止于脊髓颈段灰质的前角运动细胞，以调节屈肌的张力和协调运动。

黑质 substantia nigra 位于中脑被盖和大脑脚底之间，呈半月形，占据中脑全长，并伸入间脑尾部（图 17-18、图 17-19）。根据其细胞构筑，黑质可分为两部分：黑质网状部和黑质致密部。黑质致密部细胞主要为多巴胺能神经元，其合成的多巴胺可经黑质纹状体纤维释放至纹状体，以调节纹状体的功能活动。震颤性麻痹（帕金森病）是由于某种原因造成黑质多巴胺能神经元变性，致使新纹状体内多巴胺水平下降，背侧丘脑向运动皮质发放的兴奋性冲动减少所导致，患者表现为肌强直、运动受限或减少并出现震颤。

2. 白质　主要由穿经脑干的长的上行纤维束、下行纤维束和出入小脑的纤维组成。其中多数和脊髓内的传导束相延续，同时出现有新的传导束。

（1）长的上行纤维束：

1）**脊髓丘系 spinal lemniscus**：传导对侧躯干、四肢的痛、温觉和粗略触压觉，为脊髓内脊髓丘脑侧束和脊髓丘脑前束的延续，二者在脑干内逐渐靠近而形成（图 17-18~ 图 17-20、图 17-23、图 17-24、图 17-27）。在延髓，它们位于下橄榄核的背外侧；在脑桥和中脑位于内侧丘系的背外侧，最后终止于背侧丘脑的腹后外侧核。

2）**内侧丘系 medial lemniscus**：来自延髓中下部背侧的薄束核和楔束核，由此两核发出的纤维在中央管腹侧交叉后上行形成（图 17-18~ 图 17-23、图 17-26）。此纤维束依次穿过延髓、脑桥和中脑，终止于背侧丘脑的腹后外侧核。传递对侧躯干、四肢的本体感觉和精细触觉。因此，当内侧丘系损伤后，身体对侧本体感觉和精细触觉出现障碍。

3）**三叉丘系 trigeminal lemniscus**：由三叉神经脊束核和大部分三叉神经脑桥核发出的二级感觉纤维组成（图 17-18~ 图 17-20）。两个核团的传出纤维越过中线至对侧上行而形成，终止于背侧丘脑的腹后内侧核，主要传导对侧头面部皮肤、牙、口腔、鼻黏膜的痛、温觉和触压觉。

4）**外侧丘系 lateral lemniscus**：是传导听觉的纤维束，由起自双侧蜗神经核和双侧上橄榄核的纤维组成（图 17-19、图 17-23、图 17-24）。此两核发出的二、三级听觉纤维大部分经脑桥中、下部的被盖腹侧部横行，越过中线交叉至对侧，形成**斜方体 rhomboid**，然后在上橄榄核的外侧折转上行形成；少部分纤维不交叉，加入同侧的外侧丘系上行。该丘系在脑桥行于被盖的腹外侧边缘部，在中脑的下部进入下丘核，大部分纤维在此终止并交换神经元，部分纤维则终止于内侧膝状体，主要传导双侧耳的听觉冲动。

5）**脊髓小脑前、后束 anterior and posterior spinocerebellar tracts**：此两束起自脊髓，行于延髓外侧的周边部，脊髓小脑后束在延髓上部参与构成小脑下脚进入小脑（图 17-20、图 17-23、图 17-24、图 17-27）；脊髓小脑前束继续上行，在脑桥上部经小脑上脚进入小脑。两束均参与非意识性本体感觉的反射活动。

6）**内侧纵束 medial longitudinal fasciculus**：主要由来自前庭神经核、中脑的 Cajal 中介核、Darkschewitsch 核和网状结构的传出纤维组成（图 17-19~ 图 17-25）。前庭神经核发出的纤维部分交叉至对侧，部分不交叉，然后在室底灰质的腹侧，紧靠中线两侧走行。部分纤维上行止于双侧动眼神经核、滑车神经核和展神经核；部分纤维下行构成内侧纵束的降部，止于颈段脊髓灰质的中间带和前角内侧核。主要功能是协调眼球外肌之间的运动，调节眼球的慢速运动和头部姿势。

（2）长的下行纤维束：

1）**锥体束 pyramidal tract**：主要由大脑皮质中央前回及中央旁小叶前部（大脑皮质运动区）的巨型锥体细胞（Betz 细胞）和其他类型锥体细胞发出的轴突构成（图 17-18~ 图 17-26）。锥体束包括皮质核束和皮质脊髓束两部分。

皮质核束 corticonuclear tract 在脑干内下行中发出分支，终止于大部分双侧的一般躯体运动核、特殊内脏运动核和对侧的舌下神经核和部分面神经核，支配大部分双侧的头面部骨骼肌和对侧睑裂以下的表情肌、对侧的舌肌。

皮质脊髓束 corticospinal tract 穿过脑干到达锥体下端，大部分纤维在此越过中线交叉至对侧，形成锥体交叉，交叉后的纤维在对侧半脊髓内下降，称为皮质脊髓侧束；小部分未交叉的纤维仍在同侧半脊髓前索内下降，称为皮质脊髓前束；极少量未交叉的纤维在

同侧半脊髓外侧索内随皮质脊髓侧束下降，称皮质脊髓前外侧束。皮质脊髓束主要支配对侧肢体骨骼肌和双侧躯干肌的随意运动。皮质脊髓束的功能主要与运动控制有关。

2）其他起自脑干的下行纤维束：在延髓内除上述锥体束外，还有起自对侧红核的红核脊髓束；起自上丘的顶盖脊髓束；起自前庭核的前庭脊髓束和起自网状结构的网状脊髓束等。

3. 网状结构 是指在延髓、脑桥、中脑的中央灰质和第四脑室室底灰质的前外侧脑干的被盖区内，除了明显的脑神经核和非脑神经核（中继核）及长的纤维束之外，还有一个非常广泛的区域，存在着纵横交错成网状的神经纤维，其间散在有大小不等的神经细胞团块，此区域即为脑干的**网状结构 reticular formation**。网状结构内神经元的特点是其树突分支多且很长，说明这些神经元可以接收和加工从很多方面传来的传入信息，网状结构接受来自几乎所有感觉系统的信息，传出联系则直接或间接地到达中枢神经系统各个部位。网状结构的功能也是多方面的，它涉及觉醒睡眠的周期、脑和脊髓的运动控制以及各种内脏活动的调节。必须指出，网状结构内的纤维和细胞排列并不是杂乱无章的，它们也是根据形态、纤维联系和生理功能组合成核团或纤维束的，只不过其界线很不易区分而已。

（1）主要核团：弥散在网状结构内的神经元，部分聚集形成神经核。根据细胞的构筑及所在位置，脑干网状结构的核团大致可分为中缝核群、内侧核群和外侧核群（图17–29）。

（2）纤维联系及功能：

1）与脑的联系及上行激动系统：经脑干上行的各种特异性感觉传导通路，均可发出侧支进入网状结构外侧核群，中继后到达内侧核群，或直接进入内侧核群。再由此处发出

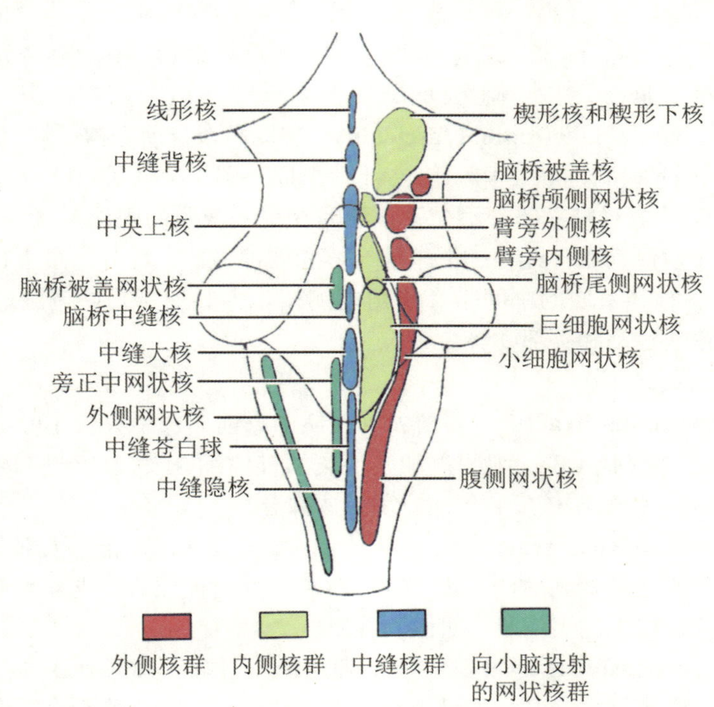

图 17–29 脑干网状结构核团在脑干背侧面的投影

上行纤维终止于背侧丘脑的非特异性核团和下丘脑。如此，特异性的感觉信息转化为非特异性的信息，广泛地投射到大脑皮质。这种非特异性的上行投射系统，称为网状结构的上行激动系统 **ascending excitation system**（图 17–30）。其主要作用是保持大脑皮质的意识水平，使大脑皮质对各种传入信息有良好的感知能力，在维系人的觉醒和睡眠周期中起重要作用。一些麻醉药物可通过上行网状激动系统发挥作用，此系统受损则会造成不同程度的意识障碍甚至深度昏迷。

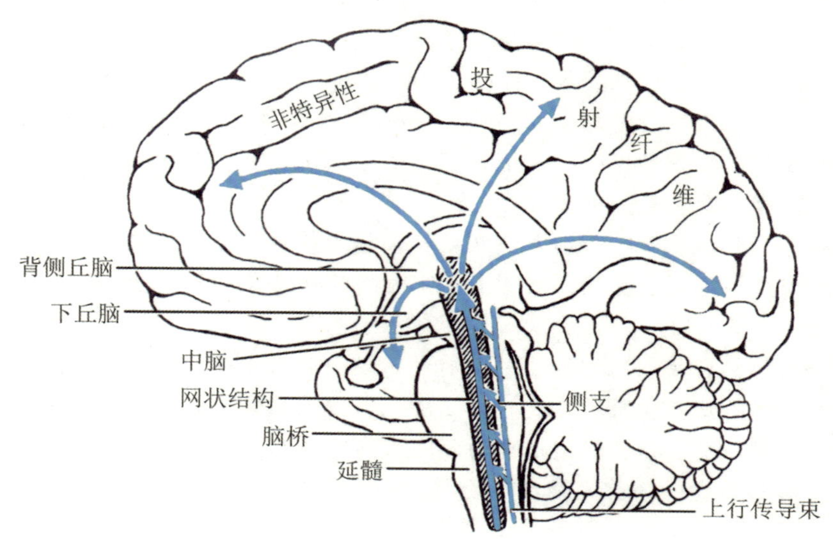

图 17–30 上行网状激动系统

2）与脊髓的联系及调节躯体运动：脑干网状结构的内侧核群发出网状脊髓束，终止于脊髓灰质的前角运动细胞，可对肌张力产生增强或减弱的调节作用。起自中脑和脑桥的纤维（如部分脑桥网状脊髓束）可兴奋脊髓前角的 α 运动神经元和 γ 运动神经元，从而增强肌张力，其兴奋、增强作用为自主性的；而由延髓下行的纤维则可抑制 γ 运动神经元，使肌张力减弱，这种抑制和减弱只有在大脑皮质的作用下才发挥效应。

3）脑干内部的联系及调节内脏活动：在脑干的网状结构中存在着重要的生命中枢，如心血管运动中枢和呼吸中枢，以及血压调节中枢和呕吐中枢等。如果损伤脑干网状结构，会导致呼吸、循环障碍甚至危及生命。

4）参与睡眠发生，抑制痛觉传递：中缝核群中的 5– 羟色胺能神经元，发出上行投射纤维到达大脑皮质，使大脑皮质受到抑制，产生睡眠作用；发出下行纤维投射到脊髓灰质的后角和脊髓胸段灰质的侧角，参与痛觉和心血管运动的调节。

（三）脑干的功能

脑干由延髓、脑桥和中脑组成，主要功能包括生命中枢、传导功能、反射功能和维持睡眠与觉醒等。

知识链接

代表性脑干损伤及其临床表现：

1. 延髓内侧综合征　如为单侧损伤，又称为舌下神经交叉性偏瘫。主要受损结构及临床表现为：①锥体束损伤，对侧上、下肢瘫痪；②内侧丘系损伤，对侧上、下肢及躯干的意识性本体感觉和精细触觉障碍；③相邻的舌下神经根损伤，同侧半舌肌瘫痪。

2. 延髓外侧综合征　主要受损结构及临床表现为：①三叉神经脊束受损，同侧头面部痛、温觉障碍；②脊髓丘脑束受损，对侧上、下肢及躯干的痛、温觉障碍；③疑核受损，同侧软腭和咽喉肌麻痹，吞咽困难，声音嘶哑；④下丘脑至胸段脊髓节段中间外侧核的交感神经下行通路受损，同侧 Horner 综合征，瞳孔缩小、上睑轻度下垂、面部皮肤潮红和汗腺分泌障碍；⑤小脑下脚受损，同侧上、下肢共济失调；⑥前庭神经核受损，眩晕、眼球震颤等。

3. 脑桥基底部综合征　如为单侧损伤，又称为展神经交叉性偏瘫。主要损伤结构及临床表现为：①锥体束受损，对侧上、下肢瘫痪；②展神经根受损，同侧眼球外直肌麻痹。

4. 脑桥背侧综合征　通常因小脑下前动脉或小脑上动脉的背外侧支阻塞，引起脑桥尾侧或颅侧部的被盖梗死所导致。以脑桥尾侧被盖损伤为例，主要损伤结构及临床表现为：①展神经核受损，同侧眼球的外直肌麻痹，双眼患侧凝视麻痹；②面神经核受损，同侧面肌麻痹；③前庭神经核受损，眩晕、眼球震颤；④三叉神经脊束受损，同侧头面部痛、温觉障碍；⑤脊髓丘脑束受损，对侧上、下肢和躯干痛、温觉障碍；⑥内侧丘系受损，对侧上、下肢及躯干的意识性本体觉和精细触觉障碍；⑦下丘脑至胸段脊髓灰质中间外侧核的交感神经下行通路受损，同侧 Horner 综合征；⑧小脑下脚和脊髓小脑前束受损，同侧上、下肢共济失调。

5. 大脑脚综合征　如为单侧损伤，又称为动眼神经交叉性偏瘫。主要损伤结构及临床表现为：①动眼神经根损伤，同侧除外直肌和上斜肌外的所有眼球外肌麻痹，瞳孔散大；②锥体束受损，对侧上、下肢瘫痪；③对侧面神经和舌下神经核上瘫。

二、小脑

小脑 cerebellum 总体积约占整脑的10%，是重要的运动调节中枢，位于大脑半球后方的脑桥和延髓背面，占据颅后窝的大部分。前面隔第四脑室与脑干相邻，上方隔小脑幕与大脑半球枕叶相邻（图 17–12）。

（一）小脑的外形和分叶

1. 小脑的外形　小脑两侧部膨大，称为**小脑半球 cerebellar hemispheres**；中间部狭窄，称为**小脑蚓 cerebellar vermis**（图 17–31、图 17–32）。小脑上面稍平坦，其前、后缘凹陷，称为小脑前、后切迹；下面凹陷于两侧小脑半球之间，从前向后依次为小结、蚓垂、蚓锥体和蚓结节。小结向两侧以绒球脚与位于小脑半球前缘的绒球相连（图 17–32、图 17–33）。

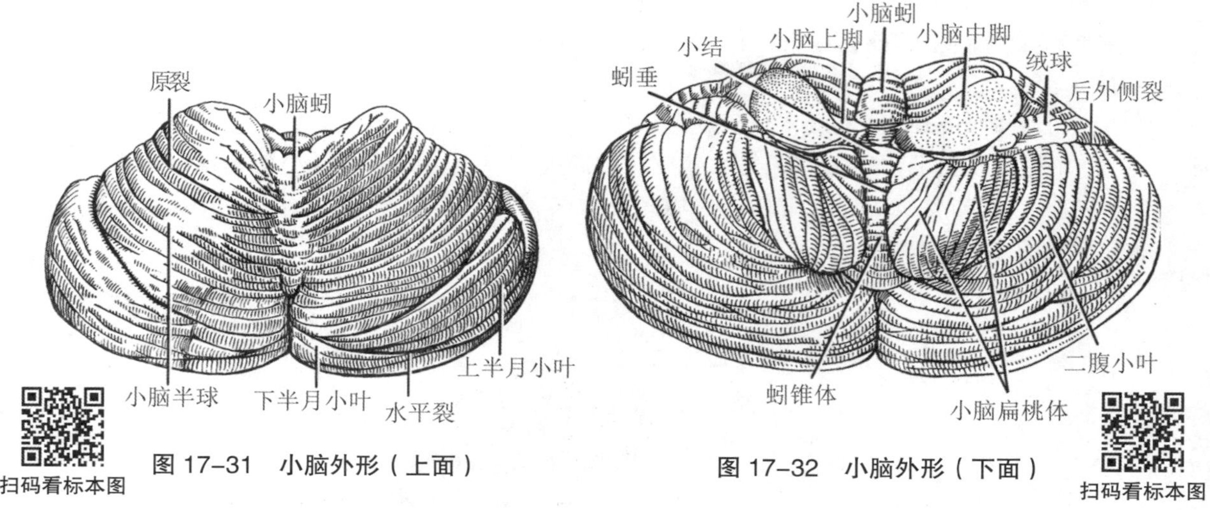

图 17–31　小脑外形（上面）

图 17–32　小脑外形（下面）

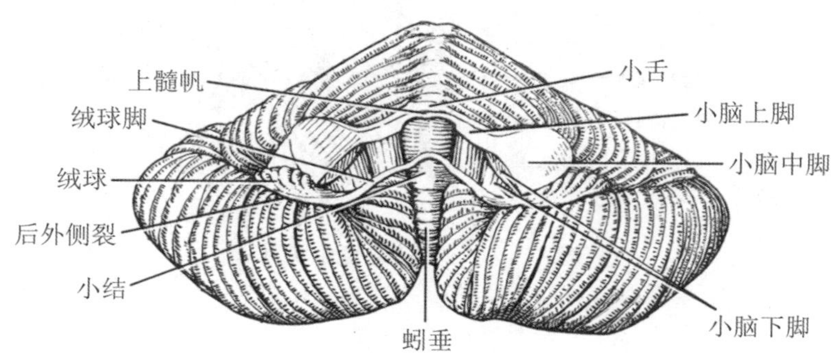

图 17–33　小脑的外形（前面）

小脑表面有许多相互平行的浅沟，将其分为许多狭窄的小脑叶片。其中小脑上面前、中 1/3 交界处有一个略呈“V”形的深沟，称为**原裂 primary fissure**；小脑下面绒球和小结的后方有一条深沟，称为**后外侧裂 posterolateral fissure**；在小脑半球后缘，有一条明显的水平裂（图 17–31、图 17–32）。

小脑下面膨隆，在小脑半球下面的前内侧，各有一个突出部，称为**小脑扁桃体 tonsil of cerebellum**。小脑扁桃体紧邻延髓和枕骨大孔的两侧（图 17–34），当颅内压增高时，小脑扁桃体有可能被挤压入枕骨大孔，形成枕骨大孔疝或称小脑扁桃体疝，压迫延髓内的心血管中枢和呼吸中枢等基本生命中枢，危及生命。

2. 小脑的分叶　根据原裂和后外侧裂及小脑的胚胎发育，可将小脑分为前叶、后叶和绒球小结叶（图 17–31、图 17–32、图 17–35）。

（1）**绒球小结叶 flocculonodular lobe**：位于小脑下面的前部，由小脑半球的绒球和小脑蚓前端的小结构成，二者之间以绒球脚相连。绒球小结叶在进化上是小脑最古老的部分，称为**原小脑 archicerebellum**。主要与前庭神经及前庭神经核发生联系，因此又称为**前庭小脑 vestibulo cerebellum**，与调节躯体的平衡有关。

（2）**前叶 anterior lobe**：位于小脑上面，为原裂以前的皮质结构。从种系发生上看，

前叶和小脑蚓下面的蚓垂、蚓锥体等出现较晚，因此统称为**旧小脑 paleocerebellum**。此叶主要接受脊髓小脑前、后束的纤维，故又称为**脊髓小脑 spinocerebellum**，与调节肌张力有关。

（3）**后叶 posterior lobe**：位于原裂以后的大部分小脑皮质结构（不包括蚓垂和蚓锥体），在种系发生上出现最晚，与大脑皮质的高度发生有关，称为**新小脑 neocerebellum**。此叶主要与大脑皮质的广泛区域发生联系，故又称为**大脑小脑 cerebrocerebellum**，参与骨骼肌随意运动的协调。

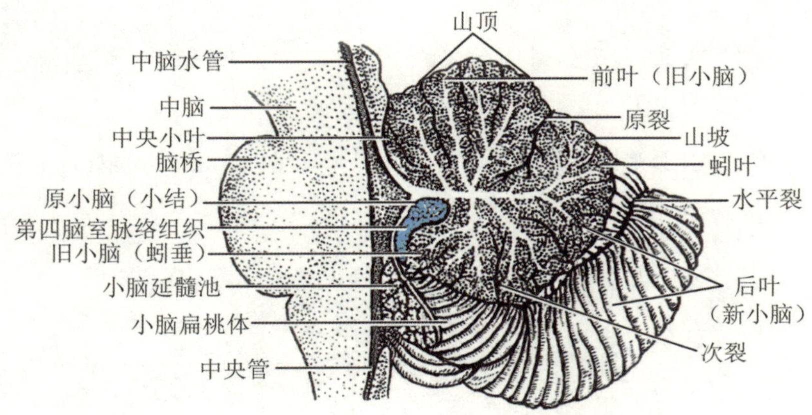

图 17-34　小脑的正中矢状面

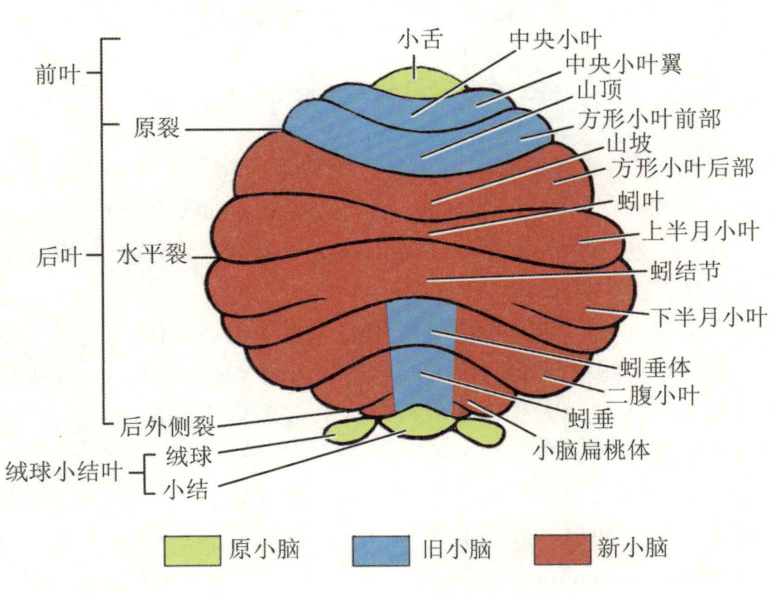

图 17-35　小脑分叶示意

（二）小脑的内部结构

1. 灰质　小脑的灰质分为小脑表面的皮质及其深部的小脑核。

（1）**小脑皮质 cerebellar cortex**：位于小脑表面，并向内部深陷形成脑沟，将小脑表面分成许多大致平行的小脑叶片。小脑皮质由神经元的胞体和树突组成，其细胞构筑分为三层，由深至浅依次为颗粒层、梨状细胞层和分子层。

（2）**小脑核 cerebellar nuclei**：又称为小脑中央核，位于小脑内部，埋于小脑髓质内（图 17-36）。共有 4 对，由内侧向外侧依次为**顶核 fastigial nucleus**、**球状核 globose nucleus**、**栓状核 emboliform nucleus** 和**齿状核 dentate nucleus**，位于第四脑室顶的上方。其中球状核和栓状核合称为**中间核 interposed nuclei**，属于旧小脑。顶核位于第四脑室顶的上方，小脑蚓的白质内，属于原小脑，主要接受古、旧小脑皮质的纤维，顶核发出的纤维主要经小脑下脚的内侧止于前庭神经核和网状结构；齿状核位于小脑半球的白质内，最大，呈皱缩的口袋状，袋口朝向内前方，接受新小脑皮质的纤维，属于新小脑。

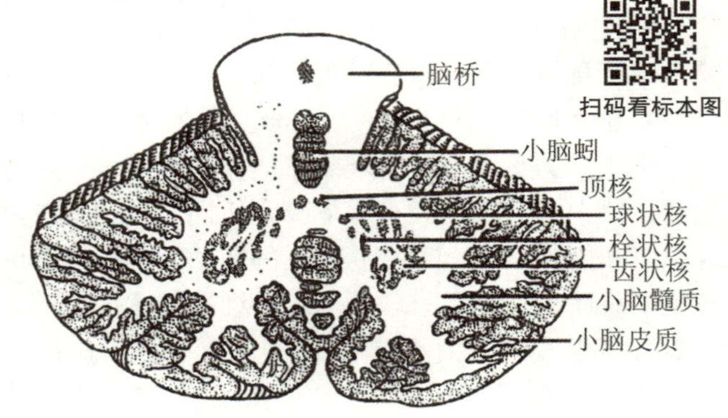

图 17-36 小脑的水平切面（示小脑核）

2. 白质 小脑深面的白质，称为**髓质 medulla**，小脑借小脑上、中、下脚分别与中脑、脑桥和延髓相连，内有出入小脑的纤维束通过（图 17-37）。

（1）**小脑下脚 inferior cerebellar peduncle**：又称为绳状体，连于小脑和延髓之间，由小脑的传入纤维和传出纤维构成。传入纤维包括：起自前庭神经、前庭神经核、下橄榄核和延髓的网状结构到达小脑的纤维；脊髓小脑后束和楔小脑束的纤维。传出纤维包括：起自绒球和部分小脑蚓部皮质，止于前庭神经核的小脑前庭纤维；起自顶核，止于延髓的顶核延髓束和顶核网状纤维。

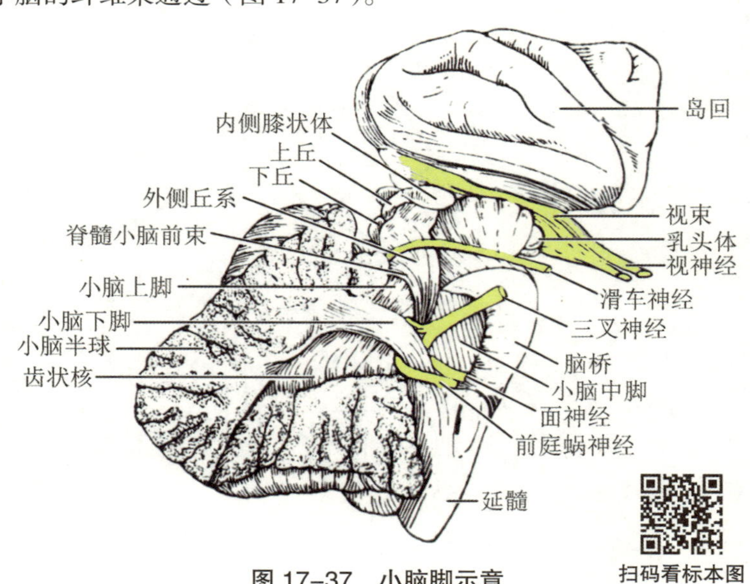

图 17-37 小脑脚示意

（2）**小脑中脚 middle cerebellar peduncle**：又称为脑桥臂，最粗大，连于小脑和脑桥之间，主要纤维成分是小脑传入纤维，几乎全部由对侧脑桥核发出的脑桥小脑纤维构成，仅有少量起自脑桥网状核到达小脑皮质的纤维。含有少量小脑至脑桥的传出纤维。

（3）**小脑上脚 superior cerebellar peduncle**：又称为结合臂，连于小脑和中脑之间，主要纤维成分为起自小脑中央核，止于对侧红核和背侧丘脑的小脑传出纤维；小脑传入纤

维主要有脊髓小脑前束、三叉小脑束和起自顶盖、红核的顶盖小脑束、红核小脑束等。

3. 第四脑室　小脑形成第四脑室的顶，见本节的脑干。

（三）小脑的纤维联系及功能

小脑借小脑上、中、下脚与脊髓、延髓、脑桥、中脑和背侧丘脑相联系，其主要功能是维持身体平衡、调节肌张力和协调骨骼肌的运动。

1. 前庭小脑（原小脑）　此部主要接受来自同侧前庭神经节和前庭神经核发来的纤维，经小脑下脚进入小脑，传导前庭迷路的平衡和空间位置的冲动到前庭小脑（图 17–38）。通过顶核中继或直接经小脑下脚止于同侧的前庭神经核和网状结构。再发出纤维通过前庭脊髓束和内侧纵束，至脊髓灰质的前角运动细胞和脑干的眼球外肌运动核，主要作用为调节躯干肌运动、协调眼球运动以及维持身体平衡。

2. 脊髓小脑（旧小脑）　主要接受脊髓小脑前、后束经小脑上、下脚进入小脑的非意性本体感觉冲动（图 17–39）。其传出纤维主要投射至顶核和中间核，中继后发出纤维到前庭神经核、脑干网状结构和红核，再经前庭脊髓束、网状脊髓束和红核脊髓束，止于脊髓灰质的前角运动细胞，以调节肌张力。

3. 大脑小脑（新小脑）　主要接受皮质脑桥束在脑桥核中继后经小脑中脚传入的纤维。传出纤维经齿状核中继后，组成小脑上脚的主体，进入对侧的红核和背侧丘脑的腹外侧核、腹前核，后者再发出纤维投射到大脑皮质躯体运动区，最后经皮质脊髓束下行至脊髓灰质的前角，以调控骨骼肌的随意运动和精细运动（图 17–40、图 17–41）。

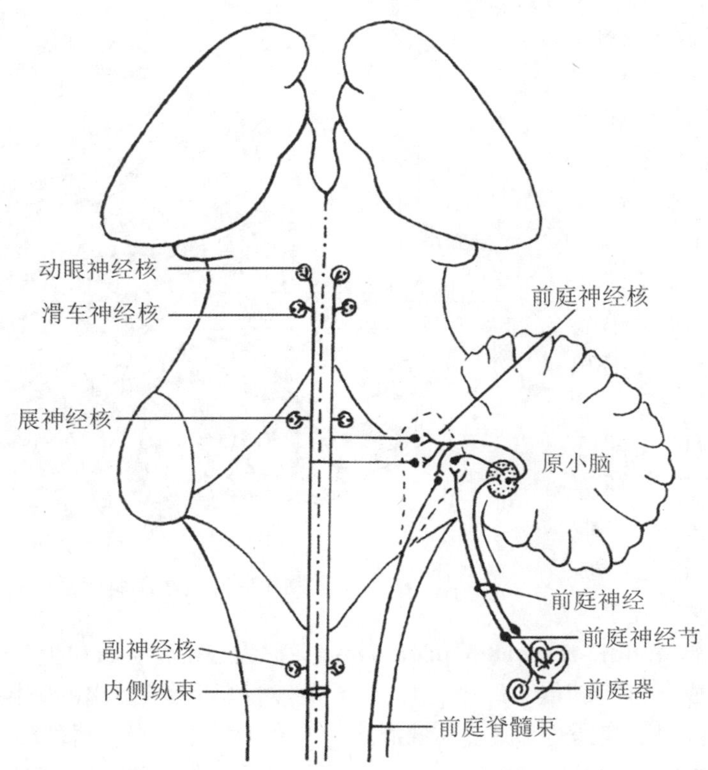

图 17–38　前庭小脑的主要传入、传出纤维联系

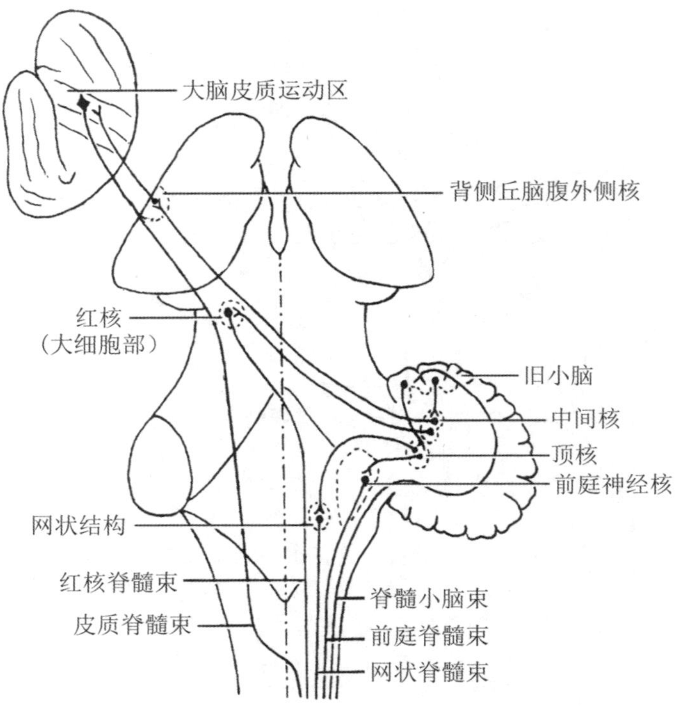

图 17-39 脊髓小脑的主要传入、传出纤维联系

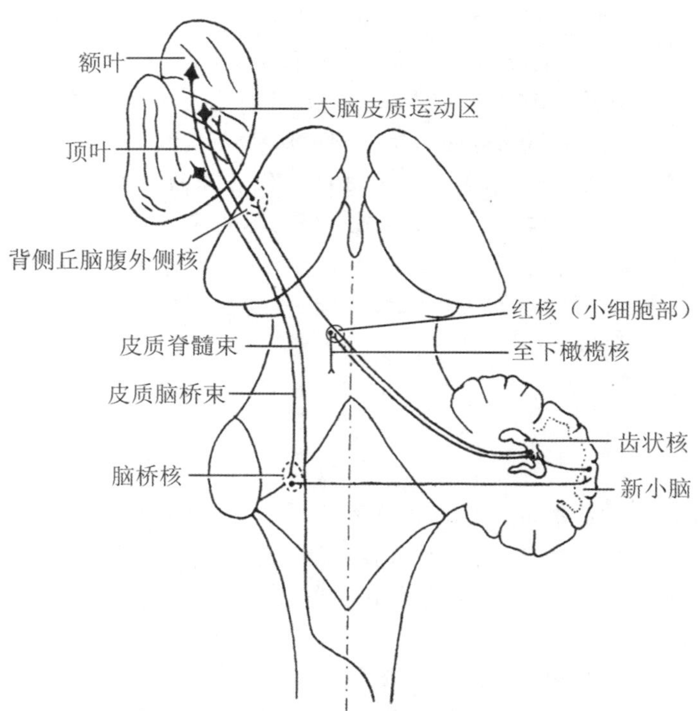

图 17-40 大脑小脑的主要传入、传出纤维联系

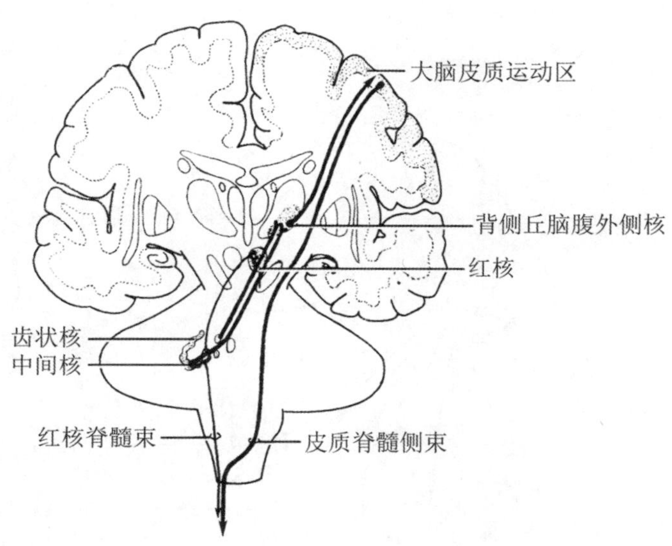

图 17-41　小脑传入、传出纤维二次交叉示意

知识链接

原小脑综合征：损伤绒球小结叶可造成平衡失调和站立不稳，行走跨步过宽、蹒跚、步态呈醉酒状（躯干或轴性共济失调），但闭眼时共济失调不会加重，这可与后索病变引起的共济失调相区别。小脑性共济失调与本体感觉减退无关，而与肌群活动不协调有关，故称为协同不能（绒球小结叶综合征）。

新小脑综合征又称为大脑小脑综合征，小脑半球损伤后，患者随意动作的力量、方向、速度和范围均不能得到很好的控制，同时肌张力减退、四肢乏力。患者不能完成精巧动作，骨骼肌在完成动作时抖动而把握不住动作的方向（称为意向性震颤），行走摇晃呈酩酊蹒跚状，动作越迅速则协调障碍也越明显。患者不能进行拮抗肌轮替快复动作（如上臂不断交替进行内旋与外旋），但当静止时则看不出骨骼肌有异常的运动。因此说明，小脑半球对骨骼肌在运动过程中起协调作用。小脑半球损伤后的动作性协调障碍，称为小脑性共济失调。

三、间脑

间脑 diencephalon 由胚胎时的前脑泡发育形成，位于脑干与两侧大脑半球之间，其体积不到中枢神经系统的 2%，但结构和功能十分复杂，仅次于大脑皮质。由于大脑半球高度发展而掩盖了间脑的两侧和背面，仅腹侧部的视交叉、视束、灰结节、漏斗、垂体和乳头体外露于脑底。

两侧间脑之间有一个矢状位的窄腔，称为**第三脑室 third ventricle**，分隔间脑的左、右侧部，其顶部有第三脑室脉络丛；底由视交叉、灰结节、漏斗和乳头体构成；前界为终板；后经中脑水管通第四脑室；侧壁为背侧丘脑和下丘脑（图 17-42、图 17-43）。

间脑可分为背侧丘脑、后丘脑、上丘脑、底丘脑和下丘脑五部分（图 17–42、图 17–43）。

（一）背侧丘脑

1. 背侧丘脑的外形　**背侧丘脑 dorsal thalamus** 为一对卵圆形的灰质团块，又称为**丘脑 thalamus**，长约 4 cm，其前端突起，称为丘脑前结节；后端膨大，称为丘脑枕，背外侧面的外侧缘与端脑尾状核之间隔有终纹（图 17–42、图 17–43），内侧为丘脑髓纹。内侧面即第三脑室侧壁，有一条自室间孔走向中脑导水管的浅沟，称为**下丘脑沟 hypothalamic sulcus**，它是背侧丘脑与下丘脑的分界线。两侧背侧丘脑内侧面相对，其间的矢状窄隙为第三脑室，中间有丘脑间黏合相连。

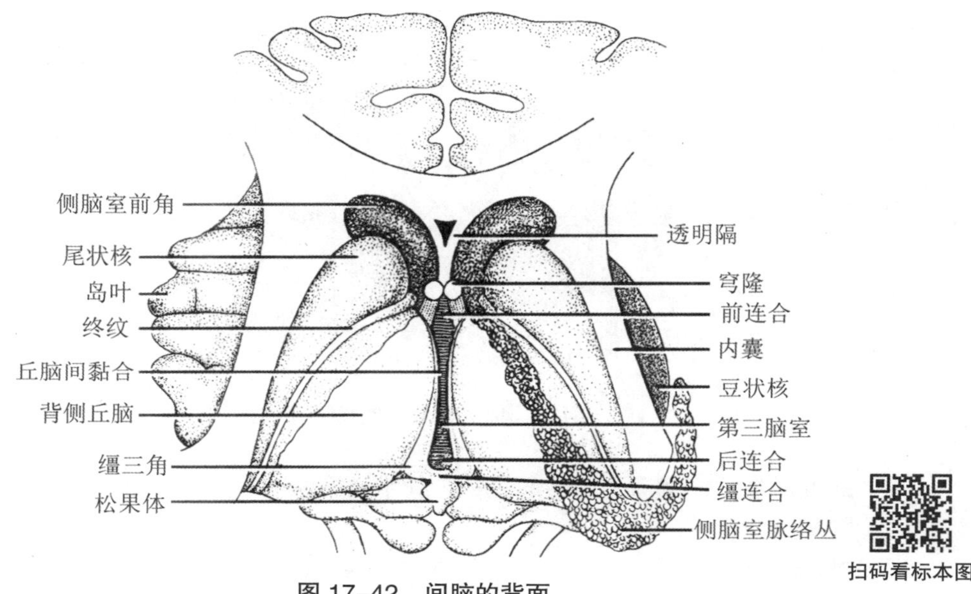

图 17–42　间脑的背面

图 17–43　间脑的内侧面

2. 背侧丘脑的内部结构

（1）核团的划分：背侧丘脑主要由灰质构成。其外侧一层白质为外髓板，在此板外面与内囊之间的薄层灰质，称为丘脑网状核。在其内部有一层由白质构成的**内髓板 internal medullary lamina**，在水平面上此板呈“Y”字形，它将背侧丘脑大致分为三大核群：前核群、内侧核群和外侧核群。内髓板内的核团统称为板内核。在背侧丘脑内侧面，第三脑室侧壁上的薄层灰质和丘脑间黏合内的核团，称为中线核群。外侧核群又可分为背侧组和腹侧组，腹侧组由前向后分为腹前核、腹外侧核（又称为腹中间核）和腹后核，腹后核又再分为腹后内侧核和腹后外侧核（图 17–44）。

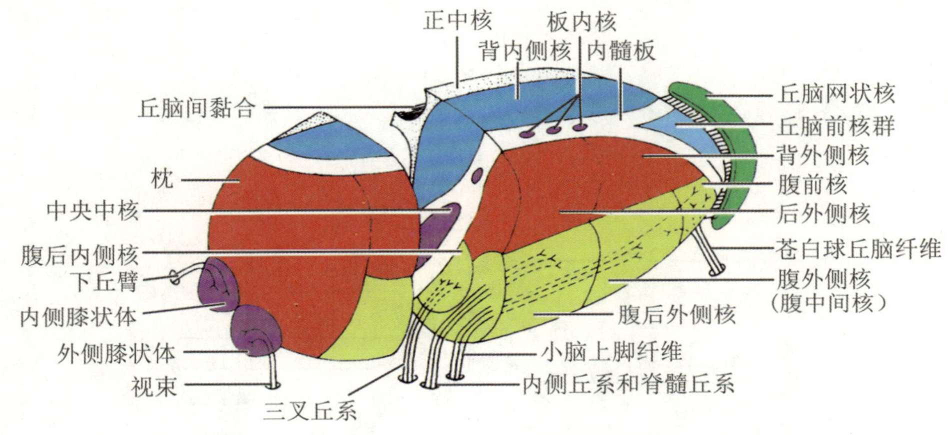

图 17–44　背侧丘脑核团模式图

（2）纤维联系：依据进化程序的先后、纤维联系和功能，背侧丘脑又可分为古、旧、新核团三类。

1）非特异性投射核团（古丘脑）：为背侧丘脑内进化比较古老的核团，包括中线核、板内核和网状核。主要接受嗅脑、脑干网状结构的传入纤维，与下丘脑和纹状体之间有往返联系。网状结构上行纤维经这些核团接替，弥散地投射到大脑皮质广泛区域，构成上行网状激动系统，这种多突触途径易被麻醉药物所阻滞，这些非特异性核团的功能是维持和改变大脑皮质的“觉醒状态”。

2）特异性投射核团（旧丘脑）：为背侧丘脑内进化中较新的丘脑核群，随着大脑皮质的进化而进化，主要功能是作为脊髓或脑干等的特异性上行传导系统的中继核，由这些核发出纤维将不同的感觉及与运动有关的信息转送到大脑的特定区，产生具有意识的感觉或调节躯体运动作用，包括腹前核、腹外侧核（腹中间核）、腹后核（图 17–44）。

腹前核 ventral anterior nucleus 主要接受苍白球、黑质和小脑束的传入纤维，经中继后发出纤维投射到躯体运动中枢和岛叶。

腹外侧核（腹中间核）ventral lateral nucleus 主要接受小脑齿状核的传入纤维，经中继后发出纤维经内囊后肢投射至大脑皮质躯体运动中枢。

腹后外侧核 ventral posterolateral nucleus 接受内侧丘系和脊髓丘系的纤维（图 17–44）。经中继后发出纤维投射至大脑皮质中央后回上 2/3 的躯体感觉中枢和中央旁小叶的后

部（上肢、躯干和下肢大脑皮质躯体感觉中枢代表区）。

腹后内侧核 ventral posteromedial nucleus 接受三叉丘系和由孤束核发出的味觉纤维，经中继后发出纤维投射到大脑皮质中央后回下部的躯体感觉中枢。

背侧丘脑的腹后内侧核和腹后外侧核是人体深、浅感觉向上传导的最后中继站（第三级神经元），所以当一侧腹后核损伤后，可引起对侧半身的感觉障碍。

3）联络性核团（新丘脑）：为背侧丘脑内进化上最新的部分，包括前核、内侧核和外侧核的背侧组（图 17–44）。虽然它们不直接接受上行的传导束，但与背侧丘脑其他核团、大脑皮质等均有丰富的纤维联系。在功能上进入高级神经活动领域，能汇聚躯体和内脏的感觉信息及运动信息，并伴随情感意识的辨别分析能力，也参与学习记忆活动。

3. 背侧丘脑的功能 背侧丘脑是除嗅觉外一切感觉冲动传向大脑皮质的中继站，也是重要的感觉整合中枢，在维持和调节意识状态、警觉和注意力方面起着重要作用；背侧丘脑还与一般和特殊形式的激醒有关，而且和情绪联想有关。背侧丘脑的腹外侧核和腹前核作为大脑皮质与小脑、纹状体、黑质之间相互联系的枢纽，实现对躯体运动的调节。一侧背侧丘脑损伤可引起对侧半身的感觉障碍，常见的症状是感觉丧失、过敏或伴有激烈的自发疼痛。

（二）后丘脑

后丘脑 metathalamus 位于背侧丘脑的后下方，中脑顶盖的上方，自中脑上丘向外上方的隆起，称为**内侧膝状体 medial geniculate body**，借下丘臂与下丘相连。丘脑枕外下方的隆起，称为**外侧膝状体 lateral geniculate body**，借上丘臂与上丘相连（图 17–44），二者均属于特异性中继核。内侧膝状体接受来自下丘臂的听觉传导通路的纤维，发出纤维至大脑皮层颞叶颞横回的听觉中枢。外侧膝状体接受视束的传入纤维，发出纤维至大脑皮质枕叶距状沟上、下方的视觉中枢。

（三）上丘脑

上丘脑 epithalamus 位于间脑的背侧部与中脑顶盖前区相移行的部分，包括松果体、缰连合、缰三角、丘脑髓纹和后连合（图 17–42、图 17–43）。

松果体 pineal body 为椭圆形的内分泌腺，儿童时期较发达，一般 7 岁后逐渐萎缩，16 岁以后，松果体会逐渐钙化，钙化后可作为影像诊断颅内占位病变的定位标志。松果体细胞接受颈上神经节发出的交感神经节后纤维的支配，刺激交感神经，可促进松果体合成和分泌褪黑激素。松果体能产生褪黑素，后者由 5– 羟色胺在酶的作用下转化形成，具有抑制生殖腺的功能。

缰三角内有缰核，此核被认为是边缘系统与中脑之间的中继站。

丘脑髓纹主要由来自隔区的纤维束构成，大部分终止于缰核，也有纤维至中脑水管周围灰质和其他丘脑核团。

（四）底丘脑

底丘脑 subthalamus 位于间脑与中脑被盖之间的移行部，内含有底丘脑核（图 17–45），该核为扁平的卵圆形灰质团块，与黑质、红核、苍白球之间有密切的纤维联系，参与锥体外系的功能。底丘脑核受损可导致对侧肢体，尤其是上肢较为显著的不自主的舞蹈样动作，称为半身舞蹈症。

（五）下丘脑

1. 下丘脑的位置 下丘脑 **hypothalamus** 位于背侧丘脑的前下方，构成第三脑室的底和侧壁下部，上方借下丘脑沟与背侧丘脑分界，前端到达室间孔，后端与中脑被盖相续。下面最前部是视交叉，后方有灰结节，向前下移行于漏斗，漏斗下端与垂体相接，灰结节后方有一对圆形的隆起，称为乳头体（图 17–43）。

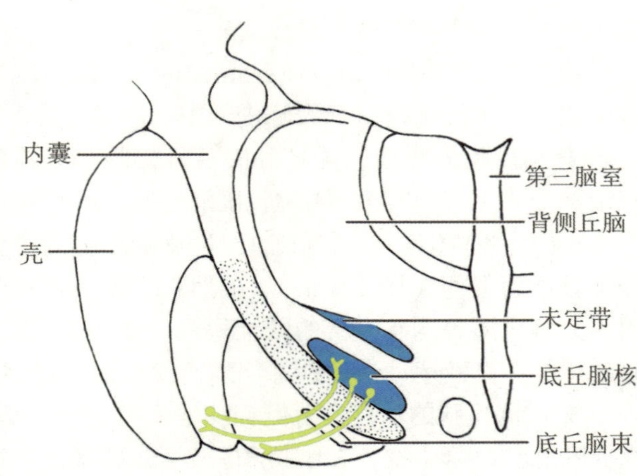

图 17–45 底丘脑的结构和纤维联系模式图

2. 下丘脑的分区和核团 下丘脑自前向后可分为视前区、视上区、结节区和乳头体区，各区又以穹隆柱为标志，分为内侧部和外侧部。各个区域又可根据细胞形态和纤维联系再划分为一些核团（图 17–46）。

（1）视前区：位于视交叉之前，终板之后，由第三脑室室周灰质组成。主要核团有视前室周核，与内脏活动有关；视前核与“控热”关系密切，主要是散热，调节体温。

（2）视上区：位于视交叉上方，主要核团有**视上核 supraoptic nucleus**、**室旁核 paraventricular nucleus**，前者可合成抗利尿激素（又称为血管加压素），后者合成催产素（又称为缩宫素）。

（3）结节区：位于漏斗上方，范围较大，核团有漏斗核、腹内侧核和背内侧核。腹内侧核联系广泛，特别是与边缘系统联系广泛。

（4）乳头体区：包括乳头体及其背侧灰质，核团有乳头体核和下丘脑后核。

3. 下丘脑的纤维联系 下丘脑的纤维联系复杂，归纳起来有四方面的纤维联系（图 17–47、图 17–48）。

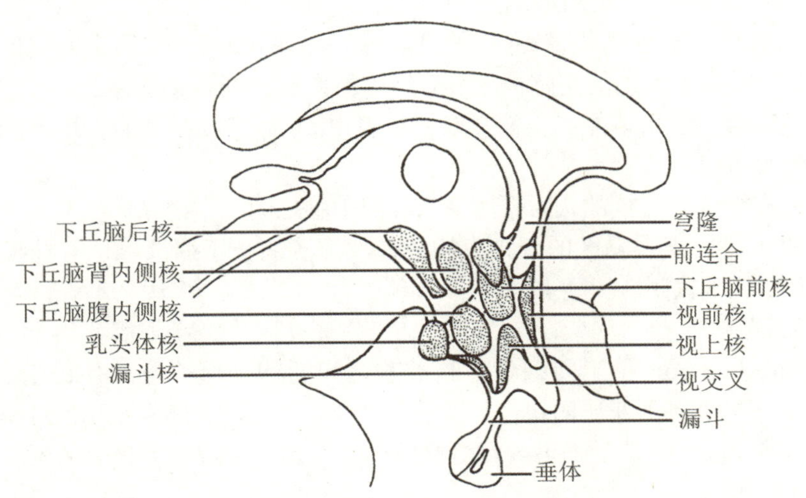

图 17–46 下丘脑的主要核团

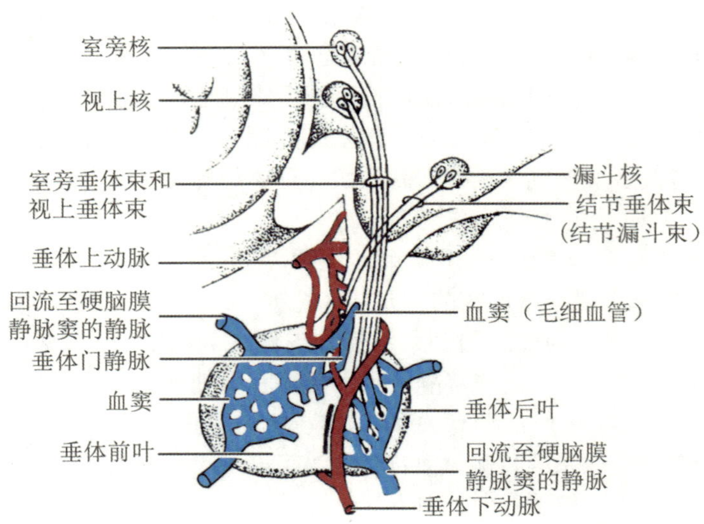

图 17-47　下丘脑与垂体的联系

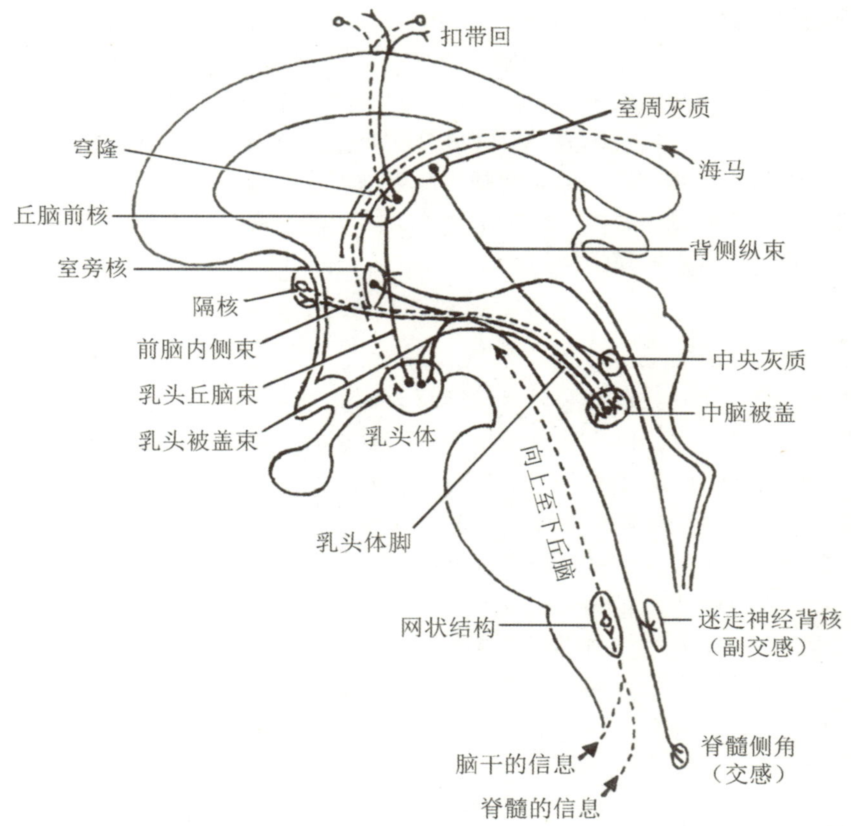

图 17-48　下丘脑的纤维联系

（1）与垂体联系的下丘脑垂体束：包括**视上垂体束 supraoptic pituitary tract**、**室旁垂体束 paraventricular pituitary tract** 和**结节垂体束 tuberous pituitary tract**。前两者分别起自视上核和室旁核，将此两核团分泌的抗利尿激素和催产素运送至神经垂体。结节垂体束又称为结节漏斗束，起自漏斗核和下丘脑基底内侧部的一些神经细胞，终止于正中隆起的毛细血管丛，将促激素释放激素或抑制激素经垂体门脉运送至垂体前叶，控制垂体前叶的内分泌功能。

（2）与背侧丘脑联系的乳头丘脑束：主要是自乳头体至丘脑前核的**乳头丘脑束 mamillothalamic tract**，是丘脑前核的主要传入纤维。

（3）与边缘系统联系的前脑内侧束：**前脑内侧束 medial forebrain tract** 是通过下丘脑外侧区的一大束松散的纤维，连接隔区、下丘脑和中脑被盖，该束是往返纤维，双向传递。其功能与嗅觉引起的内脏活动有关系，如嗅觉引起的恶心和呕吐。

（4）与脑干和脊髓联系的背侧纵束：**背侧纵束 dorsal longitudinal fasciculus** 位于中脑水管的腹外侧，起自室周灰质至中脑中央灰质和被盖，与下丘脑、脑干的一般内脏运动神经核如动眼神经副核、上泌涎核、下泌涎核、疑核相联系，一部分纤维经脑干网状结构下降终止于延髓呼吸中枢和心血管运动中枢，还有部分纤维下降至脊髓胸段的灰质。

4. 下丘脑的功能 下丘脑是神经内分泌中心，通过与垂体联系，融合神经调节和体液调节，调节机体的内分泌活动。下丘脑是皮质下自主神经活动高级中枢，功能极为广泛，将内脏活动和其他生理活动联系起来，对机体的摄食、体温、水盐平衡和生殖等进行广泛的调节。下丘脑还可直接通过体温、血液成分的变化，有效地实现其功能调节。下丘脑通过乳头体－丘脑前核－扣带回径路及前脑内侧束与边缘系统联系密切，参与情绪行为的调节。下丘脑还具有调节机体昼夜节律（生物钟）的功能，视交叉上核可能是人类生物钟的起搏点，该核接受来自视网膜的神经冲动。

知识链接

下丘脑综合征是一组以内分泌代谢障碍为主，并伴有自主神经系统症状和轻微神经、精神症状的综合征，因各种原因造成下丘脑受损所导致。主要特点是内分泌功能紊乱与自主神经功能失调，临床表现有：①内分泌功能障碍，如肥胖、性早熟、闭经、多饮、多尿等。②摄食障碍，贪食致肥胖，厌食致消瘦或贪食—厌食交替发作。当腹外侧核饮食中枢受损后，可出现厌食和消瘦。③睡眠障碍，嗜睡、失眠或二者交替出现，或夜间顽固性失眠。④体温调节异常，可出现高温、低温或变异性体温。⑤水平衡的调节障碍，视上核受损可导致尿崩症。⑥精神障碍过度兴奋或抑制、哭笑无常、定向力障碍、幻觉等。⑦自主神经症状，血压不稳，多汗或少汗，手足发绀，瞳孔散大或缩小或两侧大小不等。

四、端脑

端脑 telencephalon 由前脑发展而来，是脑的最高级部位。由两侧**大脑半球 cerebral hemisphere** 借胼胝体连接形成。大脑半球表面的灰质层为大脑皮质，位于髓质内的灰质核

团为基底核，大脑半球内的空腔为侧脑室。

（一）端脑的外形和分叶

两侧大脑半球之间由**大脑纵裂 cerebral longitudinal fissure** 分隔开，纵裂的底部又由胼胝体相连接。在端脑与小脑之间有大脑横裂隔开。由于大脑半球发育的速度较颅骨快，大脑半球表面出现许多隆起的脑回和深陷的脑沟，脑回和脑沟是大脑半球分叶和功能定位的重要标志。

每侧大脑半球的表面有 3 条恒定的沟，将大脑半球分为额叶、顶叶、枕叶、颞叶和岛叶。**外侧沟 lateral sulcus** 起自大脑半球下面，向后上方上行至上外侧面。**中央沟 central sulcus** 起自大脑半球上缘中点稍后方，上端延伸至大脑半球内侧面，下端斜向前下方，与外侧沟隔一个脑回。**顶枕沟 parietooccipital sulcus** 位于大脑半球内侧面后部，起自距状沟，自下而上。在外侧沟上方和中央沟以前的部分为**额叶 frontal lobe**；**颞叶 temporal lobe** 位于外侧沟以下；**枕叶 occipital lobe** 位于大脑半球后部，在内侧面顶枕沟为其前界，在上外侧面由顶枕沟至枕前切迹（在枕叶后端前方约 4 cm 处）的连线；外侧沟上方，中央沟后方，枕叶以前的部分为**顶叶 parietal lobe**；**岛叶 insular lobe** 呈三角形岛状，位于外侧沟深面，被额、顶、颞叶所掩盖（图 17–49、图 17–50）。

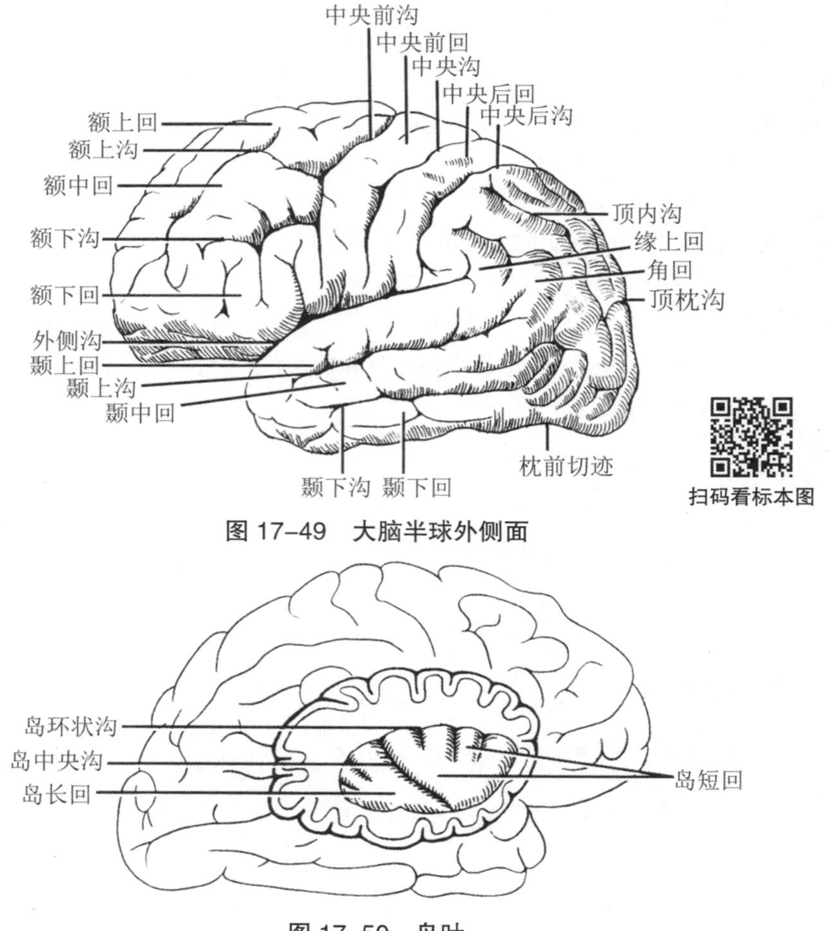

图 17–49 大脑半球外侧面

图 17–50 岛叶

在大脑半球上外侧面，中央沟前方，有与之平行的中央前沟，**中央前回 precentral gyrus** 位于中央沟和中央前沟之间；自中央前沟有两条向前水平走行的沟，分别为额上沟和额下沟，是额上回、额中回和额下回的分界线。在中央沟后方，有与之平行的中央后沟，此两沟之间为**中央后回 postcentral gyrus**。在中央后沟后方有一条与大脑半球上缘平行的顶内沟，其上方为顶上小叶，下方为顶下小叶，顶下小叶又分为包绕外侧沟后端的**缘上回 supramarginal gyrus** 和围绕颞上沟末端的**角回 angular gyrus**。在外侧沟的下方，有与之平行的颞上沟和颞下沟，是颞上回、颞中回和颞下回的分界线。自颞上回转入外侧沟的下壁上，有两个短而横行的脑回，称为**颞横回 transverse temporal gyrus**（图 17–49）。

在大脑半球的内侧面，中央前、后回自上外侧面延伸到内侧面的部分为**中央旁小叶 paracentral lobule**。在中部有前后方向向上略呈弓形的**胼胝体 corpus callosum**。胼胝体下方的弓形纤维束为穹隆，二者之间为薄层的透明隔。在胼胝体的后下方，有呈弓形的**距状沟 calcarine sulcus**，向后至枕叶后端，此沟中部与顶枕沟相连。距状沟与顶枕沟之间的脑回为楔叶，距状沟下方为舌回。在胼胝体背面有胼胝体沟，此沟绕过胼胝体后方，向前移行于海马沟。在胼胝体沟上方，有扣带沟与之平行；**扣带回 cingulate gyrus** 位于扣带沟与胼胝体沟之间（图 17–51）。

在大脑半球底面，额叶内有纵行的嗅束，其前端膨大为嗅球，后者与嗅神经相连。嗅束向后扩大为嗅三角。嗅三角与视束之间为前穿质，内有许多小血管穿入脑实质内。颞叶下面有与大脑半球下缘平行的枕颞沟，在此沟内侧并与之平行的侧副沟。侧副沟的内侧为**海马旁回 parahippocampal gyrus**，后者的前端弯曲，称为**钩 uncus**。在海马旁回的内侧为海马沟，在沟的上方有呈锯齿状的窄条皮质，称为**齿状回 dentate gyrus**。从内侧面看，在齿状回的外侧，侧脑室下角底壁上有一个弓形隆起，称为**海马 hippocampus**，海马和齿状回合称为**海马结构 hippocampal formation**（图 17–52、图 17–53）。

大脑半球的内侧面环绕胼胝体周围和侧脑室下角底壁的弧形结构，包括隔区（胼胝体下区和终板旁回）、扣带回、海马旁回、海马和齿状回等，加上岛叶前部、颞极，它们属于原皮质和旧皮质，共同构成**边缘叶 limbic lobe**（图 17–51）。

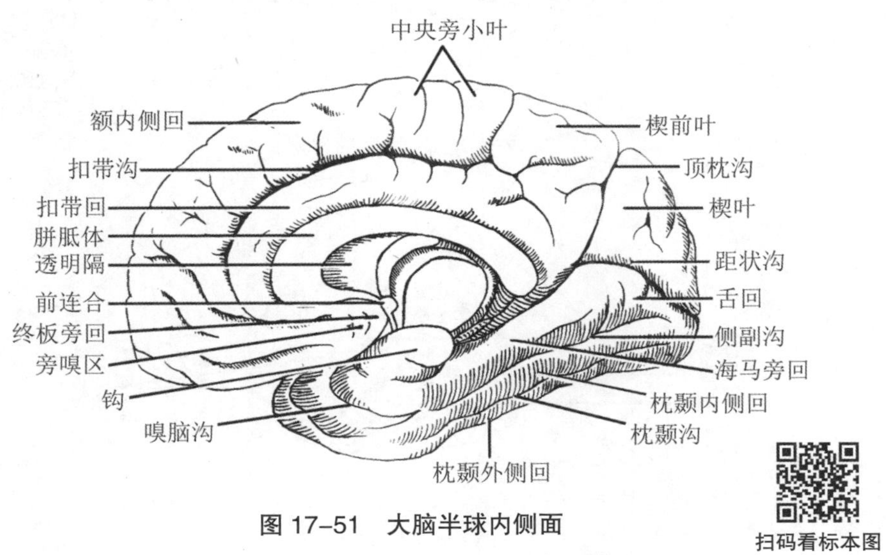

图 17–51　大脑半球内侧面

扫码看标本图

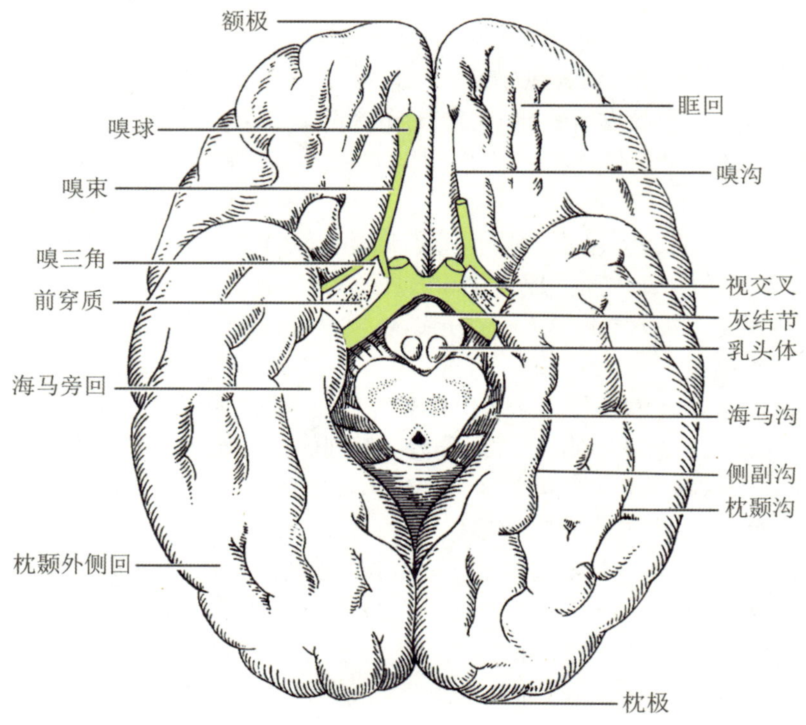

图 17–52　端脑底面

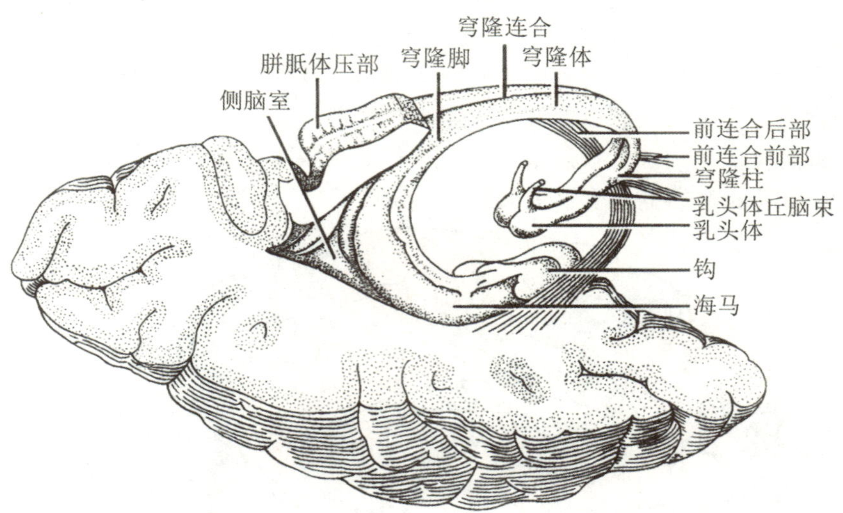

图 17–53　海马结构

（二）端脑的内部结构

1. 灰质　端脑的灰质分为大脑半球表面的大脑皮质及其深面的基底核。

（1）大脑皮质的结构：覆盖在大脑半球表面的灰质，称为**大脑皮质 cerebral cortex**，是高级神经活动的基础和机体全部功能活动的最高调节器官，也是中枢神经系发育最为复

杂和完善的部位。人类大脑皮质的总重量约 600 g，占全脑重量的 40% 左右，约有 26 亿个神经细胞，依照一定的规律分层排列并组成一个整体。

1）细胞构筑：大脑皮质由大量错综复杂的神经细胞、神经纤维、神经胶质细胞和血管等组成，分层排列。大脑皮质的神经细胞可分为两类。①传出神经元：大锥体细胞、梭形细胞和大星状细胞；②联络神经元：小锥体细胞、短轴星状细胞、水平细胞和 Martinotti 细胞。

从种系发生上来看，大脑皮质依据形态和功能的不同可分为原皮质（海马和齿状回）、旧皮质（嗅脑）和新皮质。原皮质和旧皮质为三层结构：分子层、锥体细胞层和多形细胞层；新皮质基本为六层结构：分子层、外颗粒层、外锥体细胞层、内颗粒层、内锥体细胞层和多形细胞层。

2）Brodmann 分区：1909 年，德国神经科医生科比尼安·布洛德曼（Korbinian Brodmann），根据细胞结构将大脑皮质划分为一系列解剖区域的系统。该分区系统包括每侧大脑半球的 52 个区域（图 17–54、图 17–55）。如躯体运动中枢为 4、6 区，这种分区方法在基础医学和临床方面均得到广泛应用。

（2）大脑皮质的功能定位：大脑皮质是高级神经活动的物质基础。在长期种系演变及人类自身的各种实践活动中，不同的皮质区具有不同的功能，一般将这些具有一定功能的脑区称为“中枢”，即大脑皮质的功能定位区。除了一些具有特定功能的中枢外，还存在着广泛的脑区，对各种信息进行加工整合，完成高级的神经精神活动，称为联络区。

1）**第 I 躯体感觉区 first somatic sensory area**：位于中央后回和中央旁小叶后部（3、1、2 区），接受背侧丘脑腹后核传来的对侧半身的浅感觉和深感觉。

身体各部在此区的投射特点是：①类似倒置的人形，身体各部感觉投射上、下颠倒，头部正置。头面部感觉冲动投射到中央后回下部，上肢的感觉投射到中央后回中部，躯干和下肢的感觉投射到中央后回上部和中央旁小叶后部。②左、右侧交叉，即一侧感觉区接受对侧肢体的感觉的传入。③投射范围，身体各部在该区投射范围的大小取决于该部的感觉敏感程度，如手指和唇的感受器最密，在感觉区的投射范围就最大（图 17–56）。

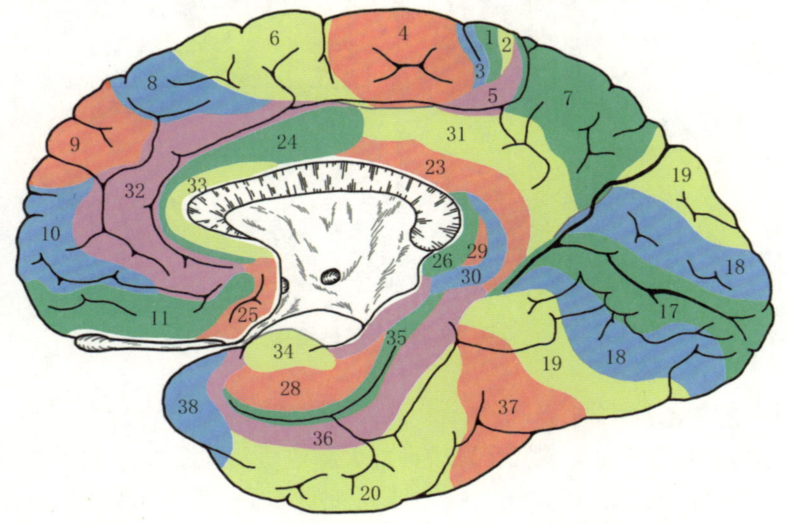

图 17–54　大脑皮质的 Brodmann 分区（外侧面）

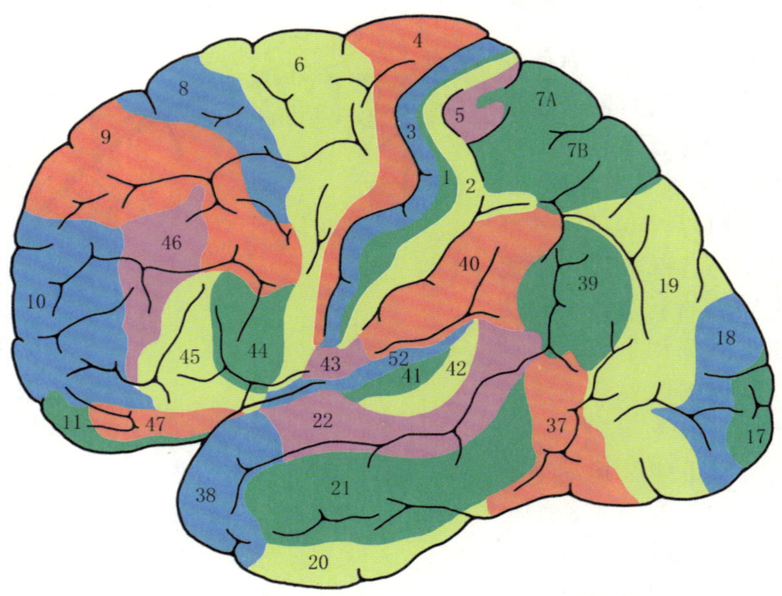

图 17-55 大脑皮质的 Brodmann 分区（内侧面）

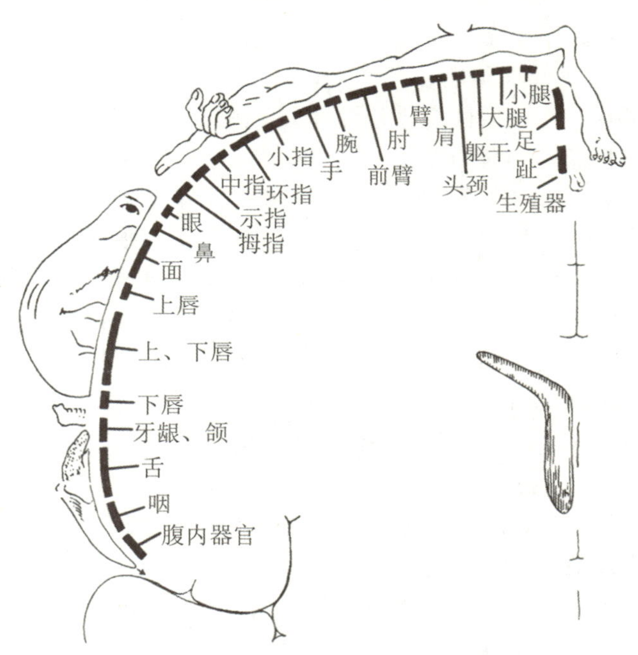

图 17-56 人体各部在第Ⅰ躯体感觉区的定位

2）**第Ⅰ躯体运动区 first somatic motor area**：位于中央前回和中央旁小叶前部（4、6区），该区发出纤维组成锥体束，到达脑干脑神经的运动核（一般躯体运动核和特殊内脏运动核）和脊髓灰质的前角运动神经元。

身体各部在此区的投射特点是：①类似倒置的人形，身体各部运动投射上下颠倒，头部正置。中央前回最上部和中央旁小叶前部与下肢、会阴运动有关，中部与躯干和

上肢的运动有关，下部与面、舌、咽、喉的运动有关。②左、右侧交叉，即一侧运动区支配对侧肢体的运动。但一些与联合运动有关的肌则受双侧运动区的支配，如咽喉肌、咀嚼肌和眼球外肌等。③身体各部分投影区的大小与各部形体大小无关，而取决于运动的复杂程度和功能重要性。如头面部和手部的运动复杂而精细，其投射区就较大（图17–57）。

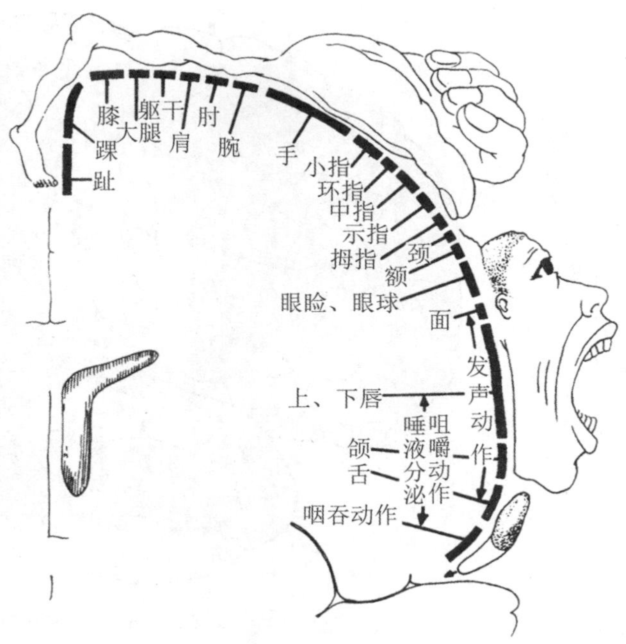

图 17–57　人体各部在第Ⅰ躯体运动区的定位

在人类还有第Ⅱ躯体运动中枢和第Ⅱ躯体感觉中枢，均位于中央前回和中央后回深面的岛盖皮质，与对侧上、下肢运动和双侧躯体感觉（以对侧为主）有关。这些中枢只是执行某种功能的核心部分，如中央前回主要管理全身骨骼肌运动，但也接受部分感觉冲动；中央后回主要是管理全身感觉，但刺激它也可产生少量运动，因此大脑皮质功能定位概念是相对的。

3）**视觉区 visual area**：位于距状沟上、下方的枕叶皮质，即上方的楔叶和下方的舌回（17区），接受来自外侧膝状体的纤维。一侧视区接受双眼同侧半视网膜来的冲动，损伤一侧视区可引起双眼对侧视野偏盲，称为**同向性偏盲 homonymous hemianopia**。

4）**听觉区 auditory area**：位于颞横回（41、42区），接受内侧膝状体的纤维。每侧听觉中枢都接受来自两耳的冲动。

5）**平衡觉区 vestibular area**：一般认为在中央后回下端头面部感觉区的附近。

6）**嗅觉区 olfactory area**：在海马旁回钩的内侧部及其附近的皮质。

7）**味觉区 gustatory area**：位于中央后回下部（43区），舌和咽的一般感觉区附近。

8）**内脏运动中枢 visceral motor center**：一般认为在边缘叶。

9）**语言中枢 speech area**：人类大脑皮质与动物的本质区别是进行思维和意识等高级活动，并进行语言的表达，一般认为左侧大脑半球为语言功能的“优势半球”，语言功能包括理解别人所说的话和阅读文字，并以说话和书写文字的方式表达自己的意见和思维。因此，语言中枢包括听话、说话、阅读和书写等中枢（图17–58）。

听觉性语言中枢 auditory speech area（22区）又称为听话中枢，位于颞上回后部，它能调整自己的语言和听取、理解别人的语言。此中枢受损后，患者虽能听到声音，但不理解讲话的意思，自己讲的话也同样不能理解，所答非所问，临床上称为感觉性失语症。

运动性语言中枢 motor speech area（44、45区）又称为说话中枢，位于额下回后部，也称为Broca区。如果此区受损，患者虽能发音，但却丧失了语言表达能力，临床上称为运动性失语症。

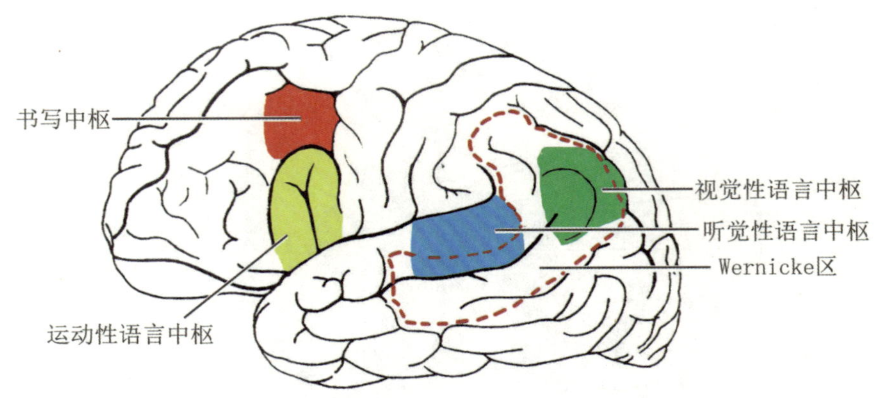

图 17-58　大脑半球的语言中枢（左侧）

视觉性语言中枢 visual speech area（39 区）又称为阅读中枢，位于顶下小叶的角回，靠近视觉中枢。此中枢受损时，虽视觉没有障碍，但不能理解文字符号的意义，临床上称为失读症。

书写中枢 writing area（8 区）位于额中回的后部。若此中枢受损，虽然手的运动功能仍然保存，但写字、绘图等精细动作发生障碍，临床上称为失写症。

除上述的语言功能区外，大脑皮质广泛的联络区中，额叶与躯体运动、发音、语言及高级思维运动有关，顶叶与躯体感觉、味觉、语言等有关，枕叶与视觉信息的整合有关，颞叶与听觉、语言和记忆功能有关，边缘叶与内脏活动有关。

在长期的进化和发育过程中，大脑皮质的结构和功能都得到了高度的分化，而且左、右侧大脑半球的发育情况也不完全相同，呈不对称性。左侧大脑半球与语言、意识、数学分析等密切相关，因此语言中枢主要在左侧大脑半球；右侧大脑半球则主要感知非语言信息、音乐、图形和时空概念。左、右侧大脑半球各有优势，它们互相协调和配合完成各种高级神经精神活动。

扫码看
课程思政

（3）**基底核 basal nucleus**：是蕴藏在白质深部的灰质团块，位置靠近脑底，包括尾状核、豆状核、屏状核和杏仁体（图 17-59、图 17-60）。

1）**尾状核 caudate nucleus**：是由前向后弯曲的圆柱体，分为尾状核头、体、尾三部分，位于背侧丘脑背外侧，延伸于侧脑室前角、中央部和下角。

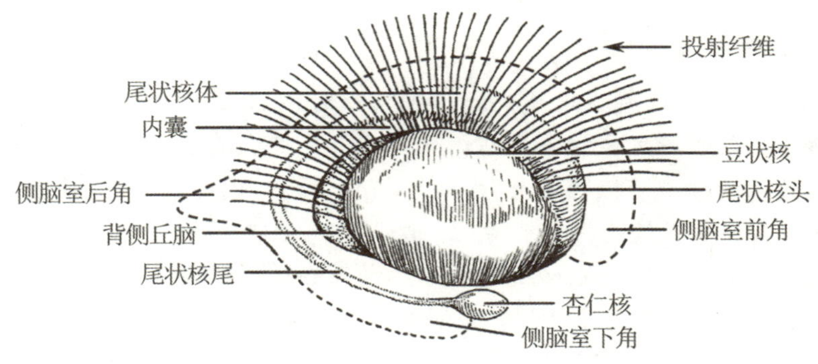

图 17-59　基底核的形态

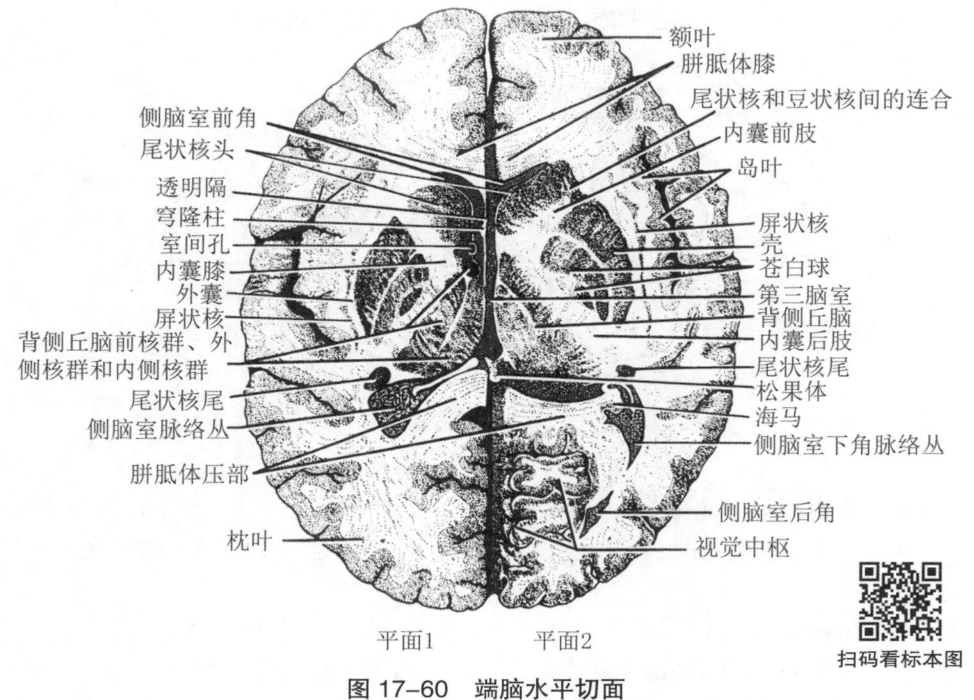

图 17–60　端脑水平切面

2）**豆状核 lentiform nucleus**：位于岛叶深部，借内囊与内侧的尾状核和背侧丘脑分开，此核在水平切面上呈三角形，并被两个白质板分隔成三部分，外侧部最大，称为**壳 putamen**，内侧的两部分合称为**苍白球 globus pallidus**。

纹状体 corpus striatum 由尾状核和豆状核组成，尾状核和壳是较新的结构，合称为新纹状体。苍白球为较古老的结构，称为旧纹状体。纹状体是锥体外系的重要组成部分，在调节躯体运动中起重要作用。

3）**屏状核 claustrum**：位于岛叶皮质与豆状核之间。屏状核与豆状核之间的白质，称为外囊；屏状核与岛叶皮质之间的白质，称为最外囊。屏状核的功能尚不清楚。

4）**杏仁体 amygdaloid body**：在侧脑室下角前端的上方，海马旁回钩的深面，与尾状核的末端相连，为边缘系统的皮质下中枢，与调节内脏活动有关。

知识链接

由于外伤等情况导致大脑皮质广泛性损伤或者网状上行激动系统严重损伤，患者丧失意识活动，处于不可逆的重度意识障碍状态，但皮质下中枢可维持自主呼吸运动和心跳，此种状态称为“植物状态”。处于植物状态时间超过 12 个月就称为“植物人”。“植物人”失去所有的高级神经活动，说明大脑皮质受损伤；身体基本不能活动，说明小脑也失去功能。但是一些必要的生命活动还在进行，说明脑干正常；脑干要通过调控脊髓来完成最基本的生命活动，说明脊髓也未受损伤。

2. 白质 大脑皮质下的白质，称为髓质，主要由联系皮质各部和皮质与皮质下结构的神经纤维组成，可分为联络纤维、连合纤维和投射纤维三类。

（1）**联络纤维 association fibers**：为同侧大脑半球皮质各部间相互联系的纤维，其中短纤维联系相邻脑回，称为弓状纤维。长纤维联系同侧大脑半球各叶（图 17–61），其中主要有：连接额、顶、枕、颞叶的上纵束，在豆状核与岛叶的上方；连接枕叶和颞叶的下纵束，沿侧脑室下角和后角的外侧壁走行；连接额、颞叶前部的钩束，呈钩状绕过外侧沟；连接边缘叶的各部的扣带，位于扣带回和海马旁回的深部。

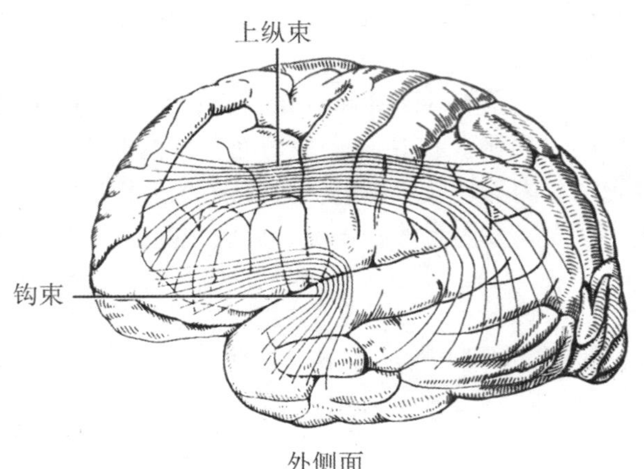

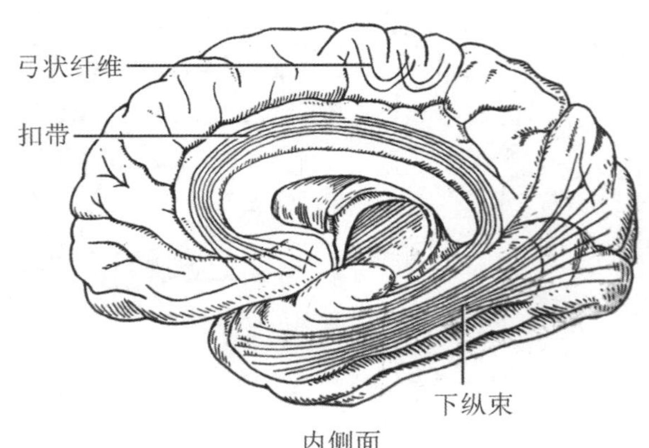

图 17–61 大脑髓质的联络纤维

（2）**连合纤维 commissural fibers**：是联系左、右侧大脑半球皮质的纤维，包括胼胝体、前连合和穹隆连合（图 17–62）。

胼胝体 corpus callosum 位于大脑纵裂底部，由联系左、右侧大脑半球新皮质的纤维构成。在脑正中矢状切面上，胼胝体前端呈钩形的纤维板，由前向后可分为胼胝体嘴、膝、干和压部四部分。在经胼胝体的脑水平切面上，可见其纤维呈放射状排列，广泛联系额、顶、枕、颞叶。

前连合 anterior commissure 是在终板上方横过中线的一束连合纤维，位于穹隆的前方，呈“X”形，连接左、右嗅球和颞叶。

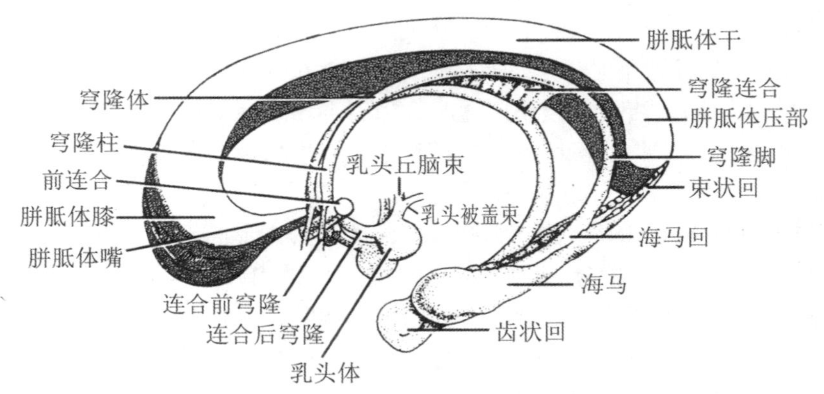

图 17–62 胼胝体、前连合和穹隆连合

穹隆 fornix 为起自海马止于下丘脑乳头体的弓形纤维束，两侧穹隆经胼胝体的下方前行并互相靠近，其中一部分纤维越至对边，连接对侧的海马形成**穹隆连合 fornical commissure**。

（3）**投射纤维 projection fibers**：为联系大脑皮质及间脑、脑干和脊髓的上、下行纤维，重要的投射纤维包括上行的丘脑中央辐射和视辐射、听辐射，下行的皮质脊髓束和皮质核束等。

（4）**内囊 internal capsule**：是投射纤维在尾状核、背侧丘脑和豆状核之间高度集中所形成的白质区。在端脑水平切面上，两侧内囊呈向外开放的"V"字形，分为内囊前肢、内囊膝和内囊后肢三部分。内囊前肢位于豆状核与尾状核之间，内囊后肢位于豆状核和背侧丘脑之间，内囊膝介于前、后肢之间，即"V"字形转角处（图 17-63）。

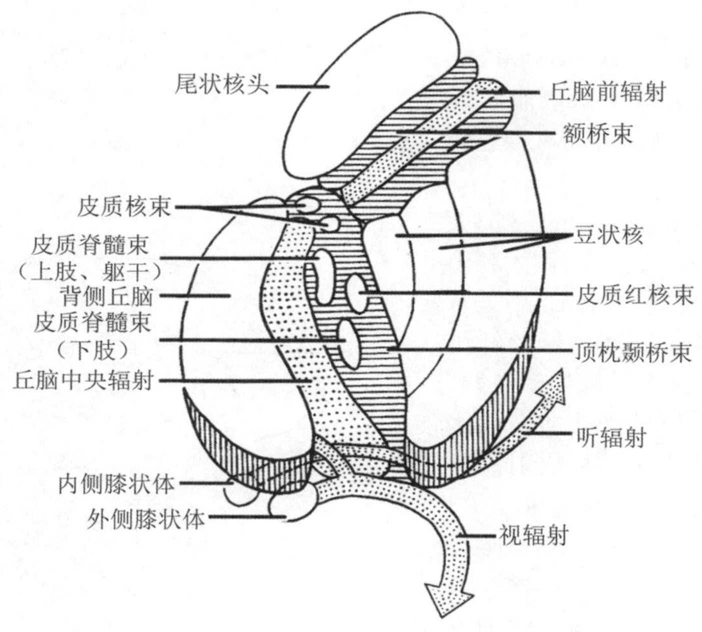

图 17-63　内囊模式图

内囊前肢内主要有额桥束和由背侧丘脑背内侧核投射到额叶的丘脑前辐射。内囊膝内有皮质核束通过。内囊后肢内的下行纤维束为皮质脊髓束、皮质红核束和顶桥束等，上行纤维束是丘脑中央辐射和视辐射、听辐射（图 17-63）。由于内囊膝、后肢内通过许多重要的神经纤维束，因此当内囊损伤广泛时，患者会出现对侧躯体感觉丧失（丘脑中央辐射受损）、对侧偏瘫（皮质脊髓束、皮质核束受损）和对侧偏盲（视辐射受损）的"三偏综合征"。

3. 侧脑室 lateral ventricle　位于大脑半球内的不规则形腔隙，左右各一。胼胝体的下面构成侧脑室顶。可根据位置分为四部分（图 17-64、图 17-65）：中央部位于顶叶内，为胼胝体与背侧丘脑、尾状核之间的裂隙；前角伸向额叶，在冠状切面观上呈三角形；后角伸入枕叶，长短不定；下角伸至颞叶内，前端可达海马旁回钩附近。

侧脑室经左、右室间孔与第三脑室相通。中央部和下角的脑室腔内有脉络丛。侧脑室脉络丛是产生脑脊液的主要部位，所产生的脑脊液经室间孔由侧脑室流入第三脑室，参

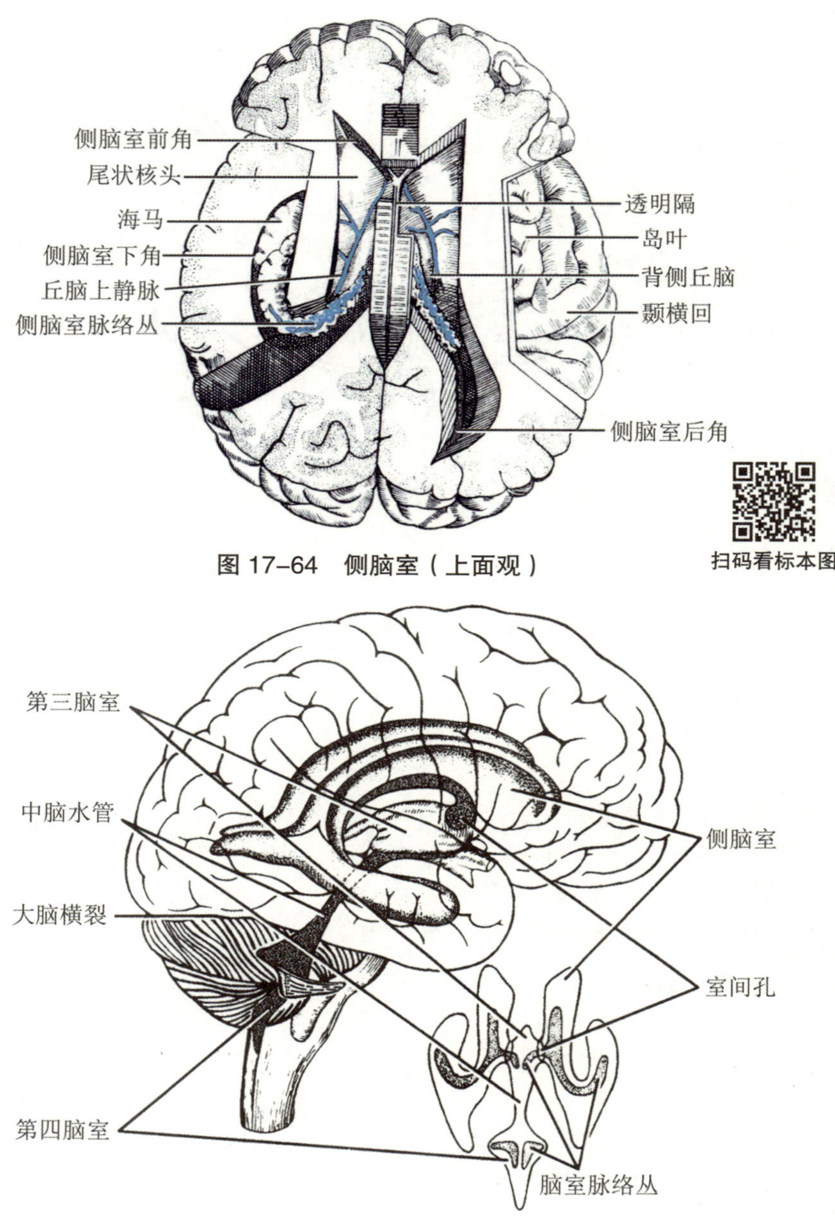

图 17-64　侧脑室（上面观）

图 17-65　脑室投影

与脑脊液循环。

（三）边缘系统

在大脑半球的内侧面，围绕在胼胝体边缘的隔区、扣带回、海马旁回及位于侧脑室下角处的海马结构共同组成边缘叶。**边缘系统 limbic system** 是由边缘叶及与其密切相联系的皮质下结构，如杏仁体、隔核、下丘脑、背侧丘脑的前核和中脑被盖的一些结构等共同组成（图 17-66）。

边缘系统在进化上是脑的古老部分，参与觅食、防御等与个体生存有关的行为，与性活动及生殖行为有关的种族繁衍，具有内脏调节活动和情绪反应等功能，同时边缘系统

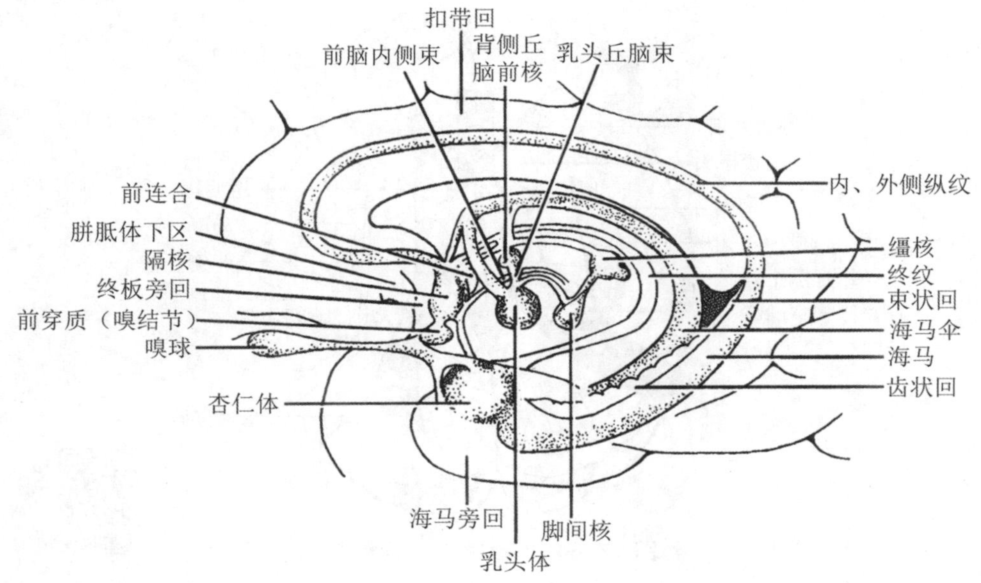

图 17-66　嗅脑和边缘系统

特别是海马与机体的高级精神活动学习、记忆密切相关。

思考题：

1. 简述脑干内的脑神经核与脑神经的纤维联系。
2. 简述小脑上、中、下脚内通过的纤维及其联系。
3. 简述下丘脑垂体门脉的纤维联系及功能。
4. 简述内囊内通过的投射纤维及损伤后的临床症状。

（郑州大学　常　成）

第十八章　神经系统的传导通路

神经系统的传导通路简称为**传导通路 conductive pathway**，是由数个神经元通过突触相连构成的神经元链或神经元通路，其高级中枢在大脑皮质，是机体完成复杂反射活动的结构基础。传导通路根据功能和传导方向可分为感觉（上行）传导通路和运动（下行）传导通路。由感受器接受机体内、外环境的各种刺激，并将其转变为神经冲动，通过传入神经元传递至中枢神经系统相应部位，最后到达大脑皮质高级中枢，从而产生感觉，称为**感觉（上行）传导通路 sensory（ascending）pathway**。大脑皮质将感觉信息分析整合后，发出指令，由传出纤维经脑干和脊髓的运动神经元到达躯体和内脏效应器，最终引起反应，称为**运动（下行）传导通路 motor（descending）pathway**。临床上可依据各神经传导通路的特点，结合患者的体征，对神经系统相关疾病做出定位诊断。

第一节　感觉传导通路

感觉传导通路包括本体（深）感觉传导通路、痛温觉、粗触觉和压觉（浅感觉）传导通路、视觉传导通路、听觉传导通路、平衡觉传导通路和内脏感觉传导通路。

一、本体感觉（深感觉）传导通路

本体感觉 proprioception 是指肌、肌腱、关节等器官结构在不同状态（运动或静止）时产生的感觉（如人在闭眼时能感知身体各部的位置），包括位置觉、运动觉和震动觉。

躯干和四肢的本体感觉（因头面部本体感觉传导通路尚不明确，略）传导通路，包括传至大脑皮质产生意识性感觉和传至小脑产生非意识性感觉两条通路。

（一）躯干、四肢的意识性本体感觉和精细触觉传导通路

由三级神经元组成（图 18–1）。第 1 级神经元为假单极神经元，胞体多为大、中型，位于脊神经节，纤维较粗，有髓鞘。其周围突组成脊神经的感觉神经纤维，随脊神经分布于躯干和四肢的肌、肌腱、关节等处的本体感觉感受器和皮肤的精细触觉感受器。中枢突经脊神经后根的内侧部进入脊髓白质的后索，分为长的升支和短的降支。短的降支走行至后角或前角，完成脊髓牵张反射。在升支中，来自脊髓第 5 胸节及其以下的升支行于后索内侧部，形成薄束，传导躯干下部和下肢的本体感觉和精细触觉；来自脊髓第 4 胸节及其以上的升支行于后索外侧部，形成楔束，传导躯干上部和上肢的本体感觉和精细触觉。两

束在脊髓后索向上走行，分别止于延髓的薄束核和楔束核。第2级神经元的胞体在薄束核和楔束核内，由此二核发出的纤维呈弓形向前绕过延髓中央管的腹侧，越中线交叉至对侧，与来自对侧的薄束核、楔束核的纤维交叉，形成内侧丘系交叉。交叉后的纤维转折向上，称为内侧丘系。内侧丘系在锥体束的背侧呈前后方向排列，行于延髓中线两侧；在脑桥呈横位居被盖前缘；在中脑被盖则位于红核的外侧，向上终于背侧丘脑的腹后外侧核。第3级神经元的胞体位于腹后外侧核，发出纤维参与形成丘脑中央辐射，经内囊后肢，大部分投射至中央后回的中、上部和中央旁小叶后部，小部分纤维投射至中央前回。

此传导通路受到损伤，大脑皮质的躯体感觉中枢不能得到来自躯干、四肢的感觉信息，因此不能确定损伤平面以下相应躯干、四肢的空间位置。当损伤在内侧丘系交叉以下的部位，损伤平面以下同侧本体感觉和精细触觉发生障碍；当损伤在内侧丘系交叉以上，损伤的对侧躯干和四肢出现本体感觉和精细触觉障碍，表现为患者闭目（消除通过视觉确定空间位置的补偿作用）站立时，身体摇晃、倾斜甚至跌倒，同时精细触觉丧失。

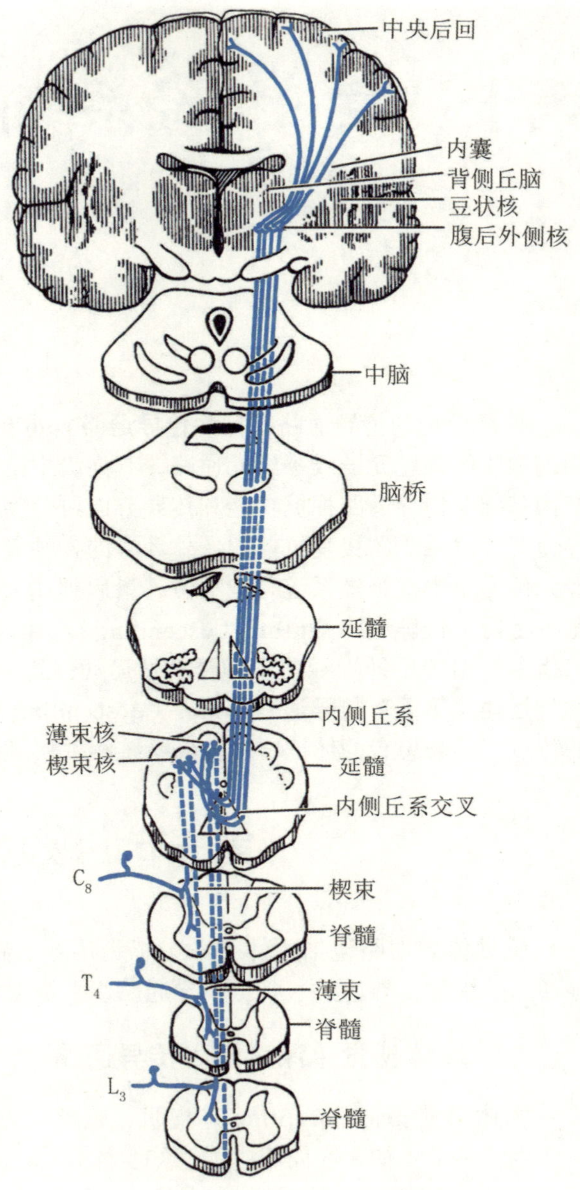

图 18–1　躯干、四肢的意识性本体感觉和精细触觉传导通路

知识链接

丘脑中央辐射 central thalamic radiation 为传导对侧头面部和躯体、四肢所有感觉的纤维束，起自背侧丘脑腹后内、外侧核，经内囊后肢分别投射至中央后回和中央旁小叶后部，部分传导躯体、四肢本体感觉的纤维还可投射至中央前回。损伤后可出现对侧头面部和躯体、四肢的感觉（深、浅感觉）丧失。

（二）躯干和四肢的非意识性本体感觉传导通路

非意识性本体感觉传导通路属于反射通路，为传入至小脑的本体感觉，包括躯干（颈部除外）、下肢的非意识性本体感觉传导通路和上肢、颈部的非意识性本体感觉传导通路。二者均由二级神经元组成。第1级神经元胞体均位于脊神经节，其周围突分布于肌、肌腱、关节的本体感受器，中枢突经后根进入脊髓。其中，躯干、下肢的非意识性本体感觉传导通路的中枢突经脊神经后根内侧部进入脊髓，终止于第2级神经元 C_8 ~ L_2 节段胸核和腰骶膨大第Ⅴ ~ Ⅶ层外侧部。由胸核发出的第2级纤维进入同侧脊髓外侧索，组成脊髓小脑后束，向上经小脑下脚止于旧小脑皮质；由腰骶膨大第Ⅴ ~ Ⅶ层外侧部发出的第2级纤维组成对侧和同侧的脊髓小脑前束，经小脑上脚终于旧小脑皮质。传导上肢、颈部本体感觉的第2级神经元胞体位于颈膨大部第Ⅵ、Ⅶ层和延髓的楔束副核，由这两处神经元发出的第2级纤维也经小脑下脚进入小脑皮质（图18-2）。

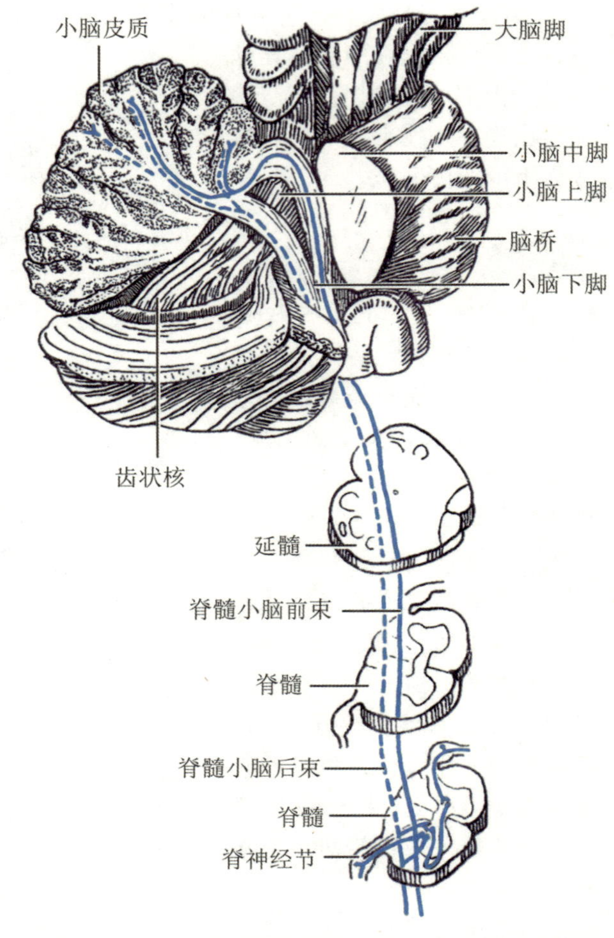

图18-2 躯干和四肢的非意识性本体感觉传导通路

二、痛温觉、粗触觉和压觉传导通路

由三级神经元组成，又称为浅感觉传导通路（图18-3）。

（一）躯干和四肢的痛温觉、粗触觉和压觉传导通路

第1级神经元为假单极神经元，胞体位于脊神经节，突起较细、薄髓或无髓，其周围突分布于躯干和四肢皮肤内的感受器，中枢突经后根进入脊髓。其中，传导痛温觉的纤维（细纤维）在后根的外侧部进入脊髓，经背外侧束终止于第2级神经元；传导粗触觉、压觉的纤维（粗纤维）经后根的内侧部进入脊髓后索，再终止于第2级神经元。第2级神经元的胞体位于第Ⅰ和Ⅳ ~ Ⅶ层（主要为后角固有核），发出的纤维上升1 ~ 2个节段，经白质前连合到对侧的外侧索和前索内上行，组成脊髓丘脑侧束（传导痛温觉）和脊髓丘脑前束（传导粗触觉和压觉）。脊髓丘脑束向上走行，至延髓后改称为脊髓丘系，经延髓下橄榄核的背外侧、脑桥和中脑内侧丘系的外侧，终止于背侧丘脑的腹后外侧核。第3级神经元的胞体位于腹后外侧核，由腹后外侧核发出的纤维加入丘脑中央辐射，经内囊后肢投

射到中央后回的中、上部和中央旁小叶后部（图 18–3）。

由于脊髓丘脑束是该传导通路第二级神经元发出的纤维上升 1~2 个脊髓节段交叉后形成的，因此该通路中脊髓丘脑束及其以上部位受到损伤，浅感觉障碍出现在损伤平面下 1~2 个节段以下的对侧区域。

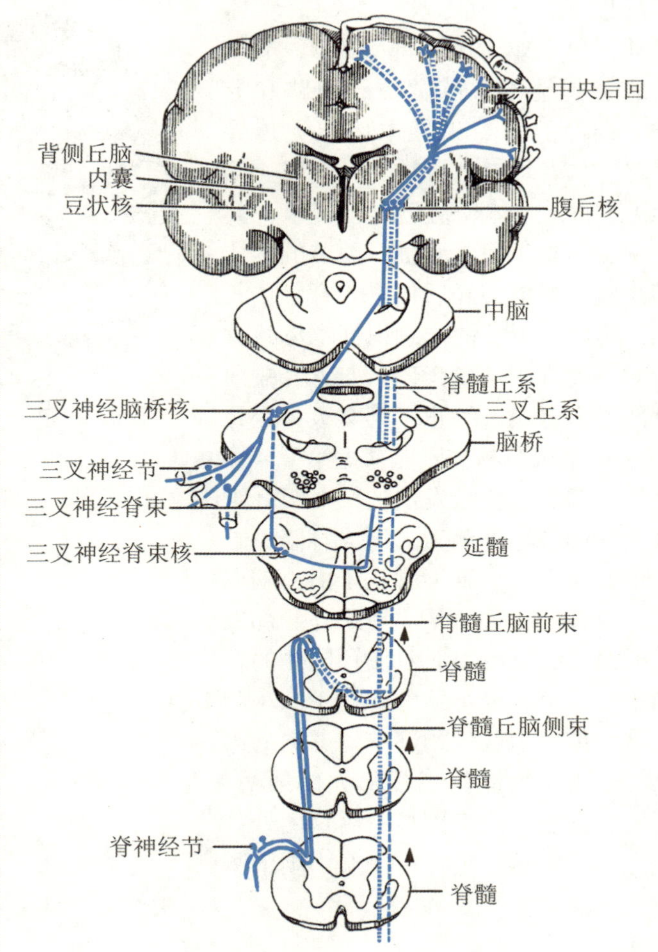

图 18–3 痛温觉、粗触觉和压觉传导通路

知识链接

在脊髓内，上、下行传导束的纤维均按照一定的顺序排列：薄束和楔束的纤维自外侧向内侧依次为来自颈、胸、腰、骶部的纤维；脊髓丘脑束自外侧向内侧，由浅入深依次为来自骶、腰、胸、颈部的纤维；皮质脊髓侧束的纤维自外侧向内侧依次为骶、腰、胸、颈部的纤维。因此，当脊髓病变时，可依据病变发展方向，逐渐累及身体相应部位。以脊髓丘脑束为例，当脊髓内病变（如肿瘤）由内侧向外侧发展，且累及一侧脊髓丘脑束时，痛、温觉障碍首先出现在身体对侧上半部，逐渐波及下半部；若病变来自脊髓外部，且由外侧向内侧发展，则发生浅感觉障碍的顺序相反。

（二）头面部的痛温觉和触压觉传导通路

第 1 级神经元的胞体位于三叉神经节，其周围突经三叉神经分支分布于头面部皮肤及口鼻黏膜的相关感受器，中枢突均进入脑干止于三叉神经感觉核。其中，传导痛温觉的纤维入脑后下降为三叉神经脊束，止于三叉神经脊束核；传导触压觉的纤维终止于三叉神经脑桥核。位于三叉神经感觉核的第 2 级神经元发出纤维交叉到对侧，形成三叉丘系（又称为三叉丘脑束），止于背侧丘脑的腹后内侧核。第 3 级神经元的胞体在腹后内侧核，它们发出纤维经内囊后肢，投射到中央后回的下部（图 18–3）。在此通路中，若三叉丘系及其以上受损，导致对侧头面部浅感觉障碍；若三叉丘系以下受损，则同侧头面部浅感觉发生障碍。

三、视觉传导通路和瞳孔对光反射通路

（一）视觉传导通路

视觉传导通路由三级神经元组成（图 18–4）。第 1 级神经元是位于眼球视网膜内的双极细胞，其周围突与光感受器——视锥细胞和视杆细胞形成突触，中枢突与视网膜节细胞相突触。第 2 级神经元为节细胞，其轴突在视神经盘处汇集形成视神经。视神经经视神经管进入颅，其中来自两眼视网膜鼻侧半的纤维相互交叉，形成**视交叉 optic chiasma**。交叉后的纤维与来自视网膜颞侧半不交叉的纤维共同组成**视束 optic tract**。因此，左侧视束含有来自两眼视网膜左侧半的纤维，右侧视束含有来自两眼视网膜右侧半的纤维。视束绕过大脑脚向后，大部分纤维终止于外侧膝状体。第 3 级神经元胞体位于外侧膝状体内，发出的纤维组成**视辐射 optic radiation**，经内囊后肢投射到端脑距状沟周围的视觉中枢，产生视觉。视束中尚有小部分纤维经上丘臂止于上丘和顶盖前区。其中，上丘发出的纤维组成顶盖脊髓束，下行至脊髓，参与视觉反射；顶盖前区发出的纤维到达中脑的动眼神经副核，中继后参与瞳孔对光反射。

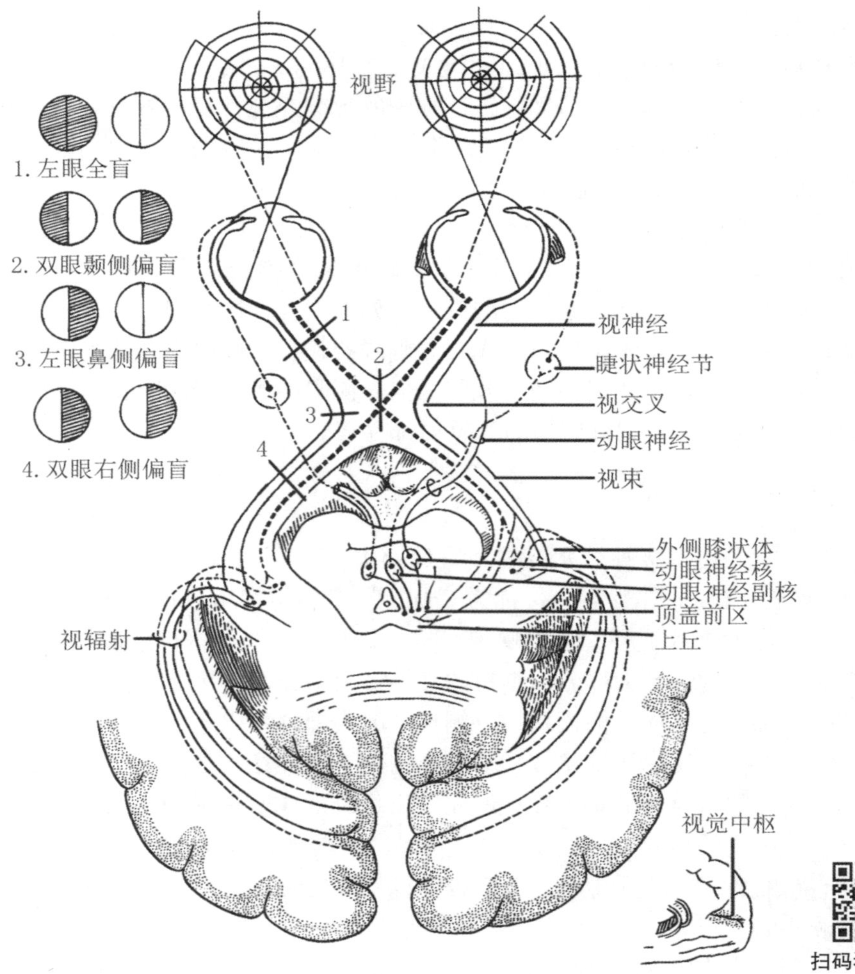

图 18–4　视觉传导通路和瞳孔对光反射通路

视野为眼球固定向前平视时所能看到的空间范围。视网膜黄斑处感受的空间范围为中心视野，黄斑以外视网膜感受的空间范围为周边视野。每侧视野又可分为颞侧、鼻侧、上方和下方4个象限。由于眼球屈光装置对光线的折射作用，鼻侧半视野的物像投射到颞侧半视网膜，颞侧半视野的物像投射到鼻侧半视网膜，上半视野的物像投射到下半视网膜，下半视野的物像投射到上半视网膜。视觉传导通路中纤维交叉是部分性的，且定位关系明确，因此该传导通路的不同部位受损可引起不同的视野缺损（图18-4）。①视网膜损伤导致的视野缺损与损伤的范围和位置有关。若视神经盘损伤，则视野中出现较大暗点；若黄斑损伤，则中央视野出现暗点；若其他部位受损，则相应部位出现暗点。②一侧视神经损伤，可导致患侧视野全盲。③视交叉中的交叉纤维损伤，可导致双眼颞侧半视野偏盲。④视交叉外侧部的未交叉纤维损伤，则患侧鼻侧半视野偏盲。⑤一侧视束或其以上的视觉传导通路（视辐射、视区皮质）受损，可导致双眼视野对侧同向性偏盲（如右侧损伤，两眼左侧半视野缺损，即右眼视野鼻侧半和左眼视野颞侧半偏盲）。

（二）瞳孔对光反射通路

瞳孔对光反射 pupillary light reflex 是指光照一侧眼的瞳孔，引起两眼瞳孔缩小的反应。直接接受光照的瞳孔反应，称为直接对光反射；未被光照的瞳孔反应，称为间接对光反射。瞳孔对光反射通路由五级神经元组成（图18-4）。第1级神经元为视网膜的双极细胞。第2级神经元为视网膜的节细胞，节细胞的轴突经视神经、视束和上丘臂到达顶盖前区。顶盖前区内的第3级神经元发出纤维到达双侧动眼神经副核。由动眼神经副核内的第4级神经元发出节前纤维到达睫状神经节内交换神经元。再由睫状神经节内的第5级神经元发出节后纤维至瞳孔括约肌。

瞳孔对光反射在临床上具有重要意义，如果反射消失，可能预示病危。视神经或动眼神经损伤，也会导致瞳孔对光反射的变化。如一侧视神经受损，信息传入中断，光照患侧眼的瞳孔，两眼瞳孔均不反应；但光照健侧眼的瞳孔，则两眼瞳孔均发生对光反射。当一侧动眼神经受损时信息传出中断，光照任何一侧眼时患侧眼的瞳孔对光反射均消失，但健侧眼的瞳孔直接对光反射和间接对光反射都存在。

四、听觉传导通路

听觉传导通路由四级神经元组成（图18-5）。第1级神经元为蜗神经节内的双极细胞，其周围突分布于内耳的螺旋器（又称为Corti器）；中枢突组成蜗神经，与前庭神经伴行，经延髓脑桥沟外侧进入脑桥，止于蜗神经核（蜗神经前核和蜗神经后核）。蜗神经核内的第2级神经元发出的纤维大部分在脑桥内交叉形成斜方体，至上橄榄核外侧折向上，与该侧未交叉的纤维同行形成外侧丘系。外侧丘系的大部分纤维经中脑被盖的背外侧部止于下丘，少数纤维直接止于内侧膝状体。下丘内的第3级神经元胞体发出纤维经下丘臂止于内侧膝状体。内侧膝状体内的第4级神经元发出纤维形成**听辐射 acoustic radiation**，经内囊后肢，止于大脑皮质颞横回的听觉中枢（听区）。此外，大脑皮质听区发出下行纤维，经听觉传导通路的各级神经元中继，调节内耳螺旋器的感受功能，从而形成听觉传导通路的抑制性反馈调节。

由于蜗神经核的少数纤维不交叉，直接加入同侧的外侧丘系，或在上橄榄核内交换

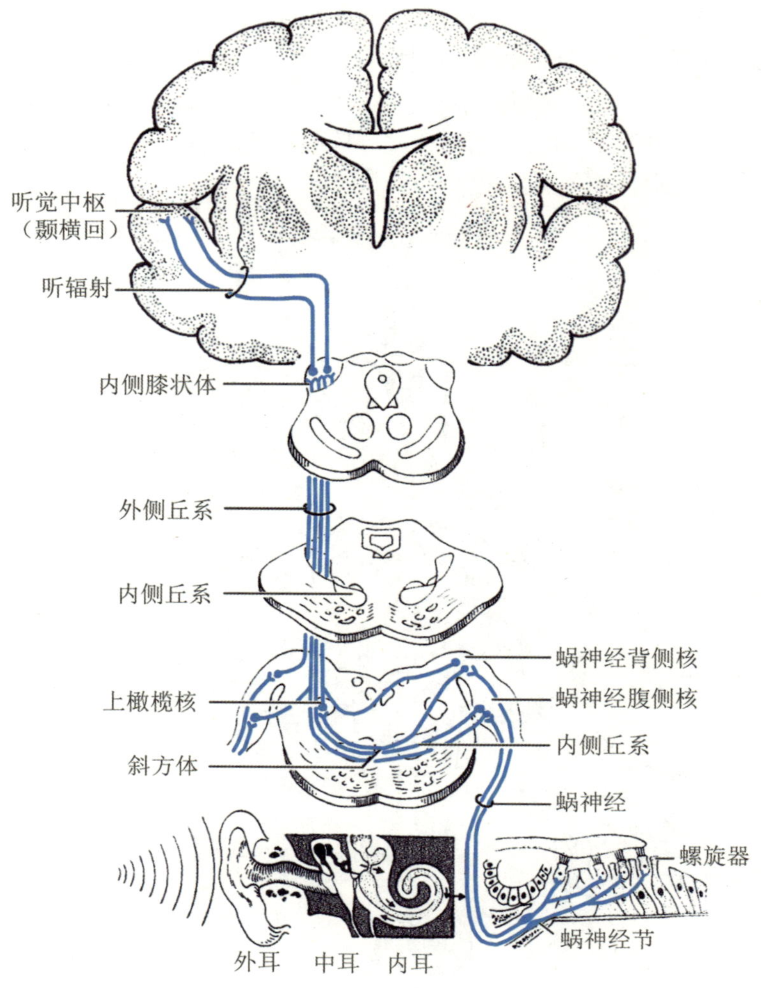

图 18–5 听觉传导通路

神经元后，再加入同侧的外侧丘系，因此听觉冲动由双侧传导。若一侧传导通路在外侧丘系及其以上受损，不会产生明显症状；若蜗神经、内耳或中耳损伤，将导致听觉障碍。

听觉的反射中枢位于下丘。下丘内的神经元发出纤维到达上丘，再由上丘的神经元发出纤维，经顶盖脊髓束下行至脊髓灰质的前角细胞，完成听觉反射。

五、平衡觉传导通路

平衡觉传导通路的第 1 级神经元是前庭神经节内的双极细胞，其周围突分布于内耳半规管的壶腹嵴和前庭内的球囊斑、椭圆囊斑；中枢突组成前庭神经，与蜗神经一起经延髓脑桥沟进入脑，止于前庭神经核群（图 18–6）。由前庭神经核群发出的纤维有多个去向：①向大脑皮质投射的第 2 级纤维，投射路径尚不明确，可能是在背侧丘脑的腹后核内交换神经元后，再投射到颞上回前方的大脑皮质。②纤维至中线两侧组成内侧纵束，束内含有上升和下降两种走向的纤维。其中，上升的纤维止于动眼神经核、滑车神经核和展神经核，完成眼肌前庭反射（如眼球震颤）；下降的纤维止于副神经脊髓核和上段颈髓灰质的

前角细胞，完成转眼、转头的协调运动。③由前庭神经外侧核发出纤维组成前庭脊髓束，完成躯干、四肢的姿势反射（伸肌兴奋、屈肌抑制）。④前庭神经核群还发出纤维与部分直接来自前庭神经的纤维一起经小脑下脚（绳状体）进入小脑，参与平衡调节。⑤前庭神经核群尚发出纤维与脑干网状结构、迷走神经背核和疑核联系，故当平衡觉传导通路或前庭器受刺激时，可引起眩晕、呕吐、恶心等症状。

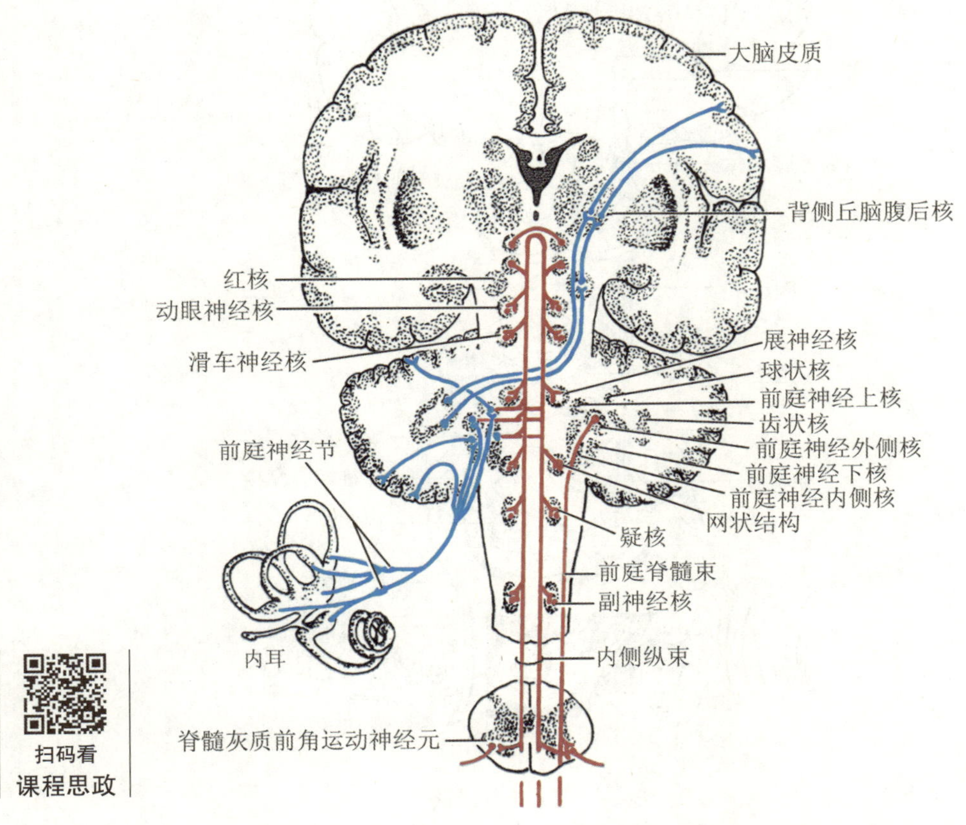

扫码看
课程思政

图 18–6　平衡觉传导通路

第二节　运动传导通路

运动传导通路是指从大脑皮质至躯体运动和内脏活动效应器的神经联系，分为躯体运动传导通路和内脏运动传导通路。躯体运动传导通路是指从大脑皮质到躯体运动效应器的神经通路，主要对骨骼肌的随意运动进行调节控制，包括锥体系和锥体外系。锥体系包含皮质脊髓束和皮质核束；锥体外系包含皮质—新纹状体—背侧丘脑—皮质环路、新纹状体—黑质环路、苍白球—底丘脑环路和皮质—脑桥—皮质环路等。内脏运动传导通路是指从大脑皮质到内脏活动效应器的神经通路，主要调节控制心肌、平滑肌的运动和腺体分泌。

一、锥体系

锥体系 pyramidal system 由上运动神经元和下运动神经元组成。**上运动神经元 upper motor neurons** 是位于大脑皮质的传出神经元，主要由位于中央前回、中央旁小叶前部的巨型锥体细胞（Betz细胞）及其他类型的锥体细胞和位于额叶、顶叶部分区域的锥体细胞组成，其轴突组成**锥体束 pyramidal tract**。其中投射至脊髓灰质前角运动神经元的纤维束，称为皮质脊髓束；投射至脑干内一般躯体运动核和特殊内脏运动核的纤维束，称为皮质核束（图 18–7）。**下运动神经元 lower motor neurons** 为脑干内的一般躯体运动核、特殊内脏运动核和脊髓灰质的前角运动神经元，其轴突构成传导运动冲动的脑神经和脊神经成分。

（一）皮质脊髓束

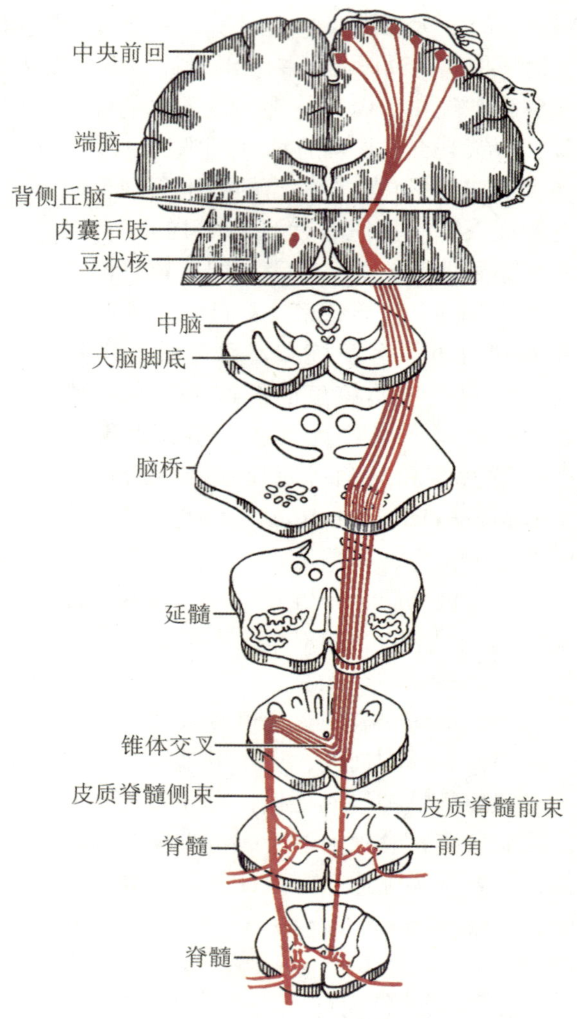

图 18–7 锥体系（示皮质脊髓束）

皮质脊髓束 corticospinal tract 由中央前回上、中部和中央旁小叶前半部等处大脑皮质的锥体细胞发出轴突下行汇聚形成。该束向下经内囊后肢的前部、大脑脚脚底中 3/5 的外侧部和脑桥基底部至延髓锥体。在锥体下端，75% ~ 90% 的纤维交叉至对侧，形成锥体交叉。交叉后的纤维在对侧脊髓外侧索内继续下行，称为皮质脊髓侧束。沿途发出侧支，逐节终止于同侧脊髓灰质的前角运动神经元的外侧群，主要支配四肢肌。皮质脊髓束在延髓锥体交叉处未交叉的纤维直接在同侧脊髓前索内下行，称为皮质脊髓前束。该束仅达上胸髓节段，其部分纤维下行过程中经白质前连合逐节交叉至对侧，终止于前角运动神经元的内侧群，支配对侧躯干肌和上肢近端肌的运动；部分未交叉的纤维则止于同侧脊髓灰质的前角运动神经元的内侧群，主要支配同侧躯干肌（图 18–7）。因此，躯干肌接受两侧大脑皮质共同支配，而四肢肌只接受对侧大脑皮质支配。故一侧皮质脊髓束在锥体交叉以上受损，主要引起对侧肢体瘫痪；锥体交叉以下受损，主要引起同侧肢体瘫痪。以上两种情况对躯干肌的运动均无明显影响。

实际上，皮质脊髓束内只有 10% ~ 20% 的纤维直接终止于前角运动神经元，主要支配四肢远端肌的随意运动；大部分纤维止于中间神经元，再通过中间神经元与前角运动神经元联系。

（二）皮质核束

皮质核束 corticonuclear tract 主要由中央前回下部锥体细胞的轴突汇聚形成，经内囊膝下行至大脑脚底中 3/5 的内侧部，陆续分出纤维，大部分止于双侧脑神经运动核，自上而下依次为动眼神经核、滑车神经核、三叉神经运动核、展神经核、面神经核上部、疑核和副神经核。由这些神经核发出的纤维分别支配双侧眼球外肌、咀嚼肌、面上部表情肌、胸锁乳突肌、斜方肌和咽喉肌。小部分纤维完全交叉至对侧，终止于面神经核下部和舌下神经核，二者发出的纤维分别支配对侧面下部表情肌和舌肌（图 18-8）。因此，除面神经核下部和舌下神经核只接受单侧（对侧）皮质核束支配外，其他脑神经的一般躯体运动核和特殊内脏运动核均接受双侧皮质核束的纤维。一侧皮质核束的上运动神经元受损，引起对侧眼裂以下面肌和对侧舌肌瘫痪，称为**核上瘫 supranuclear paralysis**，表现为病灶对侧鼻唇沟消失，口角低垂偏向病灶侧，流涎，不能做鼓腮、露齿等动作，伸舌时舌尖偏向病灶侧（图 18-9、图 18-10）。一侧面神经核的神经元受损，可导致病灶侧所有面肌瘫痪，表现为患侧额纹消失、眼不能闭、鼻唇沟消失、口角下垂等；一侧舌下神经核的神经元受损，可导致患侧全部舌肌瘫痪，表现为伸舌时舌尖偏向病灶侧，二者均为下运动神经元损伤，故统称为**核下瘫 infranuclear paralysis**（图 18-9、图 18-10）。

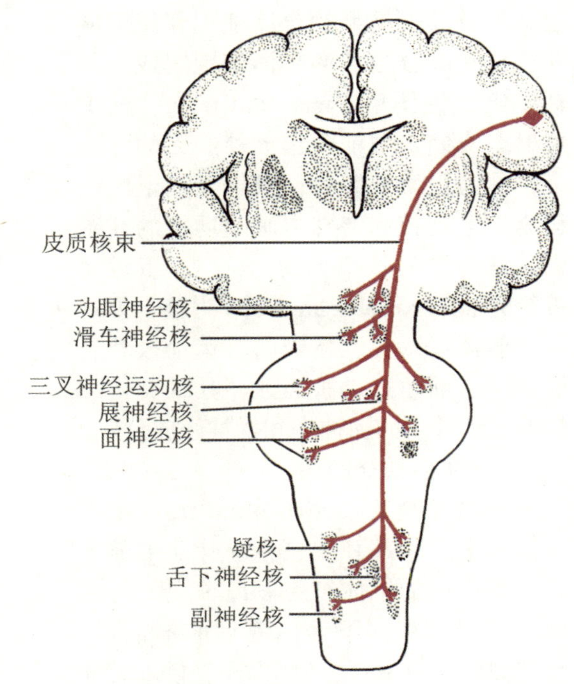

图 18-8　皮质核束及脑神经运动核

锥体系的任何部位损伤均可引起其支配区的随意运动障碍或瘫痪，其表现可分为两类。

1. 上运动神经元损伤　指锥体细胞或其轴突组成的锥体束损伤。表现为：①随意运动障碍；②由于上运动神经元对下运动神经元的抑制作用丧失而导致肌张力增高（脑神经核上瘫时肌张力增高不明显），故称为痉挛性瘫痪（硬瘫），但因肌未失去直接神经支配，早期肌没有明显萎缩；③因失去高级控制，深反射亢进，浅反射（如腹壁反射、提睾反射等）因锥体束的完整性被破坏而减弱或消失；④因锥体束的功能受到破坏，出现病理反射（如 Babinski 征）等。

2. 下运动神经元损伤　指脑神经运动核和脊髓灰质的前角运动神经元或其轴突（脑神经和脊神经）的损伤。表现为因失去直接神经支配所导致的随意运动障碍、肌张力降低，故称为弛缓性瘫痪。由于神经营养障碍，导致肌萎缩。因反射弧全部中断，故浅反射和深反射都消失，并且无病理反射。

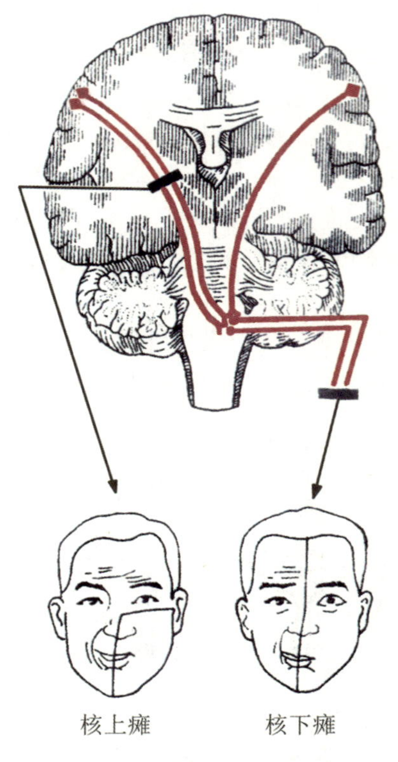

图 18-9 面肌瘫痪

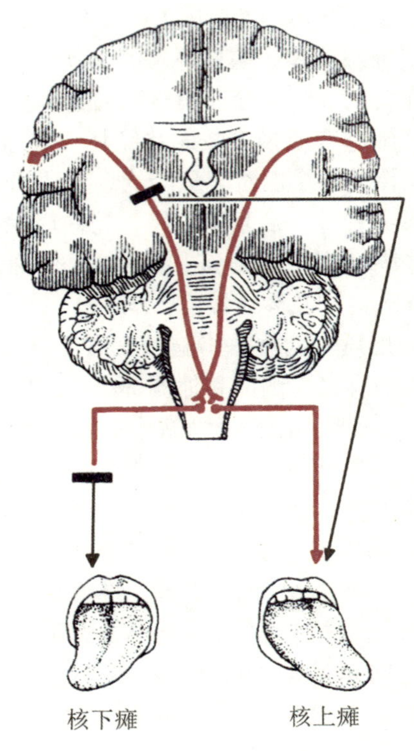

图 18-10 舌肌瘫痪

二、锥体外系

锥体外系 extrapyramidal system 是指锥体系以外的影响和控制躯体运动的所有下行传导通路。其结构复杂，涉及脑内许多结构，包括大脑皮质（主要是躯体运动区和躯体感觉区）、纹状体、背侧丘脑、底丘脑、中脑顶盖、红核、黑质、脑桥核、前庭核、小脑和脑干网状结构等及其纤维联系。锥体外系的纤维最后经红核脊髓束和网状脊髓束等中继，下行终止于脑神经运动核和脊髓灰质的前角运动神经元。在种系发生上，锥体外系较古老，自鱼类开始出现，在鸟类成为控制全身运动的主要系统。到哺乳类，尤其是人类，由于大脑皮质和锥体系的高度分化，锥体外系从属于锥体系，协调锥体系的活动，主要功能为调节肌张力、协调肌活动、维持体态姿势和习惯性动作（如走路时双臂自然协调地摆动）等。锥体系和锥体外系在运动功能上是不可分割的整体，二者相互依赖、相互协调，共同完成运动功能。锥体系所进行的一切精确的随意运动（如写字、刺绣等）都是在锥体外系保持肌张力稳定协调的前提下完成的；而锥体外系在一定程度上也依赖于锥体系，如有些习惯性动作（如骑车、游泳等）的起始是由锥体系发起，然后才由锥体外系维持和管理。下面简单介绍主要的锥体外系通路。

1. 皮质—新纹状体—背侧丘脑—皮质环路 自大脑皮质躯体运动区和躯体感觉区发出纤维，经内囊止于新纹状体（尾状核和壳）。由新纹状体再发出纤维止于苍白球。苍白球发出的纤维穿过内囊或绕过大脑脚脚底进入底丘脑，部分纤维向下投射；部分折转上行止于背侧丘脑的腹前核和腹外侧核。腹前核和腹外侧核发出纤维投射至大脑皮质的躯体运动

中枢。该环路是一条影响发出锥体束的大脑皮质躯体运动区活动的重要反馈调节环路。

2. 新纹状体—黑质环路 由新纹状体与黑质之间的双向纤维所形成的环路，即自尾状核和壳发出纤维，穿苍白球和内囊终止于黑质，再由黑质发出纤维返回至尾状核和壳。黑质神经细胞合成多巴胺，并经其纤维运输和释放于新纹状体。当黑质细胞损伤或变性后，新纹状体内的多巴胺含量降低，导致帕金森病。

3. 苍白球—底丘脑环路 苍白球发出纤维经内囊终止于底丘脑核，再由底丘脑核发出纤维经同一途径返回至苍白球，反馈抑制苍白球。一侧底丘脑核受损，同侧苍白球失去抑制，导致对侧肢体大幅度颤搐。

4. 皮质—脑桥—小脑—皮质环路 由额、顶、枕和颞叶皮质发出纤维，经内囊下行，穿过大脑脚底内侧部和外侧部，止于同侧脑桥核。脑桥核发出纤维形成脑桥小脑束，经对侧小脑中脚，止于对侧新小脑皮质。新小脑皮质发出纤维到达并止于齿状核。齿状核发出纤维经小脑上脚交叉至对侧，小部分纤维止于红核，由红核发出纤维交叉后形成红核脊髓束，止于脊髓灰质的前角运动神经元；大部分纤维止于背侧丘脑的腹前核和腹外侧核，再由此二核发出纤维到达大脑皮质躯体运动中枢（图18–11）。此环路是锥体外系中又一个重要的反馈环路。借此环路，小脑对大脑皮质发出的运动冲动进行调节和修正。由于小脑还接受来自脊髓的本体感觉纤维，因而可以更好地协调和共济肌的运动。上述环路的任何部位受损，都会导致共济失调（如行走蹒跚和醉汉步态等）。

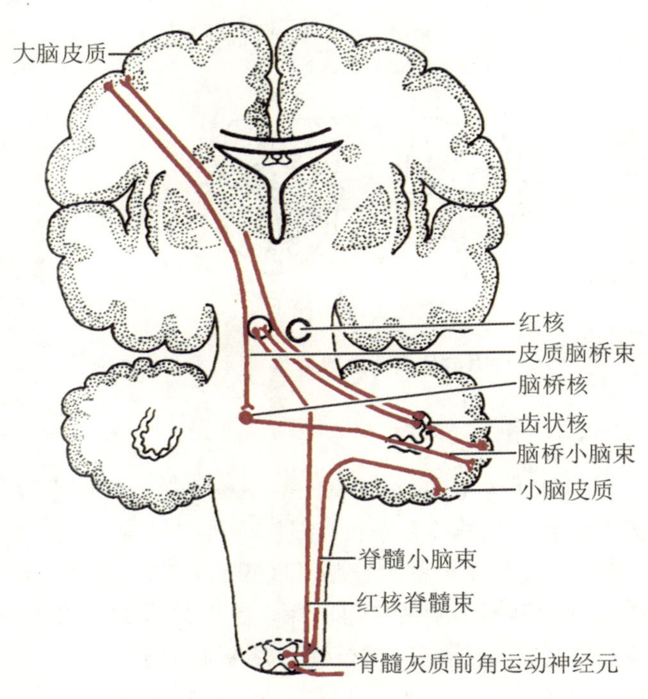

图18–11 锥体外系（皮质—脑桥—小脑—皮质环路）

思考题：

1. 一侧视神经、视交叉的交叉部或外侧部、视束损伤后，患者视野和瞳孔对光反射会出现什么变化？

2. 某男性患者，半年前背部曾受外伤。检查发现：右腿瘫痪，肌张力增高，无肌萎缩；右膝跳反射亢进，右腿病理反射阳性；右侧躯干自乳头平面以下精细触觉消失，右下肢本体感觉消失；左侧躯干自剑突以下痛、温觉消失；未见其他异常。结合传导通路分析病变部位、损伤结构及出现上述症状的原因。

3. 某男性患者，45岁，自述“半身不遂”，看东西有重影。检查发现：左侧上、下

肢瘫痪，肌张力增加，腱反射亢进，无肌萎缩；左腹壁反射和提睾反射消失，病理反射阳性；右眼向内侧偏斜，不能外展，左眼运动正常；伸舌时偏向左侧，舌肌无萎缩；全身感觉正常；未见其他异常。试分析病变部位损伤结构及出现上述症状的原因。

（新乡医学院 范锡印）

第十九章 脑和脊髓的被膜、血管及脑脊液循环

第一节 脑和脊髓的被膜

脑和脊髓的表面包有三层被膜，它们由结缔组织构成，由外向内依次为硬膜、蛛网膜和软膜，有支持和保护脑、脊髓的作用，同时在脑脊液的产生和中枢神经系统的营养方面也具有重要作用。

一、脊髓的被膜

脊髓的被膜由外向内依次为硬脊膜、脊髓蛛网膜和软脊膜（图 19-1）。

1. 硬脊膜 spinal dura mater 由致密结缔组织构成，厚而坚韧，包裹脊髓。上端附于枕骨大孔边缘，与硬脑膜相延续；向下在第 2 骶椎水平逐渐变细，包裹终丝形成其外膜；两侧包围脊神经根向外呈漏斗状膨出，伸入椎间孔，移行于脊神经外膜；下端附于尾骨。

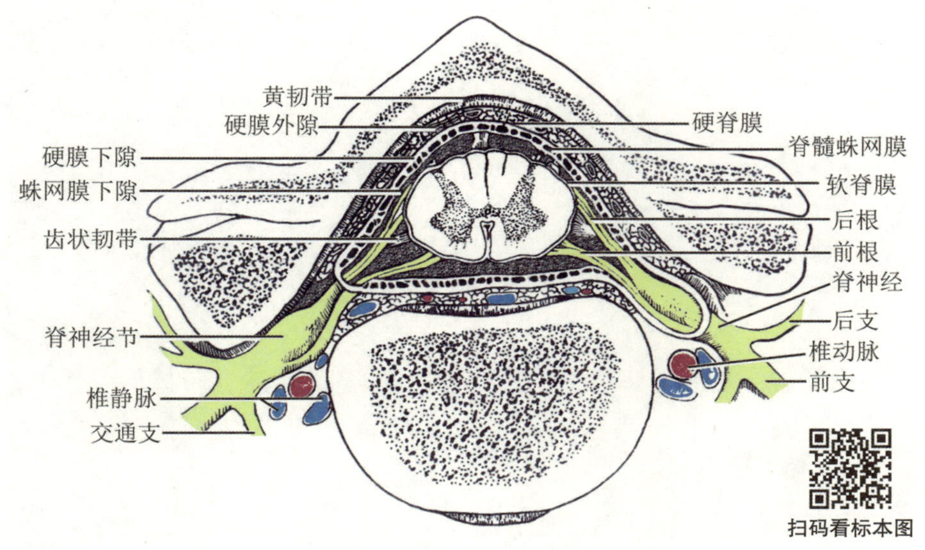

图 19-1 脊髓的被膜（颈部）

硬脊膜与椎管内面的骨膜和黄韧带之间的腔隙，称为**硬膜外隙 epidural space**，内含有疏松结缔组织、脂肪组织、淋巴管和静脉丛等，此腔隙略呈负压，有脊神经根通过。由于硬脊膜在枕骨大孔处与骨膜紧密融合，故硬膜外隙与颅腔内不相通。硬膜外隙及其内容物对脊髓具有较好的保护作用，其内的淋巴管和静脉丛即椎内静脉丛，与体腔内的淋巴管和椎外静脉丛相交通，当体腔内的压力改变时，会直接影响椎管内的容积，从而影响脑脊液的内压。临床上进行硬膜外麻醉，就是将药物注入此腔隙，以阻滞脊神经根内的神经传导。硬脊膜与脊髓蛛网膜之间的潜在性腔隙，称为**硬膜下隙 subdural space**，向上与颅内的硬膜下隙相通，内含有少量浆液。

2. 脊髓蛛网膜 spinal arachnoid mater 为半透明不含有血管的薄膜，位于硬脊膜与软脊膜之间，向上在枕骨大孔处与脑蛛网膜相延续；向下包裹脊髓，在第 2 骶椎平面止于硬脊膜；向两侧包被脊神经根和脊神经，并随之外延至椎间孔附近。脊髓蛛网膜与软脊膜之间较宽阔的腔隙，称为**蛛网膜下隙 subarachnoid space**，两层膜之间以结缔组织小梁相连，腔隙内充满脑脊液，并有血管穿行。脊髓蛛网膜下隙向上与脑蛛网膜下隙相通。在脊髓蛛网膜下隙的下部，自脊髓下端的马尾根部即第 1 腰椎体下缘平面以下至第 2 骶椎水平扩大的蛛网膜下隙，较宽阔，称为**终池 terminal cistern**。临床上常在第 3、4 或第 4、5 腰椎棘突间进行腰椎穿刺，抽取脑脊液或注入药物，避免损伤脊髓。

3. 软脊膜 spinal pia mater 薄而透明，富含血管和神经，紧贴在脊髓和脊神经根表面，并延伸至脊髓的沟、裂中。向上在枕骨大孔处移行为软脑膜；向两侧随脊神经根至椎间孔；向下在脊髓圆锥下端移行为终丝。软脊膜在脊髓两侧，脊神经前、后根之间形成**齿状韧带 denticulate ligament**。该韧带呈齿状，其尖端附于硬脊膜。脊髓借齿状韧带和脊神经根固定于椎管内，并浸泡于脑脊液中，加上硬膜外隙内的脂肪组织和椎内静脉丛的弹性垫作用，使脊髓不易遭受因外界震荡而造成的损伤。临床上施行椎管内手术时，齿状韧带是一个重要标志。

二、脑的被膜

脑的被膜与脊髓被膜相互延续，结构相同或相似，自外向内依次为硬脑膜、脑蛛网膜和软脑膜（图 19–2）。

（一）硬脑膜

硬脑膜 cerebral dura mater 厚而坚韧（图 19–3），富有光泽，由内、外层构成，外层为颅骨内膜，内层与硬脊膜相当，较外层坚厚，两层之间富含神经

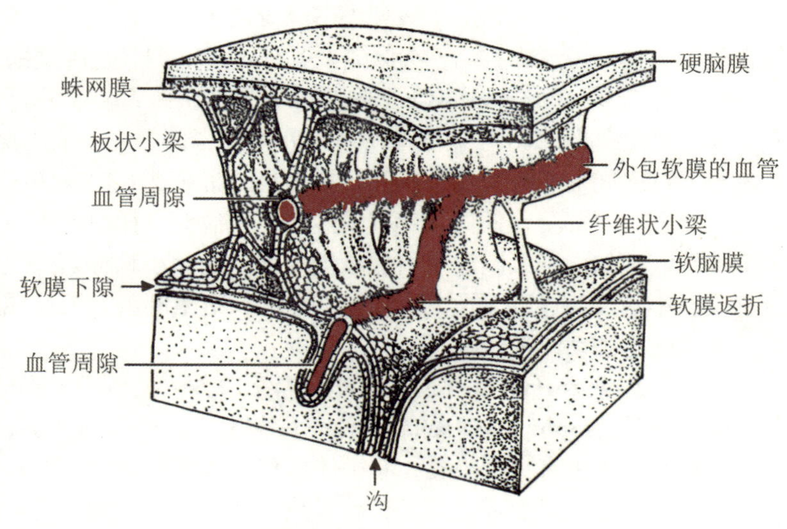

图 19–2 脑的被膜

和血管。硬脑膜外层在发育期间与颅骨结合紧密，随着年龄增长，硬脑膜与颅盖骨连接疏松，易于分离，因此当硬脑膜血管损伤时，硬脑膜与颅骨之间易形成硬膜外血肿。在颅底处的硬脑膜与颅骨结合紧密，故颅底骨折时，易将硬脑膜与脑蛛网膜同时撕裂，导致脑脊液外漏。如颅前窝骨折时，脑脊液可流入鼻腔，形成鼻漏。硬脑膜在脑神经出入颅处，外层与颅骨外面骨膜相续，内层移行为神经外膜，在枕骨大孔处分别与该处骨膜和硬脊膜相延续。

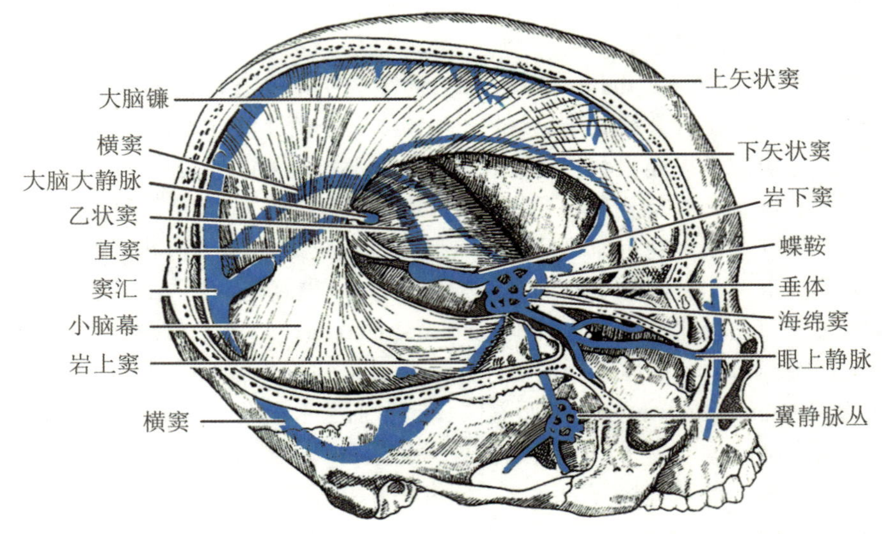

图 19-3　硬脑膜及硬脑膜窦

1. 硬脑膜形成的结构　硬脑膜不仅包被在脑的表面，而且其内层在某些部位折叠形成若干板状突起，伸入各脑部之间，对脑起到更好的保护作用。

（1）**大脑镰 cerebral falx**：呈镰刀形伸入大脑纵裂，分隔两侧大脑半球。前端与鸡冠相连，后端连于小脑幕顶的中线处，下缘游离于胼胝体上方。大脑镰常见有大小不等的缺损，较大缺损处可形成脑疝。大脑镰及其邻近的蛛网膜是肿瘤的好发部位。

（2）**小脑幕 tentorium of cerebellum**：形似幕帐，呈半月形伸入大脑横裂，分隔端脑和小脑。其后外侧缘附着于枕骨横窦沟和颞骨岩部上缘，前内侧缘游离形成小脑幕切迹。切迹与鞍背之间形成一个环形裂孔，称为小脑幕裂孔，内有中脑通过。小脑幕将颅腔分隔成上大、下小两部分。任何一部分发生占位性病变或任何原因造成的压力过大或过小，均可形成脑疝。如上部颅脑病变引起颅内压增高时，小脑幕切迹上方的海马旁回和钩可受挤压移位至小脑幕切迹下，形成小脑幕切迹疝，可阻断脑脊液造成脑积水，也可压迫附近结构，如大脑脚和动眼神经等。

（3）**小脑镰 cerebellar falx**：自小脑幕下方伸入两侧小脑半球之间。

（4）**鞍膈 diaphragma sellae**：位于蝶鞍上方，张于前床突、鞍结节和鞍背上缘之间，封闭垂体窝，中央有一个小孔，有垂体柄和垂体血管通过。

2. 硬脑膜窦　硬脑膜在某些部位的内、外层分开，内面衬以内皮细胞，形成**硬脑膜窦 sinuses of dura mater**，窦内含有静脉血，无瓣膜。因窦壁不含有平滑肌，不能收缩和扩张，故损伤后不塌陷，难以止血，易形成颅内血肿。主要的硬脑膜窦有：

（1）**上矢状窦 superior sagittal sinus**：位于大脑镰上缘，前方起自盲孔，向后止于窦汇。

（2）**下矢状窦 inferior sagittal sinus**：位于大脑镰下缘，其走向与上矢状窦一致，向后流入直窦。

（3）**直窦 straight sinus**：位于大脑镰与小脑幕连接处，由下矢状窦和大脑大静脉汇合形成，向后在枕内隆凸处汇入窦汇。

（4）**窦汇 confluence of sinuses**：由上矢状窦与直窦在枕内隆凸处汇合形成。窦汇向两侧通左、右横窦。

（5）**横窦 transverse sinus**：成对，位于小脑幕后外侧缘附着处的枕骨横窦沟内，连接窦汇和乙状窦。

（6）**乙状窦 sigmoid sinus**：成对，位于乙状窦沟内，是横窦的延续，向前下在颈静脉孔处出颅延续为颈内静脉。

（7）**海绵窦 cavernous sinus**：成对，位于蝶鞍两侧，为硬脑膜两层间的不规则腔隙（图 19-4）。窦腔被结缔组织小梁分隔成许多相互交通的小腔，形似海绵而得名，两侧海绵窦在前床突的前方和后床突的后方借横支相连。海绵窦内有颈内动脉和展神经通过；在窦的外侧壁上，由上而下依次有动眼神经、滑车神经、三叉神经分支的眼神经和上颌神经通过。

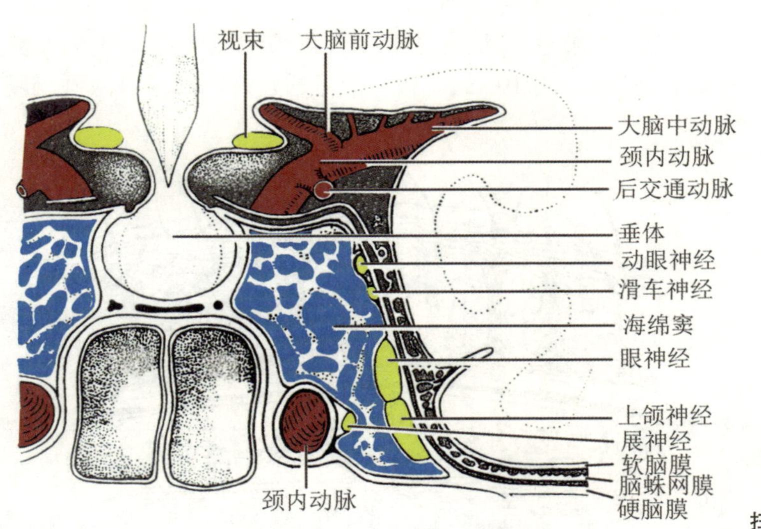

扫码看标本图

图 19-4 海绵窦（冠状切面）

海绵窦与颅内、外的静脉存在着广泛的交通和联系。前方接受眼静脉，两侧接受大脑中浅静脉，向后外侧经岩上窦注入横窦或乙状窦，经岩下窦注入颈内静脉或乙状窦。海绵窦向前借眼静脉与面静脉交通，向下经卵圆孔和破裂孔等处的小静脉与翼静脉丛相通，故面部感染可通过上述交通蔓延至海绵窦，引起海绵窦炎和血栓形成，继而累及穿经海绵窦的神经，出现相应症状和体征。

（8）**岩上窦 superior petrosal sinus** 和**岩下窦 inferior petrosal sinus**：分别位于颞骨岩

部的上缘和后缘，向前与海绵窦相通，向后分别通横窦或乙状窦和颈内静脉或乙状窦。

硬脑膜窦借导静脉与颅外静脉相交通，因此头皮感染可蔓延至颅腔内。

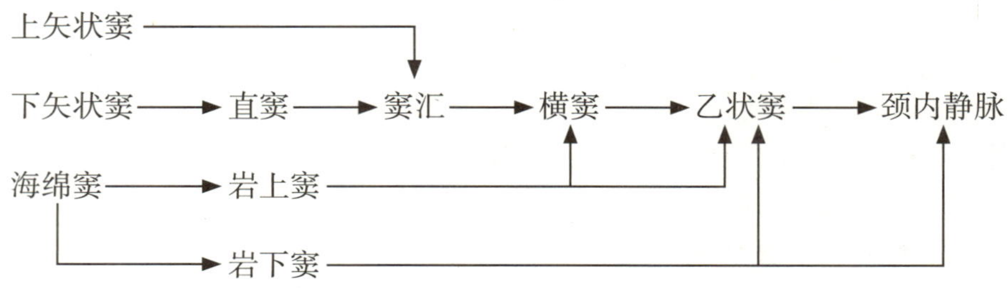

（二）脑蛛网膜

脑蛛网膜 cerebral arachnoid mater 是一层薄而透明的结缔组织膜，缺乏血管和神经，其与硬脑膜之间有硬膜下隙，与软脑膜之间有蛛网膜下隙。蛛网膜下隙内充满脑脊液，此隙向下与脊髓蛛网膜下隙相通。脑蛛网膜包被整个脑的表面，除大脑纵裂和大脑横裂处以外，均跨越脑的脑沟、裂而不深入其内，故蛛网膜下隙的大小不一，此隙在某些部位扩大，称为**蛛网膜下池 subarachnoid cistern**。在小脑与延髓背面之间有**小脑延髓池 cerebellomedullary cistern**。该池在枕骨大孔处向下移行为脊髓蛛网膜下隙，向上经正中孔和外侧孔通第四脑室，故临床上可在此处进行穿刺，抽取脑脊液。此外，在视交叉前方有交叉池；两侧大脑脚之间有脚间池；脑桥腹侧有桥池；中脑背面有四叠体池，内有松果体、大脑大静脉、大脑后动脉和小脑上动脉。

脑蛛网膜紧贴硬脑膜，在上矢状窦处形成大量绒毛状突起，并突入窦内，称为**蛛网膜粒 arachnoid granulations**（图 19–5）。脑脊液可通过蛛网膜粒渗入硬脑膜窦内，回流入静脉。

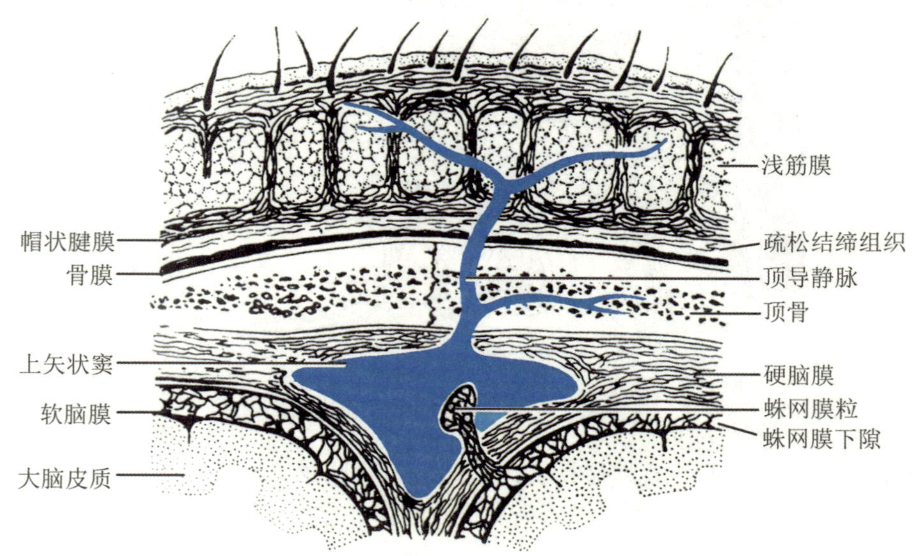

图 19–5　蛛网膜粒和硬脑膜

（三）软脑膜

软脑膜 cerebral pia mater 薄而富有血管、神经，紧贴于脑组织表面并伸入脑沟、裂内。在脑室的一定部位，软脑膜及其血管与该部的室管膜上皮共同构成脉络组织。在某些部位，脉络组织的血管反复分支成丛，连同其表面的软脑膜和室管膜上皮一起突入脑室，形成脉络丛。脉络丛是产生脑脊液的主要结构。

第二节 脑和脊髓的血管

一、脑的血管

（一）脑的动脉

脑的动脉来源于颈内动脉和椎动脉（图 19–6）。左、右椎动脉进入颅后迅速合并为一条基底动脉。以顶枕沟为界，大脑半球的前 2/3 和部分间脑接受颈内动脉的血液供应；大脑半球后 1/3 和部分间脑、脑干、小脑由椎 – 基底动脉供应。因此，将脑的动脉分为颈内动脉系和椎 – 基底动脉系。此两系动脉在脑的分支均可分为皮质支和中央支。前者供应大脑皮质及其深面的髓质，后者供应基底核、内囊和间脑等。

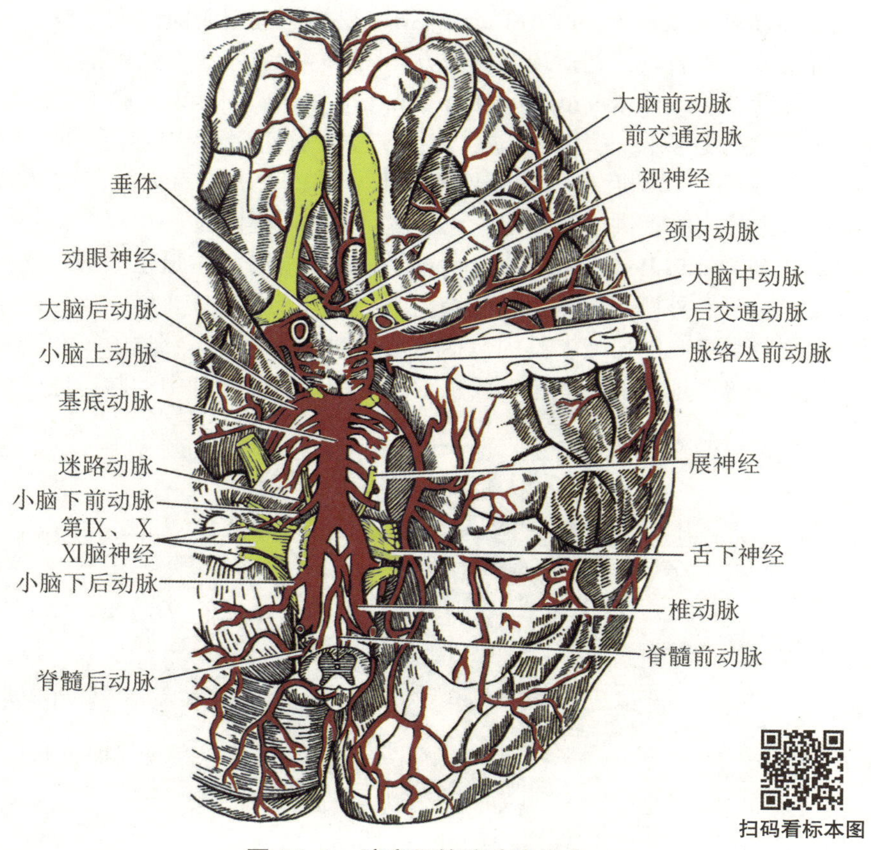

图 19–6 脑底面的脑动脉分支

1. 颈内动脉 internal carotid artery 起自颈总动脉，自颈部向上至颅底，经颞骨岩部的颈动脉管进入颅内，紧贴海绵窦的内侧壁穿海绵窦腔行向前上，至前床突的内侧向上弯转并穿出海绵窦而分支。颈内动脉根据其行程、位置可分为颈部、岩部、海绵窦部和前床突上部。其中海绵窦部和前床突上部合称为虹吸部，常呈“U”形或“V”形弯曲，是动脉硬化的好发部位。颈内动脉在穿出海绵窦处发出眼动脉（见第十三章　视器）。

知识链接

颈内动脉穿经海绵窦时，其动脉壁借窦内被覆内皮细胞的结缔组织与窦内血液相隔。当颅底骨折时，窦壁及其内的颈内动脉破裂，导致颈内动脉和海绵窦间形成异常的动静脉交通，即动静脉瘘。动脉血流入海绵窦，致其扩大，迫使血液进入与之相交通的静脉，尤其是眼静脉。因眼静脉没有静脉瓣，导致患侧眼静脉扩张，并引起搏动性突眼。患者主观感觉颅内有杂音，在患侧颞部或眼球听诊时可闻及搏动性杂音。此外，由于在海绵窦的外侧壁上有动眼神经、滑车神经、三叉神经分支的眼神经和上颌神经通过，海绵窦的损伤也可累及这些神经，造成眼球运动障碍等症状，临床上称为颈动脉海绵窦瘘。

颈内动脉在颅内的主要分支有以下四条。

（1）**大脑前动脉 anterior cerebral artery**：在视神经上方向前内侧走行，进入大脑纵裂，然后沿胼胝体沟向后行，到达顶枕沟前方（图 19–7）。左、右大脑前动脉在进入大脑纵裂前借**前交通动脉 anterior communicating artery** 相连。因此，大脑前动脉以前交通动脉为界分为近侧段和远侧段。大脑前动脉皮质支主要分布于顶枕沟以前的大脑半球内侧面、额叶底面的一部分和额叶、顶叶上外侧面的上部；中央支自大脑前动脉的近侧段发出，经前穿质进入脑实质，供应尾状核、豆状核前部和内囊前肢。

（2）**大脑中动脉 middle cerebral artery**：是颈内动脉分支中最粗大的一支，可视为颈内动脉的直接延续，向外侧走行进入外侧沟内，分为数条皮质支（图 19–8），供应大脑半球外侧面的大部分和岛叶的血液，其中包括躯体运动中枢、躯体感觉中枢和语言中枢。若此动脉发生阻塞，将严重影响机体运动、感觉和语言功能。大脑中动脉途经前穿质时，发

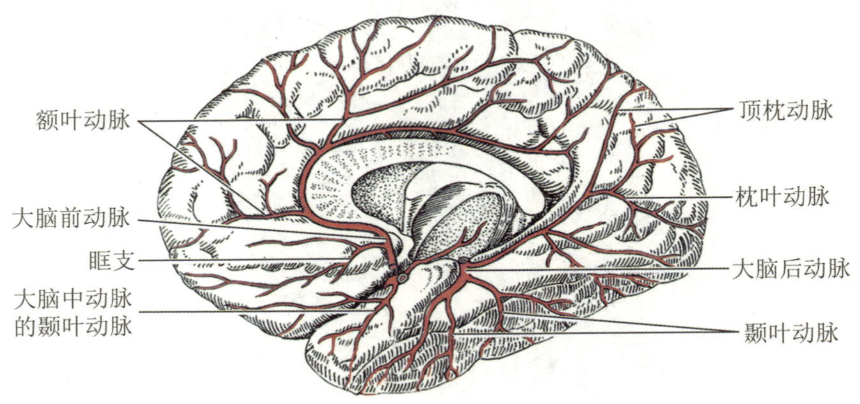

图 19–7　大脑半球内侧面的动脉分布

出许多细小的中央支，又称为**豆纹动脉 lenticular artery**，垂直向上进入脑实质，供应尾状核、豆状核、内囊膝和后肢前部（图 19–9）。豆纹动脉行程呈“S”形弯曲，因血流动力关系，在高血压动脉硬化时容易破裂（故又称为出血动脉），导致脑出血，出现严重的功能障碍。

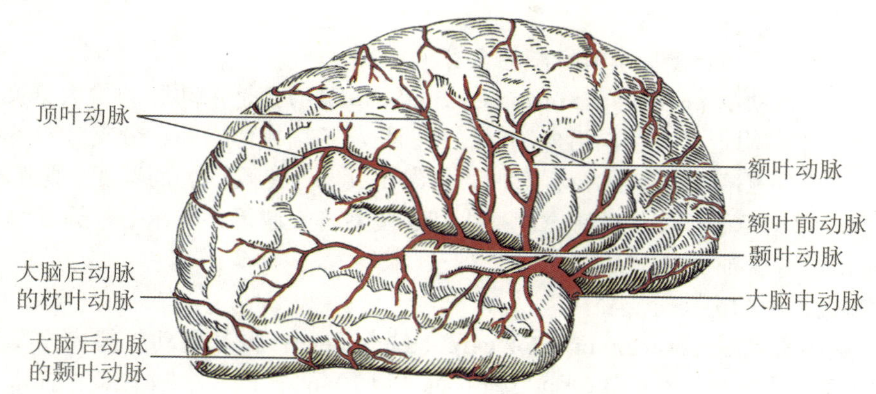

图 19–8 大脑半球上外侧面的动脉分布

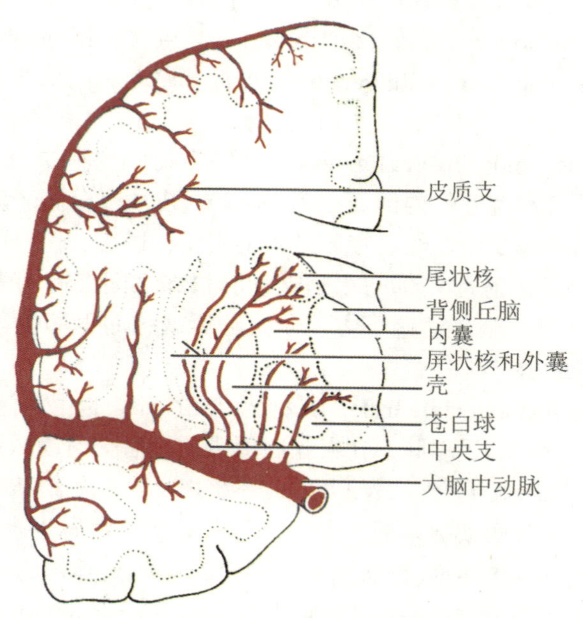

图 19–9 大脑中动脉的皮质支和中央支

（3）**脉络丛前动脉 anterior choroid artery**：多自颈内动脉末端发出，沿视束下面向后外侧走行，经大脑脚与海马旁回钩之间进入侧脑室下角，终于脉络丛。沿途发出分支供应外侧膝状体、内囊后肢的后下部、大脑脚底的中 1/3 和苍白球等结构。此动脉管径较小且行程较长，易发生血栓阻塞。

（4）**后交通动脉 posterior communicating artery**：在视束下面行向后，与大脑后动脉吻合，是颈内动脉系与椎 – 基底动脉系的吻合支。

2. 椎动脉 vertebral artery 起自锁骨下动脉第1段，向上穿第6至第1颈椎横突孔，经枕骨大孔进入颅腔，进入颅腔后的左、右椎动脉逐渐靠拢，至延髓脑桥沟平面合为一条**基底动脉 basilar artery**。基底动脉沿脑桥腹侧的基底沟上行，至脑桥上缘分为左、右大脑后动脉两大终支。

（1）椎动脉的主要分支：

1）脊髓前、后动脉（见本节脊髓的血管）。

2）**小脑下后动脉 posterior inferior cerebellar artery**：是椎动脉的最大分支（图19–6），在平橄榄下端附近发出，向后外侧行经延髓与小脑扁桃体之间，分支分布于小脑下面的后部和延髓后外侧部。该动脉行程弯曲，易发生栓塞，出现同侧面部浅感觉障碍、对侧躯干及四肢浅感觉障碍（交叉性感觉麻痹）和小脑共济失调等，临床上称为延髓外侧综合征（Wallenberg 综合征）。

（2）基底动脉的主要分支：

1）**小脑下前动脉 anterior inferior cerebellar artery**：自基底动脉起始段发出，经展神经、面神经和前庭蜗神经的腹侧至小脑下面（图19–6），供应小脑下部的前部。

2）**迷路动脉 labyrinthine artery**：约20%起自基底动脉，大部分起自小脑下前动脉，细长，伴随面神经和前庭蜗神经进入内耳道，供应内耳迷路。

3）**脑桥动脉 pontine artery**：是许多细小的分支，供应脑桥基底部。

4）**小脑上动脉 superior cerebellar artery**：自近基底动脉的末端发出，行向外侧绕大脑脚向后，供应小脑上部。

5）**大脑后动脉 posterior cerebral artery**：是基底动脉的终末分支，绕大脑脚向后，沿海马旁回的钩转至颞叶和枕叶的内侧面（图19–7）。皮质支分布于颞叶的内侧面、底面和枕叶；中央支自其起始部发出，经后穿质进入脑实质，供应背侧丘脑、内侧膝状体、下丘脑和底丘脑等。大脑后动脉起始部与小脑上动脉根部之间夹有动眼神经，当颅内高压时，海马旁回的钩可移至小脑幕切迹下方，使大脑后动脉向下移位，压迫并牵拉动眼神经，从而导致动眼神经麻痹。

3. 大脑动脉环 cerebral arterial circle 又称为Willis环，是由两侧大脑前动脉起始段、两侧颈内动脉末段、两侧大脑后动脉，在大脑底部借前、后交通动脉形成的一个多角形的动脉环（图19–6）。位于脑底下方，蝶鞍上方，环绕视交叉、灰结节和乳头体周围。此环使两侧颈内动脉系与椎–基底动脉系相交通。正常情况下，大脑动脉环两侧的血液不相混合，同侧颈内动脉系也不与椎–基底动脉系相混合，此环只是作为一种代偿性的潜在装置。当大脑动脉环的某一部位发育不良或被阻断时，可在一定程度上通过此环使血液重新分配和代偿，从而维持脑的血液供应。

知识链接

据统计，中国人约有48%的大脑动脉环发育不全或异常，其中较常见的有：前、后交通动脉管径小于1 mm；前交通动脉缺如；大脑后动脉起自颈内动脉；两侧大脑前动脉起自一侧颈内动脉等。不正常的大脑动脉环易发生动脉瘤，大脑前动脉和前交通动脉的连接处是动脉瘤的好发部位。

（二）脑的静脉

脑的静脉管腔较大，缺乏瓣膜，因不含有平滑肌和弹力组织，管壁薄且缺乏弹性。脑静脉不与动脉伴行，可分为浅、深两组，两组之间存在着丰富的吻合。故脑静脉阻塞时易建立侧支循环，通常不会发生严重的血流障碍。浅静脉组收集大脑皮质和皮质下髓质的静脉血，汇入邻近的静脉窦；深静脉组收集脑深部的髓质、基底核、间脑、脑室脉络丛等处的静脉血，最后汇合成大脑大静脉注入直窦。两组静脉最终经硬脑膜窦回流至颈内静脉。

1. 浅组 以外侧沟为界分为三组（图 19–10）：大脑上静脉（外侧沟以上），由 8~12 支静脉组成，收集大脑半球上外侧面和内侧面上部的血液，注入上矢状窦。大脑下静脉（外侧沟以下）收集大脑半球上外侧面下部和大脑半球底面的血液，主要注入横窦和海绵窦。大脑中静脉又分为浅、深组：大脑中浅静脉位于外侧沟内，收集大脑半球上外侧面近外侧沟附近的静脉，本干沿外侧沟向前下，注入海绵窦；大脑中深静脉收集岛叶的血液，与大脑前静脉和基底核的纹状体静脉汇合成**基底静脉 basal vein**。基底静脉向上绕大脑脚，注入大脑大静脉。

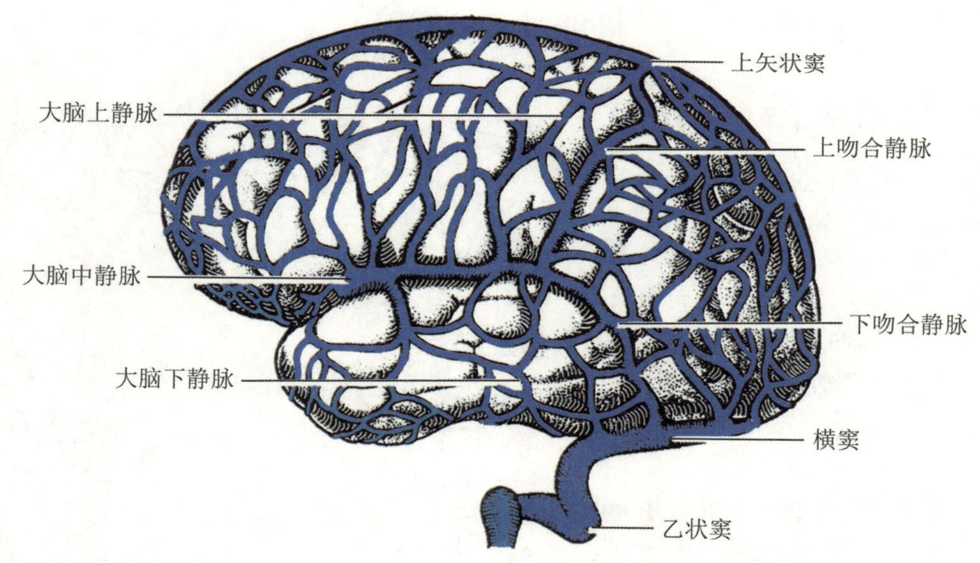

图 19–10 大脑浅静脉

2. 深组 包括大脑内静脉和大脑大静脉（图 19–11）。**大脑内静脉 internal cerebral vein** 由脉络膜静脉和丘脑纹状体静脉在室间孔后上缘处合成，沿背侧丘脑背侧面走行，向后至松果体后方，与对侧的大脑内静脉汇合成一条**大脑大静脉 great cerebral vein**，也称为 Galen 静脉。沿途收集侧脑室周围大脑半球深部的静脉血。大脑大静脉很短，管壁较薄，主要收集大脑半球深部髓质、基底核、间脑和脉络丛等处的静脉血，在胼胝体压部的后下方注入直窦。

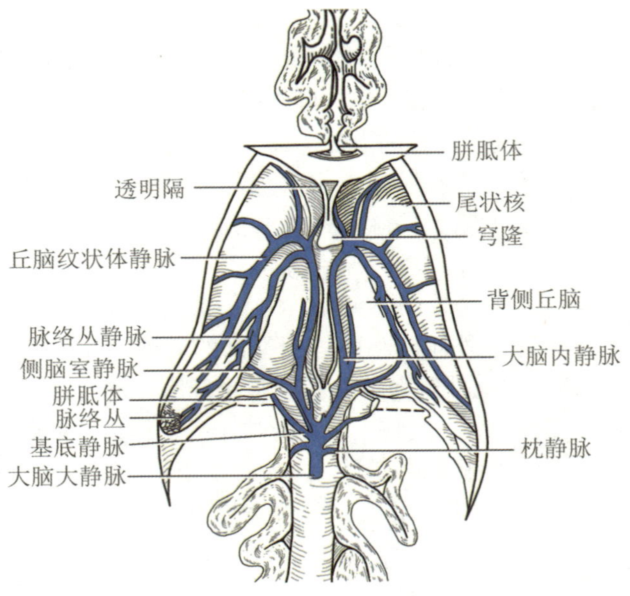

图 19-11　大脑深静脉

二、脊髓的血管

（一）脊髓的动脉

脊髓的动脉来源有两个，即椎动脉和节段性动脉（图 19-12）。椎动脉发出脊髓前动脉和脊髓后动脉，分别沿脊髓的前、后面走行，行程中不断得到节段性动脉（如肋间后动脉、腰动脉等）分支的增补，从而保障脊髓有足够的血液供应。

1. 脊髓前动脉 anterior spinal artery　自椎动脉末端各发出一支，在延髓腹侧面合成一干进入椎管，沿脊髓前正中裂下行至脊髓末端，沿途发出分支分布于脊髓。

2. 脊髓后动脉 posterior spinal artery　自椎动脉发出后，绕延髓两侧向后走行，经枕骨大孔进入椎管，沿脊髓后外侧沟下行，至脊髓末端，沿途发出分支分布于脊髓。

脊髓前、后动脉之间通过环绕脊髓表面的吻合支相互交通，形成

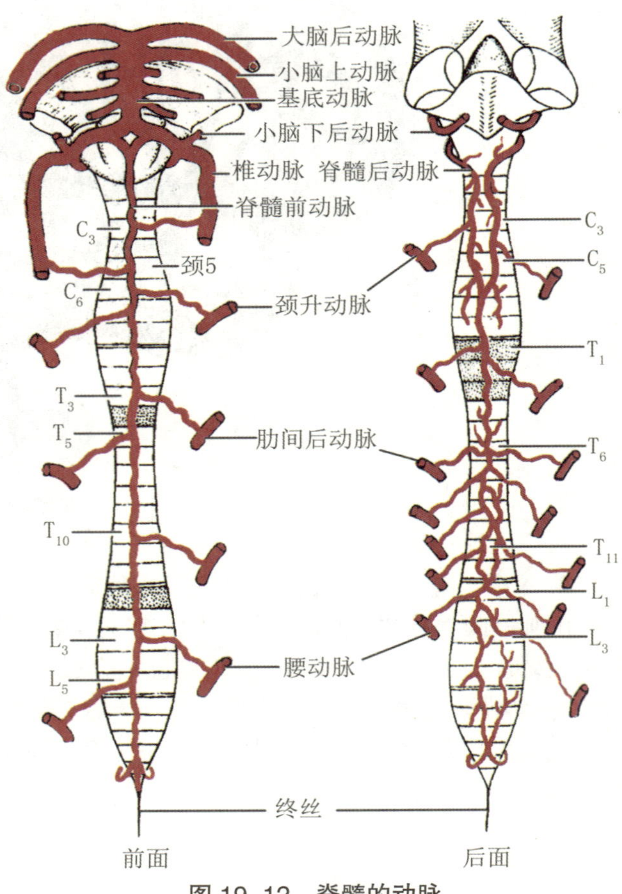

图 19-12　脊髓的动脉

动脉冠 coronary artery（图 19–13），由动脉冠再发出分支进入脊髓内部。脊髓前动脉的分支主要分布于脊髓前角、侧角、灰质连合、后角基部、前索和外侧索，供应脊髓前面的2/3。脊髓后动脉的分支则分布于脊髓后角和后索即脊髓的后 1/3。

由于脊髓动脉的来源不同，某些脊髓节段因来源不同的动脉吻合薄弱，血液供应不足，容易发生脊髓横断性缺血坏死，称为危险区，如第 1 ～ 4 胸节（特别是第 4 胸节）和第 1 腰节的腹侧面。

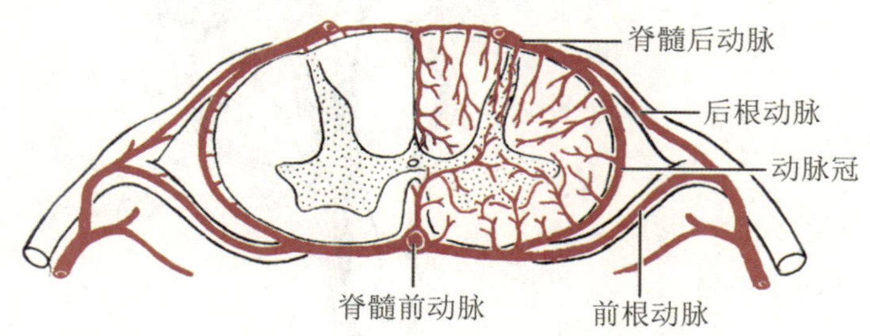

图 19–13 脊髓内部的动脉分布

（二）脊髓的静脉

脊髓的静脉较动脉多而粗。由脊髓内的小静脉汇集形成脊髓前、后静脉，再通过前、后根静脉注入硬膜外隙的椎内静脉丛。

第三节 脑脊液及其循环

中枢神经系统中没有淋巴液，代之的是脑脊液。**脑脊液 cerebral spinal fluid** 是充满脑室系统、蛛网膜下隙和脊髓中央管内的无色透明液体，内含有各种浓度不等的无机离子、葡萄糖、微量蛋白和少量淋巴细胞，pH 略偏碱性，约为 7.4，功能上相当于外周组织内的淋巴，对中枢神经系统起保护、缓冲、运输代谢产物和调节颅内压等作用。正常脑脊液的化学成分和细胞数相对恒定，脑的一些疾病会改变脑脊液的成分，故临床上可抽取脑脊液检查，从而帮助诊断疾病。成人脑脊液总量平均约 150 mL。

在生理状态下，脑脊液处于不断产生、循环和回流的动态平衡，其循环途径如下（图 19–14）。

脑脊液主要由脑室脉络丛产生，少量由室管膜上皮和毛细血管产生。由侧脑室脉络丛产生的脑脊液经室间孔流入第三脑室，汇合第三脑室脉络丛产生的脑脊液，经中脑导水管流入第四脑室，再汇合第四脑室脉络丛产生的脑脊液，经第四脑室正中孔和外侧孔流至蛛网膜下隙，然后脑脊液沿此隙流向脑背面的蛛网膜下隙，经蛛网膜粒渗透至硬脑膜窦（主要为上矢状窦），回流入血液中。若脑脊液循环发生障碍，可引起脑积水和颅内压增高，使脑组织受压移位，严重者出现脑疝而危及生命。

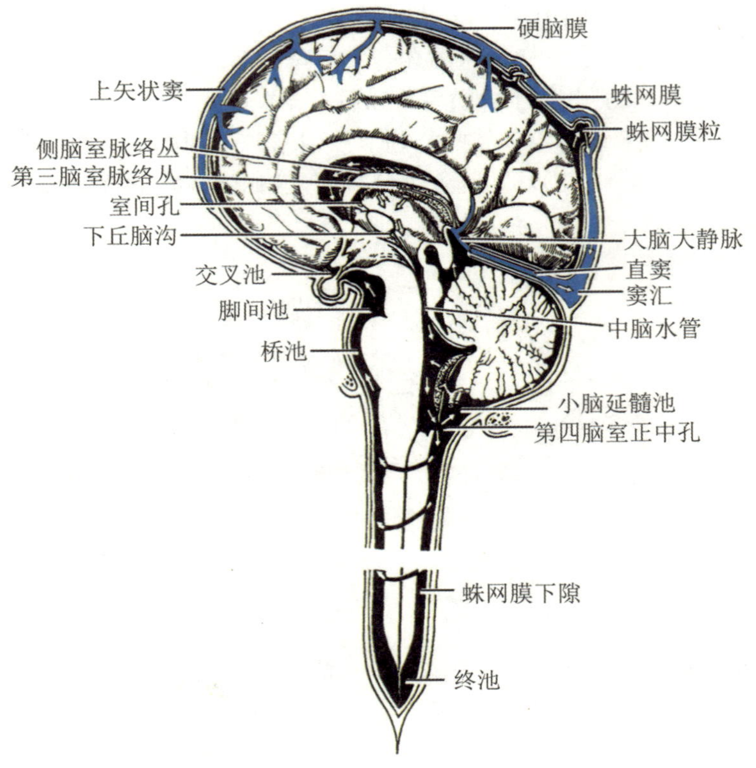

图 19-14　脑脊液循环模式图

思考题：

1. 简述临床上施行腰麻时的进针部位及穿刺层次，硬膜外麻醉时药物的注入部位及注意事项。

2. 简述海绵窦栓塞会影响到哪些解剖学结构。

3. 简述小脑幕切迹的位置、形态及其临床意义。

（新乡医学院　范锡印）

第六篇

内分泌系统

内分泌系统 endocrine system 是机体神经系统之外的一个重要的调节系统，由内分泌腺和内分泌组织组成。内分泌系统的功能是将分泌的**激素 hormone**，通过血液运输到全身各部的靶细胞，发挥对靶细胞活动的调节，从而调控机体的新陈代谢、生长发育和生殖等活动，与神经系统一起共同维持机体内环境的平衡和稳定。

第二十章 内分泌系统

内分泌腺是以内分泌细胞为主构成的器官，主要包括垂体、甲状腺、甲状旁腺、肾上腺和松果体；内分泌组织是以内分泌细胞团分散于机体其他器官或组织内，如胸腺内的上皮细胞、胰内的胰岛、卵巢内的卵泡和黄体等（图 20–1）。

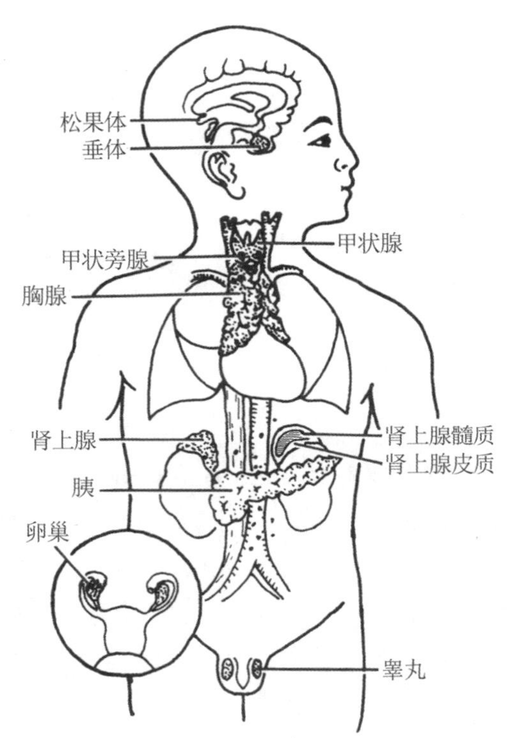

图 20–1 内分泌系统概况

一、垂体

垂体 pituitary gland 位于颅底蝶骨体中央的垂体窝内，为灰红色的卵圆形腺体，向上借漏斗与下丘脑相连。成年男性垂体重 0.35 ~ 0.80 g，女性重 0.45 ~ 0.90 g，新生儿重约 0.1 g。垂体表面被覆结缔组织被膜，可分为腺垂体和神经垂体两部分。**腺垂体 adenohypophysis** 位于垂体前部，分为远侧部、结节部和中间部三部分，远侧部居前且最大，中间部位于远侧部与神经部之间，结节部围绕在漏斗周围。**神经垂体 neurohypophysis** 位于垂体后部，分为神经部和漏斗两部分，神经部居腺垂体中间部之后，漏斗包括漏斗柄和正中隆起两部分（图 20–2）。

远侧部和结节部合称为**垂体前叶 anterior pituitary**，中间部和神经部合称为**垂体后叶 posterior pituitary**。垂体在神经系统与内分泌腺的相互作用中发挥重要的作用。垂体前叶能分泌生长激素、促甲状腺激素、促肾上腺皮质激素、促性腺激素等。生长激素可促进肌、内脏的生长和多种代谢过程，特别是刺激骺软骨生长从而促骨增长；3 种促激素分别促进甲状腺、肾上腺皮质和生殖腺的分泌活动。幼年时生长激素分泌不足可导致垂体性侏儒症，分泌过多可引起巨人症；成年时该激素分泌过多可引起肢端肥大症。垂体后叶储存下丘脑视上核、室旁核合成的抗利尿激素（加压素）和催产素。抗利尿激素作用于肾，增加肾小管对水的重吸收，可减少尿量和升高血压，该激素分泌减少可导致尿崩症；催产素有促进子宫平滑肌收缩和乳腺泌乳的功能。

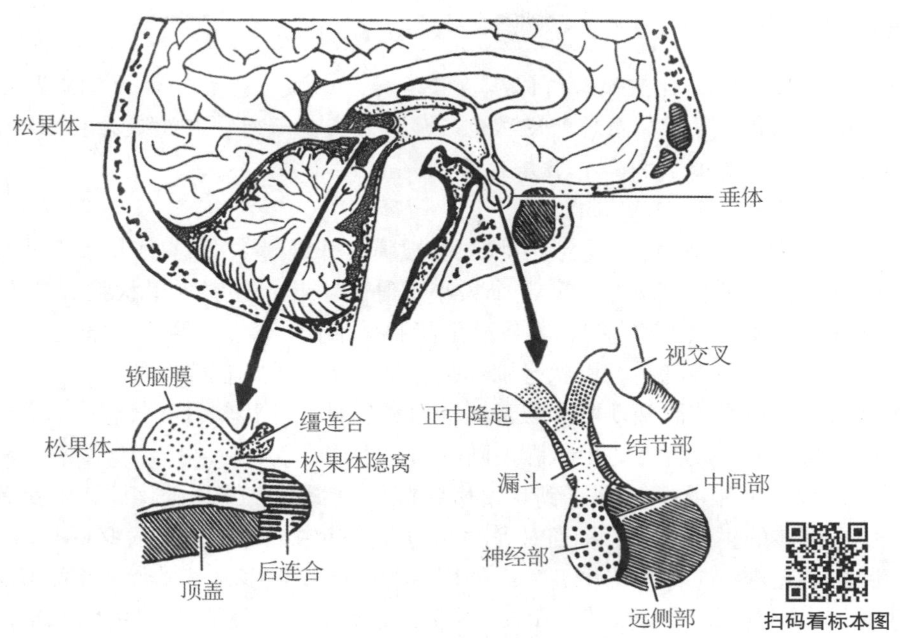

图 20-2　垂体和松果体

二、甲状腺

甲状腺 thyroid gland 呈"H"形，为红褐色的腺体，分为左、右侧叶和甲状腺峡。甲状腺重量成年男性约 27 g，女性约 25 g。甲状腺侧叶位于喉下部和气管上部的前外侧，上端平甲状软骨中部，下端至第 6 气管软骨，后方平对第 5 ~ 7 颈椎体高度。甲状腺峡位于第 2 ~ 4 气管软骨的前方，连接左、右侧叶。约半数人的甲状腺峡向上伸出一个锥状叶（图 20-3、图 20-4）。甲状腺前面由浅入深有皮肤、浅筋膜、封套筋膜、舌骨下肌群和气管前筋膜等；左、右侧叶的内侧邻接喉、气管、咽、食管和喉返神经等，后外侧为颈动脉鞘，鞘内含有颈总动脉、颈内静脉和迷走神经，鞘后方为颈交感干。

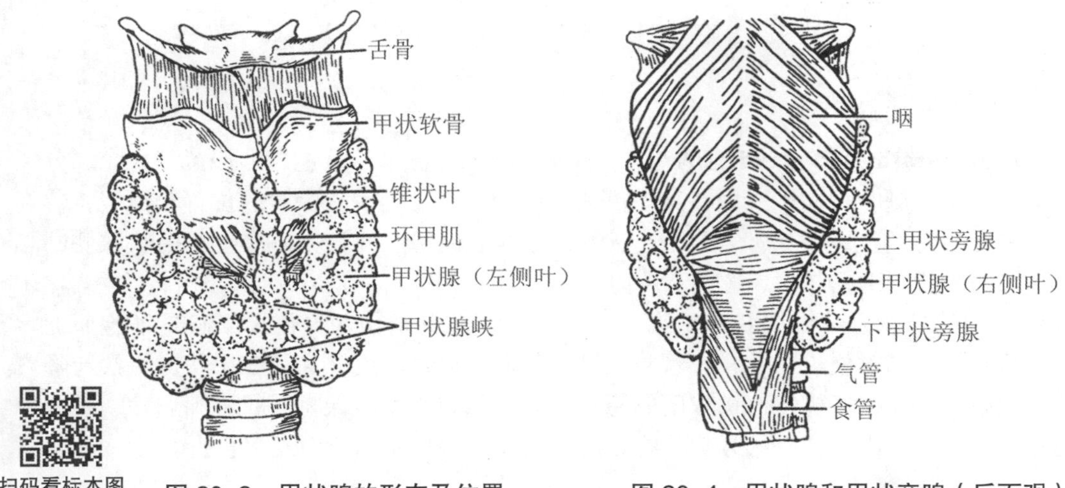

图 20-3　甲状腺的形态及位置

图 20-4　甲状腺和甲状旁腺（后面观）

知识链接

当甲状腺肿大时，如向内侧压迫喉返神经、喉、气管和食管，可出现声音嘶哑、呼吸和吞咽困难等；如向后外侧压迫而涉及颈交感干时，可出现瞳孔缩小、上睑下垂（眼裂变窄）及眼球内陷等，临床称为Horner综合征。

甲状腺有两层被膜，内层为甲状腺真被膜（纤维囊），包裹于甲状腺表面，并随血管和神经伸入腺实质，将腺分为若干个大小不等的小叶；外层为甲状腺假被膜（甲状腺鞘，临床称为外科囊），由气管前筋膜包裹甲状腺而形成。真、假被膜之间有一个间隙，内有丰富的血管吻合、静脉丛、甲状旁腺和疏松结缔组织等。在侧叶的上端，甲状腺假被膜的内侧部增厚，将甲状腺两侧叶和峡部连于甲状软骨、环状软骨和气管软骨，使甲状腺固定于喉和气管壁上，故吞咽时甲状腺可随喉而上下移动。

甲状腺分泌甲状腺素和降钙素。甲状腺素可提高机体基础代谢，提高神经系统兴奋性，促进机体的生长发育，特别对婴幼儿的骨骼和中枢神经系统发育影响显著。临床上患甲状腺功能亢进症（简称为甲亢）时，甲状腺素分泌增多，基础代谢率增高，神经系统兴奋性增加。小儿甲状腺功能低下时，不仅身材矮小，而且脑发育障碍，临床称为呆小症。降钙素能促进成骨细胞的活动，使骨盐沉着于骨质，并抑制胃肠道和肾小管吸收钙离子，从而使血钙浓度降低。

知识链接

胚胎缺碘可引起克汀病，又称为呆小症。成人缺碘可引起甲状腺肿大，俗称为大脖子病。胎儿碘不足，甲状腺素合成减少，骨骼和大脑发育障碍，出现身材矮小、智力低下。碘是甲状腺合成甲状腺素所必需的原料。碘存在于自然界中，机体主要从饮水、粮食、蔬菜中摄取。我国部分地区缺碘，在食盐中加碘，可以预防克汀病和大脖子病的发生。由于年龄和生理上的差别，碘的需要量在个体之间也不同。4岁以下的婴幼儿每天需碘量为70 μg，成年人平均每天需150 μg，孕妇和乳母每天则需要200 μg左右。

三、甲状旁腺

甲状旁腺 parathyroid gland 有两对，每个重约50 mg，呈棕黄色，形似黄豆大小，分别位于甲状腺左右侧叶背面（或埋在其中）的中部和下部。上甲状旁腺的位置较恒定，位于甲状腺侧叶后缘的上、中1/3交界处；下甲状旁腺的位置变异较大，多位于甲状腺侧叶后缘近下端的甲状腺下动脉附近（图20–4）。

甲状旁腺的功能是分泌甲状旁腺素，该激素能调节钙磷代谢，作用于破骨细胞而促使骨内钙盐溶解，同时促进肠及肾小管吸收钙，从而使血钙浓度升高。在甲状旁腺素与降钙素的共同调节下，维持机体血钙浓度的稳定。如甲状腺手术时误将甲状旁腺切除，则引起血钙降低、手足搐搦；若甲状旁腺功能亢进，则易引起骨质疏松而发生骨折。

四、肾上腺

肾上腺 suprarenal gland 左右各一，分别位于左、右肾上端的上内侧，与肾共同包裹于肾筋膜内。左肾上腺近似半月形，右肾上腺呈三角形，每侧重 6 ~ 7 g。肾上腺前面有不太明显的肾上腺门，是该腺体血管、神经和淋巴管的出入之处。肾上腺外有致密的结缔组织被膜包裹。肾上腺实质分为浅层的皮质和中央的髓质两部分（图 20–5）。

肾上腺皮质分泌盐皮质激素、糖皮质激素和性激素，作用分别为调节水盐代谢、调节碳水化合物代谢和影响性行为及副性征。肾上腺髓质可分泌肾上腺素和去甲肾上腺素，二者都会影响心血管系统的功能，使心跳加快、心收缩力加强和全身小动脉收缩，升高血压。目前临床上心肺复苏首选药物是肾上腺素，用于心脏骤停抢救治疗。

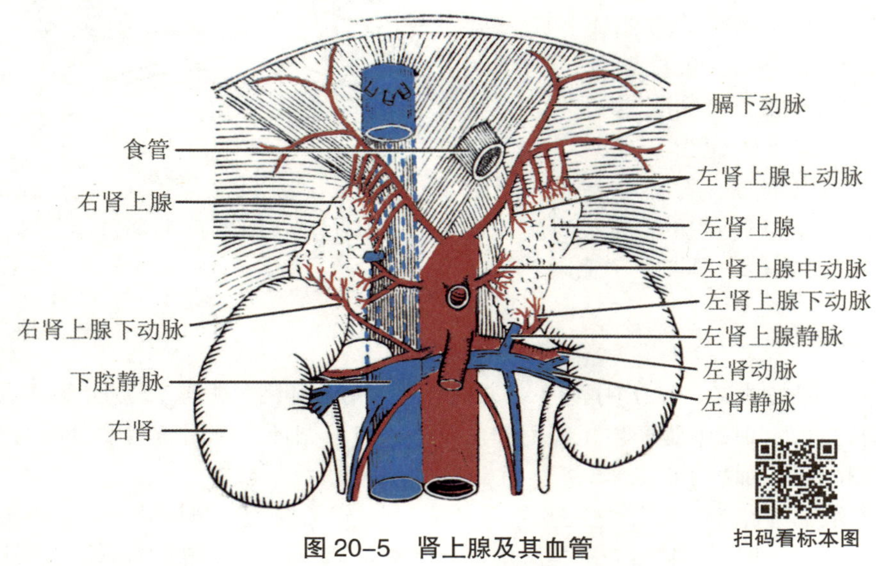

图 20–5　肾上腺及其血管

五、松果体

松果体 pineal body 为一个淡红色的椭圆形小体，重 0.12 ~ 0.20 g。位于上丘脑缰连合的后上方，以柄附于第三脑室顶的后部（图 20–1、图 20–2）。松果体在儿童时期比较发达，7 岁左右开始退化，成年后松果体可部分钙化而形成钙斑。

松果体的功能是合成和分泌褪黑素，该激素可抑制生殖系统的发育，是人体“生物钟”的调控中心，参与调节睡眠与觉醒、月经周期的节律。褪黑素的分泌受光照影响，强光下可分泌减少，随黑暗而分泌增加。在儿童期，松果体病变引起功能不全时，可出现性早熟或生殖器官过度发育；其功能过盛时可导致青春期延迟。

六、胸腺

胸腺 thymus 位于上纵隔的前部、胸骨柄后方，分为不对称的左、右叶，呈锥体形（图 20–6），色灰红，质柔软。新生儿及幼儿的胸腺相对较大，随年龄的增长，胸腺继续发育，性成熟后最大，重达 25 ~ 40 g，成年后胸腺逐渐萎缩退化，常被结缔组织代替。

胸腺属于淋巴器官，兼具内分泌功能，可分泌胸腺素和促胸腺生成素。胸腺素可将来自骨髓的造血干细胞转化为具有免疫活性的 T 淋巴细胞，T 淋巴细胞再随血流离开胸腺，播散到淋巴结和脾等淋巴器官，成为这些器官 T 淋巴细胞的来源，故胸腺是 T 淋巴细胞分化成熟的场所。当机体 T 淋巴细胞充分增殖并播散到其他淋巴器官后，胸腺的重要性也就逐渐降低。促胸腺生成素可促进胸腺素的合成，与胸腺素一起促使造血干细胞转化为具有免疫活性的 T 淋巴细胞。胸腺对于新生儿和婴幼儿淋巴组织的正常发育至关重要，胸腺不发育或发育不全患者，因 T 淋巴细胞数量减少，常在生命早期死于感染。

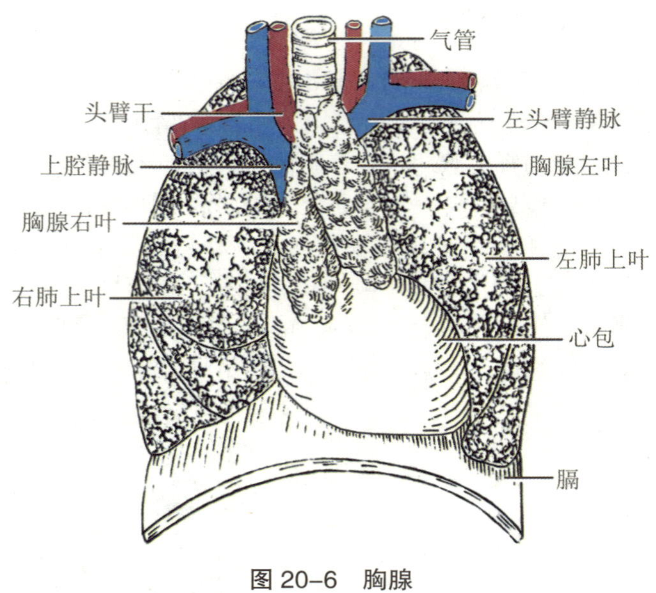

图 20–6　胸腺

七、生殖腺

男性生殖腺是睾丸，位于阴囊内，功能是产生精子和男性激素。男性激素即雄激素，由精曲小管之间的间质细胞产生，经毛细血管进入血液循环，作用是激发男性第二性征的出现，并维持正常的性功能。

女性生殖腺为卵巢，位于盆腔侧壁的髂总动脉分叉处的卵巢窝内，可产生卵泡。卵泡壁的细胞主要产生雌激素和少量孕激素。卵泡排卵后，残留在卵巢内的卵泡壁转变成黄体，黄体的主要作用是分泌孕激素和一些雌激素。雌激素可刺激子宫、阴道和乳腺的生长发育，出现并维持第二性征；孕激素能使子宫内膜增厚，准备受精卵的植入，同时使乳腺逐渐发育，为授乳做准备。

八、胰岛

胰岛 pancreatic islets 是胰的内分泌部分，为许多大小不等、形状不一的细胞团（图 20–7），散在于胰实质内，以胰尾最多。胰岛内有 B 细胞和 A 细胞。B 细胞分泌胰岛素，能够促进糖原合成，降低血糖。胰岛素分泌缺乏或分泌不足，会导致血糖升高，引起糖尿病。A 细胞分泌胰高血糖素，作用与胰岛素相反，可促进糖原分解，使血糖升高。两种激素共同调节血糖浓度，维持血糖浓度的稳定。

扫码看
课程思政

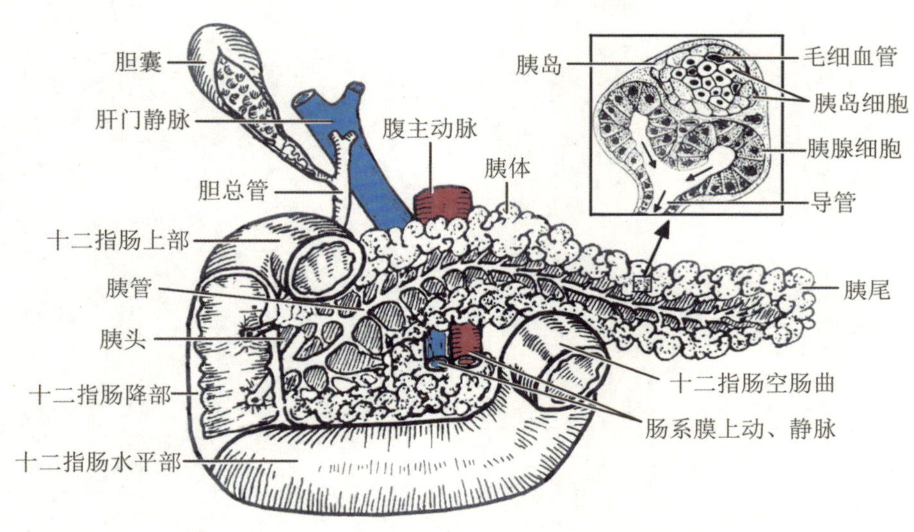

图 20-7 胰及胰岛

思考题

1. 简述垂体的形态、位置和分布，分泌和释放的激素有哪些，各有何主要功能。
2. 简述甲状腺的位置、形态和主要功能。
3. 简述肾上腺的形态、位置和主要功能。

（新乡医学院 刘恒兴）